食材別・症状別の大事典

治す食事 患う食事

著：Reader's Digest編集部
監修：Fran Berkoff, RD　Joe Schwarcz, PhD
監訳：溝口徹（新宿溝口クリニック院長）

FOODS THAT HARM FOODS THAT HEAL

THE BEST AND WORST CHOICES TO
TREAT YOUR AILMENTS NATURALLY

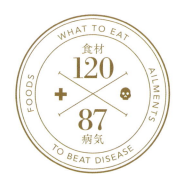

Copyright © 2013 by READER'S DIGEST ASSOSIATION
Published by arrangement with READER'S DIGEST ASSOCIATION
through Japan UNI Agency.

Japanese edition copyright © IDO-NO-NIPPON-SHA,Inc.,2017

本書に記されている定義、適応用法などの情報は、さらなる最新の研究によって変更される可能性があります。
本書は医療カウンセリングの一環としてではなく、情報提供と一例の提示を目的としています。
本書は医学的アドバイスに代わるものではありません。
本書によって、いかなる障害や損害が生じても著者、監訳者、編集者、出版社、販売者は責任を負いません。
生活スタイル、食事、運動法などを改善する場合は、その都度医師や専門家にご相談ください。

CONTENTS
FOODS that HARM, FOODS that HEAL

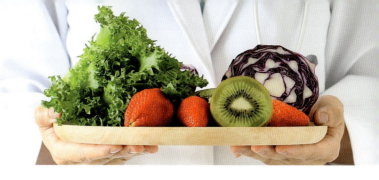

新版について ……………………………………………………………………………… iv
監訳者はじめに …………………………………………………………………………… v

NUTRITION
Chapter1　栄養　食物はいかに毒となり、薬になるのか ……………… 1

Topic
プロバイオティクスとプレバイオティクス　有益な細菌 ……………………………… 16
栄養補助食品（サプリメント）　本当に必要？ ………………………………………… 17
自然食品　その値段の価値があるのか？ ………………………………………………… 20
ファストフード　手軽に健康的な食事をするには ……………………………………… 27
食事制限　菜食、完全菜食、乳製品、またはグルテンなしの食事―どれにするか？ …… 34

FOODS
Chapter2　食材　食材の体に良い面、悪い面 …………………………… 37

Topic
カフェイン　最もポピュラーな興奮剤による高揚感 …………………………………… 91
スーパーフード　誇大広告に流されていないか？ ……………………………………… 108
旅行　移動中に健康的なものを食べる …………………………………………………… 132
おやつを食べよう　食欲に打ち勝つ最善の方法 ………………………………………… 223

AILMENTS
Chapter3　病気　病気を治す食材、患う食材 …………………………… 225

Topic
炎症　食物で炎症を和らげる ……………………………………………………………… 279
相互作用の警告　食物と薬物は混ざり合わない ………………………………………… 322
血糖インデックスと血糖負荷　ひと口が持つパワー …………………………………… 328

年齢と段階 ………………………………………………………………………………… 358
用語集 ……………………………………………………………………………………… 372
食材一覧・病気一覧 ……………………………………………………………………… 378

ABOUT THE NEW EDITION

新版について
食事が、健康に与える影響に関する新しい見解

本書を手に取っていただきありがとうございます。本書は、2013年にアメリカで新版として発売されたものです。初版は1997年に出版され、栄養と健康の関連性に関する最新の科学的研究と、新鮮な自然食品の効果を掲載し、食物が体に与える影響の新しい情報を紹介しました。初版が発売されてから、世界は一体どのように変わったのでしょうか？

リンゴは今もリンゴですが、リンゴの栄養素がどのように作用するかという理解はどんどん進化していきます。昔からリンゴは繊維が豊富だということは分かっていましたが、実は、コレステロールを下げる効果もあったのです。また、結腸がんを予防するプロシアニジンや、アルツハイマー病を防止する効果のあるケルセチンという抗酸化物質が含まれることも新しく発見されました。

また、食物と私たちの関係性も変化し続けています。現在、卵に含まれるオメガ3脂肪酸からパンに含まれるプレバイオティクスなど、食物に栄養素を追加して発売することも可能になりました。また、かつては「ちょっと珍しいな」と思われていた食物も、今では、お店でよく見られるようになってきました。それに伴い、免疫力を高くするパッションフルーツや、骨を強くするヒカマなどを加えてアップデートをしました。また、予防または治療することができる疾患もさらに追加しました。さらに、この新版は一目で必要なファクトを見つけやすくするために、全体を再編成しました。

本書は栄養、食材、病気の3つのセクションに分かれています。

1つ目のセクションでは、健康的な食生活に必要な情報の全体像を示しています。ここを参照することで、糖質、脂質、タンパク質の正しいバランスや、マルチビタミンなどのサプリメントが自分に必要かどうか、農薬についての事実、健康的な調理法などの概要が示されています。

2つ目のセクションでは、食材にどんな健康改善や治療効果があるかについて説明しています。新版では、買い方、保存方法などが加えられました。

3つ目のセクションは病気別で、「風邪」のような日常的な病気から「がん」のような深刻な疾患まで含まれています。疾患ごとにどの食物が疾患を引き起こすのか、あるいは治療するのかを示しています。

また、本書全体を通して、コラムや補足記事が散りばめられており、旅行中にヘルシーに食事を摂る方法などについて学べます。

食の情報と、情報の応用についての実践的なアドバイスが多く掲載されているこの最新版は、読者の皆様により良い食生活を提供することでしょう。

PROLOGUE

監訳者はじめに

　今、病気の治癒や健康状態の改善のために、「食」を大切にする考えが浸透してきています。本書がすでに世界で700万部以上出版されていることからも、人々の食に対する関心の高さがうかがえます。

　近年アメリカでは、栄養価の高いハイプロテインのドリンクや、低糖質エナジーバー、グルテンフリー食材など、これまで専門店でしか購入できなかった食品が、一般のスーパーマーケットに陳列されるようになってきました。そうはいっても、相変わらず驚くほど高カロリーで栄養価値がないジャンクフードも一緒に売られています。つまり、健康のための情報や商品が簡単に手に入る代わりに、最終的な選択は個人に委ねられる時代になったのです。

　当院は日本初の栄養療法クリニックとして、患者への食事指導・サプリメントの処方を行っています。同時に、医師や歯科医師、看護師、鍼灸師、管理栄養士、カウンセラーなどの医療従事者に向けた栄養学の勉強会も定期的に行っています。私自身、臨床の現場や勉強会参加者の声を通して、病気の治癒や、健康状態の改善、健康レベルの向上のために栄養や代謝がいかに大切なことなのか、常々実感しています。

　「薬を飲んでいるけれど治らない」「少し良くなってもまたすぐに悪くなってしまう」といった問題には、少なからず栄養や代謝の関係が隠されているのです。身体本来の自己治癒力を引き出すためにも、毎日の食事を自分なりにこだわることは、とても良い習慣になると思います。

　「体のために、食にこだわる」と聞くと、オーガニックフードの専門店で食材を買いそろえたり、特別な食材を毎日食べ続けるダイエットをしなくてはいけないと考える人も多いと思います。しかし実際にはそうではありません。日常で手に取る食材の特徴や、気をつけなくてはいけない側面を知り、自分なりに意識をすることのほうが遙かに重要で効果的なことなのです。

　本書は、スーパーで買い物をしているときに必ず見かける食材をメインに情報を掲載しています。さらに、一過性のブームに乗っ取った内容ではなく「良質」な栄養素を、「バランス良く」摂取する食事法を勧めているため、取り組みやすく、長く続けやすい内容となっています。

　ご自身やご家族、周りの方のための「家庭の栄養学」として、毎日の食材選びの参考にしていただければと思います。

2017年4月吉日
新宿溝口クリニック院長　溝口徹

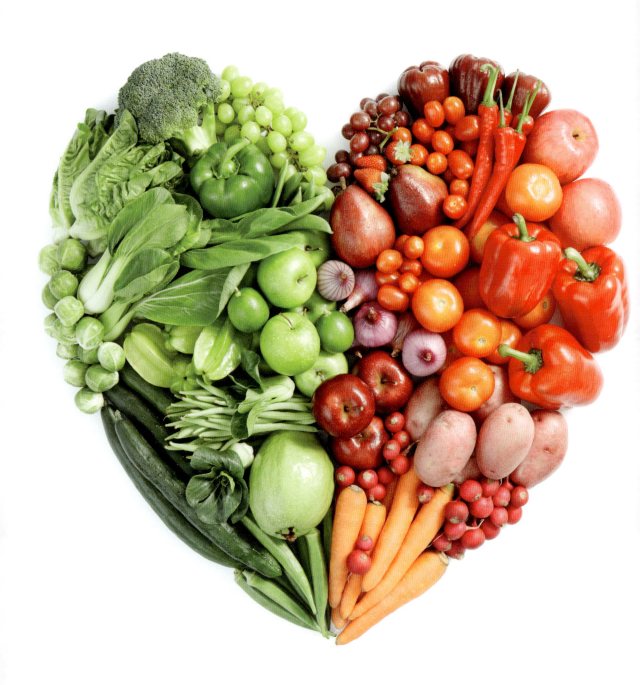

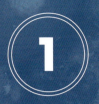

栄養

NUTRITION
FOODS that HARM, FOODS that HEAL

食物はいかに毒となり、薬になるのか

「汝の食物を汝の医薬とせよ、汝の医薬は汝の食物とせよ」。この言葉は2000年以上前にギリシャの有名な医者、ヒポクラテスが考え出した時と同様に、現在でも真理といわれています。私たちは、病気にならないために、どのような食物を食べるべきなのでしょうか。

答えはあなたが思うよりもっと複雑です。食物が人間の体にどのような影響を与えるかは、その食物をいつ、どれだけ、何と一緒に食べたかによります。さらに、食物がどのように育てられ、保存され、調理されたかによって、薬と同じように大きな効果を生み出すかもしれません。例えば、ホウレン草を加熱調理することは、抗酸化物質であるルテインやゼアキサンチンの吸収に役立ち、加齢による黄斑変性を防ぐとされています。しかしホウレン草を長く加熱し過ぎると、免疫を高めるビタミンCを大量に減少させます。また、ホウレン草に含まれる鉄分やカルシウム、その他のミネラルの吸収を良くするにはホウレン草をビタミンCの豊富な他の食物と合わせて食べることが良いとされています。さらに、大腸菌汚染の可能性を減らすためには、ホウレン草はしっかり洗う必要がありますし、もしヘパリンやワーファリンのような抗凝血剤を使用している場合は、治療の妨げとなるので食べ過ぎないように気を付けなければいけません。

このような食物の細かく変わりやすい性質は別にして、栄養に関する基礎知識は誰にでも理解することができます。このセクションでは、実際に私たちの体に作用する、食物に含まれている物質、例えば私たちのエネルギーとなる炭水化物、脳や体の機能を保つビタミン、病気と闘う抗酸化物質などの概要を説明します。どのような種類の油が体に良く、どのようなものが悪いのか、低炭水化物ダイエットは本当に効果があるのか、より体に良いビタミンやミネラルは何なのかということを説明します。次に、現在議論の的となっている食物の安全の課題についての取り組み、農薬や添加物、遺伝子組み換え食品は本当に有害なのかどうか、またなぜ有機栽培のブドウや牧草で育てられた牛肉にお金を払う価値があるのかなど、多方面からアプローチします。最後に、健康でいるために何をどのくらい食べれば良いかを示す最新の栄養科学をまとめた簡単なガイドラインと、食物の新鮮さを保ち、汚染を防ぐために最適な保存方法や、食物の栄養を最大限引き出すための最適な料理のコツなどを紹介します。

栄養に関する真実

　私たちは漠然と、「食物がときには体に毒となり、ときには体を治す効果をもっている」ということを知っています。一体なぜでしょうか？　それは幼い頃、「野菜を食べなさい」と母親に忠告されていたおかげで理解していた、ということも考えられます。しかし、過去20年間の新たな研究結果は、そのようなトピックの裏づけを大きく変えてしまいました。

　体の健康を保つのに栄養がどのように役立つかを知りたいならば、まず栄養の基礎である主要栄養素と微量栄養素を理解することから始めるとよいでしょう。主要栄養素とは炭水化物、脂質、タンパク質など比較的大量に必要な栄養素のことです。それとは対照的に、ビタミン、ミネラルおよびその他の物質は少量だけ必要とされることから微量栄養素と言われています。毎日、新しい食材がメディアに取り上げられ、「健康の秘訣はこれ！」とさまざまに言われていますが、本当に必要なのは栄養素の正しい配合です。脂質の少ないタンパク質や食物繊維、オメガ3脂肪酸、抗酸化物質、ビタミンDやその他たくさんの栄養素を軸とした食事です。このセクションでは、各栄養素の簡単な概要を説明し、何が実際に必要なのかを説明します。

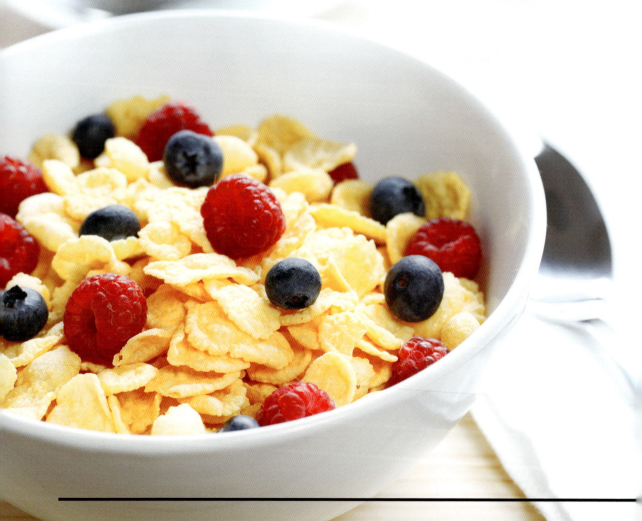

炭水化物はどのようなときに毒になり、薬になるのか

近年、「糖質オフダイエット」や「ローカーボダイエット」など、低炭水化物ダイエットが世間の注目を集め、炭水化物に関する広範な議論が繰り広げられてきました。その結果、多くの人々が「炭水化物は本質的に悪いものである」と認識するようになりました。しかし一概にそうとは言えず、炭水化物は私たちの体のエネルギー源であることには変わりません。

すべての炭水化物は異なる種類の糖からできています。一般的に糖には果糖（果物など）と、乳糖（乳製品など）があります。私たちの体は、これらをブドウ糖や血糖に分解します。ブドウ糖は脳や神経系、筋肉など、さまざまな臓器の機能にとって必須です。

カナダとアメリカの政府は子供、10代、大人、それぞれの総摂取カロリーの45～65％、また、妊娠中、もしくは授乳中の女性はそれより多くのカロリーを炭水化物から摂取するべきであると推奨しています。例えば、1日の食事の総カロリーが1,800キロカロリーの場合、約200gの炭水化物を摂取するべきであるとされています。また、これらの炭水化物はソーダ、スナック菓子、アイスクリーム、スイーツからではなく、穀物、果物、野菜から摂取するべきとされています。炭水化物は単純糖質と複合糖質の2種類に分類されます。典型的なアメリカ人の食事には単純糖質と過度に加工されたデンプンが過多に含まれており、未加工の複合糖質はほとんど含まれません。

単純糖質

糖は化学的に1つまたは2つの糖からできており、1つの糖からできているものは、単純糖質と呼ばれています。単純糖質は一般に水に溶けて消化しやすい結晶を形成しています。自然界から生まれた天然の糖にはさまざまな果物や野菜、およびハチミツがあります。反対に、加工によってつくられた糖には、砂糖、ブラウンシュガー、糖蜜、果糖ブドウ糖液糖があります。天然の糖を含む食物から糖を「取りすぎる」ことは難しいとされ、キャンディ1粒やソーダ1缶に含まれる糖と同量の糖を天然の糖から摂取するには、大量の果物と野菜を食べなければなりません。逆に、私たちは加工糖を食べ過ぎています。アメリカの食事における糖のほとんどは、工場での食品加工中に加えられています。バーベキューソースやパンなど、甘いと感じない食品にも糖は加えられています。これらの糖はアメリカ人の摂取するカロリーの約16％を占めています。

食事から、加工された糖の量を減らすことが、体に必要な栄養素を減らさずに摂取カロリーを減らす手っ取り早い方法です。例えば、米国心臓協会は、女性は1日に摂取する加工された糖の量を100キロカロリーに、男性は150キロカロリー（約43gのプレーンチョコレートや360mLのソーダ飲料と同等）に制限するべきであると推奨しています。食品ラベルを見てこれらの糖を確認するときは、果糖ブドウ糖液糖と同様にコーンシロップという単語に注目してください。またスクロース、ラクトース、マルトース、グルコース、D型グルコースのように語尾が「オース」(-oes)で終わる単語にも同様に注目してください。

真実：Real

果糖ブドウ糖液糖

果糖ブドウ糖液糖（異性化糖）は冷凍食品に多く含まれてます。また、パンの魅力的な色と柔らかい触感も果糖ブドウ糖液糖によるものです。また、ビール、ベーコン、ソフトドリンク、ケチャップにも含まれています。ある研究によると、果糖ブドウ糖液糖は人間の代謝を乱し、食べ過ぎの原因をつくる可能性があり、心臓疾患や糖尿病のリスクを高めているということが示唆されています。その一方で、他の専門家のグループは、「果糖ブドウ糖液糖は普通の果糖と同じ働きをする」と言っています。しかし、たとえ後者の主張が正しいとしても、それらがカロリーを増加させているという事実に間違いはありません。
アメリカ人は年間で果糖ブドウ糖液糖を1人当たり約29g消費しています。

複合糖質

複合糖質は糖の錯体鎖からできており、デンプンと食物繊維に分類されます。人間の消化器系は大半のデンプンを代謝することができますが、食物繊維を分解するために必要な酵素が不足しています。しかし、これらはどちらも健康にとって重要であり、デンプンはエネルギーとなるブドウ糖を提供し、食物繊維は結腸の働きを促進させま

す。ある種のがん、心臓発作、その他の病気の防止に役立つとも言われています。デンプンと食物繊維は多くの穀物、野菜、一部の果物に自然に含まれており、ビタミンB、鉄分、およびその他のミネラルなどの必須栄養素を提供します。

未加工の全粒粉は最良の供給源です。少なくとも7つの主要な研究では、「全粒粉の穀物をより多く食べる男女は心臓疾患を患う割合が20〜30%少ない」ということが分かっています。また、13,000人以上の成人を対象とした2010年の研究では、全粒粉の穀物を食事に取り入れたほとんどの成人の体重が減ったということが報告されています。

それとは対照的に、精白パンや、砂糖のかかったシリアル、白米、精白パスタなどの精製穀物を選んで食べることは心臓発作のリスクを最大30%上昇させます。そして精製穀物はインスリン耐性と高血圧に関連しています。精製の過程で食物繊維や多くの栄養素が取り除かれ、精製穀物の消化を容易にし、体を多くのブドウ糖で満たします。例えば、アメリカやカナダのガイドラインでは摂取する穀物食品の半分以上は全粒粉にするように促していますが、残念ながら最低推奨量を摂取している人は5%以下となっています。

全粒粉の製品を買う場合、「小麦粉からできている」、あるいは「7種の穀物」といったような紛らわしいラベルや、オーツ麦のまぶされた、もしくは黒糖で茶色に着色された小麦パンに惑わされてはいけません。大抵の場合、それらは精製穀物と全く同じです。その代わりに、一食当たり3g以上の食物繊維が含まれており、原材料が以下のものを使っている全粒粉を探してください。

- 玄米
- ふすま（小麦粉の表皮）
- ブルグア（デュラム小麦を乾燥させたもの）
- カーシャ（ロシア風のお粥）
- オーツ麦
- キヌア
- ライ麦

未加工の穀物に加えて、豆類や生、もしくは軽く加熱調理された野菜や果物をたくさん摂取してください。血糖インデックスや血糖負荷はどの種類の炭水化物を食べるのが最適か判断するのに役立ちます。

都市伝説：Old School
炭水化物は少ないほうが健康的。

新常識：New Wisdom
健康的な炭水化物、特に全粒粉を選ぶことが、健康的。

コラム：Column
特別な炭水化物の必要性

特定の病気の人は、炭水化物の摂取を調節する必要があります。

糖尿病
糖は糖尿病の原因ではないので、糖尿病の人が糖を完全に避けなければならないわけではありません。しかし糖尿病をかかえている人々は、食事や軽食ごとに摂取する炭水化物の総量とその種類を管理しなければなりません。血糖インデックスや血糖負荷を理解することが役立つとされています。

心臓疾患
心臓病を患っている場合、食事に多くの食物繊維や複合糖質を取り入れる必要があります。オーツ麦のふすまや果物のペクチンに含まれる水溶性食物繊維はコレステロール低下に役立ち、アテローム性動脈硬化症の防止に重要な役割を果たします。

がん
特に肺がん、結腸がん、子宮がん、前立腺がん、皮膚がんの患者は炭水化物の摂取を増やし、脂質の摂取を減らすように医師からアドバイスを受けることがあります。その際に摂取する炭水化物は、高食物繊維で抗酸化物質を多く含む穀物、果実、および野菜から摂取するよう心掛けてください。血糖を急増させる精製糖質は、がん細胞を増殖させるという研究もあります。

脂質はどのようなときに毒になり、薬になるのか

「脂質はダイエットの敵」、そう聞いたことがあるかもしれません。脂質は炭水化物やタンパク質よりもカロリーが豊富なだけでなく、体に蓄積されやすいことが研究で示されています。よって、高脂質の食事をたくさんとると体重が増加します。さらに、ある種の脂質は心臓発作、糖尿病、およびその他の病気に関与しています。

しかし、実は少量の脂質は健康にとって欠かせないものです。魚やオリーブオイルに含まれる脂質には、心臓疾患のリスクを下げ、ダイエットのために役立つ可能性さえあります。

脂質は食物に風味となめらかさや、心地良い感触を与えます。脂質は消化するのに時間がかかることから、炭水化物やタンパク質が胃からなくなった後も満腹感を与えてくれます。また、脂質は腸を刺激してコレシストキニンという食欲を抑制し、食べることをやめるように信号を出すホルモンを分泌します。

脂質は子供の成長や発達、性ホルモンやプロスタグランジンの生成、細胞膜の形成や機能、他の分子の細胞内外への運搬など、多くの過程に対して不可欠な脂肪酸を供給します。

また、脂質は脂溶性ビタミンA、D、E、Kの運搬と吸収に必要とされます。大さじ1杯の植物油で1日に移動する脂溶性ビタミンすべてを十分に運搬できます。アメリカとカナダの政府は、成人の脂質の総摂取量を1日のカロリーの20〜35％に制限するように推奨しています。もし1日の総カロリーが2,000キロカロリーであれば、44〜78gの脂質を摂取することになり、またそのうちの大半が不飽和脂肪酸であることが望ましいとしています。

炭水化物と同様に、摂取する脂質はその量よりも、「どんな種類であるか」が重要です。脂質には主に飽和と不飽和の2種類の脂質があります。ほとんどの食物には、どちらも含まれていますが、常にどちらかを多く含んでいます。さらに、商用に生産された多くの食物には、自然にはほとんど存在しない、トランス脂肪酸が含まれています。

> 💬 **脂質の豆知識：Fat Fact**

- 脂質は重量に対して1g当たり9キロカロリーとなります。しかし、体積が異なると変わる場合があります。例えば、1カップの油はホイップマーガリンよりも重いので、より多くのカロリーがあります。
- アメリカでは、ここ何年かの間に1日の脂質摂取量が1日の摂取カロリーの35〜40％に増加しています。これは、1日あたり約90gの純粋な脂質と同等であり、バターの棒1本とほぼ同量で、必要摂取量をはるかに超えています。

飽和脂肪酸

飽和脂肪酸は一般に動物性ですが植物性のものもあります。一般的な飽和脂肪酸には、肉類、バター、チーズ、ココナッツ、パーム油があります。

ほとんどの飽和脂肪酸は常温だと個体になっています。飽和脂肪酸を多く含む食事は、心臓疾患を引き起こす危険な要素の一つである血中コレステロールを上昇させます。また、飽和脂肪酸は結腸がん、前立腺がん、卵巣のがんのような健康問題とも結びついています。専門家は1日の摂取カロリーのうち動物性の飽和脂肪酸が10％を超えないよう推奨しています（ただし、研究者のなかには、ココナッツオイルに含まれる種類の飽和脂肪酸は悪玉コレステロールと善玉コレステロールの両方を増加させると考えている人もいて、近年では良性の脂質としても注目されています）。

不飽和脂肪酸

一般的に、不飽和脂肪酸は血中コレステロールを下げるか影響を与えないとされており、血糖と血圧を下げるのに役立つ可能性があるという点で飽和脂肪酸よりも健康的です。ほとんどの不飽和脂肪酸は常温で液体、冷蔵下では個体もしくは半固体です。不飽和脂肪酸は主に一価不飽和と多価不飽和の2種類に分けられます。さらに、多価不飽和脂肪酸は、オメガ3脂肪酸とオメガ6脂肪酸に分けられます。これらはそれぞれ異なった方法で健康に影響を与えます。

> **ヒント：Quick Tip**
>
> ### 健康的な脂質を得る
>
> どのような食物が良質の脂質を持っているか知っておけば、食料品店に行ったときの参考になるでしょう。下記は、体に良いとされている脂質です。
> ・オリーブオイルやキャノーラオイル
> ・種実類、特にクルミ
> ・種子、特にアマの種子（アマニオイル）
> ・サーモンのような脂質が多い魚
> ・アボカド

一価不飽和脂肪酸（MUFAsと呼ぶ場合もある）は血中コレステロール値を改善し、インスリン値に良い影響を与えると言われており、心臓疾患や2型糖尿病のリスクを下げます。主な食物源にはオリーブや種実類、アボカド、およびオリーブオイルやキャノーラオイル、ピーナッツ油が含まれます。

オメガ3脂肪酸は脈拍を安定させ、動脈を詰まらせるトリグリセリドを減少させます。さらに動脈内の慢性炎症を冷やし、血液凝固を防止し、血圧を穏やかに低下させる効果もあります。これらすべては心臓発作や脳卒中のリスクを下げます。世界中で行われた30の大規模研究の結果によると、週に1、2回オメガ3脂肪酸を多く含んだ魚を食べる人々は致命的な心臓発作のリスクを平均で36%減少させるということが分かっています。さらに多くのエビデンスによって、オメガ3脂肪酸は脳の正常な機能に効果があると分かっています。

オメガ3脂肪酸はサーモン、サバ、ニシン、イワシなどの魚に含まれており、同様にアマニ、クルミおよびキャノーラオイル、そして「オメガ3の豊富な卵」のような新しい製品にも含まれています。

オメガ6脂肪酸はそれとは対照的で、過剰摂取すると炎症を増加させます。オメガ6脂肪酸の食物源には、ベニバナ、ヒマワリ、コーンオイルなど、いくつかの種実類があります。オメガ3とオメガ6の最適な比率におけるさまざまな意見がある一方で、私たちがオメガ6脂肪酸を必要以上に摂取し、オメガ3をほとんど摂取していない傾向にあるということに関しては専門家の意見が一致しています。

トランス脂肪酸

トランス脂肪酸は、植物油を使って食物の保存可能期間を延ばす工程で水素化される際につくられ、以下の食物に含まれます。

・部分的に水素化された植物油
・一部のマーガリン
・クラッカー
・クッキー
・一部の揚げ物

水素化は多価不飽和植物油に飽和脂肪酸と同じのような働きをさせ、LDL（悪玉）コレステロール値を上昇させます。したがって、栄養学者たちはトランス脂肪酸の摂取をできるだけ控えるように推奨しています。

幸い、近年多くの人々がこのことを理解しているようで、過去数年において製造業とレストランは食物のトランス脂肪酸を減らしている傾向があります。

2012年の研究では、2000年と2009年に白人男性から採血された血液サンプルの比較が行われました。この期間でサンプルのトランス脂肪酸値は58%低下し、同時にLDLコレステロールの減少も確認されています。

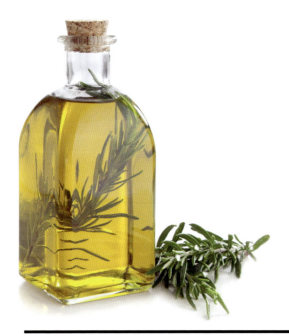

タンパク質はどのようなときに毒になり、薬になるのか

　タンパク質は人間の体のすべての細胞が成長、修復するのに必要となる栄養素です。病気から守る抗体、消化や代謝に必要な酵素、およびインスリンのようなホルモンなどはすべてタンパク質です。

　コレステロールはリポタンパク質（脂質を運ぶタンパク質）に付着して血流に乗って移動します。タンパク質からなる結合組織は骨基質を形成します。ケラチンもタンパク質の一種であり、毛や爪を形成するために使われます。

　多くの必須機能にタンパク質が関与しているため、食事の大部分をタンパク質にしなければならないと思うかもしれません。しかし実際はそうではなく、理想的なバランスの良い食事では、タンパク質は1日のカロリーのわずか10〜12％に留めるべきであるとされています。健常な成人の1日に必要なタンパク質は体重1kg当たり0.8gで、定期的に運動をしていればそれより多く必要になります。したがって、70kgの体重の人は1日当たり56g、つまり85gの鶏肉に含まれる量のタンパク質が必要となります。

動物性タンパク質

　タンパク質はアミノ酸からできています。人間の体に必要なタンパク質をすべてつくるには、20種類のアミノ酸が必要です。これらのうち11種類は体内でつくることができますが、残りの9種類は必須アミノ酸と呼ばれており、食事から取り入れなければなりません。アルファベットが組み合わさって単語をつくるように、アミノ酸は無限の異なる方法で配列され50,000以上の異なるタンパク質を体内で形成します。体の各細胞の核小体に見られる遺伝物質、DNA（デオキシリボ核酸）は個々のタンパク質を形成するためのアミノ酸の配列方法の青写真を提供します。油と純糖を除いたすべての食物は少なくとも多少のタンパク質を含んでいますが、その性質はタンパク質の持つアミノ酸によって異なります。動物性タンパク質（ゼラチンを除く）は9種類の必須アミノ酸すべてを体が必要とする比率で供給することから、完全タンパク質または高品質タンパク質と呼ばれていま

す。しかし、残念なことに多くの動物性タンパク質は多くの飽和脂肪酸を含んでいます。

コラム：Column

食物の脂質VS体内の脂肪

食物から摂取される脂質、つまり食物脂質と、血中で循環している脂質や脂肪組織として蓄えられている脂肪は異なります。もしあなたが脂質を一切含まない食事をしたとしてもあなたの体は余分なタンパク質や炭水化物を脂肪に変えて蓄えるのです。
平均的な女性の体は体重の約20〜25％が脂肪で、平均的な男性は15％です。女性のほうが脂肪の割合が多いのは、子供を産み養うのに必要な余剰カロリーに対する需要を満たすための進化的適応によるものです。ほとんどの細胞は脂肪を蓄える容量が限られていますが、脂肪細胞は例外で、より多くの脂肪が蓄積されるとその分だけ拡張します。肥満の人の脂肪細胞は細い人よりも約50〜100倍細胞の大きさがあるかもしれません。さらに、太り過ぎの幼児や子供は、同世代の細い幼児や子供よりも多くの脂肪細胞を蓄積します。脂肪細胞は一旦蓄積されると、エネルギーを作る際に収縮することはありますが、なくなることはありません。

植物性タンパク質

　動物性タンパク質とは対照的に、植物性タンパク質（一部を除く）には1、2種類の必須アミノ酸が不足しています。しかし、それは菜食主義者がタンパク質を得ることができないという意味ではありません。アミノ酸の正しい組み合わせで食物を食べることを心掛けるべきという意味です。例えば、穀物には必須アミノ酸であるメチオニンが多く含まれていますが、リジンは不足しています。リジンは乾燥豆や他の豆類に多く含まれていますが、豆類にはメチオニンは不足しています。したがって、穀物と豆類を組み合わせることによって全種類のアミノ酸を得ることができます。

　興味深いことに、例えば以下の組み合わせのように、昔から親しまれてきた世界の料理は、アミノ酸の不足を補い合った組み合わせとなっています。

- メキシコの2度揚げした豆類とトルティーヤ
- インドの米とダルカレー
- 日本食の豆腐、米、野菜の組み合わせ
- 中東のひよこ豆とブルグア小麦の組み合わせ

必須アミノ酸が食事に不足していると、体は筋肉の赤身の部分を崩してアミノ酸を得ようとします。ただし、アメリカ人の場合はタンパク質が不足しているというよりはむしろ過剰に取り過ぎている人が多いです。

真実：Real
ダイエットの傾向

低糖質、低脂質、または高タンパク質の食事うち、どの食事が減量に有効なのでしょうか？
オーストラリアの研究で、研究者たちが118人の肥満の男性と女性に1年間、低糖質もしくは低脂質の食事をするように依頼しました。参加者はどちらの群も同量のカロリーを摂取しましたが、どちらも約11〜15kg減のほぼ同量の減量となり、体脂肪に関してもまたほぼ同量の減少がそれぞれに見られました。
実際に、摂取カロリーを減らすように食習慣を変えると体重は減るだけで、秘密の方程式などは存在しません。
しかし、流行しているダイエットの中には、より安全なものもあれば、より簡単に取り組めるものもあります。例えば、低糖質ダイエットは赤身肉の摂取を増やしますが、赤身肉に含まれる高値のタンパク質や脂質は、長期にわたって行うと腎機能、骨の健康、心臓血管機能、およびがんの罹患率に悪影響を与えるとされています。さらに低糖質ダイエットは一般的に体に良いとされる、果物や野菜が不足しています。脂質は満足感を与える鍵となり、私たちの体は自然に脂質を求めるため、低脂質の食事を続けていくのは困難です。飲物だけの断食、HCG（ヒト絨毛性性腺刺激ホルモン）ダイエットなど、「魔法」の材料に基づいたダイエットは適切に行わないと、非常に危険な可能性があります。
安全に減量してそれを維持するには、脂質の少ないタンパク質や低脂肪乳製品を摂取しながら、果物や野菜、全粒粉などの低糖、高食物繊維の食物を選んでバランスよく食べるようにしてください。

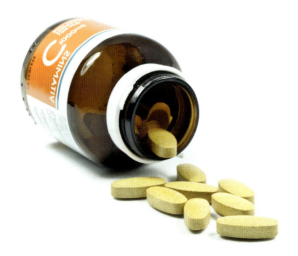

ビタミンやミネラルはどのようなときに毒になり、薬になるのか

「ビタミン」という単語をグーグルで検索すると、多大な検索結果が表示されます。実際、「ブラッド・ピット」の検索結果よりも多いわけですが、サイトの内容を見ると驚愕するものもあります。ときには、「ビタミンはエネルギーを増進させ、脳機能を刺激し、性欲を上昇することができる」などというフレーズを目にすることもあるでしょう。

これらの宣伝文句が書いてあるウェブサイトを見ていると、アメリカ人が「寿命を延ばす」「老化を遅らせる」「病気を防ぐ」ことを期待しながら年間75億ドルのビタミン剤を購入している理由が分かります。しかし、近年の研究では、過剰広告に異議を唱えるだけでなく、ビタミンの過剰摂取自体が体に良くないこともあるということが分かっています。vitamin（ビタミン）の語源はvitality（生命力）からきており、言葉通り健康にとって不可欠です。しかし、重要なことは適切な場所から適切な量を得ることです。同様にカルシウム、鉄、および亜鉛などのミネラルに関しても、体や脳が適切に機能するために不可欠ですが、大量に摂取すると中毒の危険性があるものもあります。

ビタミン

これまで人間の健康に必須なビタミンは、13種類見つかっています。ビタミンは体への吸収のされ方によって、脂溶性か水溶性のどちらかに分類されます。

脂溶性ビタミン（ビタミンA、D、E、K）は腸管から血流に吸収される際に脂質を必要とします。したがって、脂質吸収不全症の患者は、食事で十分な量のビタミンを摂取しても欠乏症状を発症することがあります。食物脂質の吸収を悪くするセリアック病患者のビタミンD値が低いのは、そのためです。逆に、脂溶性ビタミンは肝臓や脂肪組織に蓄えることができるため、サプリメントで大量に摂取すると中毒量まで達することがあります。

水溶性ビタミンであるビタミンB群、Cは脂溶性のビタミンよりも吸収されやすいのですが、体は水溶性のビタミンを少量蓄え、残りを尿として排泄するので、水溶性のビタミンはより頻繁に摂

取する必要があります（つまり、水溶性のビタミンは過剰摂取の心配はほとんどないということを意味します）。

ミネラル

ミネラルは人間の体重の約4%を占め、1日に必要とする量に応じて分類されます。

- カルシウム、リン、マグネシウムは多くの量が必要とされ、体に蓄えられることからマクロミネラルに分類されます。
- 鉄、フッ素、マンガン、ヨウ素、セレン、亜鉛、塩素、カリウム、ナトリウム、モリブデン、クロム、銅は少量が必要とされ、極めて少ない量が体で蓄えられることから微量元素、またはマイクロミネラルとして分類されます。

カルシウム、塩素、マグネシウム、リン、カリウム、ナトリウムを含むこれらのミネラルの中には、神経伝達を行うための電気的刺激の発生に関与する物質、電解質として分類されるものもあります。また、電解質は液体と体内の化学物質の適切なバランスも維持します。

これらすべてのミネラルは健康に欠かせないものであり、体内で作り出すことができないため、必ず食物から摂取しなければなりません。

> **ヒント：Quick Tip**
>
> **プロテインパウダーは避ける**
>
> 精製タンパク質と粉状または錠剤のアミノ酸は、食事制限中の減量補助食品としてや、アスリートやボディービルダーの筋肉増強サプリメントとして宣伝されています。研究によると、アスリートに対して高タンパク質摂取が有効であるとは示していません。実際に、アミノ酸のサプリメントは栄養バランスを安定させる正常なタンパク質の合成を乱します。バランスの良い食事は必要なタンパク質をしっかり供給してくれ、余分なものは排泄されます。

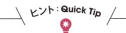

ビタミンの豆知識：Vitamin Fact

ビタミンBは体が食べたものをエネルギーに変える手助けをチームで分担して行うため、グループ化されています。メンバーにはそれぞれ名前と番号がついています。

- B_1—チアミン
- B_2—リボフラビン
- B_3—ナイアシン
- B_5—パントテン酸
- B_6—同様に作用する6つの化学物質に対する包括的用語で、サプリメントの中で最も一般的な種類はピリドキシンです
- B_7—ビオチン
- B_9—葉酸
- B_{12}—B_{12}もいくつかの形があり、コバラミンと呼ばれています

抗酸化物質、植物化学物質はどのようなときに毒になり、薬になるのか

健康に関するニュースに注目すると、抗酸化物質、ポリフェノール、フラボノイドなどの難しい名前の化学物質による、奇跡的な治癒力について耳にしたことがあるはずです。これらの物質は植物化学物質（文字通り植物にある化学物質）という大きなカテゴリーに分類されます。植物化学物質は正式には栄養物質ではありませんが、研究によると私たちの健康において重要な働きをすることが分かっています。植物化学物質は、いくつかの大きなグループに分類されます。

- ポリフェノールにはブドウ、ベリー、ブロッコリー、ケール、果物、野菜に含まれるレスベラトロルと、ケルセチン、ヘスペリジンおよびアントシアニジンのようなサブグループのフラボノイドが含まれます。フラボノイドは心臓疾患やがんの予防、血圧の低下に役立つと言われており、食物にある細菌も破壊します。

1日当たりの推奨ビタミン

ビタミン	最良の食物源	健康における役割
脂溶性ビタミン		
ビタミンA（動物性食品のレチノールや植物性食品のベータカロテン）	**レチノール**：レバー、サーモンおよびその他の冷水魚、卵黄、強化されたミルクおよび乳製品。 **ベータカロテン**：ニンジン、カボチャ、カンタロープなどの橙色や黄色の果物や野菜、緑の葉野菜。	夜盲を防ぐ。成長や細胞の発達に必要。歯茎、分泌腺、骨および歯や健康的な肌、髪の毛および爪を維持する。肺がんの予防に効果がある可能性。
ビタミンD（カルシフェロール）	栄養強化ミルク、栄養強化された大豆や米の飲料、バター、卵黄、脂質の多い魚、魚肝油。また、太陽にさらされたときに体で作られる。	カルシウムの吸収。骨と歯をつくり、維持するのに役立つ。
ビタミンE（トコフェロール）	卵、野菜油、マーガリン、マヨネーズ、種実類、栄養強化シリアル。	脂肪酸を保護する。筋肉や赤血球を維持する。重要な抗酸化物質。
ビタミンK	ホウレン草、ブロッコリー、およびその他の緑色の葉野菜、レバー。	適切な血液凝固には必須。
水溶性ビタミン		
ビオチン	卵黄、大豆、全粒粉、種実類および酵母。	エネルギー代謝。
葉酸（葉酸、フォラシン）	レバー、酵母、ホウレン草およびその他の緑色の葉野菜、アスパラガス、オレンジジュース、栄養強化小麦粉、アボカド、豆類。	DNA、RNAおよび赤血球をつくる。特定のアミノ酸を合成するのに必要。出生異常を予防するために妊娠前後に十分な葉酸を取ることは、女性にとって重要。
ナイアシン（ビタミンB_3、ニコチン酸、ニコチンアミド）	赤身肉、鶏肉およびシーフード、ミルク、卵、豆類、栄養強化されたパンやシリアル。	エネルギー代謝に必要で、正常な発育を促進する。多量摂取はコレステロールを下げる。
パントテン酸（ビタミンB_5）	ほぼすべての食物。	エネルギー代謝を助ける。血糖値を正常化する。抗体、コレステロール、ヘモグロビンおよびいくつかのホルモンを合成する。
リボフラビン（ビタミンB_2）	栄養強化されたシリアル、穀物、赤身の肉や鶏肉、ミルクや他の乳製品、栄養強化された大豆や米の飲料、生のマッシュルーム。	エネルギー代謝にとって必須で、副腎機能を助ける。正常な視力と健康的な肌をサポートする。
チアミン（ビタミンB_1）	豚肉、豆類、種実類、栄養強化シリアル、穀物。	エネルギー代謝、正常な消化。食欲および適切な神経機能の維持に役立つ。
ビタミンB_6（ピリドキシン、ピリドキサミン、ピリドキサール）	肉、魚および鶏肉、穀物やシリアル、バナナ、緑色の葉野菜、ジャガイモや大豆。	タンパク質代謝、糖質代謝およびエネルギーの放出、適切な神経機能、赤血球の合成。
ビタミンB_{12}（コバラミン）	ほぼすべての動物性食品。	赤血球、DNA、RNAおよびミエリン（神経線維）をつくるのに必要。
ビタミンC（アスコルビン酸）	柑橘類やジュース、メロン、ベリー、ピーマン、ブロッコリー、ジャガイモおよび他の果物や野菜。	血管壁の強化、傷の治癒を促進する、鉄分吸収、アテローム性動脈硬化症の予防に役立つ、免疫をサポート、主要抗酸化物質。

以下は医学研究所が推奨する1日当たりのビタミン摂取量です。妊婦または授乳期の女性に対しては量が異なる場合があります。

1日当たりの推奨摂取量（RDA）		欠乏の症状	過剰摂取の症状
19歳以上の成人男性	19歳以上の成人女性		
900mcg	700mcg	夜盲、子供の発育不全、乾燥肌やドライアイ。感染の感受性が増す。	頭痛および視力障害、疲労感、骨や関節の痛み、食欲不振や下痢、乾燥、肌荒れ、発疹や痒み、抜け毛。妊娠前や妊娠中に多量摂取すると、出生異常を引き起こす可能性がある。
15mcg（70歳以上は20mcg）	15mcg（70歳以上は20mcg）	骨が弱くなり、子供の場合はくる病に、成人の場合は骨軟化症につながる。	頭痛、食欲不振、下痢。心臓、血管および腎臓にカルシウム沈着の可能性。
15mg	15mcg	人では不明。	アスピリンやその他の抗凝固薬を服用している際に過度の出血。
120mcg*	90mcg*	過度の出血、あざになりやすい。	抗凝固薬の妨げになることがある、黄疸の可能性。
30mcg*	30mcg*	鱗状の皮膚、抜け毛、うつ病、血中コレステロール値の上昇。	一見したところなし。
400mcg	400mcg	異常な赤血球や細胞分裂障害、貧血、体重の減少や腸の不快感。出生異常の原因になることもある。	フェニトインの吸収を阻害し、てんかんを持つ人は発作を起こす可能性がある。多量摂取は亜鉛の吸収を阻害する可能性がある。
16mg	14mg	下痢や口の腫れ。ペラグラ（極端な場合）。	全身のほてり、肝臓損傷、血糖および尿酸の上昇。
5mg*	5mg*	人では不明。	非常に多量摂取すると、下痢や浮腫を引き起こす可能がある。
1.3mg	1.1mg	視力障害や光に対する敏感性の増加。口や鼻の腫れ、嚥下障害。	一般的にはないが、がんの化学療法を妨げる可能性がある。
1.2mg	1.1mg（50歳以上は1.5mg）	うつ病や気分の不安定。食欲不振や吐き気。筋けいれん。極端な場合、筋肉疲労や脚気。	他のビタミンB群の欠乏。
1.3mg（50歳以上は1.7mg）	1.3mg（50歳以上は1.5mg）	うつ病や混乱。鱗状の皮膚。滑らかな赤い舌。体重減少。	感覚神経の衰え。
2.4mcg	2.4mcg	悪性貧血。神経障害や脱力。滑らかな、または腫れた舌。	一見したところなし。
90mg	75mg	歯がぐらつく、歯茎が出血。あざができる。食欲不振、乾燥肌。治癒力の低下。極端な場合、壊血病や内出血。	下痢、腎結石、尿路炎症、鉄分構築、骨量の減少。

1日当たりの推奨ミネラル

ミネラル	最良の食物源	健康における役割
マクロミネラル		
カルシウム	ミルクおよび乳製品、栄養強化された大豆および米の飲料、缶詰めのイワシやサーモン（骨付き）、濃い緑色の野菜、豆腐。	強い骨と歯をつくる。筋肉と神経機能、血液凝固および代謝に必要。血圧の調節に役立つ。
マグネシウム	葉野菜、豆類および全粒穀物のシリアルおよびパン、肉、鶏肉、魚、卵、種実類。	骨の成長を刺激する。筋肉と神経機能および代謝に必要。免疫をサポートする。
リン	肉、鶏肉、魚、卵の黄身、豆類、乳製品。	強い骨と歯の維持に役立つ、一部の酵素成分、適切な代謝に必要。
マイクロミネラル		
クロム	醸造用酵母、全粒穀物の製品、レバー、チーズ、鶏肉、マッシュルーム、糖蜜、貝、豆類、種実類、プルーン。	グルコースを代謝するためにインスリンと作用する。
銅	レバー、肉、貝、豆類、種実類、プルーン、全粒穀物。	鉄吸収を促進し、赤血球、結合組織、神経線維および皮膚色素に必要。いくつかの酵素成分。
フッ化物	フッ素添加水、お茶。	強い骨と歯の維持に役立つ。
ヨウ素	ヨウ素添加塩、シーフード、ヨウ素の豊富な土壌で育てられた食物。	甲状腺ホルモンの生成に必要。
鉄分	レバー、肉、シーフード、卵、豆類、栄養強化シリアル、乾燥フルーツ、全粒穀物、葉野菜、種実類。	体全体に酸素を運搬するヘモグロビンの生成に必要。
マンガン	お茶、種実類、豆類、ブラン、葉野菜、全粒穀物、卵の黄身。	代謝に必要な多くの酵素成分で、骨と腱の形成に必要。
モリブデン	レバーおよび他の内臓肉、濃い緑色の葉野菜、全粒穀物の製品、豆類、種実類。	代謝に必要な多くの酵素成分、鉄貯蔵に貢献する。
セレニウム	ブラジルナッツおよびその他の種実類、魚、シーフード、全粒穀物の製品、タマネギ、ニンニク、マッシュルーム、玄米、内臓肉。	酸化的損傷から細胞膜を保護する作用を持つ抗酸化物質。
亜鉛	牡蠣、牛肉、鶏肉、ヨーグルト、ミルク、卵、小麦胚芽、種実類、豆類。	酵素の代謝活動に貢献する。成長と生殖に必要、免疫機能をサポートする。
塩素	食卓塩、シーフード、ミルク、卵、肉。	ナトリウムと共に液体バランスと正常な細胞機能を維持する。
カリウム	アボカド、バナナ、柑橘類、豆類および多くの野菜、全粒穀物の製品、乳製品。	ナトリウムと共に液体バランスを維持する。適切な代謝と筋肉機能を促進する。
ナトリウム	食卓塩、乳製品、シーフード、香辛料、大部分が加工された食品。	カリウムと共に体液のバランスを調節する。適切な筋肉および神経機能を促進する。

Chapter 1 栄養

以下は医学研究所が推奨する1日当たりのミネラル摂取量です。妊婦または授乳期の女性に対しては量が異なる場合があります。

	1日当たりの推奨摂取量（RDA）		19歳以上の成人に対する1日の最大摂取許容量（UL）
	19歳以上の成人男性	19歳以上の成人女性	
	19〜50歳 1,000mg*、51歳以上 1,200mg	19〜50歳 1,000mg*、51歳以上 1,200mg	2,500mg
	19〜30歳 400mg、31歳以上 420mg	19〜30歳 310mg、31歳以上 320mg	350mg**
	700mg	700mg*	4,000mg
	19〜50歳 35mcg、51歳以上 35mg	19〜50歳 25mcg、51歳以上 25mg	確立されていない。
	900mcg	900mcg	10,000mcg
	4mg*	3mg	10mg
	150mcg	150mcg	1,100mcg
	8mg	19〜50歳 18mg、51歳以上 8mg	45mg
	2.3mg*	1.8g*	11mg
	45mcg	45mcg	2,000mcg
	55mcg	55mcg	400mcg
	11mg	8mg	40mg
	19〜50歳 2,300mg*、51〜70歳 2,000mg*、70歳以上 1,800mg*	19〜50歳 2,300mg*、51〜70歳 2,000mg*、70歳以上 1,800mg*	3,600mg
	4,700mg	4,700mg	確立されていない。
	19〜50歳 1,500mg*、51〜70歳 1,300mg*、70歳以上 1,200mg*	19〜50歳 1,500mg*、51〜70歳 1,300mg*、70歳以上 1,200mg*	2,300mg

*これらの値は1日当たりの適切な摂取量（AI）を示しています。

これらの表は1日当たりの推奨摂取量（RDA）を示しています（*以外）。RDAは特にすべての健常者が必要とする量を満たすために設定されています。平均必要量を推定する科学的証拠が不十分な場合、「適切な摂取量」はRDAよりもよく使われます。

**マグネシウムのULは薬剤からのみの摂取を示しており、食物や水からの摂取は含まれません。

情報源：医学研究所、食品栄養委員会、ナショナル アカデミー プレス、ワシントンD.C.

- 大豆に含まれるフラボノイドのグループの一つはイソフラボンと呼ばれ、エストロゲンと似た作用をすることがあり（そのため植物性エストロゲンと呼ばれることもある）、更年期症状を和らげ、乳がんなどのホルモン依存性がんから保護する役割をします。

- また、ニンジンやトマト、スイカに含まれるベータカロテン、リコピン、ルテイン、ゼアキサンチンなどのカロテノイドも、がんのリスクを減らす可能性があり、強力な抗酸化効果があります。

- ニンニクやタマネギに含まれる硫化アリルは、免疫システムの働きを高めます。

　植物化学物質が体内でさまざまな役割を果たす一方、大半の研究はフリーラジカルを安定させる分子である植物化学物質の「抗酸化物質」としての可能性に焦点を当てたものでした。フリーラジカルは不安定な分子で、健康な細胞を損傷することがあり、消化した食物からエネルギーを得るために体内の細胞が酸素を使う度につくられます。フリーラジカルには不対電子が含まれており、電子は対になることを好むため、これらのフリーラジカルは1個の分子を探し、その分子から1個の電子を盗みます。すると、犠牲になった分子は別の電子を探しに行き、それが連鎖反応を誘発し、結果、より多くのフリーラジカルを生み出すことになります。この方法で電子を失った分子は「オキシデント（酸化されたもの）」と言われています。

　過度のフリーラジカルはDNAやその他の遺伝物質を損傷することがあります。体の免疫システムは侵入細菌や他の異物を除去するのと同じ方法で、これらの変異細胞を探し出し破壊します。しかし、この機能は年齢と共に低下し、体はどんどんフリーラジカルの損傷を受けやすくなります。この損傷は時間と共に取り返しがつかなくなり、がんを誘発する可能性があります。そして動脈を閉塞する酸化コレステロールは心臓疾患や心臓発作を引き起こします。

　このようなことから、フリーラジカルを中和する抗酸化物質は、心臓血管系疾患やがんの予防に効果があるとされているのです。研究者たちによって、食物の中に含まれている抗酸化物質の働きをするものとして、ビタミンCやE、セレン、ベータカロテンやリコピンなどのカロテノイドを含む100種類以上の物質が特定されています。

都市伝説：Old School
ビタミンCは風邪の予防に効果がある。

新常識：New Wisdom
研究によると、マラソンをしている人やスキーをしている人、北極で訓練をしている兵士たちを除いて、ビタミンCは風邪の予防にはならなかったということが分かっています。

コラム：Column

ビタミンD

ビタミンDは骨を守るという働きが広く知られていると思います。しかし、専門家はビタミンDについて、その他のさまざまな問題を防ぐ可能性についても調べています。2012年のジャーナル紙『薬物療法』（Pharmacotherapy）に掲載されている記事では、専門家たちはビタミンDには以下の効果があることを示唆するエビデンスを示しています。

- 高齢者の転倒を防ぐ。
- コレステロールを下げるスタチン系の薬を飲んでいる人に対し、筋肉痛を防止、治療する。
- 多発性硬化症のリスクを下げる。
- うつ病を防止する。
- ぜんそくを防ぎ、抑制する。
- 結腸直腸を含む異なる種類のがんを防ぐ。

ただし、このようなことが言われているとはいえ、ビタミンDは万能薬ではありません。多くの健康問題を防ぐビタミンDの有効性に関しては、依然として多くの研究が必要です。高齢者、肥満、ベジタリアン、肌の色が濃い、ほとんど日に当たっていない、くる病、囊胞性線維症またはセリアック病を患っている場合は、ビタミンD値が低いことが多いです。ビタミンD値を測定するよう主治医に依頼し、必要であればサプリメントの服用をお勧めします。ビタミンD値を維持する簡単な方法は、毎日約15分間日光を浴びることです（ただしビタミンD欠乏の危険性がない人に限る。もしあなたが寒い気候で暮らしていれば、この方法は春と夏にしか実現できません。太陽の角度が肌の新陳代謝を妨げる時期である冬に、サプリメントが必要であれば主治医に依頼してください）。

抗酸化物質ガイド

抗酸化物質	機能	食物源
ビタミンC	心臓血管の病気（血管壁を強化し、アテローム性動脈硬化を防ぐことによって）および特定の種類のがんのリスクを減らす可能性がある。白内障や痛風の予防にも役立つ可能性がある。傷の治癒や鉄分の吸収を促進する。免疫をサポートする。	柑橘類およびジュース、メロンおよびベリー、ピーマン、ブロッコリー、ジャガイモ、その他多くの果物や野菜。
ビタミンE	心臓発作や脳卒中を予防し、膀胱がんによる死のリスクを減らす可能性がある。	卵、野菜油、マーガリンおよびマヨネーズ、種実類、栄養強化シリアル。

カロテノイド

抗酸化物質	機能	食物源
ベータカロテン	夜盲や年齢による黄斑変性症の予防に役立つ。特に肺がんなど、特定の種類のがんを防ぐ可能性がある。肌、髪の毛、爪、歯茎、分泌腺、骨および歯の健康を維持する。	オレンジ色、黄色、濃い緑色の果物や野菜。例えばニンジン、サツマイモ、カボチャ、ブロッコリー、ケール、ホウレン草、アプリコット、モモ、カンタロープメロンが含まれる。
ルテイン、ゼアキサンチン	白内障や年齢による黄斑変性症を予防する。	コラードの若葉、ケール、ホウレン草、アブラナ、グリーンピース、ブロッコリー。
リコピン	前立腺がん、胃がん、および肺がんを含むがんを防ぐ可能性がある。	トマト、ピンクグレープフルーツ、スイカ、ピンクグアバ。

フラボノイド

抗酸化物質	機能	食物源
フラボノイド	がんおよび心臓疾患を防ぐ可能性がある。加齢を遅らせる可能性がある。	ブルーベリー、さくらんぼ、クランベリー、ブラックベリー、ブラックカレント、プラム、赤ブドウ。
アントシアニジン	心臓疾患およびがんのリスクを減らす可能性がある。	柑橘類およびジュース。
ヘスペリジン	心臓疾患、乳がんおよび骨粗しょう症リスクを減らす可能性がある。	大豆、豆類、ピーナッツ。
イソフラボン	がんおよび心臓疾患を防ぐ可能性がある。高血圧、高コレステロールの低下に役立つ可能性がある。	タマネギ、リンゴ、柑橘類、お茶、赤ワイン。
ケルセチン	結腸がん肺がんおよび前立腺がんリスクを減らす可能性がある。冠状動脈疾患を予防する可能性がある。	ブラジルナッツ、種実類、魚、シーフード、全粒製品、タマネギ、ニンニク、マッシュルーム、玄米、もつ（ホルモン）。
セレン	心臓疾患の予防に役立つ可能性がある。	もつ（ホルモン）、サーモン、ツナ、全粒粉。

プロバイオティクスとプレバイオティクス
有益な細菌

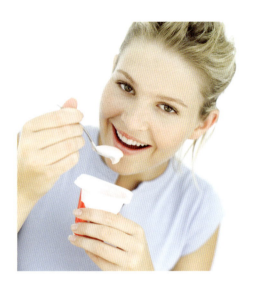

人間は生まれた瞬間は細菌を保持していません。しかし、生まれてすぐに消化器官は細菌感染を合併し、生後2週間も経つと数がかなり増え、その後、生涯ずっと持ち続けることになります。これらの有益な細菌は腸管を健康に保ちます。それらの細菌が激減してしまうと、抗生物質を摂取したときに健康を害する細菌が増殖し、消化器官や他の健康問題を引き起こす可能性があります。一般に最も研究されている細菌には、アシドフィルス菌、ラクトバチルス・ラムノーサス・GG、およびビフィズス菌などがあります。

体に良い細菌を十分に確保するためには、それらを直接食べることが良いでしょう。体に良い細菌はプロバイオティクスと呼ばれ、多くのヨーグルトに含まれています。また、ダイエットサプリメントや錠剤や粉末でも摂取することが可能です。健康食品売り場で売られている多くの商品のように、市販のプロバイオティクスはその有効性が大きく異なりますので、プロバイオティクスの食品やサプリメントを買うときは次のことに注意してください。

健康効果は種特異性と株特異性であり、他の細菌と一般化されることはない

例えば、ラクトバチルス・ラムノーサス・GGは幼少期の下痢には効いても、くる病には効果がないとされてきました。どのプロバイオティクスがあなたの治療したい症状ついて研究されてきたかを調べてみてください。

数十億の細菌が入った製品を探してください

腸を効果的に細菌感染させるためにはたくさんの細菌が必要となります。食べるときはラベルを見て生菌数を確認してください。また、その製品に含まれる細菌の特異株も確認してください。もし、ラベルにそれらが書かれていなければ、含まれていないかもしれません。

乳酸菌またはビフィズス菌、あるいはその両方の生きた培養菌を探してください

殺菌された、もしくは冷蔵庫で長期間保管された製品には活性細菌はほとんどいません。

プロバイオティクスのサプリメントは冷蔵庫のように涼しく乾燥した場所に保管してください

科学者たちはプロバイオティクスが人間の臓器で繁殖する手助けをする食品を探し始めました。これらはプレバイオティクスとして知られており、タマネギ、ニラ、チコリ、菊芋、豆類および全粒穀物に含まれています。

結論

- プロバイオティクスは消化管の健康の維持に有効な細菌です。
- プロバイオティクスはヨーグルトなどの発酵食品に含まれています。
- プロバイオティクスの食品や補助食品を買う際は、生きた培養菌を探してください。健康効果はそれぞれの種類、株ごとに特徴があることを忘れないでください。
- プレバイオティクスはプロバイオティクスを養う食物です。

栄養補助食品（サプリメント）
本当に必要？

　数百万人のアメリカ人が、サプリメントを摂取しています。2009年には、アメリカ人は260億ドル以上の金額をサプリメントに費やしました。研究者たちはサプリメントが驚くほど人気になった今でも、サプリメントの有効性を証明するために苦労しています。栄養の吸収と代謝に影響を与える要素と同様に、サプリメントの効果は食事から吸収される栄養値に依存します。これは、単純にサプリメントが安全であるとか、過剰に取り過ぎると病気になるということではありません。

　クリーブランドクリニックの健康部門の主任であり、『You: The Owner's Manual』シリーズの共著者であるミシェル・ロイゼン医師は「食事摂取基準（DRI）以上のビタミンを摂取することはビタミンAの過剰摂取によって引き起こされる骨粗しょう症などのような問題と関係している」と言っています。そして薬剤と栄養素は同じ吸収・代謝の経路をたどることから、サプリメントは薬剤と相互作用するかもしれません。サプリメントの研究は、サプリメント利用者に対するサポートをしているのです。

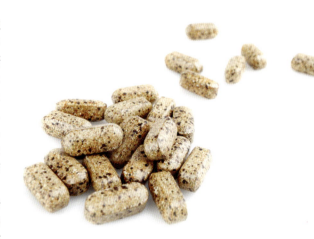

- 妊娠している女性や出産適齢期の女性は、出生異常の防止に効果のある葉酸が余分に必要です。
- 高齢者、特に閉経後の女性はカルシウムとビタミンDを摂取したほうが良いとされています。最近の米国予防医学専門委員会の報告では通常用量のカルシウムサプリメントで骨粗しょう症骨折が予防できるという十分な証拠はないと示された一方、ある研究ではビタミンDはカルシウムの吸収と骨の健康を促進するのに重要な役割を果たすと示しています。
- 50歳以上の人々にはビタミンB_{12}のサプリメントが有効かもしれません。
- 貧血症の若い女性には鉄分のサプリメントが有効とされています。
- 厳しい食事制限をされている人や多くのアレルギーをもつ人にはマルチビタミンが有効とされています。
- 加齢性黄斑変性症（目の病気）の危険性のある人には、抗酸化物質や亜鉛のサプリメントが有効とされています。

　もしこれらのカテゴリーのうち、どれかにあたる場合は主治医にサプリメントの適量を聞いてみてください。しかし、一般的にビタミンやミネラルは、錠剤よりも食物から摂取するのが理想的です。サプリメントは同じ栄養素が豊富な食物を食べるほうが効果的です。特に、抗酸化物質のサプリメントはたいてい効果がなく、実は有害となるかもしれないというエビデンスがたくさんあります。さらに食物には、食物繊維、必須脂肪酸および抗酸化物質や植物化学物質など、他の重要な栄養素が含まれています。

結論
- 栄養素はサプリメントよりも食物から摂取するのが理想的です。
- バランスの良い食事をしている限り、大半の健常成人にはサプリメントは必要ありません。
- もしサプリメントが必要だと思う場合は、まず主治医に相談し、今飲んでいる薬と相互作用がないかを確認してください。

食品安全における真実

　毎年、アメリカでは数百人もの人々が食物による病気（一般に食中毒と呼ばれる）にかかっています。これらが原因で数千もの人々が入院し、最悪の場合は死につながっています。しかし、病気の原因となる細菌だけが食物に潜む問題ではありません。多くの人々は植物や動物の遺伝子操作と同様に、食物に含まれる殺虫剤、汚染物質、添加物に不安を抱いています。食品容器に使われた化学物質ですら心配の原因となっています。しかし、食品を注意深く見ることはこれらの脅威から自分たちを守ることができます。さらに細菌が食物に入る機会を防ぐことができます。このセクションでは食事を準備する前に知っておくべき事柄を紹介します。

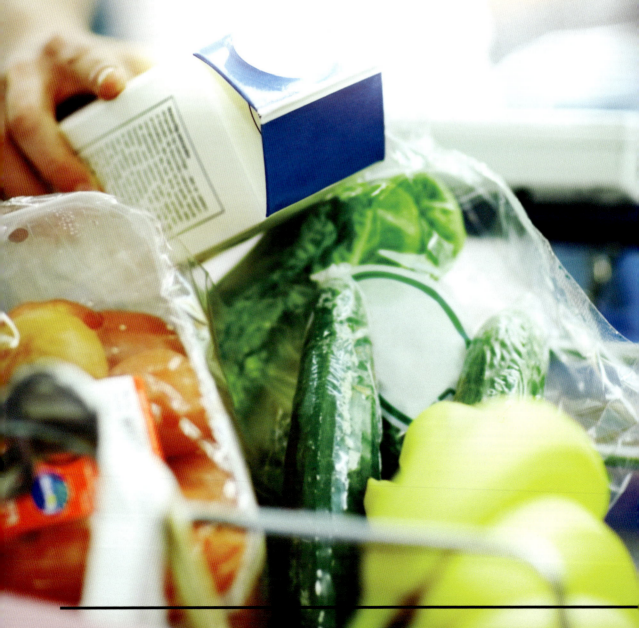

殺虫剤やその他の化学物質は有害か？

　現代農業の卓越した生産性は、多様な複合化学物質による効果が極めて大きいと言われています。作物に使われる肥料や殺虫剤、家畜に与えられる抗生物質やホルモン、動物のエサに含まれている添加物などがあります。アメリカではこれらの化学溶液によって低価格の食品を大量に供給することが可能となっています。

　このなかで、最も大きな影響があるのは作物の殺虫剤です。動物性食品にはさらに多量の殺虫剤が含まれているかもしれません。特定の殺虫剤の多量摂取が動物の健康問題と結びついていることから、食物に含まれる残留物質が出生異常や神経疾患、がんを引き起こすのではないかと心配されているのも当然です。空気、水および土壌に含まれる環境汚染物質や水銀、PCB（ポリ塩化ビフェニル）、さらにダイオキシンなどの毒性化合物をはじめとした重金属に含まれる環境汚染物質なども、食糧供給の過程にそれぞれ存在しています。

　しかし、微量の物質が含有しているからといって、すべてが有害であるとは限りません。健康へのリスクは物質の毒性だけでなく、摂取する物質の量と種類に依存します。アメリカとカナダの両国では、殺虫剤は最も厳しく規制されている化学物質です。また、食物調査によると、アメリカの食卓では残留農薬のリスクが非常に少ないということが分かっています。汚染物質は私たちが避けて通れないものであり、私たちの体にはそれらを解毒するための予防機構が驚くほどしっかり備わっているということを忘れないでください。しかし、異なる種類の農薬の蓄積的影響は、組み合わさることで個々の農薬研究で分かっている害よりも大きな損傷を与えるかもしれません。

　体重の比率から、成人よりも幼児のほうが農薬の影響を受けやすいとも言われています。有機リン酸エステルと呼ばれる農薬のグループは、神経機能に重要な酵素を不可逆的に阻害してしまうことから、特に懸念されています。バークレーのカリフォルニア大学の研究者によると、妊娠中に最高値の有機リン酸エステルを摂取した母親の子供は、摂取していない子供たちに比べてIQテストの得点が平均7点低かったということが分かっています。何千ドルも費やしてすべての食事をオーガニック食品にする必要はありませんが、農薬やその他の化学物質の影響を減らすために少し注意しても良いかもしれません。

多様な食事を摂る

　多様な食事は、汚染物質や農薬を多く含んでいる可能性のある食物の食べ過ぎを防ぐことができます。

たくさんの新鮮な果物や野菜を食べる

　果物や野菜には発がん性物質から体を守る、食物繊維や抗酸化物質が多く含まれています。さらに、ブロッコリー、カリフラワー、キャベツ、ミズガラシおよび芽キャベツにはイソチアシオネートを放出する成分が含まれており、発がん性物質が害を及ぼす前に肝臓に刺激を与えることで、解毒を促す酵素を生成します。フェノール成分（リンゴや他の果物に含まれる）やビオフラボノイド（柑橘系の果物に多く含まれる）も、よく似た方法で人体を保護します。

動物性の脂質を取り除く

　汚染物質が有害であるかどうかは、物質がどれ

コラム：Column

水銀

水銀は主に石炭を燃料とする電力会社から大気中に放出されます。そして湖や海の細菌によってメチル水銀に変換され、それが魚や貝類の組織内に吸収されたときにさらに有毒性が高くなります。メカジキのような大きな捕食魚にはさらに多くのメチル水銀があるようです。メチル水銀は妊娠中の女性、授乳中の母親および幼い子供にとって特に有毒となります。メチル水銀にさらされると、たとえ軽度であったとしても、発生中の脳に影響を及ぼし、神経学的、行動的に影響を与える可能性があります。成人においては、メチル水銀を含んだ食事は心臓疾患のリスクを高めます。魚介類は心臓に良いオメガ3脂肪酸を豊富に含んだ高質タンパク質を作り出す飽和脂肪酸が少なく栄養価の高い食物です。したがって、公衆衛生の専門家は安全に摂取できる魚介類に含まれる水銀値を必死に定めようとしています。

最近の食品医薬品局（FDA）の基準では、出産適齢期の女性（すでに妊娠、授乳している場合は特に）や幼い子供はサメやメカジキ、キングマッケレル、アマダイを食べるのは避け、その他の魚介類の摂取を一週間に340g程度に制限する必要があるとしています。ナマズやヒラメ、サーモン、エビ、コダラ、スケトウダラ（冷凍食品に使われる）、イワシ、カニ、ホタテなどの水銀値の低い魚介類を選んで食べてください。また、ツナ缶を買うときは「ホワイト」ではなく「ライト」を選んでください。

自然食品
その値段の価値があるのか？

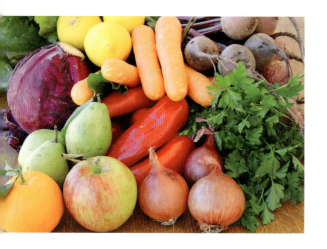

ほんの数十年前、自然食品は健康食品店か青果市場でしか見られませんでした。しかし現在では、自然食品産業の年間の売上成長は全体の食品の売上成長を上回っており、市場でのシェアを増やし続けています。毎年280億ドル（約3兆円）以上の自然食品がアメリカでは売られています。消費者は多くのお金を自然食品に費やし、近年、自然食品の質と種類は改善されてきました。しかし、高額の資金の代わりに、消費者は何を得ているのでしょうか？

「オーガニック」の意味

自然食品は作物を循環（生物多様性の促進）させ、土壌を保護、リニューアルし、水源を守ることによって次世代の環境を保護しようとする農家によって生産されています。これらの作物は人工肥料、農薬や除草剤、人工成分または保存料を使用せずに育成、取扱い、加工されています。法律によって自然食品は区別されておらず、ラベルに「自然100％」「オーガニック食品」と表示されていれば、それは遺伝子組み換えが行われた成分を含んでいないということです。オーガニックの牛肉、鶏肉、卵、乳製品は抗生物質や成長ホルモンの与えられていない動物から得られるものです。

しかし、自然食品はただ人工の農薬でないというだけで、農薬を使って育てられることがあります。また、すべての有機農薬は無害という訳ではありません。例えば、ピレトリンという花から分離された天然殺虫剤は、アレルギー反応を引き起こす可能性があります。また、自然に発生する有毒の銅化合物が、有機農業に使われることがあります。

自然食品は栄養価が高いのか？

2012年の米国内科学会で、従来の方法で育てられた農産物と、有機栽培の農産物がもたらす健康効果を比較した240件の研究データの分析が発表されました。その結果によると、違いはほとんどありませんでした。しかし、他の研究では、有機食品には一貫して高レベルの抗酸化物質があることも分かっていますので、この議論が今後も続くことは間違いありません。「自然食品」というラベルは栄養素に関する表示ではなく、「有機食品」ということを示しており、必ずしもそれが健康に直結するとは限らないということを覚えておいてください。オーガニックミートでも従来の方法で育てられたものと同じように多くの飽和脂肪酸を含み、天然糖も一般の砂糖と同じように多くのカロリーを含んでいます。

自然食品は安全性が高いのか？

　自然食品であってもなお、土壌に残っている、あるいは保管の際に混入する人工的な農薬によって汚染されていることがあります。非営利消費者組合が出資して行った20種類以上の主要農産物から採取した94,000個の食品試料を対象にした研究では、有機栽培の食品に含まれる残留物は従来の方法で育てられた食品と比較すると、約1/3であることが分かりました。しかし、これらの残留物が消費者にとって害のあるものかどうかは定かではありません。

　子供は体が小さく、食事量が少ないので、農薬の残留を遮断することは子供の健康にとって極めて有益となるかもしれません。ただし、自然食品には加工が少ないため、汚染が少ない一方で、食品媒介病原菌に対する免疫はありません。

自然食品購入の手引き

　自然食品は通常の食品よりも高価であることから、より厳密に選んで買い物をするのは当然です。高残渣の果物や野菜が危害を及ぼすといったエビデンスはありませんが、自然食品を始めるなら、まずは以下の食品群から始めるのが合理的です。

- リンゴ
- ストロベリー
- ホウレン草
- ブドウ
- ジャガイモ
- レタス
- セロリ
- モモ
- ネクタリン
- パプリカ
- ブルーベリー
- ケールとコラードグリーン

　以下の食物は、非自然食品でも残留物の少ないと言われています。これらは通常の食品にして、お金を節約してください。

- タマネギ
- パイナップル
- アスパラガス
- マンゴー
- キャベツ
- サツマイモ
- マッシュルーム
- アボカド
- スイートピー
- ナス
- マスクメロン
- キウイ
- スイカ
- グレープフルーツ

　最後に、オーガニックミートについて考えてみましょう。多くの人々が農産物を心配していますが、実際に動物は飼料から残留物を蓄積し、それが脂肪内に蓄えられます。したがって、高密度の残留物を避けるために、ハンバーガー、ステーキ、ポークチョップおよび仔羊はオーガニックのものを買ったほうが良いかもしれません。

結論

- 自然食品は人工の農薬や肥料、除草剤を使用せずに育てられた、または加工された食品です。また一般に、自然食品には人工成分や保存料は含まれていないといわれています。
- 自然食品に含まれている農薬濃度は従来の方法で育てられた食品と比べると約1/3程度です。
- 自然食品のメリットを一番恩恵を受けるのは子供たちかもしれません。
- 「自然100%」「オーガニック100%」と表記されたものは照射あるいは遺伝子操作が行われた成分を含んでいません。
- 自然食品でも従来の方法で育てられた食品と栄養素は変わりません。

だけ長い間残存していたかによります。化学分解や生分解に耐え続ける物質は、次々とより大きな種の生物に摂取されて蓄積します。つまり、食物連鎖が進むにつれて着実に増大するのです。したがって、最も汚染レベルが高い物質は、牛のような大型動物によって摂取されます。持続する汚染物質の多くは動物の脂質に蓄えられます。「低脂肪の食物や肉から脂身を取り除くことが、汚染物質の摂取を減らすのに有効である」という理由がこ こにあります。

有機栽培の食物を買うことを考える

自然食品は農薬、除草剤、保存料、成長ホルモン、抗生物質などの人工的な化学物質を一切使用せずに育てられ、加工されています（なかには有毒な自然農薬を使用している場合もあります）。

添加物はどのようなときに毒になり、薬になるのか

数世紀にわたって、人々はさまざまな香味料や保存料、染料を用いて食物をさらにおいしくしようと努力してきました。しかし、今日の食品ラベルの成分表示は実に複雑です。なかには化学実験の数式のような名称もあり、実に驚かされます。

食品添加物はそれぞれの目的のために食品に含まれています。今日のスーパーにある食品のうち、添加物を含んでいないものはほとんどありません。自然に発生しない物質は、さまざまな理由で食品に添加されているのです。例えば腐敗を防ぐための保存料であったり、水分と脂質の分離を防ぐ乳化剤、増粘剤、ビタミンやミネラル（加工途中で失われた栄養素を補う、あるいは栄養価を高める）、甘味料（天然および人工）、塩分、風味を増す香味料、見た目を変えるための着色料などがあります。

アメリカの食品加工業者は数千種類の添加物から何を入れるかを選んでいます。食品添加物の使用は厳しく規制されているとはいえ、多くの人々がこれらの添加物の安全性に疑問を持っています。当局は1つの添加物を認可するまで、あらゆる試験を要求します。私たちは添加物の適切な使用によって、未だかつて経験していないほど、安全な食品をバリエーション豊かに楽しむことができます。

つまり、大半の食品添加物は食べても安全ですが、基本的に栄養は期待できないということです。最も一般的な添加物は砂糖、コーンシロップ、ナトリウムおよびトランス脂肪酸ですが、肥満、高血圧など多くの健康問題の原因となる可能性があります。したがって、できるだけ新鮮な果物や野菜、全粒穀物、豆類、種実類などの自然の食品に目を向けてください。パッケージに入った食品を買う際には、成分表や添加物表の短いものを選ぶ

真実：Real

機能的な食物

すべての添加物が単に色を変えたり、味を良くしたり、食品製造業者たちを楽にするために使われているわけではありません。いくらかの成分は健康のために食物に添加されているのです！ 一般的に健康の専門家たちは食物のなかで自然に発生する栄養素を、食物から摂取することを勧めていますが、生産過程で栄養素が加えられた機能性食品や強化食品は、サプリメントと似た資源です。一般的に食物に加えられる栄養素は以下の通りです。

葉酸
ビタミンBの1種である葉酸はパンやシリアルのような穀物食品に添加されます。出産適齢期の女性は生まれてくる子供の神経管欠損症（脊椎抜裂のような）に対するリスクを減らすために妊娠早期に葉酸をたくさん摂取することが重要です。

オメガ3脂肪酸
オメガ3脂肪酸は心臓の健康と関係しており、近年良い評判を得ています。オメガ3脂肪酸はサーモンやその他の魚に自然に含まれていますが、食品メーカーは卵やピーナッツバターを含む多くの種類の食物の中に遺伝子操作をしてオメガ3脂肪酸を加えています。

ビタミンDとカルシウム
ビタミンDは、人々の好むほとんどの食物に自然には含まれていません（タラの肝油が好きでない限り）。しかし牛乳や一部の朝食用シリアルに加えられています。ビタミンDは骨の健康にとって重要な役割を果たし、そして体全体を通してその他にも多くの働きをします。カルシウムも骨を守るという働きをすることでよく知られていますが、もし牛乳を飲まない場合、朝食の別の飲物として一般的なオレンジジュースも添加カルシウム（およびビタミンD）のものがたくさんあります。

ラベルに「今ならオメガ3脂肪酸が入っています！」というフレーズやその他の流行の栄養素が書かれているからといって、その食品が必ずしも健康的であるとは限らず、また、それを無制限に食べていいというわけではないということを忘れないでください。もし必要以上のカロリーや脂質を加えることになる場合、ある特定の栄養素のためだけにそれを食べ過ぎないようにしてください。

Chapter 1 栄養

ようにしてください。

　一般的に添加物は安全とされていますが、なかには手に取らないほうが良いものもあります。非営利組織の公益科学センター（CSPI）は次の添加物は避けるべきであると訴えています。

アセサルフェームK

　公益化学センター（CSPI）はこの人工甘味料の安全性を支持する研究を疑問視しています。

人工着色料

　CSPIによると、青色2号、緑色3号、赤色3号、黄色6号は、動物実験においてがんと関連性があったとしています。黄色5号は特定の人に対してアレルギーのような反応を引き起こします。

BHA（ブチル化ヒドロキシアニソール）

　食品に含まれる酸敗を抑えるこの化学物質は、ネズミを使った実験においてがんと関連性がありました。

カラメル着色料

　ある専門家はコーラに含まれるこの一般的な着色料は、発がん性物質と呼ばれている化学物質に汚染されている可能性があるとしています。

臭素酸カリウム

　パンの一部に含まれる臭素酸カリウイ（ブロメート）は動物においてがんと関連性があります。

没食子酸プロピル

　ある研究ではこの保存料は動物においてがんの原因となる可能性があると示唆されています。

サッカリン

　サッカリン人工甘味料であり、発がん性物質として数十年にわたって評判を落としてきました。現在でもがんの懸念を長引かせるとして未だにCSPIの回避リストに載っています。

硝酸ナトリウムおよび亜硝酸ナトリウム

　これらの添加物はベーコン、ハムおよびスモークフィッシュなどの肉の保存と着色に使用されており、がんの原因となる化学物質の生成を促進する可能性があります。

　その他の添加物の中にも、特定の病状のある人々に対して支障をきたします。

都市伝説：Old School
中華料理に含まれる化学調味料は、頭痛やその他の反応を引き起こす可能性があります。

新常識：New Wisdom
化学調味料に含まれるヒスタミン、チラミンおよびフェニルエチルアミンが頭痛やその他の反応を引き起こしやすいです。

- 高血圧の人や減塩食を必要とする状態の人は、加工食品のラベルに記載のナトリウムの種類を確認してください。
- 糖の摂取を減らそうとしている人々は、ラクトースやその他の成分で語尾が「オース」（-ose）のものを探してください。これらは糖の種類です。
- ヘモクロマトーシスの患者は鉄分が豊富に含まれるパン、シリアルおよびその他の製品を避けてください。
- ドライフルーツの色の保存に使われる亜硫酸塩は、人によってはぜんそく発作を引き起こす可能性があります。
- 亜硝酸塩で保存された食品を食べた後、頭痛を経験したことがある人がなかにはいるかもしれません。また、稀なケースですが、ADHDの子供は、特定の食品着色料にマイナスの反応を示すことがあります。

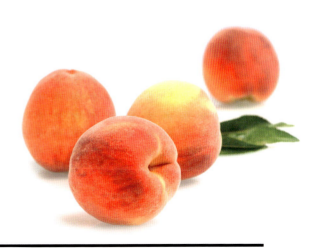

食物添加物は今日の食物供給において重要な役割をしています。消費者の食物添加物に関する懸念はしばしば誤情報からきています。アメリカではすべての添加物は連邦政府の承認が義務づけられています。

一般的な食物添加物

添加物の種類	どんな食品に含まれるか	機能
保存料		
安息香酸	酸性食品。	食品を腐敗から守る。
亜硝酸ナトリウムおよび硝酸ナトリウム*	ソーセージ、ホットドッグ、ベーコン、ハム、ランチミートなどの加工肉、スモークされた魚。	食品を腐敗から守る。色を保存。風味を加える。
亜硫酸塩	ドライフルーツ、加工されたジャガイモの製品、ワイン。	色を保存。細菌の繁殖を防ぐ。
アスコルビン酸（ビタミンC）	果物製品（ジュース、ジャム、缶詰めの果物）、加工肉、シリアル。	色と風味を保存する。ビタミン含有を加える。
BHA またはBHT*	焼製品、シリアル、ポテトチップス、脂質や油など酸敗する脂質の多い食物。	食品を腐敗から守る。
トコフェロール（ビタミンE）	野菜、シリアル。	脂質および油を酸敗から防ぐ。
着色料		
青色1号および青色2号、カラメル色素、カルミン酸色素／コチニール色素、シトラスレッド2、赤色2号、緑色3号、赤色3号、赤色40号、二酸化チタン色素、黄色5号、黄色6号*	ソフトドリンク、キャンディ、ゼラチン、ケーキのフロスティング、ガムを含む多くの加工食品。また、ボローニャおよび他の加工肉に使われる。	人間が食物に期待する色に合わせることによって食物をより食欲をそそる外見にする。例えば、さくらんぼをつやのある赤色にする。
香味料		
ニナトリウムグアニル酸	スープ、ソース、その他の加工食品。	既存の風味を強調する。
植物タンパク質加水分解物	スープ、ソース、その他の加工食品。	既存の風味を強調する。
グルタミン酸ナトリウム（MSG）	中華食品、スープミックス、ストックキューブ、缶詰、加工、冷凍肉。	食物がよりおいしくなるように味覚認識を高める。
乳化剤、安定剤および増粘剤		
カラギーナン セルロース グリセロール グァーガム アラビアガム レシチン ペクチン	ソース、アイスクリーム、低脂肪人エクリームチーズ、カッテージチーズ、調味料、ジャム、ゼリー、チョコレート、プリン、ケーキのフロスティング、パイの詰め物、マーガリン、その他の加工食品。	滑らかさ、クリーミーさおよびボリュームを増やすことで加工食品の食感を改善する。水分を維持し、油と水の分離を防ぐ。

* 公益科学センター（CSPI）はこれらの添加物を避けることを推奨しています。

遺伝子組み換え食品はどのようなときに毒になり、薬になるのか

　数世紀の間、食物生産者たちは動植物の体質を抑制し、好ましい体質を生み出すための異種交配によって、植物と動物の遺伝子を許可なく操作してきました。この技術改良の結果、農家は豊富な作物を生産できるようになりました。

　近年では、遺伝子組み換えのおかげで食品のバイオテクノロジーに関する新たな一面が見えてきました。科学者はどの植物の遺伝体質でも加えることができます。その可能性には、より多くの栄養素を含む食品を生産することも含まれます。例えば、高質プロテインを増加させたトウモロコシ、不飽和脂肪酸をより多く生成するキャノーラ油をつくる際に使用する種の種類などがそうです。

　また、農学科学者は、より生産性の高い植物や干ばつなどの不利な生育条件や害虫に耐えることのできる植物を生産しようと試みています。これは世界の食糧不足を無くすために、非常に大きな可能性を秘めています。

　遺伝子組み換え（GM）食品と遺伝子組み換え有機体（GMOs）の生産は、アメリカとカナダで規制されています。大豆、トウモロコシおよびキャノーラは広く生産されているGM作物で、加工食品に使用される多くの成分を含んでいます。

　遺伝子組み換えの利点が多数ある一方で、種の操作は有害な結末を招く恐れがあると懸念する人々もいます。例えば、害虫はGMで製造された農薬の使用回数が少なくてよい作物に抵抗性を持つ可能性があります。また、GM作物の除草剤抵抗性は、雑草に転移してしまうことがあります。

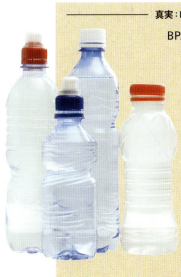

真実：Real
BPA

BPAと呼ばれる化学物質によって、人々は食物や飲料のパッケージや保存容器に対してさらに注意を払うようになりました。

BPAはビスフェノールAの省略形で、ポリカーボネートプラスチックをつくる際に使われる化学物質で、一部のペットボトルに対して使われています。また、缶詰食品にも、缶の内側のコーティングに使われています。

国立衛生研究所（NIH）によると、2003年と2004年に6歳以上の数千人に対して尿検査を行ったところ、ほとんどの試料にBPAが確認されました。当然、多くの人々が食品パッケージの化学物質が自分たちの体のなかにあるという考えについては懸念を示していますが、健康リスクとしてそれほど大きな影響を与えるものではありません。

BPAに関する米国食品医薬品局（FDA）の立場は、2012年の時点で次の通りとなっています。「現時点の科学的エビデンスでは、食事によるBPAへの非常に低レベルのヒトの暴露が危険であるということは示唆されていない」。

しかし、自身、あるいは子供のこれに対する暴露を最小限に抑えたいと考えるのであれば、NIHの次の推奨を参考にしてください。

・プラスチック容器のリサイクルコードを確認してください。3または7と記されているものにはこの化学物質が含まれている可能性があります。
・缶詰食品の使用を減らしてください。
・ポリカーボネートプラスチック製の食品容器を電子レンジにかけないでください。
・BPAの入っていない哺乳瓶を選んでください。

食品媒介病原菌はどのようにどのようなときに毒になるのか

大腸菌はホウレン草に、リステリアはマスクメロンに、そしてサルモネラ菌はピスタチオに含まれています。食物に起因する病気の発生はメディアでも大きく取りあげられます。なぜなら、それらは誰でも、そしてどんな食品にも影響を与える可能性があるからです。米国疾病対策センターによると、毎年約3,000人が食中毒で亡くなっています。多種多様のバクテリア、ウイルス、寄生虫、毒素は異なる病気の原因となり、収穫から輸送、そして加工から売場に陳列されるまで、どの時点でも食品は汚染される可能性があります。農場、食品製造業者、レストランはすべて、政府機関によって検査されることになっていますが、完全に汚染を避けることは不可能です。しかし、適切な食品の保管と準備によってリスクを減らすことはできます。また、照射（X線およびその他の種類の電離放射線に食品を当てること）は多くのカビ、バクテリアおよび害虫を殺します。照射は、エイズおよびその他の免疫機能が低下している人々にとって安全性の高い方法であると言えます。照射された食品には放射能はありませんが、もしそれらを避けたいのであれば、国際食品照射記号を探してください。

真実：Real
工場式農場

多くのアメリカ人の食肉に対する欲求を満たす牧場や農場という言葉から連想されるのは、田舎の光景のようなものかもしれません。しかし、実態は、数千の空腹の口にエサを与えるセクションがある、工場のようなものに見えることでしょう。このような農場は「工場式農場」と呼ばれています。別名、「集中動物飼育業」（CAFO）と呼ばれています。カナダでは、これらは「限定飼育業」または「集中家畜業」と呼ばれています。

効率性を重視して動物同士を密接させているのが工場式農場の特徴で、動物にとって残酷で環境に優しくないという批判を受けています。さらに、閉めきった家畜舎で動物の健康を保つために使われる抗生物質や、動物を早く成長させるために使われるホルモンが人間にどう影響するのか分かりません。

これに対し、消費者に別の選択肢を提供する小規模の農場が増えてきています。これらの農場は、草で育てられた牛の肉、放し飼いの鶏およびその他の自然家畜（抗生物質やホルモンなしで育てられた）を提供します。これらの種類の肉の健康効果を数量化するのは不可能ですが、害がないことは明らかです。さらに、動物や環境にとってもより良いと考えられます。なかには、それらの肉は単純に味が良いと信じている人もいます。

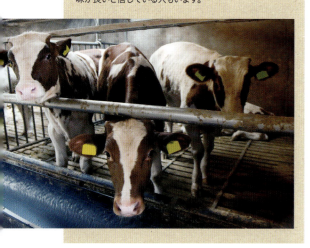

60〜70％の加工食品には少なくとも一つの遺伝子操作された成分が含まれています

遺伝子組み換えは、将来的に私たちの食品供給における一要因になっていく傾向にあり、食に関心がある人々は研究が続くにつれて遺伝子組み換え食品に関する懸念について十分知りたいと思うでしょう。今のところは、もし心配であればGMOが入っていないとされる「自然」と表示された食品を買ってください。

ファストフード
手軽に健康的な食事をするには

アメリカの風景はファストフードとテイクアウトレストランで埋め尽くされており、病院や学校でさえも提供されているほどです。批評家のなかには、スーパービッグサイズのファストフードに対するアメリカ人の愛情を非難している人もいます。ファストフードは一般的に脂質とカロリーを多く含んでおり、成人アメリカ人の50%以上が肥満であることの大きな原因とされています。大半のファストフード店はいくらかの低カロリーでより体に良い食物を提供していますが、ファストフードチェーン店でよく食べられているものはハンバーガー、フライドポテト、ホットドッグ、フライドチキンおよびピザなどで、これらには多くの脂質、塩分およびカロリーが含まれています。より健康的な印象があるサラダやスムージーなどのオプションでさえ、クリーミーなドレッシング、チーズ、パン粉をまぶした肉、またはたくさんの糖が含まれていれば、通常の選択よりも多くのカロリーと脂質を含んでいるかもしれません。

最良の策はファストフードレストランをできるだけ避けることですが、もし移動中にどうしても食べなければならない場合は、以下の提案が健康的なチョイスに役立つ可能性があります。

ハンバーガー

チーズ、マヨネーズ、ベーコンが入っていないベーシックなハンバーガーを選んでください。マスタードのかかった、ピクルス、生のタマネギ、トマト、レタスの入ったものを注文してください。ベーシックなハンバーガーは250〜350キロカロリーで、10〜20gの脂質を含んでいますが、デラックスやフルサイズのチーズバーガーは約500キロカロリー以上あり、26g以上の脂質が含まれています。

フライドポテト

もちろん、私たちはハンバーガーと一緒によくフライドポテトを注文しますが、それらを食べることは栄養の対価を伴います。たった1つのMサイズのフライドポテトに360〜450キロカロリーと17〜22gのたっぷりの脂質が含まれています。いくつかのチェーン店が提供するLサイズのフラ

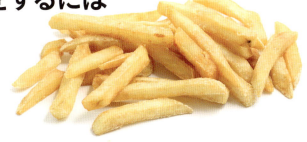

イドポテトには600キロカロリーと27gの脂質が含まれています。もし可能であれば、幅広の大きくカットされたフライドポテトを注文してください。これらは全体で見ると油がつく範囲がより少ないため、通常の細いものよりも脂質と塩分が少し低いです。

タコス

固いタコスの皮に包まれていて、レタスが入ったビーフタコスは、約180キロカロリーで10gの脂質が含まれています。一つだけにして、トッピングはなしにするようにしてください。

ピザ

ピザは多くの人々のお気に入りファストフードの上位に入るのは間違いないでしょう。残念なことに、これもまた脂質を多く含んでいます。直径35cmの市販ピザには約22〜36gまたはそれ以上の脂質が含まれています。ピザを食べる際には、1切れまでにしてください。そして、野菜のトッピングにしてください。野菜のピザはカロリーが低く、最も栄養があります。チキンやハムなどの脂質の少ない肉のほうが脂質の多いソーセージやペペロニよりも良い選択です。お店では、ソースを多めに、チーズを少なめにするように頼んでください。

結論

- サラダなどの健康的なファストフードのオプションは、ドレッシングやトッピングのせいでカロリーが高くなっている可能性があります。
- ファストフードのサンドイッチのマヨネーズやチーズなどの追加は脂質とカロリーの量を大幅に増やします。
- 最少サイズのフライドポテトにとどめてください。
- それぞれのカロリーが高いので、タコスだったら1つ、ピザは1切れまでに制限してください。

体を治すために食べることの真実

　もし、ここまでの情報と数字で頭がいっぱいになっているとしたら、一度深呼吸してリラックスしてください。毎日のように新しい栄養研究が発表されている一方で、その大半は「野菜と果物（と全粒粉のもの）を食べて、ジャンクフードから遠ざかり、食べ過ぎないようにしなさい」と言い続けていた母親が結局正しかったと証明しているに過ぎません。私たちの大半にとって、十分なカロリーと正しいバランスの栄養素を摂取し、体に害を及ぼす糖、ナトリウム、トランス脂肪酸などの成分を避けることは、体が適切に働き続けるために、大いに役に立つでしょう。

　この本のチャプター3にある、いくつかの事項を一読すれば、異なる健康状態に対して何を食べると良いかが書かれているので、自分の食事のテーマが分かるでしょう。それらの大半は野菜、果物、全粒粉、赤身タンパク質（植物性タンパク質および魚介類を強調して）およびいくらかの乳製品の多い食事を呼び掛けています。その理由は、病気の治癒、予防における効果を提供するビタミン、ミネラル、抗酸化物質、その他の植物性化学物質を多く含んだ食物だからです。また、ある栄養素は特定の病気に対して効果があり、これらの栄養素を多く含んだ特定の食物もあります。それらはチャプター2で解説することとして、健康にとって最良の策は自然食品、最小限に加工された多様な食生活であるという、基本的なことを紹介します。

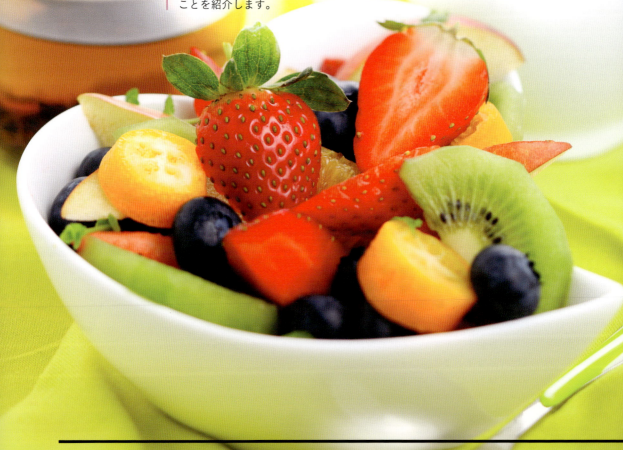

健康にためにはどのくらいの量を食べれば良いか？

新しい米国栄養ガイドライン（1枚のお皿を野菜、果物、穀物およびタンパク質の4つに分けて乳製品は別に描かれている）やカナダの食品ガイドライン（レインボー計画のなかで説明されている）はこの主要栄養素の内訳を提唱しています。

- 炭水化物（45～65％）は主に全粒穀物から摂取する
- 脂質（20～35％）は主に一価不飽和および多価不飽和、オメガ3脂肪酸を摂取する
- タンパク質（10～12％）は主に赤身肉から摂取する

非営利組織の医学研究所は栄養勧告を設定し、アメリカとカナダ両国の政府によって採用されました。これらのガイドラインでは、「推奨栄養所要量」（RDA）という、年齢、性別に分けたほぼすべての人が必要とする栄養を満たす1日の食事の平均量を一覧にしています。もし、RDAを設定するための十分なデータを専門家が持っていない場合は、「適切な摂取」（AI）という、年齢、性別に分けたほとんどの人々のニーズを満たすとされる量が一覧にされています。1種類の栄養素を過剰摂取することはすべての食品において問題となるため、「耐容上限摂取量」（UL）も記されています。これは、ほとんどの人々に有害な副作用のリスクがないとされ、1人の人間が継続して日常的に摂取できる最大の量のことです。P.10～13にビタミンとミネラルの推奨摂取量があります。抗酸化物質および植物化学物質に対しては、まだガイドラインが設定されていません。

アメリカとカナダでは、食品ラベルに印刷されている「1日の推奨摂取量」（RDV）または「1日の摂取量の割合」（％DV）を使ってRDAを計算します。これらは通常、2,000キロカロリーの食事に基づいています。それぞれの人が必要とするカロリーは身長や活動量によって異なりますが、2,000キロカロリーは平均身長の男性に対して妥当な目標であるとして広く受け入れられています（女性の場合は少し低めにする必要があります）。

カロリーを取り過ぎることなく必要な栄養素を摂取するためには、栄養たっぷりの食品（カロリーに対して栄養素の割合が高いもの）を選び、適正量に保つことが重要となります。ここで忘れてはならないのが、本書では健康状態を治癒するものとして特定の食品を一覧表に記載していますが、だからといってその食品をできるだけ多く食べる必要があるという意味ではありません。薬同様に、正しい「摂取量」が重要です。アメリカの特大サイズ文化では、通常家庭で、またはレストランで出される1人前の量は非常に多く、ときには健康に最も良いとされる推奨摂取量よりも4～5倍多くなっています。次にいくつかの比較を示します。

- **チーズと肉のスライス**：CD3枚分が約57～85gに相当します。
- **豆類、ホットシリアル**：ゴルフボール2個分が約1/2カップに相当します。
- **牛肉、鶏肉およびサーモン**：トランプ1組が約85～114gに相当します。
- **米、パスタおよびシリアル**：野球ボール1個分が約1カップに相当します。
- **ジャガイモやデンプン質**：テニスボール1個分が約2/3カップに相当します。
- **プロセスチーズ**：サイコロ4個分が28gに相当します。
- **ミディアムに焼いたジャガイモ**：石鹸1個分が大体1人前に相当します。
- **ピーナッツバター**：ピンポン玉1個分が大さじ2杯に相当します。

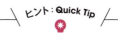

1人前の量を減らす

量を減らしても視覚的な満足感を得るために、メイン料理に使うお皿をディナー皿ではなく、サラダ用のものに変え、パスタ料理には大きなパスタ用の深皿ではなく、小さいシリアル用のお皿を使ってください。

健康のためにどう食べるか？

過去数十年の間に食物が私たちの生命にどういった影響を与えるかの研究は進歩して、私たちは食物が体を悪くすることも治癒させることもできると、今まで以上に理解するようになりました。

すべての健康的な食事計画は生涯食べ続けることのできる食物を中心に考える必要があり、またこれらの食物が病気の予防に役立つ場合、非常に効果的です。ここでは、自然に、そして永続的により健康的に食べるためのいくつかのコツを紹介します。

必ず朝食を食べ、食事を抜かない

胃を完全に空にしないために、頻繁に食べることで、次の食事で食べ過ぎを防げます。食事を抜く代わりに3〜5時間おきに1日4〜6回の少ない食事や軽食を取る計画を立ててください。

炭水化物を注意して選ぶ

メディアの影響であなたが信じていることとは違い、すべての炭水化物を避ける必要はありません。しかし、糖、精白パン、精白パスタおよび精製白米のような単純糖質は避ける必要があります。これらの食物は体内で素早くグルコースに変わり、グルコースの流入によって、血流から細胞内にグルコースを送り届ける働きをするインスリンを急激に上昇させます。インスリンの上昇の次はグルコースが「破壊」され、すぐに空腹を感じるようになります。単純に精製された炭水化物の代わりに野菜や果物同様、全粒穀物に含まれる複合糖質に注目するようにしてください。これらは低血糖の可能性が高く、糖尿病の予防や管理に役立ちます。

かさが高い食品を選ぶ

食物繊維、水または空気を多く含んでいる食物は「かさ高」または「量が多い」など、長時間満腹感を持続するのに役立ちます。これらには高食物繊維の野菜や果物、豆類も含まれます。一握りの干しブドウを食べるよりもみずみずしいブドウを食べるようにしてください。メキシコ料理をつくるときにカロリーを加えずにかさを増やすには豆を多く加えてください。その他の好ましい低カロリーで量の多い食品は、ブロスベース（だし汁）のスープです。研究によると、スープから食事を始める人は、その食事およびその後の食事で、そうでない人よりも量が少ないということが分かっています。

脂質をカットする（ある場合において）

脂質は最もカロリーが多く含まれているため、ときどき食事から脂質を減らすのは理に適っています。牛肉を魚や鶏に置き換えてください。鶏は皮を剥き、フライパンではなく蒸したり、グリル、または電子レンジで調理してください。赤身肉を選んで、見える脂質を取り除いてください。

脂質なしの生活を追及しない

食事からすべての脂質をカットしようとしないでください。研究によると、例えば、種実類、アボカド、オリーブオイルなどの健康的な脂質を含んでいる食物を食事に残しているほうが、リバウンドしないということが分かっています。

水分、特に水をたくさん飲む

水をたくさん飲んでください。炭酸水およびミネラルウオーターが良い選択です。液体は喉の渇きを癒し、同様に食欲も減退させます。果物ジュースは健康的ですが、食物繊維はなくカロリーがあります。コーヒーや紅茶は大丈夫です。グラス1杯のワインやビールが飲みたい場合は、たまにであれば飲んでも構いませんが、グラス1杯当たり100キロカロリー以上あるので注意してください。

カルシウムを豊富に含む食物を食べる

ある研究では、カルシウムは脂肪燃焼の邪魔をするホルモンを抑え、脂肪燃焼を刺激する可能性があると示唆しています。牛乳、ヨーグルト、またはその他の乳製品など、カルシウムを豊富に含む食物を低カロリーの食事に加えることで体が脂肪貯蓄を代謝し、体脂肪を燃焼しやすくするかもしれません。

自分から楽しみを奪わないようにする

時々高カロリーの好きなものを少し食べることで、ストレスが溜まって大食いすることを避けられます。そして、断食は健康にとって良くないということを忘れないでください。また、断食によって減らした体重は、再度食べ始めるとほとんど維持できません。

健康のための食物の保存方法

食物を洗浄、保存する際に使われるテクニックは味、食感、栄養価に影響を与えるだけでなく腐敗を防ぎ、食物による病気にも関与しています。食物を準備、保存する際に適切な方法を用いることによって、健康的で栄養価の高いものに保つことができます。食物の食欲をそそる外見、味および食感を保ち、食費を安く保ちながら経済的に使ってください。

食物を買うときから、保存方法を考えましょう。腐りやすいものは、購入してから2時間以内に冷蔵または冷凍してください。暑いときは1時間以内とし、肉、魚貝類、鶏肉、卵、乳製品、マヨネーズが入ったもの、水気を含んだ食物はリスクが高いので、クーラーボックスを使用してください。

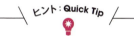

卵は箱に入れたままにする

卵は多孔質で冷蔵庫の嫌な臭いを吸収してしまいます。冷蔵庫のドアの内側部分に保存するのではなく、卵の箱に入れたまま保存してください。

健康のための食物の準備方法

最も新鮮な食物を選んで、適切に保存したとしても、その準備の仕方が原因で食中毒を引き起こす可能性があります。

牛肉、鶏肉または魚を生で処理するときは処理前と処理後に、必ず温かいお湯と石鹸を使って20秒以上手を洗ってください。指輪は外し、手の爪が清潔であることを確認してください。

不調は、食物を食べてから通常1〜3日後に発症します

まな板やカウンターの表面など、調理前にしっかり洗ってください。また、お皿を拭く布巾やスポンジも使うたびにお湯と洗剤で洗ってください。加熱したもので生の部分が残っているところがあったら、触れないようにしてください。触れないことで、二次感染の可能性とバクテリアの繁殖を避けることができます。さらに、以下に注意することも重要です。

- 鶏や魚を流水で洗い、準備前にペーパータオルで軽く押さえて水気を取ります。
- メロンや柑橘系の果物を含むすべての野菜や果物は専用のブラシと水で洗ってから、食べる、皮を剥く、スライスする、または加熱調理してください。
- 洗剤や洗浄効果のあるものは使用しないでください。きれいな流水が最良です。
- ビタミンのなかには水に溶けるものもあるため、野菜を水に浸さないほうがよいでしょう。
- タマネギなどの根菜野菜は外側の皮を剥きます。しかし、ジャガイモなどの野菜を、皮をつけたまま調理しようとしている場合は、他の野菜や果物のようにしっかり洗ってください。
- 変色、または少し傷んでいる野菜や果物は、バクテリアが生育するその部分を取り除けば、食べても安全です。
- しかし、腐ったまたはカビの生えた野菜や果物は食べないようにしてください。そこには有害な可能性のあるバクテリアが住んでいます。堆肥するか捨ててください。

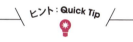

皮を残す

特にニンジンやジャガイモを加熱調理する際に、皮を残しておくより多くの栄養素が保たれます。ビタミンとミネラルは皮のなかまたはその付近に集中していることが多いのです。しかし、皮を残しておく場合は、野菜をしっかり洗うことが重要です。

汚染を避けるため、そして食品の栄養素を維持するため、または食品を保存するために、以下のガイドにしたがってください。

食物保存ガイド

食物	保存のコツ
主食	・熱と湿気は食物の腐敗リスクを大きく増加させるため、冷蔵または冷凍されていない食物は湿度を避け、10〜21℃の温度幅で保存してください。 ・穀物や小麦はプラスチック、鉄、またはガラスの密閉容器に入れ、虫が入らないようにしてください。 ・全粒粉や種実類は室温だとすぐに酸敗するため、冷蔵庫または冷凍庫で保存してください。 ・密閉された油は暗い戸棚、または冷蔵庫で保存してください。光への暴露と暖かい温度は油からビタミンAとEを奪います。冷蔵庫で保存した油のなかには曇りがあるものがありますが、これは室温で元に戻ります。
果物および野菜	・生の果物や野菜は室温で保存されている場合、ゆっくりとビタミンを失うことがよくありますが、トロピカルフルーツは冷たいところで保存するとすぐに腐敗します。 ・大半の生産物は約10℃で保存するのが最も適しています。冷蔵保存する場合、野菜室に入れてください。限られたスペースは湿度の損失を遅くします。 ・果物や野菜を密閉されたビニール袋に入れて長期間保存するのは避けてください。空気が遮断され、腐敗が起こります。紙やセロファン紙は透過性があるため保存用に適しています。 ・ベリー類の保存は茎がついたままで保存し、エンドウ豆などの豆類は鞘に入ったまま冷蔵保存してください。ニンジン、ビート、パースニップ、カブなどの根菜は頭の緑を切り落としてください。そうしないと成長を続け、根から栄養素を吸い上げます。 ・冷凍野菜は冷凍庫から出してすぐに調理する必要があります。解凍すると残存酵素や微生物の破壊的な活動を促進します。一度解凍した食物を再度冷凍しないでください。
肉およびシーフード	・肉や魚は冷蔵庫の最も冷たいところで保存してください。冷凍紙で肉を包んで冷凍してください。ガス透過性のあるビニールラップを使うのは避けてください。それにより水分が蒸発し、冷凍焼けを起こす可能性があります。 ・貝は冷蔵庫の温度で数時間以上保存することはできませんが、0℃以下の温度では2〜3日保存することができます。 ・肉、鶏肉または魚は絶対に室温で解凍しないでください。冷蔵庫の一番下の棚で解凍してください。電子レンジで解凍する場合、すぐに調理してください。
乳製品	・新鮮なミルクやクリームは、しっかり蓋をして他の食物からの匂いが移らないようにしてください。ミルクは光への暴露によってビタミンAやリボフラビンが破壊されるため、箱に入っているほうが栄養価をより良い状態で維持することができます。
ハーブおよびスパイス	・空気、光、水分および熱への暴露はハーブやスパイスの風味や色の損失を早めますので、密閉容器に入れて直射日光を避けて戸棚や引き出しなどの暗い場所に保管してください。 ・新鮮なハーブを保存するには、それらを洗って2.5〜5cmの冷たい水を入れたグラスにまっすぐ立たせます。ビニール袋で覆い、冷蔵保存してください。

健康のための食物の調理方法

台所のカウンターの上には、赤身肉、新鮮な野菜（おそらく庭で摘まれたもの）、ジューシーな果物や木の実が入った全粒粉など、たくさんの栄養のある食物が置かれているとします。

しかし、これらに含まれる健康に良い成分は、お皿の上に出されるまでに少しずつなくなっているかもしれません。調理方法のなかには飽和脂肪酸を含んだ食物を大量に使う可能性や、あるいは重要な栄養素をすっかり壊してしまう可能性があります。食事で体を治癒するためにはできる限り健康的な調理法を学ぶ必要があります。油で揚げることを止めて、次の食事には一度これらの方法を試してください。

茹でる、または蒸す

どちらも野菜、肉、魚に余分な脂質を加えることなく素早く調理します。塩を加えず、加熱し過ぎないでください。その代わり、ハーブやスパイスを風味付けに使ってください。水溶性ビタミン

が浸出し、台なしにならないように、野菜は丸ごとまたは大きく切って少量の水で調理します。

油でさっと炒める

調理時間が非常に短いと、肉、鶏および野菜の風味、色および栄養素が保たれると同時に、少量の油しか使いません。コーン油またはキャノーラ油など、高温調理に耐えることができる油を使ってください。すべての材料をあらかじめ細かく刻み、肉や鶏を柔らかくし、塩を多く加えずに風味を付けるため、下味を付けます。

焼くおよびローストする

肉、鶏、魚および野菜はソースをかけて調理したいと思うかもしれませんが、本来は最小限の脂質で焼いたりローストしたりすることができます。また、ケーキ、クッキー、パイもバターや油のいくらかをアップルサイダーや他のすりつぶした果物に置き換えることにより、低糖で低脂肪のものをつくることができます。糖を減らしてシナモンやその他のスパイスを風味付けに加え、そしてクリームチーズなどの高カロリーの材料を無脂肪のリコッタチーズなどの低カロリー材料に置き換えてください。

電子レンジで調理する

電子レンジは、美食家の方には好まれないかもしれません。またなかにはまだ放射線の心配をする人もいるかもしれませんが、電子レンジは時間がない場合、オーブンの代わりに非常に役に立ちます。必ず電子レンジの安全皿を使い、食物はカバーするようにしてください。

バーベキューをする

バーベキューは夏に人気があります。グリルすることで素早く調理した肉、野菜、果物は油なしでも風味が出ます。グリル前の準備では、グリル網に食物がひっつかないように刷毛で軽く油を塗り、ハーブを散らす必要があります。

真実：Real

バーベキューとがん

発がん性物質は肉から出る油が熱い炭の上に落ち、そこから発する煙が食物に付着した際に形成される可能性があります。リスクを最小限にするには以下の手順を踏んでください。

まず解凍する
焼く前に十分な時間を使って、凍った肉を解凍してください。凍ったままの肉を焼こうとすると、表面が焦げてしまいます。

脂身を取り除く
赤身肉を選び、見えている脂身を取り除いてください。小さいサイズにカットすると早く火が通り、グリルの上に長時間おく必要がありません。

調理の最後の段階でグリルする
食物にあらかじめ火を通しておき、最後の数分をグリルで焼くようにすると、外はカリッとなかはジューシーに仕上がります。

包む
調理前に穴を開けたアルミホイルでグリルを包みます。こうすることで、食物を煙と火から守ることができます。

間接的に加熱する
肉の真下に火の元を置かないでください。例えば、炭を肉から少しずらして置くことで、脂が炭の上に落ちるのを防げます。

火が燃え上がるのを防ぐ
肉汁や脂身が燃えると有害な煙が発生します。滴る脂から出る煙が多い場合は、火を弱めるか、グリル上の食物の位置をずらしてください。

焦げた部分をそぎ落とす
焦げない程度に肉に火を通してください。焦げてしまった場合はその部分は取り除き、食べないようにしてください。

食事制限
菜食、完全菜食、乳製品、またはグルテンなしの食事―どれにするか？

健康意識の高い人は、ある特定の食物や成分を含まない食事を自分で作ろうとします。倫理的、道徳的、または体の健康のために特定の食物を食べない選択をする人もいれば、セリアック病、グルテンまたは乳糖不耐症などの病状を悪化させる成分を遠ざける人もいます。しかし、特定の食物を生活から排除する場合、必要な栄養素を確実にすべて摂取するように特に慎重になる必要があるようです。

コラム：Column

完全菜食主義者の子供たち

子供は胃が小さいので、完全菜食主義の食事が子供の成長に必要な栄養素を満たしているかどうかを考えながら慎重に計画する必要があります。1日の食事は、3食に加えてトレイルミックス、マフィン、全粒粉のクッキー、種実類やアボカドなどの脂質、豆腐、ナッツバターや大豆チーズなどのタンパク質が豊富な食品などの好ましい軽食を多く取り入れる必要があります。

菜食主義者と完全菜食主義者

厳密に言えば、菜食主義者は肉、魚、あるいはそれらを含む製品を食べない人と定義されています。しかし、現実には、菜食主義者の食事パターンは大幅に異なります。完全菜食主義者は肉、鶏、魚、乳製品または卵を食べず、ハチミツも除外する場合もあります。乳卵菜食主義者は食事に牛乳、乳製品および卵を取り入れますが、肉、魚および鶏は含みません。乳菜食主義者は食事に牛乳および乳製品を含みます。自称菜食主義者はたまに魚、鶏および肉を含むことさえあるかもしれません。

野菜中心の食事は、肥満、心臓疾患、高血圧、2型糖尿病およびがんの低下と関連しています。健康効果があると共に懸念もあります。菜食主義者、特に完全菜食主義者はいくつかの重要な動物性栄養素の不足を補う必要があります。完全菜食主義者の食事への配慮を次に挙げます。

タンパク質
完全菜食主義者はタンパク質を完全にする補助植物性タンパク源を組み合わせることで必要なタンパク質を補っています。

カロリー
野菜中心の食事は食物繊維が少なく高カロリーな食品でも低カロリーになりがちなので、特に子供に対して食事に適切なエネルギーが含まれているかどうか注意する必要があります。種実類やドライフルーツなどのカロリー密度の高い食品を食事や軽食に頻繁に取り入れましょう。

ビタミンB_{12}
植物性の食物にはビタミンB_{12}が含まれません。完全野菜主義者の人々は、栄養強化イーストやビタミンB_{12}の栄養補助食品などの信頼できる供給源を毎日の食事に取り入れる必要があります。

ビタミンD
ビタミンDの最も良い資源は2つあり、1つは日光浴、そしてもう1つは牛乳、強化大豆や米の飲物などのビタミンDが強化された食品です。もし、どちらにも当てはまらない場合は、ビタミンDの栄養補助食品をお勧めします。

ミネラル
鉄分、カルシウム、亜鉛およびその他いくつかのミネラルは、植物源からは簡単に手に入りません。完全菜食主義者はそれらを適切な量摂取できるように手だてを考える必要があります。それには、鉄分を多く含んだシリアルを食べる、植物性食物から鉄分を吸収する際に役立つビタミンC供給源を食事に取り入れる、そして濃い緑の野菜、豆腐、豆類、アーモンド、ゴマなどを食べて適切なカルシウム摂取を心掛けることが必要です。

乳製品なしの食事

本来は乳製品に含まれるラクトースと呼ばれる糖を分解するために、ラクターゼという酵素が必要です。しかし、なかにはラクターゼを体内で十分に作らない人もいます。1カップの牛乳またはボール1杯のアイスクリームが腹痛、膨満感、ガスおよび下痢を引き起こすかもしれません。ここでは、体内のラクターゼが少ない人でもカルシウムやビタミンDなどの重要な栄養素を不足させずに乳製品を分解する方法を紹介します。

特殊ブランドを探す

ラクトースがあまり含まれていない、またはラクトースを含まない牛乳のブランドを買ってください。

栄養補助食品を加える

牛乳または他の乳製品を摂取する前にラクターゼのサプリメントを摂取してください。

少量で試す

一度に少量の乳製品を、特に他の食物と一緒に摂取すれば問題なく消化できるかもしれません。そして、固いチーズやヨーグルトなど、いくらかの種類の食物は他のものに比べて消化しやすいかもしれません。

カルシウムの摂取を増やす

サーモン、骨付きのイワシ、濃い緑の葉野菜、および強化豆乳などのカルシウムを含む他の食物を食べてください。短時間の日光浴や栄養補助食品を摂取することでビタミンDを得ることができます。

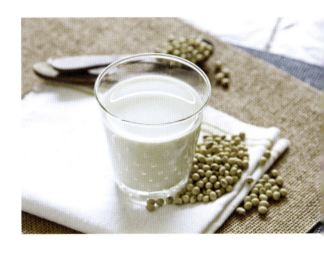

グルテンフリーの食事

グルテンは小麦、大麦やライ麦（ときにはオーツ麦）、およびこれらの穀物からつくられる材料に含まれるタンパク質です。それに反応する人々に対していくつかの提案があります。

医師や栄養士に相談する

もしグルテン感受性がある場合、医師に相談して診断を受けてください。栄養士と一緒にバランスの良い食事メニューを作成してください。

ラベル表示を慎重に確認する

「グルテンフリー」の表示はグルテンを含まないということを示していますが、小麦、大麦、ライ麦、オーツ麦（加工の工程でグルテンを含むものもありますので、グルテンフリーのオーツ麦を探してください）また麦芽（グルテンフリーのもの以外）という成分が表示されている場合は、グルテンが含まれています。

より多くの穀物を加える

穀物は健康的な食事において重要な部分です。必ずグルテンフリーの穀物を十分摂取してください。グルテンフリーの穀物には玄米、野生米、全粒トウモロコシ、アマランス、そば粉、キヌアおよび雑穀などがあります。

コラム：Column

要点

- 菜食主義者または完全菜食主義者の場合、タンパク質、ビタミンB_{12}、Dおよび鉄分、カルシウムおよび亜鉛などのミネラルを十分に摂取するようにしてください。
- 乳製品なしの食事をする場合、濃い緑の葉物野菜および大豆などのカルシウムとビタミンDを含む他の食物を探してください。
- グルテンフリーの食事をする場合、玄米、全粒トウモロコシ、そば粉およびキヌアなどのグルテンを含まない穀物を探してください。

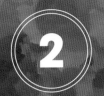

食材

FOODS
FOODS that HARM, FOODS that HEAL

食材の体に良い面、悪い面

　人によって食物に対する見方は異なり、エネルギー源と見る人、味にこだわる人、またお皿の上に乗っているものを薬箱のように見る人などさまざまです。食物はこれらのことすべてであり、そしてそれ以上でもあります。

　ここからは、お気に入りの食物とそれがいかにして健康の特定側面を促進することができるのかについての説明があります。例えば、あのささやかな1杯のコーヒーがパーキンソン病や肝疾患を予防できるかもしれないのです。また、通常の食事に含まれないけれど、今後メニューに取り入れたいと思うかもしれない多くの食物についても知ることができるでしょう。

　このセクションはいわば食物の周期表のようなものとして考えてください。項目ごとに簡単な説明、および病気または影響する可能性のある体の部分の一覧が含まれています。これらの一覧は包括的なものではありません。食物の中には、ベリーのように心臓疾患、脳卒中、糖尿病やその他多くの慢性疾患を回避するのに役立つ可能性のある抗酸化物質が豊富に含まれているものがあります。また、がんや先天異常を予防したり、肌を若々しく保ったりするのに役立つものもあります。そして、これらのページに収まりきらないほどの恩恵はまだまだたくさんあります。

　各項目では病気や症状を悪化させる食物や治癒効果のある食物を、影響が大きい順に大まかに並べてあります。この方法によって食物の持つ利点の可能性や潜在的なリスクを図ることができます。例として抗がん作用のある植物化学物質の生姜がありますが、これは乗り物酔いやめまいなどに効果があることでもよく知られていますが、血液凝固阻害や流産につながる可能性があります。しかし、これらのリスクはある特定の人々に対してのみ存在します。

　特定の食物の健康効果や健康リスクに加えて、一人前の分量（一般的なアイディア、すべて測る必要はありません！）、栄養価の高い最も良いタイミングでの買い方、新鮮さを保つための食物の保存方法、素早く簡単に日常の食事に取り入れる方法などが記されています。

　このセクション全体を通して特定の食物と薬の相互作用に対する警告に注意してください。例えば、ワーファリンやその他の抗凝血治療法を受けている際にクランベリージュースを飲むと、出血やあざができる原因となります。

　したがって、食欲を刺激して自分の健康のためにどの食物を堪能するかを見つけてください。

FOODS: #001

アーティチョーク
Artichokes

> 🍴 **1食当たりの目安**：中サイズのアーティチョーク、加熱調理したもの1個（114g）
> ❤️ **主な良い影響**：皮膚がんを予防する／消化不良の改善に役立つ
> ☠️ **主な悪い影響**：アレルギー反応の可能性

アーティチョークはチョウセンアザミのつぼみであり、開花すると直径が最大18cmになることもあります。カリフォルニア州のカストロビレ市はアーティチョークの生産量が世界で最も多いことで知られています。そのため、アメリカの食卓に並ぶアーティチョークは、カリフォルニア産のものが多いです。

❤️ 健康に良い面：Health Benefit

▶ 皮膚がんを予防する
アーティチョークには、皮膚がんを予防するとされている、抗酸化物質のシリマリンが豊富に含まれています。

▶ 消化不良の改善に役立つ
アーティチョークの葉の抽出物は、脂肪燃焼に必要な胆汁の流れを増やし、消化不良の改善に役立つ可能性があります。カフェオイルキナ酸が含まれている抽出物を選んで、指示に従って飲んでください。

☠️ 健康に悪い面：Health Risk

▶ アレルギー反応の可能性
ブタクサに敏感な人がアーティチョークを食べるとアレルギー反応を引き起こす場合があります。

🍴 オススメの食べ方：Eating Tips

・1度冷凍してから、解凍したアーティチョークの中央にオリーブオイルとアーモンドの粉をまぶしてオーブンで焼きます。蓋付きの耐熱皿に約6mmの水を入れたところにカットしたアーティチョークを入れ、5分程度蒸します。
・中をくり抜いたアーティチョークの空洞にターキーミートローフの中身を詰めます。

🛒 買い方・選び方：Buying Tips

・アーティチョークは、大きさの割に重いものが良いとされています。
・新鮮なアーティチョークは、軽く握るとキーキーという音がします。
・茎の太さは大きさに比例します。茎が細いものは水分が抜けてしまっているので、丈夫で折れていないものを選んでください。

🫙 保存方法：Storing Tips

・見た目は数週間ほとんど変わりませんが、収穫されてから時間が経つと風味がどんどん落ちていきます。
・味と柔らかさを最大限に楽しむために、できるだけ早く加熱調理してください。
・洗わずにビニール袋に入れて、1週間まで冷蔵庫で保存することができます。

コラム：Column

アーティチョークのおいしい食べ方

葉を1枚ずつはずして葉の根本のほうをレモン汁につけて食べます。アーティチョークの中心には、けば立った芯があります。芯は切って取り出します。この芯はまさに珍味でフォークで簡単に崩すことができます。

💬 豆知識：Fact

キクイモはアーティチョークの仲間ではなくキク科ヒマワリ属ですが、別名「サンチョーク」と呼ばれています。

FOODS: #002
アイスクリーム
Ice cream

「ミルク（牛乳）・乳製品」も参照してください。

- 🍴 1食当たりの目安：約113〜142g
- ❤️ 主な良い影響：骨量減少の予防／病気中のカロリーとタンパク質不足の予防
- 💀 主な悪い影響：脂質と糖質の過剰摂取

アイスクリームは特に栄養のある食物ではありませんが、夏の定番スイーツです。アイスクリームのおいしさは、滑らかな食感を与える脂質によるものです。

一般的にアイスクリームは「たまに」食べるのが良いです。普段はシャーベット、フルーツアイスまたはフローズンヨーグルトなどの冷凍のデザートを選ぶようにしましょう。無脂肪や低脂肪のアイスやフローズンヨーグルトの製造会社は大抵の場合、砂糖を倍の量に増やして空気を少なめに入れて泡立てることで脂質を補っています。これらの製品に含まれる飽和脂肪酸は、通常のアイスクリームよりも少ないかもしれませんが、カロリーや糖質の観点からすると必ずしも良い選択ではないかもしれません。

❤️ 健康に良い面：Health Benefit

▶ 骨量減少の予防
アイスクリームには強い骨と歯に必要な栄養素であるカルシウムが豊富に含まれています。

▶ 病気中のカロリーとタンパク質不足の予防
手術後や予後の時期にある人にとって、アイスクリームはカロリーとタンパク質を摂取するのに効果的な食物です。

💀 健康に悪い面：Health Risk

▶ 脂質と糖質の過剰摂取
脂質と糖質が高いです。アイスクリームには飽和脂肪酸がたくさん含まれており、心臓疾患、特定のがん、肥満などの症状の原因になる可能性があります。食べる量を制限するか、フルーツシャーベットや低脂肪のフローズンヨーグルトなどを選択してください。

🍴 オススメの食べ方：Eating Tips

- バニラアイスクリームを溶かしてクリームソースとして使います。
- チョコレート味のグラハムクラッカー（全粒粉のままで精製した小麦粉であるグラハム粉で作ったクラッカー）を1/4に割ったものにチョコレートチップのアイスクリームを挟みます。
- レモン味の炭酸水にストロベリーアイスクリームを浮かせると、カロリーを抑えたフロートになります。

🛒 買い方・選び方：Buying Tips

- 氷のチップが貼り付いていたり、容器が氷で覆われていないものを探してください。これは、アイスクリームが一度溶けて再度凍ったということを示しており、アイスクリームの味や食感が落ちています。
- よくかき混ぜた低脂肪アイスクリームは、通常のアイスクリームと比べて脂質が約半分、カロリーが2/3です。ただし、低脂肪アイスクリームでも1食当たり3g以下の脂質が含まれています。
- 安価なアイスクリームには10%の脂質と多くの空気が含まれています。反対にプレミアムなブランドのものには2倍の脂質と半分の空気が含まれています。

🫙 保存方法：Storing Tips

- 冷凍保存し、購入日より2〜4カ月以内に食べてください。

💬 豆知識：Fact

- 「イタリアンアイスクリーム」と呼ばれているジェラートはアイスクリームとは異なり、脂質と空気が少ないにも関わらず、アイスクリームよりもよりクリーミーな食感が楽しめます。また、

ジェラートにはクリームは一切含まれていません。
- 米国連邦規格では、アイスクリームは最低10%のクリーム、ミルクまたはバターの脂質で作られたものと定められています（訳注：日本の規格では、乳固形分15%以上うち乳脂肪分8.0%以上）。製造会社は量を倍にするために空気を含ませたり、ほかのさまざまな成分を添加したりすることがあります。
- アイスクリームの種類や大きさ、トッピング、選択するコーンによっては、フルコース料理と同等のカロリーになることもあります。

コラム：Column
コーンの賢い選択
一般的なシュガーコーンは60キロカロリー程度ですが、チョコレートディップのワッフルコーンにすると、200キロカロリー以上になることがあります。

FOODS: #003

アスパラガス
Asparagus

- 🍙 **1食当たりの目安**：1/2カップ、加熱調理したもの（90g）。
- ❤️ **主な良い影響**：老化を遅らせる／認知症を防ぐ／浮腫を減らす／ストレスを和らげる
- 💀 **主な悪い影響**：痛風の可能性

アスパラガスは6本で20キロカロリーと、とても低カロリーです。また、ビタミンC、Kおよび葉酸を含んでいます。

❤️ 健康に良い面：Health Benefit

▶ **老化を遅らせる**
アスパラガスに含まれる抗酸化物質は老化を防ぐのに役立ちます。

▶ **認知症を防ぐ**
アスパラガスに含まれる葉酸はビタミンB_{12}と作用して、認知障害を防止するのに役立ちます。

▶ **浮腫を減らす**
アスパラガスには利尿効果のあるアスパラギン酸が含まれており、体にとって余分な液体や塩分を排泄するのに役立ちます。特に、これは高血圧などの心臓に関わる疾患に起因浮腫に対して役に立ちます。

▶ **ストレスを和らげる**
アスパラガスにはストレス解消に役立つ、葉酸とビタミンB群が含まれています。

💀 健康に悪い面：Health Risk

▶ **痛風の可能性**
アスパラガスには尿酸の過剰生産を促進する、プリン体が多く含まれています。尿酸は痛風を引き起こします。もし痛風を患っている場合、アスパラガスの摂取は最低限にとどめてください。

🍴 オススメの食べ方：Eating Tips

- 蒸したアスパラガスにオリーブオイルとオレンジジュースを混ぜたドレッシングをかけます。
- 茹でたアスパラガスを冷蔵しておき、軽食やサ

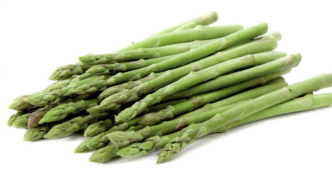

ラダのトッピングとして使います。
・アスパラガスにスモークターキーのスライスを巻くと、簡単な前菜ができます。

🛒 買い方・選び方：Buying Tips

・しっかりしていて、柔らかい茎のものを選びます。
・緑の品種の場合、茎が濃い緑色、または紫色っぽくて、先が閉じていて小さいものを選びます。
・過度に土っぽいものは避けてください。
・茎が細いもののほうが太いものよりも柔らかいです。

🫙 保存方法：Storing Tips

・湿ったペーパータオルで茎の底を包んで冷蔵庫の野菜室で保存します。冷蔵庫に野菜室がない場合、ビニール袋に入れてチルド室で保存してください。
・アスパラガスは1日ごとに風味がなくなっていきます。できれば購入後1～2日以内に食べてください。

💬 豆知識：Fact

・古代のギリシャ・ローマ時代はアスパラガスには歯痛を和らげたり、ハチ刺され防止に効くと信じられていました。この効果自体は迷信ですが、アスパラガスにはビタミンやミネラルが豊富に含まれています。
・アスパラガスには緑と白の品種があります。緑の品種はよく見られますが、ヨーロッパでは白い品種の方が人気があります。

FOODS: #004

アプリコット
Apricot

- 🍊 **1食当たりの目安**：中サイズのアプリコット3個（114g）またはドライアプリコット1/4カップ（35g）
- ❤️ **主な良い影響**：がんを防ぐ／LDLコレステロールを下げる／高血圧を和らげる／神経および筋肉に役立つ／眼疾患を予防する
- ☢️ **主な悪い影響**：アレルギー反応の可能性／虫歯の可能性／シアン化物中毒

　抗酸化物質などの栄養素が豊富なアプリコットは、おいしく、消化が良く、さらに低カロリー（生のアプリコット3個で約50キロカロリー、ドライアプリコットを半分に切ったもの10個で約85キロカロリー）で脂質はほとんどありません。スライスした1/2カップのアプリコットは約40キロカロリーです。

❤️ 健康に良い面：Health Benefit

▶ がんを防ぐ

アプリコットの濃いオレンジはカロテノイドが含まれている証拠です。特にがん予防に関連する抗酸化物質であるベータカロテンが豊富に含まれています。

▶ LDLコレステロールを下げる

アプリコットには、LDLコレステロールを下げる働きをする溶解性食物繊維、ペクチンが含まれています。

▶ 高血圧を和らげる

アプリコットには、カリウムが豊富に含まれています。また、食物繊維、鉄分、ベータカロテンも多く含まれているので、循環器系に良いとされています。乾燥させると栄養素は凝縮されます。

▶ 神経および筋肉に役立つ

アプリコットは形状に関わらず、鉄分やカリウムを多く含んでいます。鉄分とカリウムは、神経と筋肉を適切に機能させます。また正常な血圧のバランスを維持するためにも必要です。

▶ 眼疾患を予防する

アプリコットに含まれるベータカロテンは、白内障や加齢に伴う黄斑変性症の予防に役立つことがあります。ある研究では、高濃度のビタミンAを

摂取することによって、白内障の発症リスクを40%までに抑えることができると示唆しています。

健康に悪い面：Health Risk

▶ アレルギー反応の可能性
ドライアプリコットに含まれる保存料は一部の人にとって、アレルギー反応やぜんそく発作の引き金となることがあります。また、アプリコットに含まれる天然サリチル酸塩はアスピリン感受性が高い人々にとってアレルギー反応の引き金になることがあります。

▶ 虫歯の可能性
ドライアプリコットを歯にはさまったままにしておくと、虫歯の原因となります。

▶ シアン化物中毒
アプリコットの種を食べてはいけません。アプリコットの種にはシアン水素を生成する消化酵素に反応する、アミグダリンが比較的多く含まれています。アプリコットの種を割って大量に食べる人はまずいないと思いますが、注意が必要です。

オススメの食べ方：Eating Tips

- 半分に切って種を取り除いたアプリコットに、ヤギのチーズをたっぷりと塗って、生バジルを散りばめます。上品な前菜の完成です。
- 細かく刻んだアプリコットとタマネギ、マスタードを混ぜ、ターキーサンドに挟みます。
- 細かく刻んだアプリコットをオートミールクッキーに混ぜて焼き上げます。

買い方・選び方：Buying Tips

- できるだけ金色に近いオレンジ色の、実がしっかり詰まったアプリコットを選びます。
- 薄い黄色や緑がかった黄色、実が固くてしわや傷があるものは避けてください。
- 少し柔らかくなったアプリコットが最もおいしいですが、購入後はできるだけ早めに食べるようにしてください。
- 亜硫酸塩で処理されたドライアプリコット（茶色になっています）は避けてください。

保存方法：Storing Tips

- アプリコットは室温で熟します。
- リンゴと一緒に紙袋に入れると早く熟します。
- 指で優しく実を押してみて柔らかいと感じれば食べ頃です。
- 熟れたアプリコットは洗わずに紙袋、またはビニール袋に入れておけば、冷蔵庫で2日間まで保存することができます。

豆知識：Fact

- 生のアプリコットには、ビタミンCが豊富に含まれています（ビタミンCはアプリコットを乾燥するときに熱や空気に触れると減少してしまいます）。ただし、ベータカロテンやペクチンなどはアプリコットが加熱処理されることでよって増えます。

FOODS: #005

アボカド
Avocado

> - 🥑 **1食当たりの目安**：1/2カップ、加熱調理したもの（90g）。
> - ❤️ **主な良い影響**：コレステロールを下げる／心臓疾患のリスクを減らす／がんのリスクを減らす／血糖値を安定させる／インスリン抵抗性を回復させる／髪の健康を保つ
> - ☠️ **主な悪い影響**：アレルギー反応の可能性

アボカドにはビタミンB_6、E、カリウム、マグネシウム、葉酸が含まれています。コレステロールとナトリウムイオンは含まれていません。アボカドには、バナナよりも60％多いカリウムが含まれており、一価不飽和脂肪酸が豊富に含まれます。アボカドの脂質は健康的ですが、適度に食べるようにしてください。1/2個で約120キロカロリーあり、すべて脂質からのカロリーとなります。

❤️ 健康に良い面：Health Benefit

▶ コレステロールを下げる
アボカドはコレステロールを下げる成分である、植物ステロールを豊富に含んでいます。

▶ 心臓疾患のリスクを減らす
研究では、飽和脂肪酸をアボカドの一価不飽和脂肪酸に置き換えることは、心臓疾患に対するリスクを下げられることが分かっています。ただし、健康的な脂質でも高カロリーであることは忘れずに、食べる量には注意してください。

▶ がんのリスクを減らす
健康的な一価不飽和脂肪酸（アボカドやアボカドオイルに含まれている脂質）は、リコピンやベータカロテンなどの抗がん・抗酸化物質の吸収を助けてくれます。

▶ 血糖値を安定させる
サンドイッチにアボカドを加えると、脂質がパンの消化を遅らせ、血糖値が安定します。また、アボカドに含まれる溶解性繊維は、血糖値を安定させてコレステロールを低下させる作用があります。

▶ インスリン抵抗性を回復させる
アボカドの脂質は、オリーブオイルや種実類と同様で、体内の血糖値を安定させる手助けをします。そのため、インスリン抵抗性の回復に役立つといわれています。

▶ 髪の健康を保つ
熟したアボカドを、皮をむいて潰してウィートジャームオイル（小麦の胚種油）とホホバオイルを小さじ1杯ずつ加え、よく混ぜます。これを洗い立ての髪につけて毛先までしっかり行き渡らせます。シャンプーキャップで頭皮をカバーし、15〜30分待ってからしっかり洗い流します。髪にタンパク質を与え、強くしっとりとさせてくれます。

☠️ 健康に悪い面：Health Risk

▶ アレルギー反応の可能性
ラテックスに敏感な人は、アボカドでアレルギー反応が起こる可能性があります。

🍴 オススメの食べ方：Eating Tips

- 熟したアボカドを、缶詰めのココナッツミルクと合わせてピューレ状にすると、冷製スープに仕上がります。
- 厚く切ったアボカドを、エビ、ピンクグレープフルーツ、春タマネギ、コリアンダーと合わせます。
- マヨネーズの代わりに、アボカドを潰してパンに塗ります。クリーミーでヘルシーなスプレッドとして活用できます。

🛒 買い方・選び方：Buying Tips

- すぐに使わない場合は、硬いアボカドを選んでください。すぐ使う場合は指で押さえてみて柔らかいものを選んでください。
- 色だけでは熟しているかは判断できません。熟したアボカドは指で押さえると柔らかさを感じます。
- 早く熟させたい場合は、紙袋に入れて食べ頃になるまで室温で保存します（通常2〜5日間）。紙袋に一緒にリンゴを入れるとさらに早く熟さ

せることができます。

保存方法：Storing Tips

- アボカドは木から切り離された時点から熟し始めます。木についたままの果実は、腐ることなく6カ月間新鮮さを保つことができます。一度木から切り離されると、数日で熟します。
- アボカドは皮をむいてしまうとすぐに茶色くなってしまいますが、レモンやライムの搾り汁、もしくはホワイトビネガーをまぶすと、新鮮な緑色を保つことができます。

FOODS: #006

アマニ
Flax

「種実類（ナッツ）」も合わせて参照してください。

- **1食当たりの目安**：挽いたもの　大さじ1〜2杯（7〜14g）
- **主な良い影響**：心臓疾患を防ぐ手助けとなる／更年期障害を緩和する／特定の種類のがんから身を守る／便秘を改善する
- **主な悪い影響**：胎児や乳児への影響／出血障害

「アマニ」として知られている「アマ」はさまざまな成分を含んでいます。アマニは安価で、風味深いナッツのような味がします。決まった推奨量はありませんが、研究によるとアマニオイルを1日に大さじ1〜2杯摂取するのがよいとされています。アマの実をそのまま食べることもでき（訳注：フラックスシードと呼ばれています）、アマニオイルと同様にオメガ3脂肪酸を含んでいます。アマニオイルは食物繊維を含んでいません。アマニを用いた食事としては挽いたアマニを使ったパンやスムージーがあります。

健康に良い面：Health Benefit

▶ **心臓疾患を防ぐ手助けとなる**

アマニには血小板の粘着性を減らして血液の循環を助ける、オメガ3脂肪酸の1つであるアルファリノレン酸（ALA）が豊富に含まれています。またアマニはコレステロール値を下げ、心臓疾患のリスクを下げる水溶性食物繊維を含んでいます。トロント大学の研究によると、1日に25〜50gのアマニを摂取することは血中コレステロールを大幅に下げることが分かっています。

▶ **更年期障害を緩和する**

アマニに含まれるリグナンは、体内でエストロゲンに似た成分に変換されます。したがって、エストロゲン値の減少によって引き起こされる軽度の更年期の症状を改善する可能性があります。しかし効果を実感するためには、十分な量を摂取する必要があります。研究によると、1日にアマニを40g摂取すると、軽度の更年期障害の症状である、一過性熱感や寝汗を軽減する手助けとなります。それよりも少ない量のアマニを毎日摂取しても効果は得られません。

▶ **特定の種類のがんから身を守る**

2007年の研究では、アマニはマウスの乳がん細胞を軽減したと報告されています。人間においても同様の効果があるのかは、これから多くの臨床研究を行い、解明する必要があります。

▶ **便秘を改善する**

アマは規則的な便通を促す、水溶性食物繊維と不溶性食物繊維が豊富です。

健康に悪い面：Health Risk

▶ **胎児と乳児への影響**

アマはエストロゲンホルモンに似た働きをすることから、胎児や乳児にとって危険と言われていますが、まだ多くの研究が必要で、解明されていません。念のために、妊娠中や授乳中はアマの摂取は控えてください。

▶ **出血障害**

出血障害を抱えている場合、出血のリスクを高めてしまう可能性があります。出血障害をもっている方はアマの摂取はしないようにしてください。

オススメの食べ方：Eating Tips

- アマニ粕をスムージーにまぜる。
- 少量のアマニオイルをサラダドレッシングに加える。
- アマニ粕をヨーグルトフルーツパフェにかける。

注意：Warning
食物と薬の相互作用

アマに含まれるリグナンは植物エストロゲンであることから、ホルモン療法に使われるタモキシフェンに作用する可能性があります。一部の研究ではアマはホルモン療法に役立つと示唆されていますが、さらに多くの研究が必要とされています。乳がんや子宮がん、子宮内膜症、子宮筋腫のようなホルモン感受性の病気を抱えている人や、タモキシフェンを服用している方はアマを食べる前に必ず主治医に相談してください。

買い方・選び方：Buying Tips

- アマニに含まれるリグナンは、細かくすり潰した状態にすると、より体に吸収されやすくなります。アマをすり潰すことのできるミキサーやフードプロセッサーがあれば、挽いて食べてください。すでに挽いてあるものも売っています。
- アマニやアマニ粕は小麦粉と同じコーナーで見つけることができます。アマニオイルはドラッグストアで購入できる場合もあります。

保存方法：Storing Tips

- 必ず冷蔵庫で保存してください。賞味期限はしっかり確認しておいてください。
- 挽いたアマニは密閉した遮光性容器に入れて、冷蔵庫か冷凍庫で保存してください。

FOODS: #007

アルコール（酒）
Alcohol

- **1食当たりの目安**：360mLのワインベースカクテル、150mLのグラスワイン、360mLのビール、40度のカクテル45mL
- **主な良い影響**：心臓発作のリスクを減らす／認知症を防ぐ可能性がある／骨密度の促進／ストレスを減らす／食欲と消化に役立つ／気分の向上
- **主な悪い影響**：中毒／がんのリスク／心臓疾患／血糖値の急激な変動／胎児性アルコール症候群／有害な薬物相互作用／肝疾患／気分の変化、攻撃性、二日酔い／その他の症状

私たちは主に楽しむために、お酒を飲みます。さらに、最近の研究結果は適度な飲酒にはいくつかの利点があるということが示唆されています。しかし、飲み過ぎるとすべての利点が台無しです。アルコールは中毒、肝障害および血糖値の激しい変動などの悪影響を及ぼすことがあります。

健康に良い面：Health Benefit

▶ 心臓発作のリスクを減らす
適度な飲酒（1週間に平均8杯のアルコールと定義されています）は、HDLコレステロールを上昇させ、血栓形成のリスクを減らして心臓発作のリスクを軽減します。専門家は、男性はアルコール摂取量を1日に2杯まで、女性は1杯までにすることを推奨しています。

▶ 認知症を防ぐ可能性がある
適度な飲酒をしている人は、アルツハイマー病やその他の認知症が発症する可能性が、飲酒をしない人よりも23％低い傾向にあります。

▶ 骨密度の促進
適度な飲酒は、高齢女性の脊椎や腰の骨密度を向上させることと関係しています。

▶ ストレスを減らす
体をリラックスさせる効果によって、ストレスの軽減を図ります。

▶ 食欲と消化に役立つ
適度な飲酒は食欲を増進させることがあります。また、食事をしながらアルコールを飲むと消化を遅くし、満腹感をより長く感じることができます。

▶ 気分の向上
人々がアルコールを飲む最大の理由は、気分を盛り上げてくれることです。「花金」という言葉を聞いたことはありませんか？

健康に悪い面：Health Risk

▶ 中毒
アメリカではアルコール中毒患者が推定1,700万人以上いるとされています。2011年にWHO（世界保健機構）が発表した文献によると、1年間で2,500万人以上の死因とアルコール依存症は何らかの関係があるとされています。

▶ がんのリスク
多量のアルコール摂取はがんのリスクを増大させます。毎日アルコールを飲む女性は、アルコールを飲まない女性よりも乳がん発症のリスクが高くなります。乳がんのリスクはアルコールの摂取量に比例します。

▶ 心臓疾患
心臓発作のリスクを軽減させる効果は2杯目以降からなくなります。3杯目からは害のほうが上回り、実際にはLDLコレステロールが減らずにトリグリセリド値が上昇します。

▶ 血糖値の急激な変動
大半の研究では1杯のアルコールがリスクを増加させるとは示していません。しかし、カクテルは砂糖が多く含まれていますので、できれば熱で飛ばしてください。また、空腹時の飲酒は血糖値を急激に上昇させます。

▶ 胎児性アルコール症候群
妊娠中にお酒を飲むと、注意欠陥や多動など、胎児の体や行動異常の原因になるとされています。

▶ 有害な薬物相互作用
アルコールを特定の薬と混ぜると、眠気、気を失う、むかつき、吐き気、頭痛などの症状の原因になることがあります。

▶ 肝疾患
たとえ週末だけの深酒でも、肝臓に脂肪細胞をため込む原因になります。継続的なアルコール摂取は永久的な肝疾患、糖質代謝の異常、そして最終的には瘢痕や肝硬変につながります。

▶ 気分の変化、攻撃性、二日酔い
お酒を数杯飲んだ後、普段優しい人が攻撃的になったり、明るい人が急に暗くなったりといった場面を見たことがあるでしょう。さらに、二日酔いになると頭痛や吐き気を生じることがあります。最近の研究の1つによると、怒りをあらわにする傾向がある人々は、お酒を飲むとさらにそれが頻繁に、よりあからさまに怒るということが分かっています。

▶ その他の症状
アルコールの大量摂取は痛風、高血圧、不整脈、腎臓病、脳卒中、認知症、精神障害を大幅に促進する可能性があります。アルコールの取り過ぎは口腔がん、咽頭がん、乳がん、肝がん、膵臓がん、および食道がんのリスクを増加します。

オススメの食べ方：Eating Tips

・フルーティな赤ワインにハチミツ、レモン汁、ひとつまみのクローブを加えて温めます。
・トマトのパスタソースにウォッカを少々ふりかけて風味をつけます。
・丸くくりぬいたメロンの果肉を砂糖、ラム酒、ライムの汁、すりおろしたメロンの皮を混ぜた薄いシロップに浸します。

都市伝説：Old School
寝酒を飲むとよく眠れます。

新常識：New Wisdom
健康な成人が寝る前にお酒を飲むと、目が冴えることがあります。

豆知識：Fact

・肝臓が30mLのアルコールを代謝するのに平均で、3〜5時間かかります。
・ほとんどすべての甘い、あるいはデンプン質の食物、例えば、イモ、穀物、ハチミツ、ブドウ、などのフルーツやタンポポは、アルコールにすることができます。
・アルコールの95％は1時間以内に血液中に直接吸収されます。

Chapter 2 食材：アルコール（酒）

―― コラム：Column ――
グラスの中には何がある？

飲物によってカロリー量はさまざまです。低カロリーのビールは360mL当たり約55キロカロリーですが、黒ビールのような濃いものはグラス1杯当たり330キロカロリーになることもあります。ワインの中には少量の鉄分、カリウムが含まれているものもあり、ビールにはナイアシン、ビタミンB_6、クロムおよびリンが含まれています。しかし、これらの栄養素から恩恵を受けるためには、男性であれば1日2杯、女性であれば1日1杯とされている推奨摂取量よりもはるかに多くの量を飲む必要があります。

◎混合酒（カクテル）
　アルコール含有量：8%-38%／1人前の分量：60-225mL／カロリー：165-550キロカロリー

◎ワイン
　アルコール含有量：6%-9%／1人前の分量：90-360mL／カロリー：65-220キロカロリー

◎ビール
　アルコール含有量：2%-12%／1人前の分量：360mL／カロリー：55-330キロカロリー

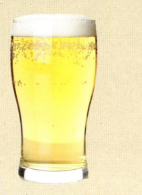

保存方法：Storing Tips

・ビールの保存可能期間は約3～6カ月です。ワインの適切な保存温度は7.2～18.3℃で、この状態であれば数年保存することができます。
・大半のアルコールは数カ月～数年保存することができますが、封を開けてしまうと風味はなくなってしまいます。直射日光を避け、温度の変化があまりないところで保管するようにしてください。

注意：Warning
⚠ 薬物との相互作用

ロラタジンを含むアレルギー薬、ロバスタチンなどの高コレステロールを管理する薬や、イブプロフェンを含む市販の鎮痛薬などはアルコールとの相互作用があります。

FOODS that HARM, FOODS that HEAL　47

FOODS: #008

イチジク
Fig

- 1食当たりの目安：小さいもの2個（80g）、乾燥させたもの1/4カップ（35g）。
- 主な良い影響：心臓疾患のリスクを下げる／糖尿病の予防に役立つ／がんのリスクを下げる／骨の健康に役立つ／便秘を和らげる
- 主な悪い影響：下痢／虫歯／口内炎

イチジクは夏の果物で、チーズやサラダのトッピングにもぴったりです。食物繊維やカリウム、マンガン、果物には珍しいカルシウムが豊富に含まれています。

生のイチジクが手に入りにくい場合は、缶詰めのものやドライイチジクも栄養価が高いのでおすすめです。ドライイチジクはカロリーが高いですが、栄養価の高い食品で、4gの食物繊維、300mgのカリウム、大量のビタミンB_6に加えて推奨栄養所要量の10％以上のカルシウムを含んでいます。

柑橘系の果物やビタミンCが豊富な他の食物と一緒に食べれば、イチジクに含まれる鉄分の吸収力が高まります。

健康に良い面：Health Benefit

▶ 心臓疾患のリスクを下げる

生もしくはドライイチジクには、血中コレステロールを低下させ、心臓疾患のリスクを下げる水溶性食物繊維、ペクチンが豊富です。また、イチジクは正常な脳の伝達を助けるカリウムを豊富に含んでいます。

▶ 糖尿病の予防に役立つ

イチジクに含まれる食物繊維は2型糖尿病を防ぎ、インスリンや血糖値を下げるのに役立ちます。

▶ がんのリスクを下げる

いくつかの研究では、イチジクのような食物繊維の豊富な食物は、結腸がんや乳がん、前立腺がんなどの特定のがんを防ぐサポートとなり得ると示しています。

▶ 骨の健康に役立つ

イチジクに含まれるカルシウムは、年齢性の骨粗しょう症を防ぐのに役立つ可能性があります。

▶ 便秘を和らげる

イチジクは便通を良くする効果があります。特に慢性的な便秘に悩む人々に有益な食物です。

健康に悪い面：Health Risk

▶ 下痢

イチジクの便通を良くする効果から、食べ過ぎると下痢になる人もいます。

▶ 虫歯

ドライイチジクは糖質が豊富なため、虫歯の原因となります。

▶ 口内炎

口内炎になりやすい場合は、イチジクを避けてください。

オススメの食べ方：Eating Tips

・イチジクを半分に切り、ホイップクリームチーズをのせて、ピスタチオをトッピングしてください。
・刻んだ乾燥イチジクをトレイル・ミックス（訳注：ミックスナッツやドライフルーツを混ぜた栄養食）に加えてください。
・ローストポークに無糖のイチジクのスプレッドを塗ってください。

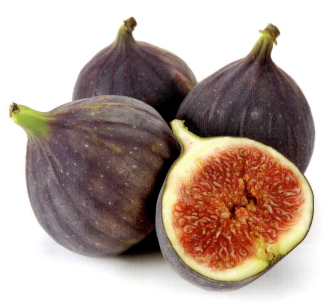

Chapter 2 食材：イチジク，インスタント食品・加工食品

🛒 買い方・選び方：Buying Tips

- イチジクは収穫した後は熟さないので、購入の際にはよく熟したものを選ぶようにしてください。
- 深い紫色で傷や汚れのないものを選んでください。柔らかくて、もろくないものが望ましいです。カビの兆候があるものは避けてください。
- 専門家によると、甘いイチジクはイチジクの底の穴に水滴が見られるそうです。また匂いを嗅いで発酵した匂いのするものは避けてください。

🧴 保存方法：Storing Tips

- イチジクは傷みやすいので、冷蔵庫に入れて保存し、2日以内に食べてください。

💬 豆知識：Fact

- イチジクは1600年頃にアメリカに持ちこまれ、1700年代にスペイン人宣教師によってカリフォルニアの各地で栽培されるようになりました。商用的に栽培されるようになったのは、20世紀になってからのことです。
- 正式には、イチジクは果物ではなく花托です。花は肉厚な球根の中に目立たない状態で成長しています。

FOODS: #009

インスタント食品・加工食品
Convenience Food

- 🍊 **1食当たりの目安**：種類によるためパッケージを確認してください。
- ❤️ **主な良い影響**：健康的な食物を使い勝手の良いものにする
- ☠️ **主な悪い影響**：心臓疾患のリスク／高血圧／体重増加と糖尿病

現代人の多くが、朝食用のシリアル、缶詰め、冷凍食品や加工された果物や野菜、加熱するだけのレトルト食品など調理が簡単なインスタント食品を日常的に食べています。当然、これらの製品は家庭で調理したものよりも健康的とは言えません。例えばインスタントスープには、人工甘味料や乳化剤、保存料が加えられています。また、インスタント食品には、家庭で調理したものよりも多くの糖や塩分、脂質が多く含まれている場合が多いです。しかし、冷凍野菜や缶詰、ジュースのなかには、加工をしていない健康的なものもあります。

❤️ 健康に良い面：Health Benefit

▶ **健康的な食物を使い勝手の良いものにする**

加工することで、食品を長持ちさせ、準備が早くできる利点があります。また、加工処理を行うと、食物からビタミンやミネラルが減少してしまいますが、例外もあります。完熟時に収穫され、素早く冷凍された野菜や果物は、熟す前に収穫されて長距離輸送されたものより、多くのビタミンを含んでいることがあります。また、意図的に栄養を詰め込んだシリアルなど、元来の穀物だけで作られたものよりも栄養価が高い商品もあります。

☠️ 健康に悪い面：Health Risk

▶ **心臓疾患のリスク**

マフィンやクラッカーのようなインスタント食品はトランス脂肪酸を多く含んでいます。研究によると、トランス脂肪酸は心臓に対する害について飽和脂肪酸の2倍のリスクがあり、若年性心筋梗塞の原因になっていると報告されています。ショートニングなどの硬化油脂を含んでいる食物は制

限するか、避けましょう。またインスタント食品には精白パン、糖質の多い低食物繊維シリアル、白米のような精製穀物が含まれています。全粒穀物よりも精製穀物を優先して選ぶことは、心臓疾患のリスクを30%高めることになります。「全粒粉」と表記された製品を選んでください。

▶ 高血圧

私たちが日々摂取している塩分量の3/4は、自ら意識して塩を加えて摂っているわけではありません。塩分の大半は、缶詰め野菜やインスタントスープなどの加工食品に潜んでいます。過剰な塩分は血液量を増やし、動脈を抑制し、結果として血圧を上昇させます。栄養成分表を注意深く読み、1日に摂取する塩分の量を1,500mg（小さじ約3/4杯）までに制限してください。

▶ 体重増加と糖尿病

多くの加工食品に含まれている果糖ブドウ糖液糖は過食を促し、人間の代謝を狂わせて、糖尿病のリスクを高めることが研究によって分かってきています。果糖ブドウ糖液糖は多くの冷凍食品やパン、パスタソース、ケチャップに含まれています。成分一覧表を注意深く読んで、「果糖ブドウ糖液糖」と同様に「甘味料」や「コーンシロップ」と表記されているものは避けてください。また多くの加工食品は、体重増加の原因となる脂質を含んでいます。

オススメの食べ方：Eating Tips

・食卓に出す2、3分前に、冷凍したえんどう豆を加熱済みの冷凍ピラフに入れて混ぜてください。
・加工品の代わりに、ニンニクとオレガノで味つけしたプレーントマトで和える無糖のパスタソースを試してください。
・加工品のカネリー二豆を、ビネガーソースで味つけしたツナサラダに入れて混ぜてください。

買い方・選び方：Buying Tips

・パッケージの「低カロリー」や「減塩」などの商用文句はあいまいなので、購入する際は栄養成分一覧表を読み、1人前の分量に含まれる糖質や塩分、脂質の量を確かめてください。
・果糖ブドウ糖液糖や硬化油脂が含まれていないか、成分一覧表を注意深くチェックし、これらの成分を含む製品は避けてください。

保存方法：Storing Tips

・パッケージに記載された方法に応じて保存してください。
・「賞味期限」と同時に、「消費期限」をチェックしてください。

コラム：Column

2度づけ禁止！

ある研究によると、1人がチップスを3〜6回ディップすると平均で1,000の細菌がチップスを介して運ばれるということが分かっています。パーティーでディップ料理を出す際は、2度づけをするよりも、小さいチップスを用意し、一度にたくさんディップできるようにしたほうがよいでしょう。

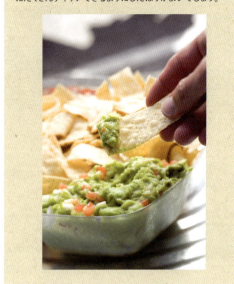

コラム：Column

新鮮な付け合わせサラダを加える

冷凍ラザニアのような加工食品をメインディッシュにする際には、その他の栄養素を摂取するために、新鮮なサラダを付け合わせとして加えてください。

FOODS: #010

ウイキョウ（フェンネル）
Fennel

- 1食当たりの目安：1カップ（88g）
- 主な良い影響：減量に役立つ／血圧を正常にする／血糖値とコレステロール値を下げる／がんの予防
- 主な悪い影響：皮膚のかぶれ

ウイキョウは「甘いアニス」と呼ばれ、繊細な甘草の風味がします。ウイキョウはセリ科の植物の一種で、食物繊維が多く、カロリーは1カップ当たり25キロカロリーです。カリウムが豊富で、その他少量のビタミンC、鉄分、カルシウム、葉酸を含んでいます。葉の部分にも栄養分があり、ベータカロテンとビタミンCを含んでいます。

ウイキョウは全体を食べることができ、サラダ、蒸し煮、ソテーといったあらゆる料理に使用できます。中身の詰まった球根の部分は、風味豊かな前菜として、刻んだ葉は色鮮やかで栄養のある付け合わせとして食べられます。

健康に良い面：Health Benefit

▶ 減量に役立つ
ウイキョウは満腹感が得られる上に、カロリーが少ないことから、ダイエットをしている人々にとって理想的な食事となります。

▶ 血圧を正常にする
ウイキョウは体の塩分値のバランスを整え、血圧を正常にする電解質、カリウムを豊富に含んでいます。

▶ 血糖値とコレステロール値を下げる
食物繊維は高血中コレステロールや血糖値を下げることにおいて重要な役割を果たします。これにより心臓疾患と糖尿病のリスクを下げます。

▶ がんの予防
ウイキョウに含まれる食物繊維は、結腸がんのような特定の種類のがんを減らすのに役立つと研究で示されています。

健康に悪い面：Health Risk

▶ 皮膚のかぶれ
一部の人々はウイキョウの種に含まれる脂質にアレルギー反応を起こすかもしれません。

オススメの食べ方：Eating Tips

- ウイキョウをスライスし、オリーブとレモンジュースをかけて焼いてください。
- 生のウイキョウの球根を切ってキャベツと和え、コールスローサラダにしてください。
- くし形に切ったウイキョウの球根にパプリカとチーズのスプレッドを塗ってください。

買い方・選び方：Buying Tips

- 球根が硬く、茎と葉が明るい緑色のものを探してください。
- 染みのないものを選んでください。

保存方法：Storing Tips

- ウイキョウは、洗わずに密閉したビニール袋に入れて冷蔵庫の野菜室で保存してください。
- 適切に保存すれば最長5日間持ちます。

ヒント：Quick Tip

すべての部分が使える

ウイキョウは一般的に球根が料理に使われますが、茎はフレーバースープやブイヨンに加え、葉はつけ合わせとして使うことができます。

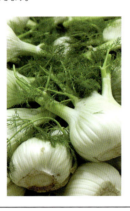

豆知識：Fact

・古来より、授乳中の女性が母乳を増やす際や、口臭予防、肝臓結石、痛風、さらに肝臓や肺の障害の治療など、さまざまな病気に対してウイキョウやウイキョウの種（フェンネルシード）が処方されてきました。

・香りの良いウイキョウの種は古くから使われている香辛料の1つです。ウイキョウは気分をすっきりさせるお茶に用いられ、体内のガスの発生と膨張、胃の不調を和らげると言われています。

FOODS: #011

オーツ麦
Oats

「穀物」も合わせて参照してください。

- 1食当たりの目安：1/2カップ、水で調理したもの（117g）
- 主な良い影響：心臓疾患のリスクを下げる／コレステロール値を制御する／血圧を下げる／糖尿病を予防する／腸の働きをサポートする／減量に役立つ
- 主な悪い影響：血糖値の急激な上昇

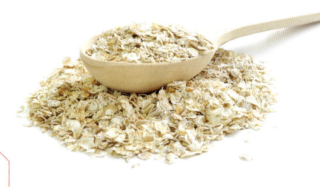

オートミール、ふすま（オーツ麦の外皮）のフレークなどの、全粒オーツ麦を使った製品はおいしく、便利で、用途が広く、そして経済的で、栄養豊富です。オーツ麦は一般的に朝食のシリアルや焼き菓子に使われますが、ミートローフや、バーガー、フィッシュケーキなどの料理に使われ、またスープやソースの増粘剤としてや、クッキーのトッピングとしても使われます。

オーツ麦は他の全粒穀物よりも高濃度のタンパク質、脂質、カルシウム、鉄分、マンガン、チアミン、フォラシン、ビタミンEを含み、コレステロール、血圧、血糖値、満腹感および消化管の健康に対して有益な効果があります。また、オーツ麦は病気と闘う特性を持った強力な抗酸化物質であるポリフェノールやサポニンを含んでいます。

健康に良い面：Health Benefit

▶ **心臓疾患のリスクを下げる**

1997年、米国食品医薬品局はオートミールの表示に対して栄養機能表示を次のようにすることを許可しました。「飽和脂肪酸とコレステロールの低い食事として、オートミールの水溶性食物繊維は心臓疾患のリスクを下げる可能性があります」。

▶ **コレステロール値を制御する**

オーツ麦のふすまは血中コレステロール値を下げ

る効果のある水溶性食物繊維である「ベータグルカン」を豊富に含んでいて、心臓発作のリスクを下げると言われています。1日に3gのベータグルカン（1カップ分のオーツ麦のふすまに含有している）は血中コレステロール値を約5％下げ、心臓発作のリスクを約10％下げます。いくつかの研究では、オーツ麦はLDLコレステロール（「悪玉」コレステロール）を低下させるだけでなく、HDLコレステロール（「善玉」コレステロール）を高める可能性もあることが分かっています。オーツ麦にはLDLコレステロールが動脈を損傷する酸化型に変換するのを防ぐ、アベナンスラマイドを含む抗酸化物質が含まれています。

▶ 血圧を下げる

高血圧の治療を受けている患者を対象としたミネソタ大学の研究では、対象者の半数には1日約5gの水溶性食物繊維を、1/2カップのオートミールやオーツ麦ベースのスナックから摂取するように伝え、残りの半数は少量の水溶性食物繊維を含むシリアルやスナックを摂取するように伝えました。その結果、オーツ麦を摂取した人々の血圧の低下に有意差が見られました。エール大学の研究者は、大サイズのボール1杯のオートミールを食べることで、高脂質の食事を食べた後に起こる、有害な血流の低下を改善するかもしれないと示唆しています。

▶ 糖尿病を予防する

オーツ麦は糖尿病を制御する重要な要素である血糖値やインスリン値を下げることが分かっています。臨床試験では、オーツ麦の水溶性食物繊維は、健常者および糖尿病患者両者の食後の血糖値とインスリン値を下げることが分かっています。

▶ 腸の働きをサポートする

オーツ麦には便秘改善に効果のある不溶性食物繊維も、いくらか含まれています。

▶ 減量に役立つ

オーツ麦は消化に時間がかかるため、満腹感が長く持続します。オーツ麦に含まれるタンパク質と食物繊維がこの効果に貢献していると考えられています。ある研究では、オーツ麦と、砂糖のかかったフレークをそれぞれ朝食時に摂取した場合、オーツ麦を摂取した対象者は昼食に摂取したカロリーが1/3になり、結果的に体重管理に役立った

ということが分かっています。

💀 健康に悪い面：Health Risk

▶ 血糖値の急激な上昇

スチールカットまたは全粒のオーツ麦製品とは異なり、インスタントのオートミールは血糖負荷が多いとされており、血糖値の急激な上昇の原因となる可能性があります。また、インスタントのオートミールにはスチールカットのものよりも多くのナトリウムが含まれていることがあります。

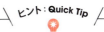

パン粉の代わりにオーツ麦を使う

パン粉の代わりとして、ミートローフや鶏肉や魚のパテの衣に押しオーツ麦を使います。

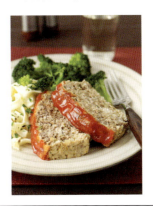

🍴 オススメの食べ方：Eating Tips

- スチールカットのオーツ麦で、野菜入りピラフを作ります。
- 残りもののオートミールでフライパンケーキを焼きます。

🛒 買い方・選び方：Buying Tips

- あらかじめ風味付けされている、インスタントのオートミールはできるだけ避けてください。その代わりにプレーンのオートミールを買って、加熱時または加熱後に甘みを加えるか風味付けしてください。

保存方法：Storing Tips

- 密閉容器に入れて、涼しくて湿気のないところで保存してください。
- よりおいしく食べるためには推奨保存期間内（通常1年）に使うようにしてください。悪臭がする場合は廃棄してください。
- その代わりに、オーツ麦はビニール袋に入れて密閉状態にすれば3カ月まで冷凍保存することができます。

FOODS: #012

大麦
Barley

「穀物」も合わせて参照してください。

- 1食当たりの目安：1/2カップ、調理した状態（79g）
- 主な良い影響：心臓疾患のリスクを軽減／健康的な体重を維持するのに役立つ／血糖値を管理するのに役立つ／細胞障害から保護する／脳および神経系を正常に保つ
- 主な悪い影響：アレルギー反応の可能性

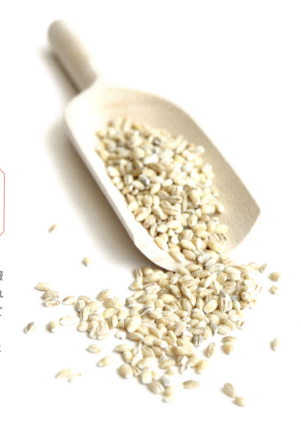

大麦には低脂質で消化されやすい複合糖質が豊富に含まれており、スープや鍋料理によく使われます。料理では、大麦のデンプンが増粘剤として作用します。また、サラダにもよく使われます。パンにも使用され、ビールの醸造でも主要成分とされています。

健康に良い面：Health Benefit

▶ 心臓疾患のリスクを軽減
大麦の大きな利点は食物繊維です。大麦にはオーツ麦と同じ種類の、コレステロールを低下させる食物繊維が含まれており、心臓疾患のリスクを軽減します。水溶性の食物繊維は穀物全般に見られ、大麦粉のような精製品でも効果があります。無精製の大麦に含まれるナイアシン（ビタミンB_3）も心臓血管疾患を防ぐ効果があり、コレステロールを低下させるのに役立ちます。

▶ 健康的な体重を維持するのに役立つ
不溶性食物繊維は胃から食物が出ていく速度を遅くします。そのため、大麦は少量でも満腹感を感じることができます。

▶ 血糖値を管理するのに役立つ
大麦の食物繊維は血糖値を安定させるのに役立ちます。糖尿病を患っている人々にとって、良い選択となります。

▶ 細胞障害から保護する
大麦はセレンや、細胞を損傷から守る抗酸化物質、貧血防止に役立つ赤血球の生成に不可欠な鉄分を多く含んでいます。

▶ 脳および神経系を正常に保つ
無精製の大麦にあるチアミン（ビタミンB_1）は健康な脳活動の推進に役立ちます。ビタミンBは適切な神経機能にとって不可欠で、代謝を上げるのに役立ちます。

健康に悪い面：Health Risk

▶ アレルギー反応の可能性

セリアック病を患っている人やグルテンに敏感な人は、大麦や大麦を含んだ食物を避ける必要があります。

オススメの食べ方：Eating Tips

- ピラフの米を大麦で代用します。
- 豆サラダに茹でた大麦を混ぜます。
- 茹でた大麦に生、缶詰め、または冷凍のトウモロコシをオリーブオイル、ワインビネガー、みじん切りにしたバジル、塩コショウ、細かく切ったトマト、ピーマン、タマネギと一緒に混ぜます。ヘルシーなサイドディッシュになります。

買い方・選び方：Buying Tips

- 精製された大麦はスープや鍋料理によく使われます。
- スコットランド産の大麦や粗挽きの大麦は精白度が低く、精麦よりも多くの食物繊維を含んでいます。
- 大麦粉は大麦を粉砕して粗挽き粉や小麦に混ぜて作られ、パンの材料や、スープや鍋料理に混ぜて使います。
- 全粒大麦は最も栄養価が高いとされています。自然食品のコーナーでは、全粒粉、丸麦が置かれています。

保存方法：Storing Tips

- 新鮮な状態に保つためには、密閉容器に入れて保管してください。
- 冷蔵庫または冷凍庫で最長6カ月間保管することができます。

豆知識：Fact

- 大麦は精製によって多くのビタミンとミネラルが失われます。
- Idaho社がアメリカの大手大麦メーカーです。

> **ヒント：Quick Tip**
>
> **大麦粉を使う**
>
> 大麦粉は中力粉よりも食物繊維を多く含んでいるため、よりヘルシーな選択です。しかし、グルテン含有量が少ないのでベーキングのときに100% 大麦を使うことはできません。発酵されたパンを作るときは、小麦粉の1/4の量を大麦で代用し、発酵されないパンやクッキーでは最大半分の量を大麦で代用できます。

FOODS: #013

オクラ
Okra

- 1食当たりの目安：1/2カップ　調理、スライスされたもの (80g)
- 主な良い影響：コレステロールを下げる／整腸作用がある／減量に役立つ

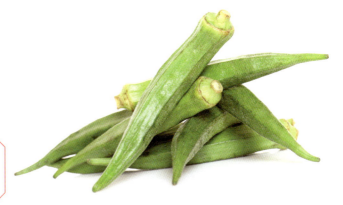

オクラはハイビスカス類の野菜で、1600年代にアフリカからアメリカに持ち込まれました。深緑色のサヤはスパイシーなクレオールシチュー（ケイジャンスパイス煮込み）やガンボ（スープ料理）の主役となります。ある地域では、オクラは「ガンボ」と呼ばれています。

オクラはカロリーが低く、1/2カップでたったの18キロカロリーしかありません。オクラには抗

酸化物質のビタミンA、ビタミンC、葉酸が含まれています。適切な体液バランスを維持し、神経インパルスの伝達を助け、適切な筋肉機能や代謝に必要とされる、電解質カリウムも含まれています。また、チアミンやマグネシウムも含まれています。

オクラの弾力がある食感が嫌いな人もいるかもしれませんが、サヤが柔らかくなるまで蒸すか茹でると、硬さは少し軽減します。オクラは茹でる前にカットしてはいけません。粘り気を取り除くには、トマトなどの酸性の野菜と一緒に調理してください。中にはオクラをディップ、またはサラダに入れて生で食べるのを好む人もいます。

健康に良い面：Health Benefit

▶ コレステロールを下げる
オクラは腸内で胆汁の吸収を妨げます。さらに、血中コレステロール値を下げる効果があるペクチンが多く含まれているため、肝臓が血中コレステロールを強制的に使うようになります。

▶ 整腸作用がある
大量の水溶性食物繊維が水を吸収し、便に付加することで便秘の予防に役立ちます。

▶ 減量に役立つ
オクラは低カロリーの食物です。食物繊維が多く含まれているため、満腹感を与えます。

オススメの食べ方：Eating Tips

- スライスしたオクラをプラムトマトとタマネギと合わせて軽く炒めます。
- オクラにオイルとケイジャンをふりかけてグリルします。
- オクラをピクルスの残り汁の入ったビンに詰め、数日冷蔵庫に入れておきます。

買い方・選び方：Buying Tips

- 明るい緑色の硬いサヤのものを探してください。
- 変色や傷のあるものは避けてください。

保存方法：Storing Tips

- 洗っていないオクラを穴の開いたビニール袋で軽く包んで冷蔵庫の野菜室で保存すると、3日までもちます。
- カビの繁殖につながるため、湿気は避けてください。

豆知識：Fact

- 2011年の消費者報告調査では、オクラはあまり食べられていない野菜の1つとなっています。
- オクラは、最高級の紙の製造に用いられることがあります。

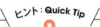

ヒント：Quick Tip

オクラでスープにとろみをつける

オクラにはデンプン、ペクチンおよび水溶性食物繊維が多く含まれており、スープやシチューのとろみをつけるのに役立ちます。加熱すると脂質が外に出て、スープやシチューに自然にとろみがつきます。

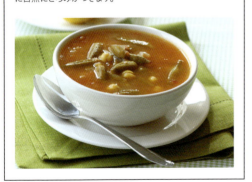

FOODS: #014

オリーブ・オリーブオイル
Olive and Olive oil

- 1食当たりの目安：オリーブ3〜4個：オリーブオイル　小さじ1杯〜大さじ1杯（15mL）
- 主な良い影響：悪玉コレステロール値を減らす／がんの予防／炎症を抑える／減量に役立つ
- 主な悪い影響：血圧の上昇

　地中海地方の作物であるオリーブは、カモの煮込みやラムシチューなどの伝統的な地中海料理の下ごしらえに欠かせないものです。アメリカではサラダやピザの風味付けや飾りに、オリーブをよく使います。中サイズのオリーブは若いもので約5キロカロリー、熟れているもので9キロカロリーあります。有益なHDLコレステロール（「善玉」コレステロール）値をコントロールする可能性のある一価不飽和脂肪酸が多く、飽和脂肪酸が非常に少ないため、地中海の国々で心臓疾患の割合が低いことに起因していると考えらえています。

　オリーブオイルは健康的な地中海の生活には、必要不可欠なものです。圧搾されたオリーブから作られたオリーブオイルはさまざまなものに使われています。ドレッシング、調理用油、魚の缶詰め、さらには化粧品、高品質の石鹸などがあります。

　オリーブオイルは大さじ1杯で120キロカロリーです。エキストラバージンオリーブオイルは低温圧搾法で精製されていないため、より多くの栄養を含んでいます。

健康に良い面：Health Benefit

▶ 悪玉コレステロール値を減らす

オリーブやオリーブオイルに多く含まれている一価不飽和脂肪酸は、心臓に良い、健康的な食事を維持するのに役立ちます。ある研究では、1日に大さじ2杯（30mL）のエキストラバージンオリーブオイルを1週間摂取したところ、血中のLDLが下がり、抗酸化物質の値が上昇したということが分かっています。他にも、オリーブオイルの心臓への効果を証明する数多くの研究で、オリーブオイルはLDLコレステロールを低下するだけではなくHDLコレステロールも上昇させることが確認されています。また、オリーブオイルには植物化学物質とビタミンEが含まれており、動脈からコレステロールを取り除くのに役立つとされています。しかし、あくまでバターやマーガリンなどの飽和脂肪酸の代わりに使用するという観点での効果であり、飽和脂肪酸に加えて摂取するという意味ではありません。

▶ がんの予防

研究では、オリーブとオリーブオイルに含まれる抗酸化物質である植物化学物質ヒドロキシチロソールとオレウロペインは一緒に作用して、乳がんを予防する可能性があるとされています。エキストラバージンオリーブオイルに含まれるリグナンは、初期のがんの細胞の変化を抑える可能性があります。

▶ 炎症を抑える

オリーブオイルは炎症を静める効果があり、関節炎や心臓疾患などの健康問題に貢献します。また、免疫の促進にも関係しており、体が他の食物から植物化学物質を使う際に役立ちます。例えば、トマトに含まれる脂溶性の抗酸化物質であるリコピンは、いくらかの脂質と一緒に食べた際に最も吸収されます。

▶ 減量に役立つ

研究ではオリーブとオリーブオイルは胃の収縮を遅くする可能性があり、満腹感を長く感じるのに役立つと示唆されています。

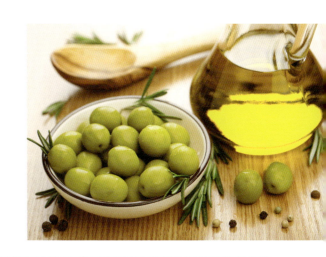

💀 健康に悪い面：Health Risk

▶ 血圧の上昇

塩水でピクルスにされたオリーブまたは塩漬けのものは、ナトリウムを多く含んでおり、時には血圧を上げるかもしれません。

🍴 オススメの食べ方：Eating Tips

- ターキーバーガーの混ぜものとして刻んだ緑色のオリーブを入れます。
- エキストラバージンオリーブオイルをカネリーニ豆にふりかけます。
- オリーブタプナードをマルチグレインクラッカーに塗って、ヤギのチーズを塗ります。

🛒 買い方・選び方：Buying Tips

- オリーブオイルの加工において使われる熱と化学薬品の作用で、栄養が失われてしまう可能性があります。したがって、できればエキストラバージンオリーブオイルなどのように加工を最小限にしたものか、低温圧搾のオイルを選ぶのがベストです。
- 生の黒いオリーブは、すぐに摘まれた生の緑のものよりも辛いです。しかし、ほとんどの缶詰めでは、味の違いを判断するのは難しいです。
- 減塩の缶詰めのオリーブがあります。ナトリウムが少ないものを選ぶことによって、1食当たり約70mgのナトリウムの摂取を控えることができます。できれば使う前に水で1〜2回すいで、ナトリウムの摂取を抑えましょう。
- 買う前にラベルの有効期限や消費期限を確認してください。

🫙 保存方法：Storing Tips

- 風味を保つため、オリーブオイルは密閉容器に入れて冷蔵庫、または涼しい暗い場所で保管してください。冷蔵されたオリーブオイルは凝固していますので室温になるまで注ぐことはできません。
- 適切に保存された場合、オリーブオイルは数年もちます。もしオイルが濁っている場合は栄養的特性が変化した可能性がありますので、それは捨てて新しいビンを買ってください。
- オリーブを冷蔵庫で保存すれば2カ月までもちます。

💬 豆知識：Fact

- 伝統的なギリシャのほとんどの食事は、一価不飽和脂肪酸が多いオリーブオイルから脂質を摂っています。

FOODS: #015

オレンジ（タンジェリン・ミカン）
Orange

- **1食当たりの目安**：中サイズのオレンジ1個（131g）、中サイズのタンジェリン1個（109g）または1/2カップのジュース（125mL）
- **主な良い影響**：腫瘍の増殖を抑える／甲状腺がんのリスクを減らす／血圧を低下させる／コレステロールを低下させる／消化器官の不快感を和らげる／炎症と闘う／減量に役立つ
- **主な悪い影響**：アレルギー反応の可能性／歯のエナメル質の浸食／口内炎

中サイズのオレンジ1個には、女性の推奨栄養所要量（RDA）の90％以上に相当するビタミンCが約70mg含まれています。オレンジにはその他のビタミン類が少量と、チアミン、葉酸などのミネラルが含まれており、カリウムも豊富です。

搾りたてのオレンジジュースには新鮮な果物とほぼ同じ栄養素が含まれていますが、ほとんどのものは果肉や膜を取り除いていますので、食物繊維やフラボノイドの大半が失われています。

タンジェリンは低カロリー（中サイズで約35キロカロリー）で、他の柑橘系の果物よりもビタミ

ンA（ベータカロテンの形で）を多く含んでいます。中サイズのタンジェリンには高濃度のビタミンAと130mgのカリウムが含まれています。タンジェリンは実際にはミカンの種類です。ミカンは中国が原産ですが、今では世界の多くの地域で育てられています。ミカンが熱帯および亜熱帯地域で育てられるようになってからは、他の柑橘系の果物と掛け合わされ、クレメンタイン、タンジェロおよびゴールを含む多種の交配種が作られました。

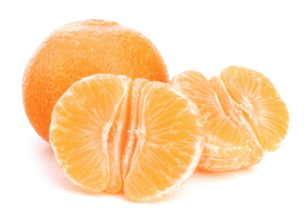

健康に良い面：Health Benefit

▶ 腫瘍の増殖を抑える

オレンジはがん細胞と闘います。ビタミンCは体が酸素を使う際に生成するフリーラジカルによる損傷から、細胞を保護する抗酸化物質です。さらに、オレンジにはルチン、ヘスペリジン、バイオフラボノイドなどの腫瘍の増殖を防止したり遅らせる効果がある食物色素が含まれています。オレンジやタンジェリンに含まれるベータクリプトキサンチンは、結腸がんの予防に効果があるかもしれません。さらに、オレンジの果肉に含まれるフラボノイドであるノビレチンには抗炎症作用があります。また、タンジェリンに含まれるフラボノイドのタンゲレチンは、腫瘍細胞の増殖の減少に対する実験的研究と関連付けられてきました。

▶ 甲状腺がんのリスクを減らす

韓国の研究結果では、生の野菜、柿およびタンジェリンを多く摂取すると、甲状腺がんのリスクの低下や、早期の甲状腺がんの予防に役立つ可能性があると示唆されています。

▶ 血圧を低下させる

フランスの研究では、オレンジジュースには血圧を下げる効果があるとされています。研究者たちはオレンジジュースに含まれるフラボノイドの90％を構成する、ヘスペリジンの効果に起因するのではないかと考えています。また、オレンジにはカリウムが豊富に含まれており、ナトリウムの影響を減少させることで血圧を制御するのに役立ちます。それを受けて、米国心臓協会はカリウムが豊富な食物としてオレンジとオレンジジュースを推奨しています。

▶ コレステロールを低下させる

オレンジの房の間にある白い皮に多くのペクチンが含まれています。ペクチンは水溶性の食物繊維で血中コレステロール値の制御に役立ちます。

▶ 消化器官の不快感を和らげる

中国では消化不良を治め、吐き気を和らげるのにタンジェリンが用いられています。フランスでは子供の消化不良やしゃっくりを止めるのに用いられます。

▶ 炎症と闘う

中サイズのタンジェリンには、成人の推奨栄養所要量（RDA）のおよそ30％のビタミンCが含まれています。ビタミンCは体の消化過程で生成される、また煙草の煙、放射線、およびその他の環境毒素をあびることによって発生する有害なフリーラジカルを抑えるのに役立ちます。

▶ 減量に役立つ

オレンジは低カロリーの果物で、1個は約60キロカロリーです。ジュースを飲む代わりに丸ごと食べると、食物繊維含量によって他の低食物繊維よりも早く満腹感を得ることができるかもしれません。

健康に悪い面：Health Risk

▶ アレルギー反応の可能性

オレンジの外の皮は亜硫酸塩で処理されている可能性があり、影響を受けやすい人々に深刻なアレルギー反応を誘発する可能性があります。また、オレンジの皮には一般的なアレルゲンの油であるリモネンが含まれています。なお、加工途中でリモネンが注入される市販のオレンジジュースに対

してアレルギーがある人でも、皮をむいたオレンジならば問題がありません。

▶ **歯のエナメル質の浸食**
ロチェスター大学で行われた研究によると、オレンジジュースを5日間毎日飲んだ人々のうち、84％が歯のエナメル硬質が減少したということが分かっています。研究者たちはオレンジジュースの強い酸味に起因するのではないかと考えています。

▶ **口内炎**
オレンジおよびタンジェリンは、他の柑橘系の果物と同様に痛みを伴う口内炎の原因や、口内炎自体を悪化させる可能性があります。

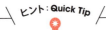

中果皮を食べる

オレンジの皮と果肉の間にあるスポンジ状の白い層の中果皮を食べてください。味は苦いですが、中果皮には果物の食物繊維と植物性の抗酸化物質が多く含まれています。

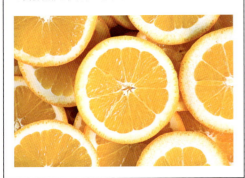

オススメの食べ方：Eating Tips

- アップサイドダウンケーキを作る際に、パイナップルの代わりに皮をむいたオレンジを使います。
- タンジェリンの房をソテーして砂糖とシナモンをふりかけます。
- ブラッドオレンジ、レッドオニオン、ホウレン草の葉を合わせてサラダを作ります。
- 鶏の手羽をオレンジジュースと少量のホットソースで下味を付けます。
- タンジェリンの房をホールのクランベリーソースに加えます。

買い方・選び方：Buying Tips

- どの種類でも大きさの割に重くしっかりした、皮の色つやが良いものを選んでください。
- ミカンは緑の斑点があるものでも熟している場合があります。
- 傷がついているもの、皮にしわがあるもの、変色しているものは古いか保存状態が適切でないことを示していますので、避けてください。
- 缶詰めのオレンジは避けてください。加工中に大半のビタミンCといくらかのミネラルが失われ、通常は糖質の多いシロップに入っています。
- タンジェリンの種類の大半は11月から3月にかけて手に入ります。特にクリスマスの時期に良く売れます。

保存方法：Storing Tips

- オレンジは室温、あるいは冷蔵庫の野菜室で2週間まで保存できます。
- タンジェリンは冷蔵庫で2週間まで保存できます。
- オレンジを丸ごと冷凍するのは避けてください。搾りたてのジュースや、すりおろした皮、潰した果肉を別々に冷蔵または冷凍保存しても良いです。

注意：Warning
薬物相互作用

グレープフルーツやアップルジュース同様、オレンジジュースは抗がん剤のエポシド、高血圧治療用のベータ遮断薬、シクロスポリンおよびその他の抗生物質など、特定の薬の効果を遮断するかもしれません。心配があれば医師に相談してください。

FOODS: #016

お茶
Tea

- 🍊 1食当たりの目安：177mL
- ❤️ 主な良い影響：減量を促進する／脳卒中の予防に役立つ／糖尿病と闘う／心臓の健康を助長する／がんを阻止する／感染と闘う／ぜんそくの症状を和らげる／歯の健康をサポートする／下痢を鎮める
- ☠️ 主な悪い影響：鉄分吸収／多尿／不眠症／片頭痛

　お茶は、世界で最もポピュラーな飲物です。多くのお茶はインド、スリランカ、中国、日本で栽培されています。良質のお茶はコーヒーのように高地で栽培され、若く葉芽がまだ開いていないものから摘み取られます。

　お茶には、高濃度のポリフェノール、酵素およびカフェインが含まれています。鎮静効果についてなど、健康面に関しての研究もすすんでいます。お茶には、強力な抗酸化特性を持つ化学物質の一種であるさまざまなフラボノイドを含む、数百の化合物が含まれています。フラボノイドのサブクラスであるカテキンは、健康的な効果に加えてお茶の風味のもととなっています。これらの化合物がどのくらい含有しているかどうかは、茶葉がどのように加工されるかによります。

　白茶は蒸して乾かした緑の葉芽と若芽から作られています。これはお茶の中でも加工が最小限にとどめられています。

　緑茶は酵素の活動を中断させるため、茶葉を蒸して作られます。黒茶は粉砕、発酵（葉を空気にさらす）、そして乾燥させて作られます。ウーロン茶は一部だけ発酵させたものです。カテキン濃度が高いのは緑茶と白茶ですが、黒茶もカテキンを豊富に含んでいます。ブランドの名が付いたお茶の中には、20種類もの異なる茶葉をブレンドしたものもあります。

　ハーブティーは「お茶」ではありません。カモミール、ウイキョウ（フェンネル）、ラベンダー、ペパーミントなど、心地よい味のさまざまな植物の浸出液です。大半はカフェインを含んでいません。

❤️ 健康に良い面：Health Benefit

▶ 減量を促進する
数多くの実験結果によると、緑茶カテキン（1日当たり270〜1,200mg）の摂取はエネルギーの消費を増やし、脂肪の燃焼を促進する可能性があるため体重と脂肪を減らす可能性が示されています。

▶ 脳卒中の予防に役立つ
ある研究では、1日に5杯以上の黒茶（プーアル茶など）を飲んだ男性は、脳卒中のリスクが約70％低下したと示しています。また他の研究では、1日にカップ1杯以上黒茶を飲んだ男女において心臓発作のリスクが40％以上低下したことが示されています。お茶に含まれるフラボノイドは2つの方法で脳卒中を予防する可能性があります。フラボノイドは、脳卒中の原因である血小板が血栓を形成する能力を低下させます。また、体が酸素を消費する際に放出する不安定な分子である「フリーラジカル」が動脈に与える損傷を阻止します。

▶ 糖尿病と闘う
研究によると、緑茶を飲む人は2型糖尿病を発症しにくくなり、心臓血管疾患による死亡のリスクが低いということが示唆されています。生物学的メカニズムは未だに不明ですが、よくある仮説では、緑茶に含まれるエピガロカテキン没食子酸塩（EGCG）が血圧や血糖値を下げ、血流を促進するとされています。

▶ 心臓の健康を助長する
お茶に含まれる抗酸化物質は、たくさんのお茶を飲む人は心臓疾患で死亡率が少ないという事実の裏付けとなっています。抗酸化物質はコレステロールの酸化を予防し、コレステロールが動脈壁に付着しにくくします。

▶ がんを阻止する
多くの研究で、お茶にはがんを予防する効果があるかもしれないと示唆しています。EGCGはお茶の抗がん特質の原因であると考えられています。EGCGは細胞にあるDNAが発がん性に変化しないように保護します。また、がん細胞が複製するために必要な酵素も抑制します。

▶ 感染と闘う

研究者たちは『米国科学アカデミー紀要』にて、「お茶の中に、体の病気に対する防御を5倍促進する化学物質を発見した」と報告しています。彼らの研究では、通常の黒茶から緑茶やウーロン茶にも含まれるL-テアミンと呼ばれる物質を分離したと述べています。L-テアミンは、肝臓でガンマデルタT細胞という免疫血液細胞の反応を準備する分子のエチルアミンに分解されます。血中ガンマデルタT細胞は多くの種類の細菌、ウイルスおよび寄生虫感染から守る、最前線の防御です。

▶ ぜんそくの症状を和らげる

お茶に含まれるテオフィリンは肺の気道を拡張し、一部のぜんそくや呼吸器疾患を持つ人の呼吸改善のための手助けとなるということが分かっています。実際、テオフィリンはぜんそくやその他の狭窄性肺疾患の治療薬として開発されました。

▶ 歯の健康をサポートする

お茶やワインに含まれるタンニンは口の中のタンパク質を結合する化学物質で、濃厚な液体の印象を与えると共に、引き締まった感じを与えます。また、タンニンは口の中で歯垢を形成する細菌を結合し、その能力を奪います。さらに、お茶、特に緑茶に含まれるフッ化物も虫歯から歯を守ります。

▶ 下痢を鎮める

お茶の結合作用は下痢にも効果があります。

健康に悪い面：Health Risk

▶ 鉄分吸収

鉄分の豊富な食事と共にお茶を飲むと、お茶に含まれるタンニンが鉄分吸収の80％以上をカットする可能性があります。菜食主義者はその影響を受けやすいです。貧血気味の人は鉄分吸収を促進するために、食事時には柑橘系ジュースを飲むと良いです。また、レモンの絞り汁、またはミルクを入れるとタンニンを結合し、鉄分に与える影響を一部阻止することができます。食事と食事の間に飲むお茶は、鉄分の吸収に影響はありません。

▶ 多尿

お茶には利尿作用があり、腎臓の尿排出量を増やします。多尿は、体からナトリウムを洗い出すことによって体液と化学物質のバランスを乱す可能性があります。

▶ 不眠症

量で比較すると茶葉には、コーヒー豆の2倍のカフェインが含まれています。しかし、体積で量ると、コーヒーの半分のカフェインしか含んでいません。その理由は、お茶は薄めて飲みますが、コーヒーは豆を挽いたものから完全に抽出されるからです。1カップの黒茶または緑茶には35〜45mgのカフェインが含まれています。また、お茶に含まれるテオブロミンは、カフェインよりも少し軽いものの、同様の効果があります。

▶ 片頭痛

お茶に過敏な人にとっては片頭痛を引き起こす可能性があります。他の人にとってはアスピリンや同様の鎮痛剤と一緒に服用すると頭痛が和らぐことがあります。

オススメの食べ方：Eating Tips

・鶏の蒸し煮に紅茶を使ってください。
・プルーンとドライアプリコットを赤いルイボスティーに入れて茹でてください。
・2倍に濃く出した緑茶を凍らせ、フードプロセッサーで砕いてグラニータ（かき氷）を作ります。

買い方・選び方：Buying Tips

・最も良い風味と特性を生かすために、茶葉は密封されたものを購入してください。
・脱色されていない天然食物繊維のティーバッグのものを探してください。

保存方法：Storing Tips

・茶葉は密閉された容器に入れて涼しいところで保存すると最長1年は保存できます。
・ティーバッグは約1年間風味を保持します。

FOODS: #017

海藻
Seaweed

- 1食当たりの目安：料理方法によって異なる
- 主な良い影響：甲状腺の健康を促進する／筋肉を作る手助けとなる／免疫系を高める／葉酸欠乏症を防ぐ
- 主な悪い影響：塩分が豊富

海藻は2,500種類以上あり、池に生息する藻や、昆布なども含まれます。海藻は色（茶、赤、緑、青緑）で分類することもできます。

海藻には天然のグルタミン酸ナトリウムが豊富に含まれているので、日本では風味付けのためにさまざまな料理に使われます。昆布（最も一般的な海藻）は出汁に使われます。ワカメも汁物に用いられたり、炒め物としても用いられます。寿司に用いられる海苔は、アイルランド人やウェールズ人には「甘海苔」として知られているものです。

健康に良い面：Health Benefit

▶ 甲状腺の健康を促進する
多くの海藻は、甲状腺が体の代謝を抑制するホルモンを生産するのに必要なヨウ素を豊富に含んでいます。

▶ 筋肉を作る手助けとなる
1/2カップ（113g）分の生の海苔はわずか40キロカロリーほどで、脂質やコレステロールもなく、タンパク質を6g含んでいます。

▶ 免疫系を高める
ベータカロテンは視力や骨の健康、細胞の機能を助け、体の病気に対する抵抗力も促進します。1/2カップ分の生の海苔はビタミンAをベータカロテンとして5,200IU（免疫単位）含んでいます。

▶ 葉酸欠乏症を防ぐ
1/2カップ分のケルプは約200mcg（ミクログラム）の葉酸塩（大人の推奨栄養所要量の50％）を含んでおり、DNAや赤血球を作る葉酸として使われます。葉酸は体で多く蓄えられないので、血中の葉酸値を保つには定期的に葉酸を摂取しなければなりません。

健康に悪い面：Health Risk

▶ 塩分が豊富
1/2カップ分の生のワカメには約900mgのナトリウムが含まれており、同量のスピルリナ（藻の一種）には1,100mg以上のナトリウムが含まれています（健康的な人において1日のナトリウムの摂取量は2,300mgを超えないようにと警告されています）。同量のケルプや海苔に含まれるナトリウムはこれらよりも少なく、その量はそれぞれ250mg、60mgです。低ナトリウム食をとっている方は海藻を含む食事を避けるべきです。

オススメの食べ方：Eating Tips

- 海苔を細かく砕いてツナサラダにまぶしてください。
- ミソ汁に加えてください。
- 乾燥ひじきやワカメ、昆布などをニンニク、生姜、ごま油と一緒に素早く強火で炒めてください。

買い方・選び方：Buying Tips

- 海苔はサラダやスープ、麺類の風味付けとして使われます。
- 海苔は、寿司や餅と相性が良いです。
- 生の、あるいは塩漬けされた海藻は日本のスーパーマーケットで買うことができます。
- アラメは特にカルシウム含有量が豊富で、すでに刻んだものを買うことができます。少量でもアジアの米料理やきのこ、魚介類のリゾットに加えると風味を高めることができます。5分間浸け、30分間加熱する必要があります。
- 昆布は乾燥豆と一緒に調理することができます。昆布は火の加熱時間を短縮し、風味も高めます。
- 生、もしくは乾燥した状態で手に入るデュルセはスープや野菜、または穀物料理に合います。デュルセは揚げる、あるいは浸けて柔らかくしてから、細かく刻んでサラダやサラダドレッシングに入れて食べられます。

保存方法：Storing Tips

- 乾燥した海藻は、しっかりとラップに包んで涼しい食品棚で保存してください。最長1年間保存できます。

豆知識：Fact

- 日本料理の25%は海藻を用いて作られています。

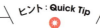

海藻を魚介類に代用する

ベジタリアンにとってタンパク質の豊富な海の野菜は、魚や貝の代替品となります。

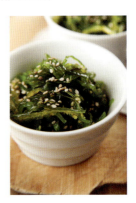

FOODS: #018

貝類・甲殻類・タコ・イカ
Shellfish・Crustacean

- **1食当たりの目安**：56〜85g（殻つき）
- **主な良い影響**：がんのリスクを下げる可能性／健康的な体重、健康的な心臓を保つ／貧血症を防ぐ可能性／甲状腺の健康を促進する
- **主な悪い影響**：アレルギー反応の可能性／環境汚染物質

健康に良い面：Health Benefit

▶ **がんのリスクを下げる可能性**

貝類に含まれるセレンは、がんのリスクを下げることと関連する重要な抗酸化物質です。

貝類とは、骨格を体の外に持つ水生生物を総称する言葉です。牡蠣やイガイは硬い殻の中で生活をします。ホタテは、サイズの大きいマゼランツキヒガイと、サイズの小さいイタヤガイの2種類に分類されます。殻を持たないタコやイカは、軟体動物です。陸地や水中で殻を持ちながら動きまわって暮らすマキガイもいます。

ロブスターやエビ、カニのような甲殻類の体は鎧のような蝶番の殻に覆われており、天敵から身を守る盾となります。柔らかい殻のカニは、古い殻を捨てて新しい殻が硬くなる前の脱皮の時期に収穫されます。

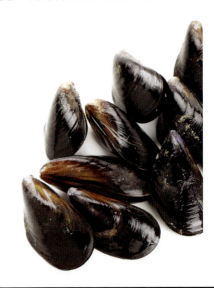

▶ 健康的な体重、健康的な心臓を保つ

恒温動物からとれるタンパク質とは対照的に、貝類のタンパク質は、脂質が非常に少ないです。貝類は血中コレステロール値を上昇させる飽和脂肪酸の量がとても少なく、心臓の健康に良いオメガ3脂肪酸を含んでいます。

▶ 貧血症を防ぐ可能性

貝類は鉄分とビタミンB_{12}を含んでいます。

▶ 甲状腺の健康を促進する

貝類は甲状腺によるホルモンの生産と、正常な細胞の代謝に必要なヨウ素を豊富に含んでいます。

健康に悪い面：Health Risk

▶ アレルギー反応の可能性

貝類に対するアレルギーを持つ人は多いです。貝類のどれかにアレルギー反応が見られた場合は、念のため他の種類のものも避けるべきです。重度の反応としては広範囲の蕁麻疹や腫れ、呼吸困難が生じ、時には生命を脅かすアナフィラキシーショックの可能性を示唆しています。貝類にアレルギーを持つ人々は、X線造影のために投与される染料に用いられるヨウ素にも反応を引き起こすでしょう。貝類に対するアレルギー反応を経験したことのある方は、主治医にそのことを伝えてください。

▶ 環境汚染物質

汚染された水で育った貝類は細菌で汚染され、特に肝炎のリスクを秘めているケースがあります。海岸や波止場の近くや建造物密集地域の近くの貝類は収穫しないでください。アサリやハマグリ、イガイのような浅瀬に生息する貝類は、最も汚染に影響を受けています。マゼランツキヒガイや他の深い場所に生息する種類のものは汚染にさらされている可能性が低いです。

オススメの食べ方：Eating Tips

- 焼いたハマグリ（二枚貝）にグリーンチリソースをかけてください。
- ホタテのたたきにエンダイブを和え、マスタードドレッシングと一緒に食べてください。
- ニンニク2片、クミン小さじ2杯、チリパウダー小さじ1/2杯、シナモンスティック1本で味付けしたイシガイと、ひよこ豆でスープを作ってください。

買い方・選び方：Buying Tips

- 市場や食品店で新鮮なまま氷で覆われているものや、酸素供給された循環水を含んだ水槽で、生きたまま保管されているものを買ってください。
- 殻がついているものでもそうでないものでも、生の貝類はヨウ素や魚の臭みがなく、海水の匂いがします。

FOODS: #019

柿
Persimmons

- **1食当たりの目安**：中サイズの柿1個（168g）
- **主な良い影響**：がんのリスクを減らす可能性がある／免疫システムを高める／消化および減量に役立つ
- **主な悪い影響**：膨満および鼓腸

柿は黄橙色の皮をしたエキゾチックな果物で、熟れると甘くなります。アメリカでは2つの主な柿の品種があります。1つは甘くトマトのような形をした富有柿で、もう1つはよりジューシーでカリッとしてドングリの形をした蜂屋柿です。

渋くない柿はリンゴのような硬さでも、食べられます。カリッとして甘く、歯ごたえが良く、皮と身の両方を食べることができます。蜂屋柿はゼ

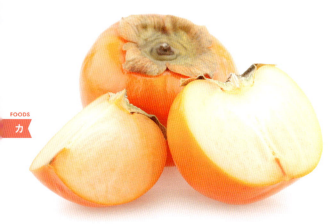

リーのような食感でハチミツとバニラを合わせたような味がしますが、熟れていないと苦いです。おいしく食べるコツは、柿をしっかり熟させることです。柔らかく、ぐにゃっとして皮が破裂する寸前まで熟させます。食べるときにはヘタの部分を取り除き、果肉をとり出して種を捨てます。

❤ 健康に良い面：Health Benefit

▶ がんのリスクを減らす可能性がある

柿には細胞機能を正常にし、免疫システムを高める作用があります。また、ビタミンAが豊富に含まれているため、がんのリスクを減らす可能性があります。

▶ 免疫システムを高める

柿に含まれる強力な抗酸化物質であるビタミンCは、有害なフリーラジカルを撃退し、免疫システムを高め、感染から守ります。柿には多くのカリウムも含まれており、ナトリウムの有害な影響を弱めることで血圧を改善します。また、カリウムには腎結石や骨粗しょう症の再発リスクを下げる可能性があります。ビタミンAの1日に推奨される量の50％は、中サイズの柿1個分です。

▶ 消化および減量に役立つ

他の果物と同様に、柿には多くの食物繊維が含まれています。柿に含まれる食物繊維は消化を助け、便秘を予防し、満腹感が早く得られるため、減量や健康的な体重の維持に役立つ可能性があります。

☠ 健康に悪い面：Health Risk

▶ 膨満および鼓腸

他の果物と同様、1回にたくさん食べ過ぎるとガスの発生、鼓腸、けいれん、下痢などになる可能性があります。

🍴 オススメの食べ方：Eating Tips

・エネルギー補充として、カップ1杯の柿の果肉をパン食のときのデザートに加えてください。
・柿を刻んでサルサに加えます。
・熟れた果実を凍らせ、中をくり抜いてシャーベットのようにして食べます。

🛒 買い方・選び方：Buying Tips

・蜂屋柿は熟れると非常に柔らかくなりますが、富有柿はカリッとしています。
・傷のない濃い赤橙の皮に、艶があるものを探してください。

🧴 保存方法：Storing Tips

・柔らかい熟れた柿を楽しんでください。熟れ過ぎた柿は、つぶれて歯触りが悪くなります。
・硬く熟れていない柿は、食べるまでに熟れさせてください。
・硬い柿を熟れさせるには、紙袋に入れて室温で1〜3日置きます。同じ袋にリンゴを入れると早く熟れさせることができます。
・熟れた柿はビニール袋に入れて冷蔵庫で最長3日保存できます。
・ピューレ状にした柿の実は、冷凍庫で最長6カ月保存できます。

FOODS: #020

カブ
Turnip

- 1食当たりの目安：加熱したもの1/2カップ（78g）
- 主な良い影響：一部のがんから身を守る／コレステロールを下げる／体全体の健康を促進する
- 主な悪い影響：体内ガスの膨張の原因となる／甲状腺機能の低下

カブは安くて健康的で、調理や栽培が簡単なうえに、ビタミンCやいくつかの必須アミノ酸を豊富に含んでいます。1カップ分の茹でたカブはビタミンCを18g、カルシウムを35g、カリウムを210g含んでいる一方で、35キロカロリーしかありません。さらにカブはヘルペスの予防と管理に役立つアミノ酸の一種、リジンも含んでいます。

カブの上部から出た葉は捨てる人が多いですが、茎よりも栄養価が高いです。茹でたカブの葉1カップ分にはビタミンCが40mg、カルシウムが200mg程度、カリウムが300mg近く含まれています。さらに茎とは違い、葉には体内でビタミンAに変換される重要な抗酸化栄養素であるベータカロテンが豊富に含まれています。また同量の茹でたカブの葉には7,500IU近くのビタミンAと5gの食物繊維が含まれています。

健康に良い面：Health Benefit

▶ 一部のがんから身を守る
キャベツやブロッコリー、大根と同じアブラナ科植物の一種であることから、特定のがんの発症を防ぐ働きをする硫黄化合物を含んでいます。

▶ コレステロールを下げる
カブの上部と茎の両方にはLDLコレステロール（悪玉コレステロール）を吸収する水溶性食物繊維などの、健康的な食物繊維が含まれています。

▶ 体全体の健康を促進する
1カップ分の加熱したカブの葉には体内でビタミンAに変換されるベータカロテンが多く含まれています。ベータカロテンは眼の健康や骨の成長、生殖や細胞の機能、健康的な免疫系を作ります。

健康に悪い面：Health Risk

▶ 体内ガスの膨張の原因となる
他のアブラナ科野菜と同様に、カブも体内ガスの発生と膨張を引き起こします。

▶ 甲状腺機能の低下
カブはプロゴイトリンとグルコナストリチンという、2つの甲状腺腫誘発物質を含んでおり、甲状腺のホルモンを作る機能を阻害することがあります。カブを適量に食べる分には危険ではありませんが、甲状腺機能低下症を抱える人々にとっては危険です。しかし、カブに含まれる甲状腺腫誘発物質は加熱すると非活性化されるようなので、甲状腺低下症を抱える人々はカブを加熱して食べてください。

オススメの食べ方：Eating Tips

- 茹でたカブの茎を裏ごしして、蒸したカブの葉と一緒に食べてください。
- カブをサツマイモとタマネギと一緒にローストしてください。
- 若いカブをサラダに加えてください。
- 直径5cmほどの小サイズのカブは、皮をむかずによく洗ってから食べてください。

買い方・選び方：Buying Tips

- カブは弾力性があり、サイズの割に重く、皮は滑らかで崩れておらず、くぼみや茶色くなった部分がないものが望ましいです。
- 葉が付いたカブはしおれかけていたり黄ばみかけているものではなく、明るくて新鮮な見た目のものが望ましいです。
- 直径7.6cm以上のものは避けてください。木のような触感です。

保存方法：Storing Tips

- カブはビニール袋に入れて冷蔵庫の野菜室で保存してください。最長2週間もちます。

FOODS: #021

カボチャ（パンプキン）
Pumpkin

- 1食当たりの目安：調理したもの　1カップ分
- 主な良い影響：がんから身を守る／血圧を下げる／クローン病をかかえる人々の助けとなる
- 主な悪い影響：窒息の危険性

アメリカ人にとっては、カボチャ（パンプキン）はハロウィンや感謝祭の象徴です。カボチャの果肉は風味が豊かなので伝統的なカボチャのランタンやパンプキンパイとしてだけでなく、さまざまな方法で調理して楽しむことができます。調理して缶詰めにされたカボチャ1カップ分（244g）は83キロカロリーで、脂質7g（ほぼ全粒粉パン4切れから得られる量）、鉄分3.4mg（女性の栄養推奨所要量の約20％）が含まれています。

カボチャは水分を吸収するので、茹でると栄養素が減ってしまいます。大きくて深いオレンジ色のカボチャと比べ、小さくて甘いカボチャは調理するのに最善の種類です。

カボチャの種にはタンパク質が豊富に含まれています。28g分のカボチャの種にはタンパク質が7g（同じ量のピーナッツに含まれるタンパク質とほとんど同じ量）、そして鉄分が3mg（大人の栄養推奨所要量の20〜30％分）含まれています。また、カボチャはビタミンEの資源である不飽和脂肪酸と、ビタミンBが豊富です。被膜ごと食べれば、種から食物繊維も摂取できます。

健康に良い面：Health Benefit

▶ がんから身を守る

オレンジの色素を持つすべての野菜と同じように、カボチャもビタミンAの植物形であるベータカロテンが豊富です。2カップ分の焼いたカボチャはニンジン1本よりも多いベータカロテンを供給します。研究によると、この抗酸化物質は、いくつかの形態のがんを防ぐ手助けになると示されています。またカボチャの種にも抗がん効果があるとされ、がんと闘う手助けをするいくつかのサプリメントに包含されています。

▶ 血圧を下げる

カボチャは正常な血圧をコントロールする重要な栄養素である、カリウムを豊富に含んでいます。1カップ分のカボチャには500mgのカリウムが含まれていますが、缶詰めのものにはほとんど同じ量の塩分も含まれています。塩分が問題という方は自分で調理して塩分を調整するか、塩分の加えられていないものを探してください。

▶ クローン病をかかえる人々の助けとなる

クローン病と関連した炎症腸管壁障害を持つ人々にとって、カボチャやカボチャの種は症状の改善に役立つと言われています。

健康に悪い面：Health Risk

▶ 窒息の危険性

リスクは低いですが、窒息は稀にあるケースです。米国小児科学会は、5歳以下の子供にはカボチャの種を与えないようにと勧告しています。

オススメの食べ方：Eating Tips

・カボチャの缶詰めと白豆、ピーマン、チリパウダーでシチューを作ってください。
・焼く前のマフィンにカボチャの種をかけてください。
・ホットケーキの生地に、パウダーと一緒にカボチャの缶詰めを加えてください。

買い方・選び方：Buying Tips

・傷やシミがなく、サイズの割に重いものを選んでください。

保存方法：Storing Tips

・カボチャは硬い皮があるので、保存しやすいです。
・カボチャは涼しくて乾燥した場所で保存すると、約1カ月もちます。

> ### ヒント：Quick Tip
>
> #### 種を焼く
>
> カボチャの種は調理が簡単です。まず種を取出し、洗って乾燥させ、油を引いた天板にのせて120℃のオーブンで1時間焼いてください。商用のカボチャの種の中には塩分を加えて「ペピータ」として売られているものもあります。

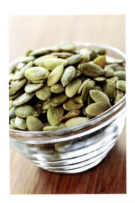

FOODS: #022

カリフラワー
Cauliflower

- 🎃 **1食当たりの目安**：加熱したもの1/2カップ（62g）：生1/2カップ（50g）
- ❤️ **主な良い影響**：がん予防の可能性／減量に役立つ
- ☠️ **主な悪い影響**：ガスの発生と鼓腸

カリフラワーはブロッコリーや芽キャベツ、キャベツ、ケールと同じアブラナ科の野菜で、ビタミンC、葉酸など健康的な栄養素が豊富に含まれています。1カップ分の生のカリフラワーの房には推奨栄養所要量の50％以上のビタミンC、15％以上の葉酸が含まれており、また十分な量のカリウムとビタミンB_6が含まれています。さらにカリフラワーにはフラボノイドやインドール、がんを予防するその他の化学物質も含んでいます。

❤️ 健康に良い面：Health Benefit

▶ **がん予防の可能性**

カリフラワーに含まれる大量のビタミンCは、がんを引き起こす炎症の予防に役立ちます。また、DNAの損傷を防ぐのに役立つ葉酸を豊富に含んでいます。

▶ **減量に役立つ**

カリフラワーは食物繊維が豊富で低カロリー（1カップ分の房当たり25キロカロリー）なので、ダイエット中の人にとっては理想的な野菜です。

☠️ 健康に悪い面：Health Risk

▶ **ガスの発生と鼓腸**

カリフラワーを含むアブラナ科の野菜は、胃潰瘍性結腸炎のような胃疾患をかかえている人にとっては不快の原因となります。症状を引き起こすよ

うであれば、カリフラワーを避けてください。

🍴 オススメの食べ方：Eating Tips

・店で買ったピクルスの漬け汁をビンに残しておき、それにカリフラワーの房を入れて冷蔵庫で数日間保存してください。
・蒸したカリフラワーの房をオリーブオイル、あぶった赤唐辛子、オリーブで味付けしてください。
・油を塗ったカリフラワーの房を薄く切ったニンニクと一緒に十分なキツネ色になるまでローストしてください。

🛒 買い方・選び方：Buying Tips

・表面が硬く、ぎっしり詰まった雪のように白い房を選んでください。葉はパリッとしていて緑のものがよいです。
・茶色いしみがあるものや、ゆるんだ部分のあるものは避けてください。

🍶 保存方法：Storing Tips

・ビニール袋に入れ、野菜室で冷蔵保存すると5日間はもちます。

ヒント：Quick Tip 💡

カリフラワーは素早く加熱してください

カリフラワーの風味と栄養を保つためには、最小限の量の水で茹でるか、蒸して、素早く加熱してください。加熱し過ぎるとカリフラワーは形が崩れ、硫黄化合物を放出し、不快な匂いがして苦くなります。また、加熱調理するとカリフラワーの葉酸の80％が失われてしまうので、葉酸をたくさん摂りたいならば生で食べることをおすすめします。

FOODS: #023

キウイ
Kiwi

🍊 1食当たりの目安：大1個（90g）
❤️ 主な良い影響：高血圧およびコレステロールを下げる／がんの予防／黄斑変性症の予防／減量の役に立つ

キウイはけば立った茶色の卵形をしており、中身は明るい緑色の果肉で、黒い小さな種が円状に散りばめられています。キウイにはベリーのような独特なニュアンスの酸味があります。

キウイはかつて南国の果物とされていましたが、今では広く生産されるようになりました。まだ若いうちに収穫され、冷たい倉庫に6～10カ月間入れて、年中いつでも出荷できるように保存されます。熟したキウイは生で食べられ、皮も毛を取り除けば食べられます。

❤️ 健康に良い面：Health Benefit

▶ **高血圧およびコレステロールを下げる**
キウイには血圧を下げる働きをするカリウム、血中コレステロール値の抑制に役立つ水溶性食物繊維の1つであるペクチンが含まれています。

▶ **がんの予防**
大きいキウイには約80mgのビタミンCとビタミンEが含まれており、どちらも抗酸化物質です。また、がんの原因となるフリーラジカルの損傷と闘うのに役立つ植物化学物質も含まれています。

▶ **黄斑変性症の予防**
キウイには、目の健康と関連性がある抗酸化物質であるルテインとゼアキサンチンが含まれています。

▶ **減量の役に立つ**
大きいキウイは約55キロカロリーで、食物繊維が豊富に含まれているので、満腹感が得られます。

🍴 オススメの食べ方：Eating Tips

- キウイのスライスをセビチェ（魚介のマリネ）に混ぜます。
- トーストした全粒粉のベーグルにクリームチーズとキウイのスライスをのせます。
- ケシの実のドレッシングに赤い葉のレタスとキウイのスライスを混ぜます。

🛒 買い方・選び方：Buying Tips

- 硬めで、傷のないものを選んでください。
- 熟したキウイの実は軽く押さえるだけで潰れます。

🫙 保存方法：Storing Tips

- 常温だと約7日間保存できます。
- 長く保存する場合は、冷蔵庫で保存すると1カ月まで保存できます。

> ヒント：Quick Tip 💡
>
> **キウイで肉を柔らかくする**
>
> キウイには肉を柔らかくする酵素（アクチニジン）が含まれているため、硬い肉を柔らかくするマリネードとして使うことができます。肉を加熱する前にキウイのスライスをまぶして30〜60分置くと、果物からの風味もプラスして肉が柔らかくなります。

FOODS: #024

キヌア
Quinoa

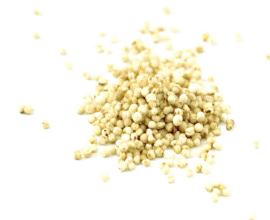

- 🍊 **1食当たりの目安**：調理したもの　1/2カップ（93g）
- ❤️ **主な良い影響**：グルテンフリーの食事の栄養を高める／がんや心臓疾患から身を守る／血糖値と高血圧を制御するのに役立つ／肥満と闘う
- ☠️ **主な悪い影響**：腎臓結石

　キヌアは乾燥した山の気候や痩せた土壌で育つ数少ない作物の1つであったため、5000年以上の間アンデスの人々の主食となっていました。キヌアはよく穀物に分類されますが、実際はホウレン草と同じ科の植物です。緑の葉に覆われたキヌアは先端部分も食べられますが、頻繁に料理に使われるのは種の部分です。

　小さなキヌアの種子には重要な栄養素が含まれています。1/2カップ分のキヌアの種子には鉄分が2mg含まれており、この量はどの穀物よりも多いです。また同量のキヌアの種子には多くのビタミンB_6や葉酸、ナイアシン、チアミンなどのビタミンB群とともにマグネシウム45mg、リン7.5mg、カリウム157.5mg亜鉛0.75gなどの重要なミネラルが含まれています。

　1カップ分の加熱したキヌアに含まれるカロリーのほとんどは、複合糖質からくるものです。しかし、トウモロコシや小麦などの穀物には含まれていないアミノ酸の1つであるリジンを含んでいることから、他の似たような生産物に比べて、高い品質のタンパク質を供給します。

❤️ 健康に良い面：Health Benefit

▶ グルテンフリーの食事の栄養を高める

　セリアック病の唯一の「治療」は完全にグルテンを取り除いた食事にすることです。また、キヌアのようなグルテンフリーの穀物は、グルテン食品を食べ続ける人々の栄養不足を防ぐことができます。コロンビア大学の研究によると、健康的なグルテンフリーの食事にキヌアを組み込むと、タンパク質や鉄分、カルシウム、食物繊維の数値に対して目に見える改善が見られたことが報告されています。

▶ **がんや心臓疾患から身を守る**
キヌアはがんや心臓疾患を防ぐ手助けをする植物化学物質、サポニンを豊富に含んでいます。

▶ **血糖値と高血圧を制御するのに役立つ**
ブラジルの研究によると、キヌアには糖尿病患者の血糖値や高血圧を制御する可能性があることが分かっています。10種類以上の穀物やシリアルに関する調査によると、キヌアには穀物の中で最も高い値のケルセチンや抗酸化物質が含まれています。また、キヌアの低い血糖インデックスや血糖負荷も血糖値を抑制するのに役立ちます。

▶ **肥満と闘う**
キヌアの豊富な食物繊維含有量が食欲を抑えるのに役立つことは明らかですが、最近の研究では、キヌアは肥満対策に特別な役割を果たすことが示唆されています。この実験に関与した研究者たちは脂質の多い食事をマウスに与え続け、その食事の後に余分にキヌアを与えるとマウスの体重は増加しなかったと述べています。また、彼らは、それらのマウスの血中の炎症性指標と同様にインスリン耐性も下がったという事実を報告しています。

健康に悪い面：Health Risk

▶ **腎臓結石**
キヌアはホウレン草、フダンソウ、ビートの仲間なので、腎臓結石の原因となるシュウ酸塩（ものによっては相当量）を含んでいます。キヌアのシュウ酸塩の量はさまざまですが、少ないものでも注意し、制限すべき食事とされています。

オススメの食べ方：Eating Tips

・トウモロコシを用いた付け合わせ料理に、加熱したキヌアを加えてください。
・マフィンを作る際に小麦粉の半分をキヌア粉で代用してください。
・朝食としてキヌアをレーズンやシナモンと一緒に混ぜ合わせてください。

買い方・選び方：Buying Tips

・キヌアの人気は上昇してきているので、最近では健康食品店やスーパーマーケットで売られています。
・キヌアは120種類以上ありますが、たいていは白、赤、黒の種類のものです。

保存方法：Storing Tips

・キヌアは密閉した袋に入れて涼しくて暗い場所で保存してください。最長6カ月もちます。
・長く保存したいのであれば冷凍してください。半永久的にもちます。

豆知識：Fact

・栄養価の高いキヌアは、痩せた土壌で肥料がなくてもよく育つので、貧しい人々を飢えから守る可能性があるとして国連に「スーパー作物」として指定されています。
・長期間の宇宙飛行の理想的な食物になるとしてNASAはキヌアを推奨し、その利点を示しています。
・インカ帝国の戦士は動物性の脂質とキヌアを混ぜた塊を食べて、戦場で必要なカロリーを摂取していました。

FOODS: #025

キャベツ
Cabbage

- 1食当たりの目安：加熱調理したもの1/2カップ（75g）、生1カップ（89g）
- 主な良い影響：結腸がんの予防に役立つ／乳がんを防ぐ／女性の生殖器系のがんを防ぐ／糖尿病の予防と管理に役立つ／減量効果への期待
- 主な悪い影響：体内ガスの発生と鼓腸／高カロリーで塩分の多いメニューがある／特定の加工品には亜硫酸塩が含まれている

キャベツはアブラナ科の野菜の一種です。カロリーが低く（カップ1杯分の生の緑キャベツはたった20キロカロリー）、ビタミンCが豊富です。（カップ1杯分に33mg含まれています）。緑キャベツには赤キャベツの2倍の葉酸が含まれており、赤キャベツには緑キャベツのおよそ2倍のビタミンCが含まれています。赤と緑、どちらもカリウムと食物繊維を豊富に含んでおり、サボイキャベツにはベータカロテンが豊富に含まれています。

健康に良い面：Health Benefit

▶ 結腸がんの予防に役立つ
キャベツをたくさん食べる人は結腸がんの罹患率が低いとされています。キャベツには腫瘍の成長を抑制し、細胞をフリーラジカルから守る働きをするビオフラボノイドや、その他の植物化学物質が含まれています。

▶ 乳がんを防ぐ
キャベツには有力な抗がん特性をもつサルフォラファンが含まれています。ある研究では、キャベツ、ブロッコリーおよび芽キャベツなどのアブラナ科の野菜を最もたくさん食べた女性は、それらをほとんど食べなかった女性に比べて乳がんの罹患率が45％低くなることが分かりました。キャベツに含まれる他の化学物質も、乳がんに関与するホルモンであるエストロゲンの多量代謝を早める働きをします。

▶ 女性の生殖器系のがんを防ぐ
エストロゲンの代謝を早める化学物質は、子宮や卵巣のがんを防ぐ働きも持っています。特に興味深いのは、動物実験でインドール3カルビノールという成分が、がんのリスクを減らしたということです。

▶ 糖尿病の予防と管理に役立つ
赤キャベツにはアントシアニンと呼ばれる天然色素が多く含まれており、最新の研究によると、この色素はインスリンの生成を促進し、血糖値を下げる効果のあることが分かっています。キャベツは食物繊維が豊富でカロリーが低く、低血糖で、特にお酢と一緒に料理すると糖尿病管理にも効果があります。

▶ 減量効果への期待
多くのカロリーを摂取することなく満腹感が得られます。

健康に悪い面：Health Risk

▶ 体内ガスの発生と鼓腸
キャベツにはガスの発生と膨張を引き起こす細菌が含まれています。クローン病や潰瘍性結腸炎のような胃腸の状態の場合や、それが炎症を引きおこす場合はキャベツの摂取を避けてください。

▶ 高カロリーで塩分の多いメニューがある
お店で売られているコールスローサラダはマヨネーズ漬けにされているので注意してください。ザワークラウト（塩漬け発酵キャベツ）は、余分な塩分を取り除くために加熱前にすすいでください。コールスローを自分で作る際には低脂肪のヨーグルト、お酢や油を使ってカロリーを減らしてください。

▶ 特定の加工品には亜硫酸塩が含まれている
亜硫酸塩はキャベツの色を保つの使われます。ぜんそく患者や亜流塩酸にアレルギーのある方はパッケージのラベルをチェックする必要があります。

> **ヒント：Quick Tip**
>
> **素早く調理する**
>
> キャベツの独特の匂いを最小限に抑えるには、フライパンに少量の水を入れて素早く炒めてください。加熱し過ぎるとキャベツに含まれるビタミンCも破壊されてしまいます。

都市伝説：Old School
キャベツの汁は胃の妙薬です。

新常識：New Wisdom
キャベツの汁が胃に良いという証拠はないが、害にはならない。

🍴 オススメの食べ方：Eating Tips

・刻んだキャベツとタマネギをソテーし、ブイヨンとディルを混ぜてスープにしてください。
・刻んだ赤キャベツ、ニンジン、タマネギをタイのピーナッツソースに絡めてサラダにしてください。
・タコスにはキャベツではなく白菜をトッピングするとよりヘルシーです。

🛒 買い方・選び方：Buying Tips

・しなびた葉のない、中身の詰まった、重いキャベツを選んでください。

🫙 保存方法：Storing Tips

・新鮮な、カットされていないキャベツはビニール袋に入れて冷蔵庫で2週間まで保存することができます。
・余分な水分があると傷みやすいので保存前に洗わないでください。

FOODS: #026

キャンディ
Candy

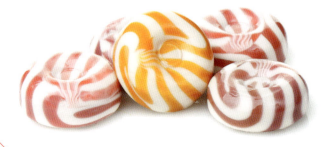

- 🍊 1食当たりの目安：ものによって異なる
- ❤️ 主な良い影響：低血糖の人々の応急治療
- ☠️ 主な悪い影響：体重の増加／血糖値が不安定になる／虫歯／血圧／アレルギー

キャンディにはほとんど栄養価がありませんが、バランスの取れた食事にたまに取り入れるのであれば、健康な人々は楽しんでもよいでしょう。

私たちが甘い味を好むことは古来から分かっており、これは人間の進化の一部と考えられています。毒のある多くの植物は苦いのに対して、食べられるベリーや果物は天然糖と甘味を含んでいたからです。

❤️ 健康に良い面：Health Benefit

▶ **低血糖の人々の応急治療**
深刻な血糖値の低下がみられる人々にとって、5、6個の飴玉（子供にはこれよりも少ない量）が推奨されています。

☠️ 健康に悪い面：Health Risk

▶ **体重の増加**
すべてのキャンディはショ糖、コーンシロップおよび果糖などの単糖を含んでおり、これらは素早く余分なカロリーになります。

▶ **血糖値が不安定になる**
残念ながら、キャンディを食べることによって引

き起こされる血糖値の急な上昇はインスリン値を急上昇させ、それによって肝臓が糖を脂肪に変えやすくなり、血糖値が高い状態から下がると、空腹感、疲労感を感じやすくなります。

▶ 虫歯

甘い食物や糖質の多い食物は、歯のエナメル質を腐敗させてしまう酸浴槽を形成し、虫歯の原因となる細菌が繁殖する環境を作ります。キャンディはすぐに飲み込むものよりもより有害です。常に歯を磨くことを心掛けましょう。

▶ 血圧

天然の甘草は特定の人々の血圧を上げるものとして知られています。高血圧の方は甘草を避けたほうが良いです。しかし、アメリカのほとんどのお菓子は甘草から取れたものではなく、人工的に風味付けられたもので血圧に影響はありません。

▶ アレルギー

ほとんどのキャンディは人工の香料や着色料を含んでいます。キャンディに含まれる食用色素は厳しくチェックされているため、人々にアレルギーや他の悪い反応を引き起こすといった科学的証拠はありませんが、これらの原料に敏感な人も中にはいるかもしれません。食用色素に対するアレルギーがある場合は食べる前にラベルをチェックしてください。

オススメの食べ方：Eating Tips

- 甘党の方はドライフルーツのディップとしてダークチョコレート（28g）を溶かして使ってください。
- 砂糖漬けした歯ごたえのある生姜はピリッとした風味はありますが、ゼリービーンズの代わりとなります。
- 血糖値の急上昇を防ぐために一口サイズのキャンディを選んで、種実類と一緒に食べてください。

買い方・選び方：Buying Tips

- 買う前に賞味期限を確かめてください。キャンディの中には、硬くなったり、乾燥しているものがあります。

豆知識：Fact

- キャンディという言葉の語源はkhandakahというアラビア語の発音に由来します。またこの言葉はサンスクリット語で砂糖を意味します。
- 砂糖菓子は17世紀および18世紀にサトウキビの栽培が広まり精製加工技術が大規模に発展するまで貴重なおもてなしの品でした。

FOODS: #027

牛肉
Beef

- 1食当たりの目安：85g
- 主な良い影響：貧血防止に役立つ／体重減少に役立つ／免疫を強くする／健康な基礎的要素としての役割を果たす
- 主な悪い影響：心臓疾患／がんのリスク／バクテリア感染／ピンクスライム肉／ホルモン剤を与えられた牛

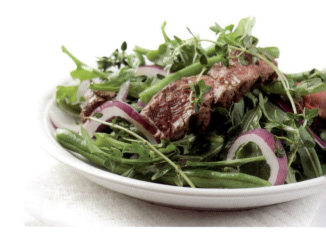

牛肉は心臓発作の原因であると言われてきましたが、実はそうではありません。多くの切り身は14年前に比べると、赤身が20％多くなっていま

す。これはステーキ好きの方には朗報です。牛肉は、高品質のタンパク質、ビタミンB_{12}、セレン、ビタミンB_6および亜鉛の優れた供給源です。ま

た、鉄分、リン、カリウムが豊富に含まれており、ビタミンDも多少含まれています。

❤️ 健康に良い面：Health Benefit

▶ 貧血防止に役立つ
牛肉および子牛の肉は血中で、酸素を運搬するために必要な鉄分が豊富に含まれています。多くの10代の少女や妊娠中の女性には鉄分欠乏性貧血があります。

▶ 体重減少に役立つ
牛肉と子牛の肉に含まれるタンパク質は食後の血糖値に与える影響を少なくするため、空腹をしのぐことができます。

▶ 免疫を強くする
約85gの熱調理された牛の赤身肉には1日に必要とされるセレンの25％以上が含まれています。セレンは健康な免疫システムに必須な微量ミネラルです。

▶ 健康な基礎的要素としての役割を果たす
牛肉および子牛の肉に含まれるタンパク質は骨、筋肉、軟骨、皮膚、血液の基礎的要素としての機能を果たしています。また、酵素、ホルモン、ビタミンの基礎的要素でもあります。

☠️ 健康に悪い面：Health Risk

▶ 心臓疾患
牛肉の脂質には血中コレステロール値や心血管疾患のリスクを上げる、飽和脂肪酸が含まれています。

▶ がんのリスク
肉の多い食事は、結腸がんをはじめ、その他のがんのリスクを増やすことがあります。

▶ バクテリア感染
生の牛肉には、黄色ブドウ球菌、リステリア菌、大腸菌およびサルモネラ菌が含まれていることがあります。生の子牛肉には、大腸菌およびサルモネラ菌が含まれていることがあります。肉を適切に処理し、しっかりと加熱調理することでこれらのバクテリアの摂取を避けられます。加熱調理したものを食べるようにして、未加工食物（およびその汁）による二次汚染にも注意してください。特に牛のひき肉は気をつけましょう。

▶ ピンクスライム肉
アメリカの70％の牛のひき肉に、ピンクスライム肉が含まれていると推測されています。ピンクスライム肉とは、筋肉や筋膜から作られた赤身肉のひき肉（牛肉業界では、きめ細かい赤身牛肉と呼ばれています）で、くず肉ともよばれます。これらの牛肉の断片はバクテリアが生息する可能性の最も高い肉の外側の部分から切り取られているため、大腸菌、サルモネラ菌およびその他のバクテリアを死滅させるために、よくアンモニア処理を行います。

▶ ホルモン剤を与えられた牛
研究者の中では、ホルモン剤を与えられて育った牛はがんのリスクを高める合併症を伝播する可能性があることが懸念されています。牛肉の中にあるホルモン剤を避けたい場合は、有機的に育てられた牛肉を選んでください。

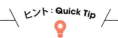

💡 ヒント：Quick Tip

脂身の取り方

まず、目で見て分かるすべての脂身を肉から取ります。直火で焼く、グリルする、またはラックの上でローストする（脂身が下に落ちる）ことによってさらに脂質を減らします。
もう1つの方法はシチューやスープをあらかじめ加熱調理し、それを冷ますと脂身が凝固して簡単に取り除くことができます。脂身を取り除いた後は、食べる前に再加熱します。
脂身を素早く取り除くには、冷ました液体に氷を落とすと氷の周りで脂身が固まり、簡単に取り除くことができます。グレイビーやソースを作る代わりに脂身を取った後、肉に焼き汁をかけて食べてください。

🍴 オススメの食べ方：Eating Tips

- 3/4カップ（177mL）のパイナップルジュース、皮をむいたニンニク2かけとその他のハーブを使って安価で低脂肪のサーロイン、ローストビーフおよびケバブ用の漬け汁を作ります。
- 低価格のシチュー用の子牛肉をフードプロセッサーですりつぶし、パスタソースに加えます。
- 栄養たっぷりの大麦スープに少量の牛肉を加えます。

買い方・選び方：Buying Tips

- 生肉を買う際には、レジで会計をする直前に選びます。もしあれば、生肉のパックを使い捨てのビニール袋に入れ、肉汁が漏れてカートの中で他の食品と触れて二次汚染を起こさないようにしてください。
- 消味期限日は品質が低下し始める目安となりますが、その日を過ぎてもまだ使用可能な肉もあります。

保存方法：Storing Tips

- 牛肉および子牛肉は、使用するまで元の包装のまま保存してください。
- 可能であれば、汚染の可能性を最小限にするために元の包装のままで冷凍してください。大量の肉を小分けにする場合はビニールラップや冷凍包装紙できっちりラップしてください。
- 2カ月以上の期間冷凍保存する場合は、これらのパックを気密性の高い丈夫なホイル、ビニールラップまたは冷凍包装紙でオーバーラップするか、ビニール袋に入れてください。

豆知識：Fact

- 赤身肉100gには10g以下の脂質、4.5g以下の飽和脂肪酸と95mg以下のコレステロールが含まれています。極上の赤身肉にはその半分以下の脂質と飽和脂肪酸が含まれています。
- 生きている雄牛の体重は約450kgで、それから約200kgの食肉が取れます。

切り身に関する正しい知識

以下は牛肉および子牛肉の切り身に関するガイドです。

牛肉

牛肉の良い切り身を探す際に、以下の一覧を参照してください。一覧は赤身肉の多い順に並べられており、すべて1人前の分量に10g以下の脂質、4.5g以下の飽和脂肪酸および95mg以下のコレステロールが含まれています。

- 柔らかいローストビーフ
- トップラウンドステーキ（内もも）
- モックテンダーステーキ（煮込み用）
- トップサーロインステーキ
- すね肉
- ボトムラウンドロースト（外もも）
- Tボーンステーキ
- ラウンドチップロースト
- 95%赤身の牛ひき肉
- アームポットロースト（肩ロース）
- ストリップまたはニューヨークステーキのようなトップロインステーキ
- 薄切りハーフのブリスケット（カタバラ）
- テンダーロインステーキ（ヒレ肉）
- フランクステーキ（ササミ）
- ショルダーステーキ
- Tri-tip ロースト（友三角）
- リブアイステーキ（リブロース芯）

子牛肉

子牛肉のラベルから肉の部位を特定することができます。以下の一覧は赤身肉の多い順に並べられています。

- レッグ（ラウンド）
- サーロイン
- ロイン
- ショルダー（チャック、アームまたはブレードロースト）
- リブ（チョップ）
- すね肉
- むね肉

FOODS: #028

キュウリ
Cucumber

- 1食当たりの目安：1/2カップ（51g）
- 主な良い影響：減量に役立つ

キュウリはメロンやズッキーニと同じ科に属しますが、栄養的には異なります。キュウリ一切れには約6mgのビタミンCと少量の葉酸とカリウムしか含まれていません。キュウリの皮には多少のベータカロテンが含まれていますが、ワックスがかけられた場合は皮をむくことが多いです。

アメリカにおいてキュウリはほとんどの場合サラダの材料として、もしくはピクルスとして用いられます。キュウリは主にピクルスや漬物に用いられますが、キュウリジュースや抽出物は化粧品に用いられます。

健康に良い面：Health Benefit

▶ 減量に役立つ

キュウリの約95％は水分でできていることから、カロリーが非常に低く、1カップ分のキュウリは15キロカロリーもありません。民間療法ではキュウリを天然の利尿薬として勧めますが、尿の増加はおそらく何らかの特有の物質ではなくキュウリの水分含量が原因だと考えられます。

オススメの食べ方：Eating Tips

・スライスしたキュウリを春タマネギと一緒にお酢とチリペーストで味付けして強火で素早く炒めましょう。
・キュウリを赤タマネギとレモンジュース、砂糖と一緒に和えてください。
・刻んだエビ、キュウリ、アボカド、ディルを用いてクロスティーニスプレッドを作ってください。

買い方・選び方：Buying Tips

・明るい色の硬いキュウリを探してください。柔らかい部分は避けてください。
・キュウリは1年中食べることができますが、夏がキュウリの旬です。

保存方法：Storing Tips

・キュウリは皮をむかず、洗わないままポリ袋に入れて冷蔵庫で保存してください。皮をむいた、もしくは切った際には、1日から2日以内に食べてください。

豆知識：Fact

・キュウリはインド発祥です。
・世界で最も大きいキュウリは重さ26.7kgです。
・暑くて晴れた日には、キュウリの中の果肉の温度は外気温より20℃ほど冷たいです。

FOODS: #029

グアバ
Guava

- 1食当たりの目安：中サイズ1個（90g）
- 主な良い影響：がんを予防する／心臓疾患のリスクを減らす／便秘を緩和する／減量に役立つ
- 主な悪い影響：アレルギー反応の可能性

メキシコ南部や中米発祥の小さなトロピカルフルーツ、グアバ。形状は丸型や卵型、ナシ型のものがあります。グアバの薄い皮は、淡黄色から黄緑色まで色々な種類のものがあります。果肉は黄色や赤色、白色のものがありますが、ほとんどの種類が深いピンク色をしています。熟したグアバは豊かな香りとパイナップルやバナナに似た甘い風味がします。グアバは生以外でも缶詰めやゼリー、乾燥させたものなどの加工製品として売られていますが、大量の糖が用いられていますので、生のものを買うようにしてください。

健康に良い面：Health Benefit

▶ がんを予防する
栄養素で言うと、グアバにはオレンジの2倍のビタミンCが含まれています。生のオレンジに含まれるビタミンCが75mgに対して、中サイズのグアバは165mgになります。重要な抗酸化物質の1つであるビタミンCは、フリーラジカルの損傷から細胞を守るのに役立ちます。多くの量のビタミンCを摂取するため、メキシコ南部・中米の人々は肺がんや乳がん、結腸がんなどにかかる割合が低くなっています。

▶ 心臓疾患のリスクを減らす
グアバ1個には256mgのカリウムと5gの食物繊維が含まれており、そのほとんどが血中コレステロールを下げる働きを持つ水溶性食物繊維のペクチンとして内在しています。

▶ 便秘を緩和する
グアバに含まれる食物繊維は消化機能を促進します。

▶ 減量に役立つ
グアバ1個のカロリーは45キロカロリーです。低カロリーのおやつとしてどんなときにでも食べることができ、その食物繊維によって満腹感が得られます。グアバの果実の半分は小さくて硬い種です。一部の、甘くて白いインドネシア種などのグアバの種は食べることができます。種には食物繊維と果肉と同じ栄養素が含まれています。

健康に悪い面：Health Risk

▶ アレルギー反応の可能性
ドライグアバはしばしば亜硫酸塩を用いて処理され、これは硫黄過敏症の人々にとってぜんそくやアレルギー反応を引き起こす可能性があります。

オススメの食べ方：Eating Tips

- スライスしたグアバと赤タマネギを鶏の胸肉と一緒に素早く炒めてください。
- 皮をむいたグアバをフルーツサラダに加えてください。
- くし形に切ったグアバをマンゴー、チーズ、小麦クラッカーと一緒に盛り付けてください。

買い方・選び方：Buying Tips

- 秋の終わりごろから冬の初めにかけてが旬です。生のグアバを探してください。
- グアバを購入する際に、弾力性のある柔らかいものを選んでください。
- 押したときに、少し皮がへこむものが熟しているグアバです。

保存方法：Storing Tips

- グアバが十分に熟していない場合は、熟成を早めるためにバナナやリンゴと一緒に茶色の紙袋に入れてください。

FOODS: #030

グラノーラ
Granola

- 1食当たりの目安：1カップ（約122g）
- 主な良い影響：コレステロールを下げる／心臓の健康を促進する／抗酸化物質で体を守る
- 主な悪い影響：不必要なカロリー

　オーツ麦や種実類、ドライフルーツ、ハチミツの混合物を「グラノーラ」と言います。1960年代および70年代のカウンターカルチャーの代名詞と言われていますが、ジョン・ハーヴェイ・ケログは1800年代後半に考案した小麦、トウモロコシ、オートミールからできたコールドシリアルにすでに「グラノーラ」という名前を付けていました。パッケージ化されたグラノーラシリアル製品は60年代以降に主流となります。栄養価が低いものもありますので、成分一覧表を注意深く読むか、家庭で健康的な自家製のものを作ってください。

健康に良い面：Health Benefit

▶ コレステロールを下げる
多くの種類のグラノーラは全粒穀物であり水溶性食物繊維が豊富であるオーツ麦を含んでいます。オーツ麦はコレステロールを下げるのに役立ち、心臓疾患のリスクを下げるということが分かっています。グラノーラのもう1つの主成分である種実類もまた食物繊維を含んでいます。

▶ 心臓の健康を促進する
種実類が入っているグラノーラを探してください。クルミは心臓の健康を促進するオメガ3脂肪酸を豊富に含んでいます。種実類はコレステロールを下げ、心臓疾患を防ぐ手助けとなる、一価不飽和脂肪酸を含んでいます。

▶ 抗酸化物質で体を守る
ブルーベリーやクランベリーのようなドライフルーツの入ったグラノーラを選んでください。フリーラジカルによる損傷から細胞を守る抗酸化物質を含んでいます。種実類もまた強力な抗酸化ビタミンEを含んでおり、心臓の健康にも良い効果をもたらします。

健康に悪い面：Health Risk

▶ 不必要なカロリー
グラノーラのシリアルやバーには糖が加えられており、脂質やカロリーが豊富です。ラベルを見て1食分のカロリーや脂質の量を確認してください。グラノーラバーにはキャンディーバーと同程度の栄養価のものもある一方で、ヘルシーなグラノーラシリアルには1食分で糖質が18gしか含まれていないものもあります。

オススメの食べ方：Eating Tips

- グラノーラを少量、ヨーグルトやアイスクリームにトッピングしてください。
- 健康的な自家製のグラノーラとして、昔ながらのオーツ麦と種実類、少量のブラウンシュガーやハチミツ、バニラ、少量のサラダ油と混ぜてオーブンでカリカリになるまで焼いてください。
- 健康的なスナックとして、バナナをグラノーラに入れて冷凍してください。

買い方・選び方：Buying Tips

- 食物繊維が豊富で脂質や糖質、カロリーの低いものを買ってください。1/4カップ分につき脂質が3g以下、糖が5g以下、カロリーが150以下のものを探してください。
- 成分一覧表に書かれているオーツ麦や種実類、ドライフルーツの量が豊富であるものを探してください。
- 1本に含まれる食物繊維が5gで、カロリーが150以下のグラノーラバーを探してください。

保存方法：Storing Tips

- 密閉した容器に入れ食品棚で保存すると最長2カ月保存できます。長期間保存する場合は冷凍してください。

FOODS: #031

クランベリー
Cranberry

「ベリー」も合わせて参照してください。

- 1食当たりの目安：調理もしくは缶詰めにされたもの　1/2カップ（48g）、乾燥させたもの　1/4カップ（35g）
- 主な良い影響：尿路感染の治療や予防の可能性がある／心臓疾患の予防に役立つ可能性がある／がんの予防に役立つ可能性がある
- 主な悪い影響：血糖値

クランベリーはアメリカ原産の植物です。沼地などでは今でも野生のクランベリーを見つけることができますが、ほとんどはマサチューセッツや、ウィスコンシン、ブリティッシュコロンビア、オレゴン、ワシントン、ニュージャージーで栽培されています。

クランベリーは調味料として感謝祭やクリスマスで食されていましたが、今では1年中ジュースやドライフルーツ、マフィンなどの焼き菓子の材料として食されています。

健康に良い面：Health Benefit

▶ 尿路感染の治療や予防の可能性がある

研究によると、クランベリーは、膀胱壁に尿路感染の原因となる細菌を寄せ付けないようにする天然の抗生物質を含んでいるということが分かっています。これは細菌がコロニーを形成するのを妨げ、その代わりに細菌は尿に混ざって体から排出されるからです。

▶ 心臓疾患の予防に役立つ可能性がある

クランベリーには、アントシアニン、フラボノイド、LDLコレステロールの酸化（コレステロールが動脈壁に付着しやすくなるようにする過程）を防ぐ植物化学物質のプロアントシアニジンが豊富に含まれています。また、これらの化学物質は赤血球が粘着性になるのを防ぎます。さらに、これらの化学物質には、血管を緩ませるのに役立つ複合化学反応を始める働きがあり、LDLコレステロール値も下げます。加えて、スクラントン大学の研究によると、1日にグラス3杯分のクランベリージュースを飲むと、HDLコレステロール値が最大10％上がることが報告されています。

▶ がんの予防に役立つ可能性がある

クランベリーはがんの予防に役立つ食物繊維やビタミンCを含んでいるだけでなく、フリーラジカルによるダメージに対処する植物色素、フラボノイドを含んでいます。研究では、抗がん効果のあるフラボノイドとしてアントシアニンが指摘されています。

健康に悪い面：Health Risk

▶ 血糖値

市販されているクランベリージュースのほとんどは、大量の糖や甘味料を含んでいます。糖尿病発症につながる血糖値の急上昇を避けるには、自宅でクランベリージュースを作るか、果汁100％のものを買ってください。必要な糖質の量を減らすにはカップ1杯の濃縮ジュースをカップ2〜3杯のリンゴジュースで薄めると甘くなります。

オススメの食べ方：Eating Tips

- クランベリーとマーマレード、すりつぶした生姜を煮てチャツネを作ってください。
- 半カップ分の生のクランベリーを小麦粉で覆い、それらをパウンドケーキの衣用生地に軽く混ぜ入れてください。
- ドライクランベリーをホウレン草サラダに入れてもおいしくなります。

買い方・選び方：Buying Tips

- 生のクランベリーを買う際には硬くて、明るい赤色のものを探してください。
- 完熟の状態のベリーは落とした時に跳ねます。跳ねないものは柔らかく、熟れすぎている可能性が高いです。
- ドライクランベリーを買う際には甘味付けのされていないものを探してください。それらはカロリーが低く、より多くの食物繊維を含んでいます。

保存方法：Storing Tips

- クランベリーは酸性度が高いので、長くもつでしょう。元々のプラスチックパッケージに入れるか、しっかりとラップで包んで冷蔵庫で保存してください。
- クランベリーは冷蔵した場合は最長で1カ月、冷凍した場合は最長で1年もつでしょう。

注意：Warning

食物と薬の相互作用

ワーファリンを服用している方はクランベリージュースを飲まないでください。このジュースと薬の相互作用は出血を引き起こす可能性があります。

FOODS: #032

グレープフルーツ
Grapefruit

- 1食当たりの目安：グレープフルーツ半個、もしくはジュース3/4カップ（177mL）
- 主な良い影響：高コレステロールを防ぐ／がんのリスクを減らす／減量に役立つ／炎症性疾患に関連した痛みを緩和する
- 主な悪い影響：アレルギー反応の可能性／口内炎

グレープフルーツは風味豊かで、栄養のあるフルーツです。グレープフルーツ半個には、ビタミンCが成人の推奨栄養所要量（RDA）の45%以上、さらに175mgのカリウム、2gの食物繊維が含まれています。ピンクや赤の品種は、体内でビタミンAに変わるベータカロテンが豊富に含まれています。甘味が加えられていないグレープフルーツジュース1カップ分には95mgのビタミンC（これはRDA100%以上）、そして新鮮な果物に含まれる他の栄養素のほとんどが含まれています。

健康に良い面：Health Benefit

▶ 高コレステロールを防ぐ

グレープフルーツには、血中コレステロールを下げるのに役立つ水溶性食物繊維の1つであるペクチンが特に多く含まれています。

▶ がんのリスクを減らす

グレープフルーツは、病気を防ぐ物質を多く含んでいます。例えば、ピンクや赤のグレープフルーツは前立腺がんのリスクを減らすとされる抗酸化物質の1つである、リコピンを豊富に含んでいます。6年にわたるハーバード大学の4万8,000人の医師と医療関係者が関与した研究では、1週間にリコピンの豊富な食物を10個食べることと、前立腺がんが50%減少したということを関連付けています。グレープフルーツには、発がん物質であるニトロソアミンの形成を妨げるフェノール酸、がんの予防に役立つ酵素の生産を促進するリモノイド、テルペン、モノテルペン、腫瘍の成長を促すホルモンの活動を抑制するバイオフラノイドなどの植物化学物質が含まれています。

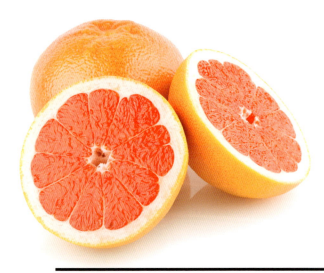

▶ **減量に役立つ**
グレープフルーツは理にかなったダイエット食です。1食分に含まれるカロリーは100キロカロリー以下であり、空腹を満たす食物繊維を豊富に含んでいます。

▶ **炎症性疾患に関連した痛みを緩和する**
リウマチや狼瘡などの炎症性疾患を抱える人々がグレープフルーツを毎日食べたところ、症状が緩和したと感じたそうです。これはおそらく植物化学物質が炎症の原因となるいくつかのプロスタグランジンを阻止することが理由かもしれません。

健康に悪い面：Health Risk

▶ **アレルギー反応の可能性**
柑橘系の果物にアレルギーをもつ人は、グレープフルーツにも反応を起こす可能性が高いです。グレープフルーツやグレープフルーツの皮に含まれる油に反応する可能性があります。

▶ **口内炎**
口内炎になりがちな方は、グレープフルーツや柑橘系の果物を避けてください。

オススメの食べ方：Eating Tips

・ハチミツをコーティングしたピンクグレープフルーツを、網焼きしたサーモンと一緒に食卓に並べましょう。
・薄くスライスしたグレープフルーツや赤タマネギ、アボカドのミックスサラダを作ってください。
・グレープフルーツをくし型に切り、オレンジのように手軽に食べるのがオススメです。

買い方・選び方：Buying Tips

・硬くてサイズの割に重いものを探してください。
・皮は傷や染み、しわがなく、明るくて色鮮やかなものが望ましいです。

保存方法：Storing Tips

グレープフルーツは、常温で保存すると数週間もちます。より長く保存する場合は冷蔵庫の野菜室で保存してください。

FOODS: #033

燻製肉・塩漬けされた肉
Processed meat

- 1食当たりの目安：種類によって異なる
- 主な良い影響：筋成長を促す
- 主な悪い影響：がん／高血圧と心血管疾患／片頭痛／リステリア症とトキソプラズム

　冷蔵庫が発明される前、人々は塩漬けや燻製、乾燥をして肉を保存していました。塩漬け保存は今では必要ないですが、塩や燻製の風味はおいしい加工法として活用されています。

　燻製は低い温度でゆっくりと調理し、肉や魚を保存します。この方法は、現在では主に風味付けを目的として使われます。例えばヒッコリーやオークの独特の香りは、ベーコンに使われ、メスキートや他の芳香植物の木片は焼いて食べる食物の味を豊かにするために使われます。

　熟成や脱水による保存は、数千年にわたって用いられています。プロシュートは熟成された肉です。一般的に乾燥させることで栄養素、特にミネラルを濃縮させますが、ビタミン含有量に関しては乾燥させた肉は、生のものよりもはるかに少ないです。

　カントリーハムやベーコンのような塩漬けされた肉は、ブライン溶液あるいは乾燥した塩の中で貯蔵させます。塩はその浸透作用によって肉、細菌、カビから水分を抜きます。肉を長期間保存で

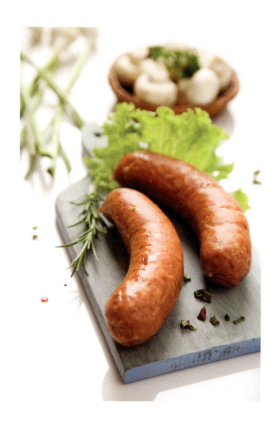

きる一方で微生物は殺されます。

　アメリカでは生の豚肉ソーセージに含まれる脂質量は重量に対して50%までに制限されています。リンクソーセージは穀物やハーブ、香辛料、保存料と一緒に豚肉や牛肉を加工します。ソーセージはいくつかの段階を経て作られるので、生の肉よりも汚染物質を含みやすく、食べる前にしっかりと調理されるのが望ましいです。

　コールドカットとは「スライスし、冷たい状態で出される調理された肉（訳注：生ハムなど）」のことを指しますが、しばしば塩漬けや燻製の肉を指します。

　コールドカット、塩漬けされた肉、燻製肉はすべて塩分が豊富で、推奨栄養所要量の30％以上含んでいるものもあります。特にコールドカットやソーセージはコーンシロップや穀物も含まれています（セリアック病やグルテン不耐性をかかえる人々も避けるべきです）。豚肉や牛肉の加工品には飽和脂肪酸も多く含まれているものもあります。七面鳥や鶏からできた加工品の脂質の値は、たいてい少ないです。

健康に良い面：Health Benefit

▶ 筋成長を促す

一部のコールドカットには、筋肉の形成と修復に不可欠であるタンパク質を含んでいます。七面鳥の胸肉のような、塩分と脂質の少ないものを選んでください。

健康に悪い面：Health Risk

▶ がん

コールドカットを含む塩漬けされた肉の、赤みがかったピンク色は亜硝酸塩によるものです。亜硝酸塩は細菌の繁殖を抑え脂肪の酸化を遅らせるという塩の効果を高める効果があります。動物実験では、亜硝酸塩の大量摂取は腫瘍を引き起こすという結果が見られました。しかし、亜硝酸塩はボツリヌス中毒を引き起こす微生物であるボツリヌス菌に対して非常に効果的なので、望ましい物質であると食肉産業や政府は主張しています。

▶ 高血圧と心血管疾患

コールドカットや塩漬けした肉は塩分が高いです。これらの食物は血圧を高め、心臓障害のリスクを引き起こします。

▶ 片頭痛

アミノ酸チロシンの代謝産物であるチラミンは、塩漬けした肉の中に高い濃度で見られます。チラミンで、片頭痛持ちの方が片頭痛発作を引き起こすことがあります。

▶ リステリア症とトキソプラズム

デリ・ミートに含まれる細菌であるリステリアによって、年間2,500人がリステリア症に感染しています。リステリア症はインフルエンザのような症状をもつ感染症です。最近は低温殺菌と調理の過程で殺されますが、デリ・フードはこれらの過程の後に、汚染されます。健康的な大人はリステリア症にかかっても、めったに深刻な病状とはなりませんが、胎児にとっては深刻なリスクとなる場合があります。したがって、妊娠中の女性はコールドカットの摂取量を制限するべきです。調理せずに空気養成あるいは塩漬けを施された肉は、胎児が同じようなリスクを持つトキソプラズム寄生虫に感染する可能性が高まります。

Chapter 2 食材：ケーキ・クッキー・ペストリー

注意：Warning
食物と薬の相互作用

塩漬けした肉に高い濃度で含まれているアミノ酸チロシンは急な血圧上昇による片頭痛を引き起こします。また、うつ病の治療としてモノアミン酸化酵素（MAO）阻害薬を服用している方は、重度の衰弱を引き起こします。

オススメの食べ方：Eating Tips

- 炒めたキャベツにコンビーフを加えてください。
- 燻製豚足を大麦の野菜スープに入れて煮てください。
- さいの目に切ったサラミをアーティチョークサラダに加えて混ぜてください。

買い方・選び方：Buying Tips

- コールドカットには塩分少なめのものもありますが、この「少なめ」というのはあまり大きな意味を持たないことが多いです。「塩分少なめ」と書かれたものでも1食分につき46g以上の塩分が入っているものもあります。
- コールドカットを健康的に楽しむためには、脂質の少ない切り身を買ってください。
- 塩漬け肉製品は、スーパーのレジで支払いをする直前に選んでください。
- 賞味期限の表記された塩漬け肉を探してください。

保存方法：Storing Tips

- 塩漬けした肉、燻製肉、ソーセージ（ドライソーセージと一部の缶詰めハムは除く）は痛みやすいので、必ず冷蔵庫で保存されなければなりません。
- 生のソーセージは未開封のものであれば冷蔵庫で保存すると調理するまで最長2日間もちます。
- ホットドッグは未開封のものであれば冷蔵庫での保存で最長2週間もちます。
- ベーコンは未開封のものであれば、冷蔵庫で最長1週間もちます。
- スライスしたランチョンミートや十分に加熱したハムは、冷蔵庫で保存すると最長5日間もちます。
- 商用的にパッケージ化されたランチョンミートは冷蔵庫で保存すると最長2週間もちます。
- ソーセージやベーコンは冷凍保存すると最長6カ月もちます。

FOODS: #034

ケーキ・クッキー・ペストリー
Cakes, cookies, pastries

- 1食当たりの目安：オレオクッキー3枚（57g）、小さなマフィン（57g）、少量のケーキ（57g）
- 主な良い影響：瞬時にエネルギーを供給する
- 主な悪い影響：高血糖／高コレステロール／虫歯

ケーキ、クッキー、パイ、ペストリーは誰もが大好きですが、栄養価は低いです。脂質、糖質、その他の甘味料、カロリーが多く含まれているものが大半で、ビタミン、ミネラル、タンパク質、デンプンは比較的少ないです。ほとんどのケーキ、クッキーおよびペストリーの主要成分には精製小麦、糖質、脂質、卵、牛乳およびクリームが含まれています。これらの成分自体は悪くありませんが、過剰摂取は体重増加や糖尿病のような健康問題につながります。さらに、パッケージに入ったクラッカーや焼き菓子の大半は心臓疾患のリスクを高める人工の脂質である、トランス脂肪酸を含んでいます。1日に摂取する量を、砂糖は小さじ6杯（30mL）、スイーツは100キロカロリーにまでに制限してください。これはクラッカー約13枚分と同量です。罪悪感なしに時折お菓子を食べたいのであれば、適切な量で我慢しましょう。健康的なお菓子を自分で作るか、低カロリーでトラン

ス脂肪酸を含まないもの、グルテンや糖の入っていないものやベジタリアン向けのものを選びましょう。

❤️ 健康に良い面：Health Benefit

▶ 瞬時にエネルギーを供給する
クッキー、ケーキ、ペストリーは一般的に体の主なエネルギー源となるグルコースに分解される糖を多く含んでいます。少量摂取することによって、短時間でエネルギー値を高めることができます。

☠️ 健康に悪い面：Health Risk

▶ 高血糖
焼き菓子は大量の糖や精製小麦を含んでいるので、血糖値を急上昇させます。長期間大量摂取すると、血糖バランスがくずれ、インスリン耐性となる原因となり、糖尿病、肥満、高血圧および心臓疾患を引き起こすかもしれません。

▶ 高コレステロール
植物ショートニング、ラード、バター、パーム油のような固形脂や多価飽和脂肪酸は、一般的に液体サラダ油や低脂肪のマーガリンよりもお菓子作りに適しています。したがって、大半の焼き菓子に含まれる脂質は低比重リポタンパク（LDL）コレステロールの血中濃度を高める可能性の高い種類のものです。

▶ 虫歯
糖やデンプン質のものは虫歯の原因となる可能性があります。

🍴 オススメの食べ方：Eating Tips

- 1切れのスポンジケーキをトーストし、そこにレンジで温めたカシュウバターとトーストしたココナッツをふりかけます。
- スライスした新鮮なモモの上に、砕いたアーモンドクッキーをふりかけます。
- 1日おいたクロワッサンで、パンプディングを作ります。

コラム：Column
より健康的なベーキングのコツ

台所から甘いものを失くす必要はありません。その代わりに、より健康的なお気に入りのレシピを作るために次のコツを取り入れてください。

- クッキーやケーキのレシピに含まれる脂質の一部に対して、アップルソース、裏ごししたプルーン、すり潰したバナナやピューレ状にした果物を代用してください。果物は甘さや風味だけでなく水分と触感も付け足します。
- フルーツパイに含まれる糖を減らす、もしくは完全に取り除きます。多めのシナモンやその他の香辛料を使うと風味が増します。
- クラスト（ピザ生地）を使ってパイに含まれる脂質を減らします。低脂肪の全粒粉クラッカー、またはディープディッシュタイプのクラストなしのパイを作ることによってさらに脂質含有量を減らすことができます。
- ケーキやクッキーを作るとき、卵の黄身を半分捨てて白身の量を増やしてください。こうすることでタンパク質が増え、同時に脂質とコレステロールを減らすことができます。
- フロスティングのクリームやパイの詰め物の代わりに脱脂練乳を使ってください。同様に、トッピングや詰め物に使う高脂肪のクリームチーズの代わりに水切りヨーグルトを試してください。果物や果物ソースもまた低カロリーのトッピングにおけるオプションです。

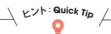

お菓子を食べたい欲望を種実類と水で抑える

グラス2杯分の水を飲み、約28gの種実類（クルミ6個、アーモンド12個またはピーナッツ20個）を食べてください。20分以内に生体の化学反応を変化させることで、お菓子への欲望をなくし、食欲を抑えることができるでしょう。

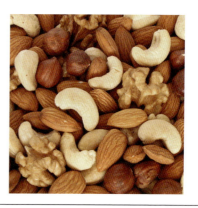

🛒 買い方・選び方：Buying Tips

- 製品の成分表示ラベルをチェックし、マーガリンや植物ショートニングのなどのトランス脂肪酸が含まれていたら、買うのをやめてください。
- シフォンケーキのような低脂肪、低カロリーの

- ものを選んでください。もしくは注文する前に、そのような選択があるか聞いてください。
- 「ヘルシー」と書いてあるものに注意してください。キャロットケーキやズッキーニケーキのように健康的な商品として売られていますが、それらに含まれている野菜や果物は少量かもしれません。また、依然として脂質と糖質が多く含まれており、さらに大量の糖衣がトッピングされています。ラベルをチェックするか成分を聞いてください。

保存方法：Storing Tips

- クッキー、ケーキおよびペストリーは密閉した容器で保存してください。
- ほとんどのものは約1週間程度もちます。

FOODS: #035

ケール・その他の料理用葉野菜
Kale and other dishes for leafy vegetables

- 1食当たりの目安：調理したもの　1/2カップ（65g）
- 主な良い影響：心臓疾患を予防する／がんと闘う／骨の健康を促進する／黄斑変性症を防ぐ／減量に役立つ
- 主な悪い影響：膨満および鼓腸

健康に良い面：Health Benefit

▶ 心臓疾患を予防する

ケールおよび他の料理用の葉野菜にはビタミンCが豊富に含まれており、LDLコレステロール（悪玉コレステロール）値を下げ、その結果として心臓疾患のリスクを減らすのに役立つ可能性があり

　キャベツ科の一種であるケールは、コラードの葉がカールしたもののように見えます。ケールは耐寒性のある秋の野菜で、寒い気候で成長し、霜がかかると風味が良くなります。葉が赤色、黄色、そして紫色のものは、装飾用に使われることが多いですが、どの品種も食べることができ、栄養素を多く含んでいます。

　ケールやコラードグリーン、マスタードグリーン、スイスチャードのような濃い葉状の野菜はビタミンCやベータカロテンが豊富で、体内でビタミンAに変換されます。実際に、1カップの調理されたケールには1日に必要なビタミンAがほぼすべて、ビタミンCは50％以上が含まれています。1カップのケールにはその他に20mcgの葉酸、100mgのカルシウム、1mgの鉄分、そして310mgのカリウムがあります。また、1g以上の食物繊維も含まれており、たったの50キロカロリーしかありません。

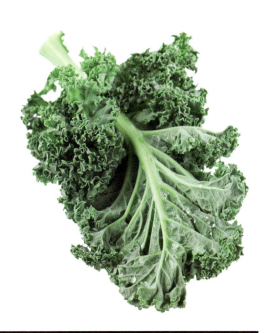

ます。カリウムは血圧を下げ、心臓の健康に役立ちます。

▶ **がんと闘う**
バイオフラボノイド、カロテノイドなどのがんと闘う成分は、料理用の葉野菜に多く含まれています。また、がんの原因となる可能性のあるエストロゲンを減らし、身体を守る酵素の生成を促進するインドールを含んでいます。

▶ **骨の健康を促進する**
濃い色の葉野菜のほとんどには、骨を強くする重要なミネラルである、カルシウムやマグネシウムが豊富に含まれています。

▶ **黄斑変性症を防ぐ**
ケールや色の濃い葉野菜には、黄斑変性症や白内障から視力を保護するルテインが含まれています。

▶ **減量に役立つ**
ケールはカロリーが低くても栄養価が高く、満腹になるため、ダイエットをするすべての人にとって理想的な食物です。

健康に悪い面：Health Risk

▶ **膨満および鼓腸**
キャベツ科の他の野菜と同様に、ケールや類似の葉野菜を食べるとガスが出やすくなることがあります。

オススメの食べ方：Eating Tips

・細長く切った生のケール適量をサラダに加えます。
・細かく刻んだマスタードグリーンを、同じく細かく刻んだニンニクと一緒に蒸し煮します。
・細かく刻んで加熱したスイスチャード（シロラ・フダンソウ）をラザニアの層に加えます。

買い方・選び方：Buying Tips

・葉の端がパリッとして色が濃いものを選んでください。
・しわになっている、黄色い葉は避けてください。

保存方法：Storing Tips

・水ですすいで少し湿ったキッチンペーパーとビニール袋に入れて、冷蔵庫で保存してください。
・3〜5日以内に使用してください。

> **ヒント：Quick Tip**
>
> **硬い葉は捨てないで**
>
> もし、料理用の葉野菜が硬くて繊維質である場合、茎を取り除いて煙草のように葉を巻き、細長く切って素早く加熱してください。

FOODS: #036

コーヒー
Coffee

- 1食当たりの目安：小カップ1杯（180mL）
- 主な良い影響：糖尿病のリスクを下げる可能性がある／記憶機能と精神機能を改善する／結腸がんの予防に役立つ可能性がある／パーキンソン病と肝臓病から守る／皮膚がんから守る
- 主な悪い影響：心臓障害／不妊／骨粗しょう症／尿量増加／睡眠障害／イライラ感

　カフェインの主な供給源であるコーヒーは、眠気をスッキリさせるためにも飲まれています。コーヒー自体はカロリーの低い飲物で、無糖のブラックコーヒー1杯（180mL）は4キロカロリーしか含んでいません。しかし、一部のスペシャル特製コーヒードリンクには高級デザートよりももっと多くの脂質とカロリーを含んでいるものもあります。ホイップクリームの入った全乳のウインナーコーヒー1杯に含まれる脂質とカロリーの量はホットチョコソースサンデーと同等です。

　他の多くの食物や飲料と同様に、コーヒーも適量を摂取するのが最も良いです。1日にカフェインの摂取量が450mg以上の方や、コーヒーを4杯以上飲む方は、コーヒーや紅茶のようなカフェインを含んだその他の飲物を少し控えるようにしてください。

健康に良い面：Health Benefit

▶ 糖尿病のリスクを下げる可能性がある

コーヒーは血糖値を安定させるのに役立つポリフェノールという抗酸化物質を含んでいます。ハーバード大学公衆衛生学部の88,000人の女性を対象とした研究では、1日に1杯のコーヒー（カフェインを含む含まない関わらず）を摂取した人たちは13%、1日に2、3杯飲む人たちは32%、コーヒーを飲まない人たちに比べて2型糖尿病を発症するリスクが低いことが発見されました。

▶ 記憶機能と精神機能を改善する

老化についての研究では、コーヒーが年配の人々の思考を早め、記憶機能を改善し、より良い推理能力のサポートとなることが明らかになりました。別の研究では、80歳以上の女性で、今までコーヒーを摂取してきた人々は、そうでない人たちよりも精神機能において、テストで良い結果が出たと報告されました。生涯を通してのコーヒーの摂取は、アルツハイマー病のリスクを下げることにも関連しています。

▶ 結腸がんの予防に役立つ可能性がある

国立がん研究所の研究では、1日に4杯もしくはそれ以上のレギュラーかカフェインレスのコーヒーを飲む人々は、コーヒーを飲まない人々と比べて15%、結腸がんのリスクが低いということが発見されました。

▶ パーキンソン病と肝臓病から守る

コーヒーによる抗酸化保護は、肝臓病やパーキンソン病を含む数多くの病気を防ぐ手助けとなることが示されています。

▶ 皮膚がんから守る

ブリガム・アンド・ウィメンズ病院とハーバード大学医学部の研究によると、コーヒーを摂取することは、基底細胞がんのリスクを減らすということが示されています。

健康に悪い面：Health Risk

▶ 心臓障害

カフェインは一時的に血圧を上昇させます。またカフェインは敏感な人々に対し、不整脈を引き起こすことがあります。コーヒーを適量飲むことは健康的ですが、1日に450mg以上のカフェインを摂取することは、心臓障害のような多くの健康問題につながります。

▶ 不妊

多くの研究で1日にカフェインを300mg以上摂取することは、妊娠遅滞と関連することが発見されています。

▶ 骨粗しょう症

コーヒーはカルシウムの尿中排泄を増やします。これを補うために、コーヒー好きの方はカルシウムの豊富な食物を摂取したほうがよいでしょう。

▶ 尿量増加

カフェインには排尿の頻度を増加させる利尿作用があります。これは男性の前立腺障害を引き起こ

すと懸念されています。

▶ **睡眠障害**
摂取量にもよりますが、カフェインは寝つきを悪くしたり、睡眠を妨げたりします。

▶ **イライラ感**
多量のコーヒーを飲むと神経過敏を引き起こすことがあります。

オススメの食べ方：Eating Tips

・残ったコーヒーは、製氷皿で凍らせてください。アイスコーヒーをいつでも飲めるようになります。
・チョコレートケーキを作る際、風味を高めるために水の代わりにコーヒーを用いてください。
・ビーフシチューの味を濃厚にするために、コーヒー半カップ分を加えてください。

買い方・選び方：Buying Tips

・コーヒー豆はその風味と匂いを焙煎した後7〜10日間保ちます。よって完全な焙煎豆を買う場合は、ごく最近に焙煎されたものを選んでください。
・油っぽいコーヒー豆は避けてください。油っぽさは時間の経ちすぎを示唆します。

保存方法：Storing Tips

・コーヒー豆と挽いたコーヒーは密閉した容器に入れ、光や空気、湿気を避けた涼しくて乾燥した場所に保存してください。
・日常的にコーヒーを飲むのであれば、コーヒー豆を冷蔵庫や冷凍庫に保存しないでください。温度の変化は風味を変えてしまいます。
・一定の期間コーヒーを飲まないのであれば、コーヒー豆は1カ月間ほど冷凍することができます。

カフェイン
最もポピュラーな興奮剤による高揚感

人気の中毒物質であるカフェインは、コーヒーやお茶、チョコレート、ソフトドリンクに含まれる興奮剤で、体への害も少ないと言われています。また、カフェインは一部の鎮痛剤や風邪薬、減量サプリメント、精神的過敏性を促進する薬に含まれています。

カフェインは摂取後、数分以内に小腸に吸収され、血液を通って体の器官に運ばれます。心拍数を上げ、中枢神経系を刺激し、尿の生成と消化に必要な酸の生産を増加させ、血管や気道をコントロールする平滑筋を緩めます。

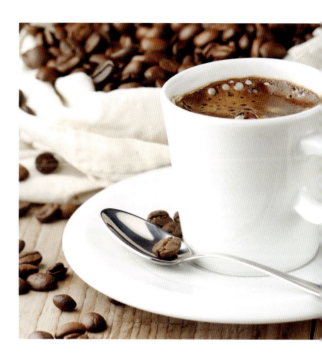

主な良い影響

エネルギーを高める
多くの人々にとって1杯のコーヒーは朝の「動きだし」を助け、日中のコーヒーブレイクは活力が低下しているときに有効です。

がんのリスクを低下させる可能性がある
1日にカップ3杯以上のコーヒーを摂取することは、女性の一般的な皮膚がんの発症を20％低下させます。また、カフェインは男性の前立腺がんのリスクも下げます。

うつ病を防ぐ
カフェインを少なくとも1日に2杯飲むことは、女性のうつ病発症の確立を20％下げます。

運動能力を高める
カフェインに含まれる刺激物は、敏捷性や集中力を上げ、精神能力を高めます。研究によると、250mgのカフェイン（濃いコーヒー2杯ほど）は持久力を高めます。これは脂肪を燃やす能力をカフェインが高めることが原因であるとされています。

糖尿病を管理する
フィンランドの14,000人を対象とした研究では、1日に3〜4杯のコーヒーを飲む女性は、糖尿病を発症するリスクが29％、男性の場合では27％減少することが発見されました。研究者たちの間でも原因がまだはっきりしていませんが、コーヒーに含まれる抗酸化物質がインシュリン放出を助けているのではないかと考えられています。

片頭痛を撃退する
コーヒーは一部の人々にとって片頭痛の原因になることがあります。しかし、片頭痛が発作したときの2、3杯のコーヒーは、逆に痛みを緩和するのに役立ちます。カフェインは脳の拡張した血管を収縮させるのにとても効果的で、市販の頭痛薬の主要成分の1つにもなっています。

主な悪い影響

不眠症の原因になる可能性がある
遅い時間にカフェインを摂取すると夜眠れなくなり、過剰摂取は不眠症、不安感、イライラ感、頻拍、震え、多尿を特徴とする、カフェイン中毒を引き起こすことがあります。

胃を刺激する

カフェイン、特にコーヒーに含まれる物質は胃酸の生産を増加させるので、潰瘍患者や胃食道逆流症がある場合はカフェインの摂取を制限したほうがよいでしょう。

カルシウムの吸収を低下させる

カフェインはカルシウムの吸収を低下させます。このことは特に年配の人々にとって骨粗しょう症のリスクを高めます。

離脱症状を引き起こすことがある

人によって重症度は異なりますが、急にカフェインの摂取をやめると、頭痛やイライラ感、などの症状を発症することがあります。

心臓疾患を悪化させる

なんらかの心臓弁膜症を抱えている人々にとってカフェインは動悸や心不整脈を引き起こすことがあるので、これらの人々はしばしばカフェインの摂取を完全に控えるように勧められます。また、カフェインは一時的に血圧と心拍数を上昇させます。

摂取制限をするべき人

以下の人々はコーヒーの摂取量を1日に1、2杯に制限するべきです。お茶などのカフェイン飲料は制限しなくても大丈夫です。

- 潰瘍がある方
- 心臓病患者
- 高血圧の高齢者
- 女性（特に妊娠中、授乳中、骨粗しょう症の方）
- 片頭痛もちの方

結論

- カフェインはもろ刃の剣であり、利点と欠点があります。例えばカフェインは片頭痛を引き起こすこともあれば、片頭痛発作を緩和する働きもします。
- ほとんどの人々にとってカフェインは安全ですが、潰瘍や心臓病、高血圧、骨粗しょう症を抱える方、妊娠中、授乳中の女性は摂取を制限したほうが良いでしょう。

カフェインの平均含有量

アイテム	MG
コーヒー（148mL）	
ノンカフェイン	1〜5
エスプレッソ（60mL）	90〜100
ドリップ	100〜180
インスタント	65〜120
お茶（148mL）	
煎じたもの（1分）	9〜33
煎じたもの（5分）	20〜50
ノンカフェイン	1〜5
アイスティー	22〜36

アイテム	MG
ソフトドリンク（355mL）	
コカ・コーラ（さくらんぼ、クラッシック、またはダイエット）	46
ダイエットペプシ	36
ドクター・ペッパー（レギュラーおよびダイエット）	40
ペプシ・コーラ	38
RCコーラ（レギュラーおよびダイエット）	48
サンキスト・オレンジ	40

アイテム	MG
チョコレート	
焼きチョコレート（60g）	70
冷たいチョコレートミルク（237mL）	2〜7
ホットココア（180mL）	5
スイートまたはビターチョコレート（60g）	40

FOODS: #037

コールラビ
Kohlrabi

- 1食当たりの目安：生1カップ（135g）
- 主な良い影響：特定の種類のがんを予防する／心臓の健康をサポートする
- 主な悪い影響：ガスを発生させる可能性がある

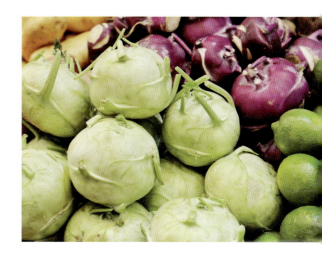

キャベツとカブの両方に似たコールラビは、同じアブラナ科の植物です。ビタミンCが豊富で、1～2カップの生のコールラビには成人の1日の推奨栄養所要量（RDA）のほぼ100％が含まれています。また、450mgのカリウム、わずかですが食物繊維も含まれていながら、たったの40キロカロリーです。葉には鉄分が含まれており、食べられます。

健康に良い面：Health Benefit

▶ 特定の種類のがんを予防する

コールラビにはビタミンCや、抗酸化物質と共に作用する植物色素であるバイオフラボノイドが豊富に含まれており、がんを促進する細胞損傷を阻止します。また、コールラビはエストロゲンの効果を減らす化学物質であるインドールを多く含んでいるため、乳がんのリスクを下げる可能性があります。コールラビに含まれるイソチオシアネートは、結腸がんを予防する効果を持つ、酵素の作用を促進します。

▶ 心臓の健康をサポートする

コールラビに含まれるビタミンCは、心臓血管の病気を引き起こす酸化的損傷を予防するのに役立つかもしれません。また、カリウムは心臓機能にとって重要なミネラルです。

健康に悪い面：Health Risk

▶ ガスを発生させる可能性がある

他のアブラナ科の野菜を食べた後にガスが発生する人は、コールラビでも同じ反応が起こるかもしれません。

オススメの食べ方：Eating Tips

- 皮をむいてオイルを塗った球根の塊を、茶色になるまで焼きます。
- 少量のバターで炒めたものを潰します。
- ジャガイモの代わりに粉のコールラビを使ってラートカを作ります。
- 葉を細かく刻んでサラダに使います。

買い方・選び方：Buying Tips

- 直径7.6cm以下の小～中サイズのコールラビがおすすめです。大きいものは木のように硬い可能性があります。

保存方法：Storing Tips

- 葉の茎を取ってビニール袋に入れて冷蔵保存すると数週間もちます。

FOODS: #038

穀物
Cereals

「大麦」、「ふすま」、「オーツ麦」、「米」、「小麦・小麦胚芽」も合わせて参照してください。

- 🍴 1食当たりの目安：その穀物による
- ❤️ 主な良い影響：糖尿病や心臓血管の病気のリスクを下げる／がんのリスクを下げる／胃腸の健康を支える／減量に役立つ／正常な鉄分値を支える／高いカロリーを供給する
- ☠️ 主な悪い影響：心臓疾患や糖尿病／エンプティカロリー／吸収不良

　先史時代から穀物生産物は、農耕社会にとって基本的な食材の一つとされてきました。ほとんどすべての文化において、主食となる穀物があります。アメリカ人は未だにその土地で採れる小麦を活用する傾向があり、小麦は挽くとパンや焼き菓子に用いられる小麦粉となります。小麦ほどではありませんが、トウモロコシや米、オーツ麦、大麦、キビ、他の穀物も消費します。

　全粒穀物は複合糖質や食物繊維、ビタミンB群、ビタミンE、マグネシウム、鉄分、亜鉛などの植物化学物質、ビタミン、ミネラルが豊富に含まれています。また穀物は脂質が少なく、豆類と一緒に食べるとタンパク質の豊富な食事となります。

　精製穀物は繊維質の外皮と細菌（他の部分より腐るのが早くなってしまう）が取り除かれています。残念ながら、これが精製穀物の植物栄養素のすべてです。あとはデンプン質の内部だけです。

　穀物はパンやパスタ、ペストリーなどの材料となるさまざまな種類の小麦を作る際に使われます。また、小麦粉は増粘剤や添加物としても使われます。代わりになる精製されていない全粒粉を探してください。全粒穀物には大麦や、玄米、そば粉、キビ、オーツ麦、キヌア、スペルト、全粒粉があります。加えて、グルテン不耐性を持つ人に向けた、種実類、イモ、アーモンド、米、ひよこまめ、そば粉などの食物殻を使った小麦粉もあります。

❤️ 健康に良い面：Health Benefit

▶ 糖尿病や心臓血管の病気のリスクを下げる

55歳から69歳のアイオワ州の女性を対象とした健康に関する調査では、全粒穀物を多く食べる人は、心臓疾患による死亡率が低いことが分かっています。別の調査では、多くの全粒穀物を摂取した大人は、摂取しない人に比べて2型糖尿病を発症する確率が35％低いという結果になりました。

▶ がんのリスクを下げる

単一のデータではありませんが、50万人の男女を対象とした大規模な研究では、食物繊維を摂取せず、代わりに全粒穀物を食べると、結腸直腸がんから多少体を守ることが分かっています。

▶ 胃腸の健康を支える

全粒穀物は食物繊維を多く含んで便通を良くします。また、食物繊維は憩室疾患を防ぐ手助けともなります。

▶ 減量に役立つ

全粒粉に含まれる食物繊維によってより早く満腹を感じ、減量に役立つでしょう。また全粒穀物の小麦粉に含まれるビタミンBは代謝において重要な役割を果たします。しかし、小麦粉はカロリーが高いので、必ず分量を制限してください。

▶ 正常な鉄分値を支える

全粒粉は体が赤血球を形成するのを助け、貧血の予防となる葉酸や鉄分も豊富に含んでいます。

▶ 高いカロリーを供給する

小麦は水分が取り除かれていることからカロリーが高いです。例えば、453gのイモが350キロカロリーであるのに対して、小麦は同じ量で1,600キロカロリーです。またカップ1杯分のトウモロコシは100キロカロリーであるのに対し、同量のコーンミールは400キロカロリーです。小麦粉でできたパンを食べることは体重を増やさなければならない人々にとってカロリー摂取量を増やす良い方法です。

☠️ 健康に悪い面：Health Risk

▶ 心臓疾患や糖尿病

小麦粉やパン、朝食用シリアルなどの精製穀物製品には鉄分やチアミン、リボフラビン、葉酸、ナイアシンが加えられています。しかしとはいえ、全粒穀物製品よりもビタミンやミネラル、食物繊維がより少なくなっています。アイオワ州で行われた女性の健康に関する研究では、精製穀物の摂

取量が多い女性は摂取量の少ない女性に比べて死亡率が16％高いことが分かっています。

▶ エンプティカロリー
栄養をほとんど含有しないカロリーのみの食品もあります。多くの栄養は製粉や加工の際に失われます。精白小麦粉を小麦から作る際に、小麦に含まれるふすまや胚芽は取り除かれ、全粒粉にみられる食物繊維あるいは22種のビタミンやミネラルの量が減少します。栄養価のことを考えると、全粒粉もしくは栄養が強化された小麦粉を選ぶのが最善です。

▶ 吸収不良
セリアック病やグルテン不耐性の人々は、特定の穀物に含まれる栄養を吸収できない場合があります。セリアック病を患っている人々は小麦やブルグア、ライ麦のような穀物を消化することができません。これらの穀物に含まれるタンパク質の一種であるグルテン、小腸の内膜を変化させ、結果として吸収不良を引き起こします。

オススメの食べ方：Eating Tips
・パスタの代わりに加熱して冷やしたレッドキヌアをサラダに入れてください。
・大麦と、きのこでリゾットを作ってください。
・調理した小麦粒をミネストローネスープに加えてください。
・プレッツェルやクラッカーを自分で作る際に、ライ麦の小麦粉を使ってみてください。

買い方・選び方：Buying Tips
・全粒穀物のパンやシリアルを購入する際にはラベルをしっかり読んでください。主成分に「全粒粉」と書かれているものを探してください。単に「小麦粉」と書かれている製品は、精白小麦粉です。

保存方法：Storing Tips
・全粒穀物は空気を抜いて密封した容器に入れて保存してください。
・涼しくて乾燥した場所もしくは冷蔵庫で保存した場合は2～3週間、冷凍庫で保存した場合は6～8カ月保存できます。

豆知識：Fact
・1週間に5回以上白米を食べると、1カ月に1回以下しか白米を食べない場合よりも糖尿病のリスクが17％上がります。

FOODS: #039

ココナッツ
Coconut

- 1食当たりの目安：生のココナッツの果実　1カップ（80g）
- 主な良い影響：心臓疾患のリスクを下げる／食欲を満たす／消化を助ける／減量を促進する
- 主な悪い影響：高コレステロール

主に熱帯の海岸地域に育つヤシの木の種子であるココナッツは、多くの食料製品や非食料製品を産出します。ココナッツの油はショートニングやミルクを含まないクリーム、一部のスプレッド、多くの商用の焼き菓子に用いられます。またココナッツの油は、シャンプーや保湿液、石鹸、さまざまな化粧品にも用いられます。ココナッツの果肉は生で食すことができ、アイスクリームや菓子製品、焼き菓子に用いられています。ココナッツミルクの缶詰めは、ココナッツの果実をすりつぶしたものと水からできており、カレーに使われます。熟していないココナッツの中身に入っているココナッツウォーターは、他のココナッツ製品と違い、カロリーが低く、脂質を含んでおらず、カ

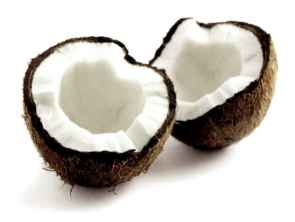

リウムが豊富で、スポーツ飲料の代用品として人気があります。

❤ 健康に良い面：Health Benefit

▶ **心臓疾患のリスクを下げる**

ココナッツウォーターはカリウムを多く含んでいます。カリウムはすべての細胞や、組織、器官が正常に機能するのを助け、高血圧に関連する健康に悪い面を下げるのに役立ちます。ココナッツミルクが日常的に食べられている地域では、心臓疾患を患っている人は比較的少ないようです。

▶ **食欲を満たす**

1/2カップ分のココナッツは約3.5gの食物繊維を含んでいます。これにより私たちはより長く満腹感を感じることができます。

▶ **消化を助ける**

ココナッツミルクやココナッツに含まれる脂肪酸は体内で処理されます。

▶ **減量を促進する**

2009年の研究では、ココナッツオイルはウエストのサイズを減らし、「悪玉」LHDコレステロールと「善玉」コレステロールの割合を改善すると示されています。ココナッツオイルは低脂肪食物ではありません（大さじ1杯分に117キロカロリーと13.6gの脂質が含まれている）が、それらに含まれる中鎖脂肪酸は減量に良いとされています。ココナッツオイルは体温を上げ、脂肪燃焼の作用があると言われています。

☠ 健康に悪い面：Health Risk

▶ **高コレステロール**

ココナッツに含まれる90％以上の脂肪酸は飽和しているものとして分類されます。驚くことに、ココナッツオイルは、バターや赤身肉に含まれる脂質よりも高度に飽和しています。この高度な水準の飽和脂肪酸は、ココナッツオイルが腐るのを妨げるので、ココナッツオイルは商用の焼き菓子にとって理想の油とされています。しかし、それらは血中コレステロール値を上昇させることから、栄養的にデメリットとなります。このことを考慮して、コレステロール値や他の心臓血管の危険因子の高い方は一般的にココナッツオイルを使った製品を避けるように勧められています。

🛒 買い方・選び方：Buying Tips

・焼いた無糖ココナッツを裏ごししたカボチャピューレスープにふりかけてください。
・生のココナッツを切ってフルーツサラダにあえてもおいしくなります。
・刻んだ生のココナッツを春巻きの具に加えるのもおいしいです。
・硬い殻のものを選んでください。
・黒くなっている部分や、柔らかくなっている部分がないかチェックしてください。

🍶 保存方法：Storing Tips

・ココナッツはまるごと常温で保存してください。1カ月ほどもちます。
・ココナッツを割ったら、ラップでしっかり包んで冷蔵庫で保存してください。5日ほどもちます。

FOODS: #040

小麦・小麦胚芽
Wheat and wheat germ

「穀物」も併せて参照してください。

> 🍊 **1食当たりの目安**：料理方法によって異なる、小麦胚芽、約28g
> ❤️ **主な良い影響**：コレステロールを下げる／消化器官を正常な状態に保つ／健康的な体重を保つのに役立つ／心臓の健康を促進する／LDLコレステロール値を下げる／血圧を管理する／貧血を防ぐ
> 💀 **主な悪い影響**：血糖値を高める／アレルギー反応の可能性

　小麦は世界中の多くの人々に食される穀物です。小麦は精製されていないほうが栄養豊富です。小麦の恩恵をめいっぱい得たい方は、100%全粒粉のものを選んでください。

　小麦胚芽は最も栄養の集まっている部分です。大さじ2杯分のトーストした小麦胚芽は55キロカロリーで、ビタミンAやチアミン、亜鉛、リンが推奨栄養所要量（RDA）の15%、葉酸やマグネシウムがRDAの10%、さらに十分な量のビタミンBや鉄分、銅、カリウム、マグネシウムを含んでいます。また同量の小麦胚芽には、4gのタンパク質と2gの食物繊維も含まれています。

❤️ 健康に良い面：Health Benefit

▶ **コレステロールを下げる**
全粒粉に含まれている水溶性食物繊維は、コレステロールを下げる手助けとなります。

▶ **消化器官を正常な状態に保つ**
全粒粉に含まれる不溶性食物繊維は、排泄物を管理し、便秘を防ぐ手助けとなります。

▶ **健康的な体重を保つのに役立つ**
全粒粉には食物繊維が含まれており、満腹感を与えます。体重を落とす、あるいは保つのに役立ちます。

▶ **心臓の健康を促進する**
小麦胚芽に含まれるビタミンAは、心臓の健康や強い免疫系に関係する強力な抗酸化物質です。小麦胚芽に含まれる脂質（大さじ2杯につき1.5g）の大部分は多価不飽和脂肪酸で、飽和脂肪酸を小麦胚芽に置き換えた際に心臓の健康を守ります。

▶ **LDLコレステロール値を下げる**
小麦胚芽はコレステロール値を下げる手助けになる、植物ステロールも豊富です。

▶ **血圧を管理する**
小麦はマグネシウムを豊富に含んでおり、抗炎症作用を持ち、血圧を下げ、血糖値のバランスを整え、筋肉をリラックスさせる働きをします。

▶ **貧血を防ぐ**
小麦は鉄分の値が高く、酸素を運んで体に蓄積させるヘモグロビンやミオグロビンといったタンパク質を作る際に用いられます。

💀 健康に悪い面：Health Risk

▶ **血糖値を高める**
精製小麦は血糖値を高め、そのうち肥満や高血圧、高トリグリセリド、第2型糖尿病、他の慢性的な健康障害と関連するインスリン耐性を引き起こす可能性がありあます。

▶ **アレルギー反応の可能性**
多くの人々は小麦アレルギーとグルテン不耐性、セリアック病の違いをあまり理解していません。これらは異なる病気です。小麦アレルギーの場合、アレルギーの反応は小麦に含まれるタンパク質に対するものなので、小麦製品にのみ反応が起こります。グルテン不耐性やセリアック病の場合は小麦のみならずグルテンを含むすべての食物に対して症状が出ます。これら3つの病気の症状は、軽

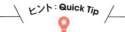

ヒント：Quick Tip

💡 **「白」全粒粉を選ぶ**

もし、家族の中に全粒粉製品に苦手意識がある人がいる場合は、パン屋に行って「白」全粒粉で作られている小麦製品を探してください。「白」全粒粉は全粒粉と栄養価は等しいですが、色が白いものです。

いものから深刻なものまであります。3つの病気うちのどれかを抱えている方は小麦製品を避けてください。

🍴 オススメの食べ方：Eating Tips

・小麦胚芽をピザ生地に混ぜてください。
・朝のシリアルに小麦胚芽を大さじ2杯かけてください。
・細かく砕いた小麦のブランフレークを野菜バーガーに入れて混ぜてください。ブランフレークの触感と食物繊維が加えられます。

🛒 買い方・選び方：Buying Tips

・常に栄養ラベルをチェックして精製小麦製品を避け、「100％全粒粉」の製品を選んでください。
・ブルグアや荒挽き小麦粉、殻粒（小麦のクリーム）、押し麦の小麦粒、小麦胚芽、小麦ブランなどの多くの種類の全粒穀物を試してみてください。

🫙 保存方法：Storing Tips

・小麦粉は涼しくて乾燥した場所、あるいは冷蔵庫で保存してください。
・小麦胚芽は開封後も傷まないようにするために、ビンのふたをしっかり閉めて冷蔵庫で保存してください。
・脱脂小麦胚芽に含まれるビタミンEは、通常の小麦胚芽よりもはるかに少ないです。冷蔵庫で保存する必要はなく、食品棚の中でも保存できます。

FOODS: #041

米
Rice

- 1食当たりの目安：調理したもの1/2カップ（79g）
- 主な良い影響：結腸がんを防ぐ手助けとなる／糖尿病を管理する／アレルギーを引き起こさない／セリアック病患者にとって安全／ベジタリアンのタンパク質欠乏症を防ぐ
- 主な悪い影響：血糖値の急上昇

数千年にわたって米は世界人口の半分以上の人々の主食であり続けています。大麦やオーツ麦のように、米は本来殻につつまれていますが、この殻は食物として使われるときには取り除かれます。多くの栄養素はふすまや細菌とともに、白米を生成する際に失われます。玄米は「ふすま」が残っており、いささか白米よりも栄養価が高いです。

米は献立計画における真の主食です。スープや野菜を用いて作られるリゾットやピラフは安価で、栄養価が高いのでおすすめです。また、サラダの優秀なベースにもなり、野菜や魚、肉、チーズとの相性も良いです。また、米のふすまは、焼き菓子にボリュームを与えます。

❤️ 健康に良い面：Health Benefit

▶ **結腸がんを防ぐ手助けとなる**

結腸内視鏡検査を経験した2,800人を対象としたカリフォルニアの調査によると、少なくとも1週間に1回以上玄米を食べる人は、結腸ポリープのリスクが40％下がるということが発見されました。

腸の調子を整えるBRTA（バナナ、米、トースト、リンゴソース）食の1つである米は、下痢を改善する効果があります。米は正常な腸機能に戻す手助けをし、下痢から回復するときに必要なエネルギーを与えます。

▶ **糖尿病を管理する**

白米は2型糖尿病の発症のリスクを高める一方で、一部の研究によると玄米や野生種の米には食物繊維やビタミン、ミネラルが残っており、糖尿病をかかえる人々にゆっくりと安定した状態でブドウ糖を供給して、グルコース代謝を促進する手助けをすると言われています。

▶ **アレルギーを引き起こさない**

米は、アレルギー反応を引き起こすことはめったにありません。この性質によって食物アレルギー

を特定するための除外食のベースとして理想的と言われています。赤ちゃんが最初に食べる食物としても推奨されています。

▶ **セリアック病患者にとって安全**

米は、小麦や大麦、ライ麦、その他の穀物にみられるタンパク質の一種であるグルテンを含んでいないので、セリアック病やグルテン不耐性をかかえる人にとっても安全で消化されやすいです。

▶ **ベジタリアンのタンパク質欠乏症を防ぐ**

米のタンパク質含有量は半カップにつき2〜2.5mgですが、この値は他の穀物に含まれている量よりも低いです。しかし、乾燥豆と一緒に食べると、米は完全タンパク質を供給します。

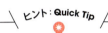

ライスプディングを作る

低脂肪牛乳から作られ、シナモンで味付けされたライスプディングは、治療中の患者や飲み込みやすい食物を必要とする人にとっても消化にやさしい料理です。

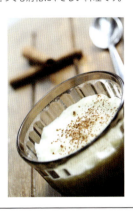

健康に悪い面：Health Risk

▶ **血糖値の急上昇**

白米は精製炭水化物なので素早く体に吸収され、血糖値を上昇させてエネルギーを供給します。しかし、玄米より栄養価や食物繊維含有量が少ないです。

オススメの食べ方：Eating Tips

・炊いてから冷やした米にライムジュースとあぶったココナッツであえて、サラダを作ってください。
・残り物のリゾットにオリーブオイルをかけて、パリッとするまで焼いてください。
・残り物の玄米とタコスのシーズニングを用いてメキシコ風フライドライスを作ってください。

買い方・選び方：Buying Tips

・米はサイズと形によって分類されます（長粒米、中粒米、短粒米）。長粒米は乾燥していて調理するとパラパラになる一方、短粒米は水分と粘着性があり、アジア料理やカリブ料理でよく用いられます。
・すべての種類の米は玄米にも白米にもなりえます。より健康的である玄米を選んでください。

保存方法：Storing Tips

・白米は密閉した容器に入れて、涼しくて乾燥した食品棚で保存してください。最長1年もちます。
・玄米は密閉した容器に入れて冷蔵庫、もしくは冷凍庫で保存してください。最長6カ月もちます。このように保存しないと玄米のふすまに含まれる栄養価の高い油が臭くなってしまいます。
・加熱した米は非常に傷みやすいです。加熱して冷えてしまった米は密閉した容器に入れて冷蔵庫の冷えた場所で保存し、5日以内に消費してください。冷凍庫の場合は最長6カ月もちます。

豆知識：Fact

・アルボリオ米とは、長時間の調理過程を経ても中心部分が硬いまま残ることから、リゾットを作る際に用いられます。クリーミーな食感が特徴の中粒のイタリア米です。
・バスマティ米はパキスタンとインド発祥の香り米です。調理すると幅は変わらず長さのみが増します。特にピラフに適しています。
・ジャスミン米はタイ発祥の米です。柔らかく水気のある食感で粒は粘着質です。
・一般的な米から最もかけ離れた種類は、五大湖地域の湖や湿地に起源を持つ野草です。この野草は一般的な米よりもタンパク質を多く含んでおり、ほとんどの穀物には含まれていないアミノ酸の一種であるリジンが豊富です。

FOODS: #042

魚
Fish

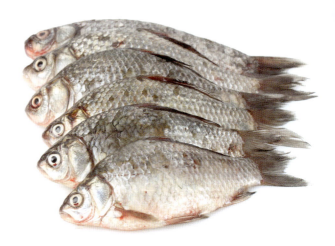

- 🍊 **1食当たりの目安**：トランプ1組分ほどの大きさ（85g）
- ❤️ **主な良い影響**：心臓疾患のリスクを下げる／脳卒中のリスクを下げる／炎症性疾患の効果を和らげる／記憶力の低下を防ぐ手助けとなる／黄斑変性症を防ぐ
- ☠️ **主な悪い影響**：汚染物質／寄生虫／細菌やウイルス

　1切れの魚にはたくさんの栄養が含まれていますが、アメリカ人の1年間の一人当たりの牛肉や鶏肉の消費量の平均が45kgであるのに対し、魚は6.8kgです。

　たくさんの飽和脂肪酸を含んでいる赤味肉と違い、魚や貝類は一食分当たりのタンパク質が豊富で、カロリーや脂質が少ないです。魚に含まれる脂質は体に良いとされる多価不飽和脂肪酸が特に豊富で、多少温度が下がっても液体のまま残ります（もし魚が飽和脂肪酸を多く含んでいれば、それらの脂質は水の中の冷たい生息環境で凝固し動けなくなります）。一部の貝類はコレステロールを含みますが、飽和脂肪酸は少なく、皮なしの鶏肉よりも血中コレステロールを増加させない傾向にあります。さらに、すべての魚は栄養価が高く、特にタンパク質、ナイアシン、ビタミンB_{12}、亜鉛、マグネシウムなどが豊富です。脂身のある魚はとりわけビタミンAとDが多く含まれています。加えて、サーモンやイワシの缶詰めに含まれる骨はカルシウムが非常に豊富です。

健康に良い魚、健康に悪い魚

　魚の中にはオメガ3脂肪酸が他のものよりも多く含まれているものがあります。水銀や毒を多く含んでいるものもあるかもしれません。以下の魚のガイドラインを参考にして、次回の買い物に役立ててください。

選ぶべき魚

　オメガ3脂肪酸を最も多く含む魚はサーモンやサバ、マス、イワシ、ニシンのような冷たい水に住む魚です。またハリバーやアミキリ、メヌケ、バス、レッドスナッパー、スメルトにもオメガ3脂肪酸が含まれています。

選ばない方がよい魚

　マグロや、サメ、キングマッケル、アマダイ、メカジキのような海低で獲物を捕る大きな魚は、水銀を多く含んでいます。

❤️ 健康に良い面：Health Benefit

▶ 心臓疾患のリスクを下げる

1週間に魚を3回食べることは心臓疾患の発症頻度を大幅に下げると言われています。アメリカ心臓協会とカナダ食物ガイドは、さまざまな種類の魚を少なくとも週に2回食べることを推奨しています。魚の油に含まれるオメガ3脂肪酸は血小板の粘着性を下げ、血栓形成を防ぎ、動脈壁の炎症を減らし、トリグリセリドの値を下げます。

▶ 脳卒中のリスクを下げる

2003年に発表された4万3,000人以上の男性を対象とした研究では、1カ月に85～142gの魚を1～3回食べた男性は脳卒中の中でも最も一般的な、血栓が原因で生じる虚血性脳卒中を発症する確率が43％少なかったと報告されています。

▶ 炎症性疾患の効果を和らげる

人間の体はオメガ3脂肪酸を使ってプロスタグランジン（ホルモンの一種）を生成します。これには炎症を減らし、免疫システムを高める働きをもつものがあります。オメガ3脂肪酸の抗炎症効果は、クローン病や潰瘍性大腸炎の可能性のある治療法として研究されています。

▶ 記憶力の低下を防ぐ手助けとなる

ある研究では、魚（特にオメガ3が豊富な種類）

を定期的に食べる人々は、年齢性の思考能力や記憶能力の低下が生じにくいということが示唆されています。

▶ **黄斑変性症を防ぐ**
3,500人の高齢者を対象としたオーストラリアの研究では、魚を月に1〜3回食べるだけで高齢者の失明の主な原因となる黄斑変性症の予防になるということが分かっています。

健康に悪い面：Health Risk

▶ **汚染物質**
マグロやサメ、キングマッケル、メカジキのような海底で獲物を捕る大きな魚は特に、人間の神経系に有毒であり、水銀のような重金属汚染物質を蓄積している可能性があります。これは胎児にとって危険な物質です。この潜在的危険性のため、妊娠中の女性はこれらの魚を避けるべきです。加えて、地元の衛生局で、その土地で捕れた魚は摂取しても安全かどうかを確認してください。

▶ **寄生虫**
寿司などの生魚料理には寄生虫が含まれている可能性があります。オランダのハーリングニシンやスカンジナビアのグラブラクス（ピクルスにしたサーモン）も生ですが、ニシンをピクルスにする過程や適切に作られたグラブラクスでは、寄生虫やその卵が取り除かれています。寄生虫のリスクを避けるためには、事前に商用的に冷凍されたものを買うか、レストランで注文する前に尋ねてください。

▶ **細菌やウイルス**
人間の廃棄物によって汚染された水から捕れた貝類は、深刻な胃腸の不調を引き起こす細菌感染と同様に、ウイルス感染を引き起こす脅威となります。海岸の水は赤潮の原因となる藻の一種（カレニア・ブレビス）による影響を数倍も受けます。赤潮の範囲から捕れた貝類には、これらの藻から生じた毒が濃縮されているので食べられません。

オススメの食べ方：Eating Tips

・水をきったイワシの缶詰めと野菜を一緒にシンプルなパンで包んでください。
・焼いたサーモンをビネグレットソースのポテト サラダに軽く混ぜてください。
・タラをグリーンオリーブやタマネギと一緒に蒸し煮にしてください。

注意：Warning

薬の相互作用

魚の油のサプリメントが適している人もいますが、まずは主治医に確認してください。これらのサプリメントは血液をサラサラにする可能性があり、ワーファリンやヘパリンなどの抗凝血剤を服用している人々にとっては、問題になる可能性があります。DHAとEPA（2種類のオメガ3脂肪酸）を組み合わせた製品を探してください。ビタミンAとDを濃縮した魚肝油カプセルは避けてください。これらのビタミンは長期にわたって大量に摂取すると有毒になります。

買い方・選び方：Buying Tips

・お客さんの多い鮮魚店で魚を買ってください。客が多いということは回転率が良く、新鮮な魚が揃っているということです。もしくは魚を氷で覆って（上と下両方から）保存している市場を探してください。
・魚を丸ごと買う際は、明るく、ふっくらとした、澄んでいる目のものを探してください。灰色もしくは曇った目をしているものは避けてください。えらの内側は灰色っぽいものやピンク色のものではなく、明るい赤色のものが好ましいです。身が硬く、うろこは引き締まっており、皮は明るく光沢のあるものが好ましいです。
・切り身の魚を買う際には、皮に弾力のあるものを探してください。身に変色部分があるものや裂け目のあるものは避けてください。
・匂いはその魚が新鮮かどうか判断する良い指標となります。魚、もしくは魚の切り身を買うときには新鮮な海の香りのするものを選び、独特な魚の匂いのするものは避けてください。
・油と一緒にパッケージされたライトツナ缶はカロリーが高いので、ノンオイルのものを買ってください。また、ビンナガマグロは水銀を多く含んでいる傾向があるので避けてください。

保存方法：Storing Tips

・生の魚はラップに包んで冷蔵庫の一番冷えた場所に保存し、1〜2日以内に食べてください。
・冷凍する際にはしっかりとラップに包んで購入

した日付とその魚の種類を表記してください。最善な状態のものを食べるには、サーモンやヒラメのような冷凍された脂身のある魚は、購入から3カ月以内に、レッドスナッパーやメバルのような赤身の魚は6カ月以内に食べてください。

> **ヒント：Quick Tip**
>
> **くっつかない魚**
>
> 網焼きは魚料理の最も健康的な方法の一つですが、ステーキをひっくり返すよりも難しいです。魚が網にくっつかないようにするためには、それぞれの切り身をレタスやキャベツの葉で包んで蒸し焼きにしてください。鶏肉を縛る際に用いるピンやしっかりと水に浸けた爪楊枝で固定してください。葉に油を塗り、油をひいた網にのせてください。焼き終えたら葉は捨ててください。

FOODS: #043

さくらんぼ
Cherry

- **1食当たりの目安**：新鮮なもの 1/2カップ（70g）乾燥させたもの 1/4カップ（35g）
- **主な良い影響**：炎症と闘う／がんの予防効果がある／血中コレステロール値を安定させる／痛風を治療する／関節炎を和らげる
- **主な悪い影響**：アレルギー反応の可能性

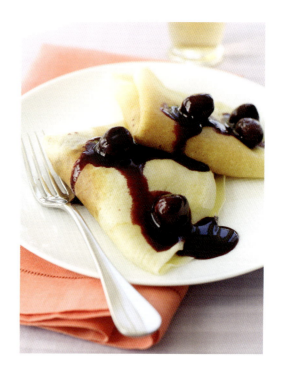

さくらんぼはプラムや、アプリコット、モモ、ネクタリンを含む植物科の一種です。さくらんぼは一般的に同じ科の他の種類の植物よりビタミンが少なく、ミネラルが豊富です。しかし、最近の研究によると、さくらんぼは重要な健康利益を与えると示唆されています。セイヨウミザクラもスミノミザクラもどちらもベータカロテン、ビタミンC、カリウムが豊富ですが、後者のほうがよりいっそう多くのベータカロテンを含みます。

さくらんぼの風味と低カロリーであることから、短い期間ですが旬の時期のさくらんぼは理想的なおやつやデザートとなります。セイヨウミザクラよりも栄養価のあるスミノミザクラは、ほとんどの場合ジャムに使われるか、パイやペストリーに用いられます。

健康に良い面：Health Benefit

▶ 炎症と闘う
セイヨウミザクラとスミノミザクラはどちらも心臓の健康に良い化合物であるベータカロテンと、フリーラジカルの活動と闘う抗酸化物質であるビタミンCが豊富です。ある研究によると、2/3カップ分のタルトを消費する大人は体内の抗酸化物質の値、特に心臓疾患や他の炎症性疾患を防ぐ手助けとなるアントシアニンの値が上がるということが示唆されています。

▶ がんの予防効果がある
スミノミザクラは抗がんと抗酸化の働きをするフラボノイドであるケルセチンを豊富に含んでいます。

▶ **血中コレステロール値を安定させる**
さくらんぼは血中コレステロールをコントロールするのに役立つ、水溶性食物繊維のペクチンを豊富に含んでいます。

▶ **痛風を治療する**
代替医療の医師は、痛風にはスミノミザクラが良いと勧めます。研究によると、さくらんぼには痛風の腫れと痛みを軽減する手助けとなる性質、抗炎症性を持つシアンと呼ばれる物質が含まれると示唆されています。

▶ **関節炎を和らげる**
スミノミザクラは関節炎の症状を和らげる可能性があると示す研究もあります。

健康に悪い面：Health Risk

▶ **アレルギー反応の可能性**
アプリコットやその他のバラ科の植物にアレルギーを持つ方は、さくらんぼにもアレルギー反応を起こすかもしれません。最も起こり得る症状としては、口腔内や口の周りに蕁麻疹がでたり、チクチク感や痒みが出たりします。

オススメの食べ方：Eating Tips

・四等分にしたセイヨウミザクラをホットケーキに加えます。
・焼く前に皮をむいた鶏のもも肉にセイヨウミザクラをちりばめます。
・さくらんぼとザクロジュースに葛を加えてとろみを出し、ソースを作ります。

買い方・選び方：Buying Tips

・肉付きが良く、硬い身で、緑の茎のものを探してください。
・輸入されたさくらんぼは最高に熟したときに収穫され、市場に出されます。そのためその土地での収穫時ほど良い風味がしません。

保存方法：Storing Tips

・洗わずに、茎を取り除かずに口の開いた袋や容器に入れて冷蔵庫で保存してください。
・さくらんぼはすぐに傷んでしまうので、できるだけ早く食べてください。

豆知識：Fact

・アメリカの最も人気で甘いさくらんぼは、アメリカンチェリーや他の暗い色の種類のもの、または明るい深紅色のランバートです。クィーンアンネは黄色で赤味がかっており、大きくてとても甘いです。
・商用のマラスキーノチェリーはさくらんぼ（たいていは黄色のクイーンアンネ）を二酸化硫黄塩水にさらし、その後ライムやカルシウム塩で強化します。そして最後にそれらのさくらんぼは明るい赤色に染められ、甘味をつけ、風味をつけてビンに詰められます。

FOODS: #044

ザクロ
Pomegranate

- **1食当たりの目安**：1/2カップ（87g）
- **主な良い影響**：前立腺がんの治療に役立つ／コレステロール値を下げる／血圧を下げる／勃起不全を改善する
- **主な悪い影響**：薬物相互作用

ザクロ（pomegranate）は古いフランス語で「種無しリンゴ」という意味です。宝石のような赤い種が詰まっていて、その名の通りリンゴのような大きさです。ザクロの皮は革のような濃い赤色から紫色まであります。中身は仮種皮と呼ばれる苦くてクリーム色の膜で分けられた部分に数百の小

さな食べられる種が詰まっています。食べ方は、まず垂直に深く割目を入れ、割ってから食べます。ザクロにはカリウムが豊富に含まれており、1個のザクロに約400mgで、オレンジよりも多く含まれています。ビタミンCと食物繊維も含まれています。ザクロとそのジュースには、アントシアニンとエラグ酸が豊富に含まれており、どちらも抗酸化特性を持っています。

健康に良い面：Health Benefit

▶ 前立腺がんの治療に役立つ

UCLAの研修者たちは、がんがあるかどうかを示す患者の前立腺特異抗原（PSA）血中濃度を測定したところ、1日に237mLのザクロジュースを飲むことによって、以前に前立腺がんの治療を受けた患者のPSA値の上昇が有意に遅くなったと示しています。

▶ コレステロール値を下げる

研究によると、ザクロジュースには、赤ワインや緑茶が持つ抗酸化作用の2～3倍の抗酸化作用があり、アントシアニンがザクロの持つ酸化防止力に重要な役割をはたしているということが示されています。最近の研究では、1/4カップ程度の少ないザクロジュースを毎日飲むことで、LDLコレステロールの酸化が有意に下がり、心臓血管の健康を改善する効果があるということが示唆されています。

▶ 血圧を下げる

研究者たちによると、ザクロジュースには抗酸化物質が多く含まれているため、高血圧を下げる役割をする可能性もあるのではないかということが示されています。

注意：Warning

食物と薬物の相互作用

ザクロは肝臓の薬を処理する方法に影響を与える可能性があります。ザクロを食べる、またはザクロジュースを飲むことにより薬の副作用が増す可能性があります。肝臓の薬にはフルオキセチン、コデイン、オンダンセトロンが含まれます。また、ACE阻害薬などの心臓の薬の中にもザクロの影響を受けるものがあります。また血圧の薬を飲んでザクロを食べると、血圧がかなり下がってしまう可能性があります。

▶ 勃起不全を改善する

『International Journal of ImpotenceResearch』で発表されたある研究によると、100%ザクロジュースを毎日237mL飲むことで、勃起不全や勃起不能の改善に役立つ可能性があるということが分かっています。研究の最後に、47%の参加者はザクロジュースの摂取が勃起不全の改善につながったと報告しています。

健康に悪い面：Health Risk

▶ 薬物相互作用

ザクロジュースの効果が明らかになる一方で、心臓の薬をいくらか飲んでいる人に対して合併症を引き起こすという報告もあります。心臓疾患で医師の治療を受けている場合、通常量のザクロジュースを飲む前に医師に相談すると良いでしょう。

オススメの食べ方：Eating Tips

・グリーンサラダにザクロの種を加えます。
・ザクロジュースでバージンサングリアを作ります。
・グアカモーレにザクロの種を混ぜます。

買い方・選び方：Buying Tips

・大きさの割に重く、皮に傷がなく明るい新鮮な色をしたものを選んでください。
・ジュースを買う場合は、栄養価の最も高い「100%純ザクロ果汁」と表示されたものを探してください。

保存方法：Storing Tips

・新鮮なザクロは冷蔵庫で最長2カ月、涼しくて暗い場所で最長1カ月保存することができます。

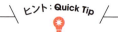

ヒント：Quick Tip

日焼け止めの種を加える

夏のサラダにザクロの種を加えることは、お肌にとって良いです。ザクロに含まれる栄養素は前がんバイオマーカーの1つであるNF-カッパの変化を含む皮膚細胞に、発がん性損傷を与えるUVB放射能力を下げる可能性があるということが発見されています。

FOODS: #045

サツマイモ・ヤムイモ
Sweet potato and yam

> 🍠 **1食当たりの目安**：調理した中位のサツマイモ1個（114g）
> ❤️ **主な良い影響**：血圧を下げる／肌や眼の健康を保つ／感染から守る／心臓疾患と闘う／糖尿病の合併症を避ける／前立腺がんのリスクを下げる／乳がんのリスクを下げる／血糖値およびコレステロールに効果がある／インスリン抵抗を下げることがある

サツマイモはアメリカ先住民の植物で、昔の入植者や革命戦争中の兵士たちの主な栄養源でした。サツマイモは栄養のある野菜で、抗酸化物質のベータカロテンやビタミンCを豊富に含んでいます。

サツマイモには、2つの品種があります。薄い黄色で中身が乾いたものと、濃いオレンジ色で中身がしっとりとしたものです。濃いオレンジの品種は形が丸く、黄色のものよりも甘くてしっとりしています。サツマイモの栄養素のほとんどが皮の近くにあるため、できるだけ皮ごと調理してください。

ヤムイモとサツマイモは非常によく似ており、どちらがどちらか混乱することがよくありますが、同じではありません。ただし、ほとんどのレシピでは互いに置き換えることが可能です。サツマイモとヤムイモは簡単に調理された場合は非常に健康的ですが、ヤムイモの砂糖煮やサツマイモのフライなどの多くのレシピはバター、砂糖、油がたくさん含まれています。したがって栄養素を最大に得るために、あまり凝った調理は避けてください。

❤️ 健康に良い面：Health Benefit

▶ 血圧を下げる
高血圧の人にはサツマイモがおすすめです。その理由は、サツマイモには血圧を下げるとして知られているミネラルの一種、カリウムが多く含まれているからです。バナナからよりもサツマイモからのほうがカリウムを多く摂取することができます。

▶ 肌や眼の健康を保つ
サツマイモに含まれる高濃度のベータカロテンは眼の健康を守り、肌の調子を整えます。

▶ 感染から守る
ベータカロテンが豊富なサツマイモやヤムイモは、感染予防に役立つ可能性があります。

▶ 心臓疾患と闘う
ベータカロテンやビタミンCは心臓疾患と闘う手助けをするかもしれません。

▶ 糖尿病の合併症を避ける
サツマイモに含まれるビタミンCは神経や眼の損傷など、糖尿病の合併症から守ってくれます。

▶ 前立腺がんのリスクを下げる
サツマイモにはベータカロテンとビタミンCが豊富に含まれています。2,000人の男性を対象とした最近の研究では、これら2つの栄養素が少ない食事の男性よりも、前立腺がん発症後の生存率が高いということが分かっています。

▶ 乳がんのリスクを下げる
ハーバード大学医学部の看護師健康調査では、サツマイモなどのベータカロテンの豊富な食物をたくさん食べた女性は、乳がんのリスクを25%程度低下させることが分かっています。

▶ 血糖値およびコレステロールに効果がある
サツマイモは病気と闘う水溶性食物繊維を多く含んでおり、血糖値とコレステロールを下げる効果があります。

▶ インスリン抵抗を下げることがある
サツマイモには、インスリン反応をするのを助ける役割をする、オレンジ色や黄色の色素の「カロテノイド」が極めて豊富です。また、天然植物化合物のクロロゲン酸が多く含まれており、インスリン抵抗を減らす効果があるかもしれません。

💬 豆知識：Fact

・サツマイモには大半のデンプンを糖に変える酵

素が含まれています。サツマイモの甘さは保存中や調理の際に増加し続けます。
- 缶詰めのサツマイモは「ヤムイモ」とラベルされていることがよくあります。
- ヤムイモの名前はセネガル語の「fiam」（食べるために）からきています。

> **都市伝説：Old School**
> サツマイモとヤムイモは同じ野菜に対する異なる二つの名前です。
>
> **新常識：New Wisdom**
> ヤムイモとサツマイモは同族ではありません。

オススメの食べ方：Eating Tips

- 太いスティック状にカットしたサツマイモを、オイルとスパイスが入ったパウダーでコーティングし、焼きます。
- ハッシュブラウンに加えます。
- 茹でたホウレン草、ハムやスイスチーズを焼いたサツマイモの上に乗せます。

買い方・選び方：Buying Tips

- 硬くて濃い色の表面が滑らかで、しわや傷がなくて芽が出ていない、あるいは腐敗していないサツマイモやヤムイモを選んでください。
- 腐っている部分を切り落としても、すでにサツマイモ全体の風味は落ちています。

保存方法：Storing Tips

- サツマイモとヤムイモを新鮮に保つために、セラー、食糧庫、またはガレージなど、乾燥した涼しい場所（13～15℃）で保存してください。そのような場所では1カ月以上保存することができます。
- 硬い核ができたり味が落ちたりしますので、冷蔵庫で保存しないでください。
- 通常の室温で保存する場合は、購入してから1週間以内に使うようにしてください。
- 調理する直前に洗ってください。洗浄した際、水分によって腐敗が進むことがあります。

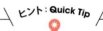

皮を食べる

サツマイモの余分な汚れをブラシで取り除いても構いませんが、皮はむかないでください。皮ごと食べるとサツマイモはオートミール半カップと同じくらいの食物繊維があり、約100キロカロリーです。

FOODS: #046

砂糖・その他甘味料
Sugar and other sweeteners

- 1食当たりの目安：グラニュー糖　小さじ一杯（4.2g）
- 主な良い影響：エネルギーを高める
- 主な悪い影響：肥満／虫歯

砂糖は人間の食事の中では比較的新しい食物で、広く入手できるようになったのは1500年代になってからのことです。しかし、この甘味料が主要商品となるまでにそれほど時間はかかりませんでした。砂糖はすべての植物や動物にエネルギーとして貯蓄されることから、生物に不可欠なものと表現されていました。

白砂糖はサトウキビ、もしくはサトウダイコンからできています。また、糖蜜などの一部の液体

甘味料は精糖の副産物です。工場では、甘さや濃さを調整できる果糖ブドウ糖液糖が好まれています。

その他の糖の人気の供給源としては、ハチミツやメープルシロップがあります。アメリカ南部、メキシコ、南アメリカを発祥とする、とげとげしい多肉植物から抽出されるアガベシロップは、GI値が砂糖よりも低いことから、近年砂糖に代わるより健康的な代用品として受け入れられています。しかし、アガベ製品の中には実際に血糖値を変動させるものもあります。

健康に良い面：Health Benefit

▶ エネルギーを高める
糖のすべての形態はだいたい同じエネルギーを供給し、その値は1グラムにつき4キロカロリーほどです。しかし毎日のこととなると、黒糖が1カップ820キロカロリーなのに対して1カップの白砂糖のカロリーは770キロカロリーです。白砂糖大さじ1杯は50キロカロリーであり、1食分の白砂糖は25キロカロリーです。砂糖自体が特にカロリーが高いというわけではありませんが、チョコレートなどの甘い食物には脂質も含まれており、その場合は脂質1gにつき9キロカロリーにもなります。

健康に悪い面：Health Risk

▶ 肥満
燃焼されない量の糖は体で脂肪に変えられ、常に多くの量を摂取しているとインシュリン不耐性につながります。1日に摂取する糖の量は40g（小さじ10杯ほど）以下にしてください。これは缶のコーラ1本分です。

▶ 虫歯
白砂糖や黒糖、ハチミツ、糖液といったすべての種類の糖は、口内の虫歯の原因となる細菌の繁殖を促します。またサルビアの酵素によって粘着性のある食物が分解されると、それらもまた虫歯の原因となる糖を形成します。糖の量よりも危惧すべきことは、その糖が歯と接触している時間の長さです。ダメージのほとんどは、甘いものを食べた後すぐに歯を磨くことによって防ぐことができます。

オススメの食べ方：Eating Tips

・風味とジューシーさを高めるために、茹でたトウモロコシに少量の砂糖を加えてください。
・モモ、またはパイナップルをグリルして、その上に黒糖をかけてください。
・砂糖小さじ2と酢小さじ2、大きく切ったキュウリのスライス4枚、刻んだディル1/2カップを混ぜてさっぱりとしたサラダを作ってください。

買い方・選び方：Buying Tips

・黒糖やハチミツは白砂糖よりも栄養価が低いですが、黒糖はどんな料理でも白砂糖の代わりに使うことができます。黒糖は白砂糖の結晶を糖液でコーティングして作られたものです。
・ソルビトールやキシリトール、マルチトール、ラクチトールのような糖アルコールは、チューインガムやキャンディー、アイスクリーム、多くの焼き菓子の甘味料に使われます。糖アルコール1g当たりのカロリーはスクロースのそれよりも少ないので、虫歯を促進せず、血糖値の大幅な変化も引き起こしませんが、一部の人々には下痢を引き起こすことがあります。

保存方法：Storing Tips

・白砂糖は密閉した容器に入れ、冷暗所で保存してください。
・黒糖は密閉された容器に入れ、涼しくて湿気の少ない場所に保存してください。おいしさを最大限に引き出すために購入してから6カ月以内に使ってください。

スーパーフード
誇大広告に流されていないか？

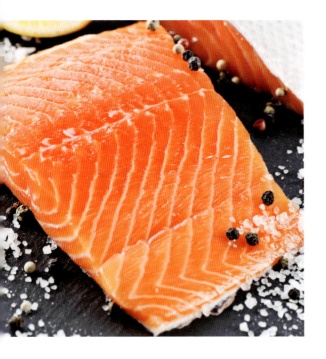

　ちまたには、常軌を逸したクレンズダイエットや、ファスティングダイエットの情報が溢れています。最近はメディアにひょっこり現れる最新の食物を「スーパーフード」と呼ぶ傾向があり、食物の実態と一時的流行を切り離して選択するのは難しいことです。

　近年、素晴らしいものと呼ばれている食材には、アサイー、ゴジベリー、抹茶などがあります。ひとつの食物が究極の万能薬となることはありませんが、食物の中には確かに他の食物よりも多くの栄養素や治癒能力を持っているものもあります。そして、これらの食物を食事に取り入れるのは良い考えです。科学者によると、例えば、すべてのがんの約30〜40％は適切な食事で回避することができると推測され、私たちは正しい食事を食べることが心臓疾患、2型糖尿病および脳卒中のリスクを減らすことができるということが分かっています。したがって、栄養素含量、大病の予防や治療に役立つ能力、入手しやすさを基準に選ばれた次の食材を使った軽食を作ってください。

魚

　サーモンやサバなどの特定の魚はオメガ3脂肪酸を豊富に含んでおり、心臓疾患のリスクの低下、体内の炎症の減少、そして脳機能の改善に役立つということが分かっています。

トマト

　ジューシーな赤いトマトは、心臓疾患や多種のがんの発生リスクを減らすことで知られているカロテノイドのリコピンが豊富に含まれています。ある研究では、トマトは加熱することによってリコピンの効果がさらに増すということが分かっています。

ブロッコリー

　母親に「ブロッコリーを食べなさい」と言われたときのことを覚えていますか？　あなたのお母さんはやはり正しかったようです。アブラナ科の野菜は膀胱がんから体を守るということが分かっています。

ブルーベリー

　この自然の甘いごちそうには、病気と闘うのに役立つ抗酸化物質であるビタミンCと、知力を高めるとされるアントシアニンが豊富に含まれています。

ニンニク

良質の抗酸化物質であるニンニクは風味があるだけでなく、結腸がんの発生リスクを下げることができます。

ダークチョコレート

チョコレートを楽しむための言い訳ということではないのですが、1日に約100gの濃厚な75%カカオのチョコレートを食べることは、実際に悪玉コレステロールを低下させ、動脈が詰まるのを防ぎ、ストレスを軽減するかもしれません。

緑の葉物野菜

ホウレン草、スイスチャード、ケールなどの濃い色の葉野菜は究極のスーパーフードと言われています。鉄分、ベータカロテン、ビタミンC、E、葉酸、およびカルシウムなどの強く健康な体に必要な栄養素を含んでいます。また、黄斑変性や白内障を防ぐのに役立つルテインも含んでいます。

大豆

豆腐や大豆製品はベジタリアンだけのものではありません。大豆を摂取することは結腸がんの発生リスクを減らし、コレステロールを低下させ、骨の強度を高める可能性があります。閉経期の女性ののぼせにも効果があります。

種実類

健康に関して言えば、アーモンドやウォールナッツのような特定の種実類はエネルギーを直接食べているようなものです。アーモンドは心臓を健康に保ち、ストレスを発散させ、体からフリーラジカルを取り除く可能性があります。ウォールナッツには魚が食べられない人が体を充電させるのに効果的な、オメガ3脂肪酸が含まれています。

ザクロ

ザクロの果汁は体内の発がん性炎症を減らし、冠動脈性心疾患の進行を防ぐ可能性があります。

アマニ

アマニという小さな茶色い種は食物繊維が豊富で、リグナンを多く含んでおり、リグナンは乳がんを患っている女性の腫瘍の増殖を遅くするということが分かっています。また、血糖値をコントロールするのに役立つマグネシウムやトリグリセリド（中性脂肪）を下げ、炎症を減らすオメガ3脂肪酸も含んでいます。

豆

肉を食べる、食べないに関わらず、豆は健康的なタンパク質の選択肢の一つであり、心臓を守り、ストレスを発散させるビタミンBを豊富に含んでいます。鉄分、カルシウム、そして豊富な食物繊維が体のシステムを掃除してくれます。

結論

・多くの食品は「スーパーフード」として宣伝されていますが、体が必要とするすべての栄養素を届けるマジックのような解決策となる食品は一つもありません。

・「スーパーフード」は探すのが大変であれば、無理に探す必要はありません。日常的に手に入るもののなかに、簡単で非常に栄養のある食品はたくさんあります。

FOODS: #047

サヤエンドウ・エンドウ豆・グリーンピース
Snow peas

「豆・豆類」も参照してください。

- 1食当たりの目安：サヤエンドウ 1/2カップ（166g）
- 主な良い影響：胃がんのリスクを減らす／LDLコレステロールを下げる／視力の維持
- 主な悪い影響：痛風

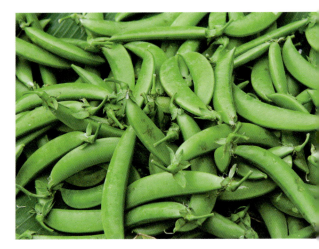

歴史を通じて、エンドウ豆は常に重要な植物の1つでした。聖書でも記されているように、乾燥豆はエジプトの古墳でも見つかっています。1800年代中旬、現代遺伝学の父、グレガー・ヨハン・メンデルはエンドウ豆の苗木からデータを得ました。

エンドウ豆は豆類に分類され、穀物と合わせると完全タンパク質を形成します。新鮮なグリーンピースは調理に時間がかからず、生でも食べられるので、乾燥した豆類よりも便利です。グリーンピースは他のタンパク質豊富な食物よりもカロリーや脂質が低く、1/2カップに約60キロカロリー、4gのタンパク質が含まれています。サヤエンドウはよく中華料理の炒め物料理に使われ、生、冷凍どちらでも売られています。未熟な状態で収穫されるため、平たいサヤごと食べることができますが、結果的にグリーンピースよりもタンパク質は少なくなります。しかし、ビタミンCは豊富に含まれており（1/2カップに約40mgまたは女性のRDAの50%を含む）、鉄分も少し多めに含まれています。食物繊維が豊富なサヤごと食べたとして、1カップのサヤエンドウは約35キロカロリーです。

健康に良い面：Health Benefit

▶ 胃がんのリスクを減らす

『Internatoal Journal of Cancer』で発表されたメキシコシティで実施された研究によると、グリーンピースを他の豆類と一緒に毎日食べ、摂取するクメストロールが1日2mgまたはそれ以上である場合、胃がんのリスクが軽減されることが分かっています。1カップのグリーンピースに少なくとも10mgのクメストロールが含まれているため、手軽にがんの予防ができることが分かると思います。

▶ LDLコレステロールを下げる

タンパク質を豊富に含んでいることに加えて、新鮮なグリーンピースはペクチンなどの水溶性食物繊維も多く含んでおり、血中コレステロール値の制御に役立ちます。ただし、毎日3粒の乾燥豆を食べることで血中コレステロールが下がるという意見は真実ではありません。

▶ 視力の維持

エンドウ豆には、高齢者の失明の原因につながる黄斑変性症のリスク低下と関係のある食物化学物質、ルテインが含まれています。

健康に悪い面：Health Risk

▶ 痛風

グリーンピースは、痛風を引き起こすプリン体が多く含まれています。

オススメの食べ方：Eating Tips

- シチューをお皿に盛る直前に凍ったグリーンピースを混ぜます。
- ハーブの入ったクリームチーズをエンドウ豆のサヤに詰め、すりおろしたニンジンを上にのせます。
- チーズトルテッリーニとスープのブロスに凍っ

たエンドウ豆を加えます。

🛒 買い方・選び方：Buying Tips

- 栽培されているエンドウ豆の約5%だけが新鮮な状態で売られています。残りは冷凍または缶詰めに加工されます。
- 缶詰めのエンドウ豆は栄養素が少なく、塩や糖が添加されており、色や風味が少ないです。そのため冷凍のエンドウ豆のほうがよいです。
- 新鮮なものを買う場合は、若いほど甘く、柔らかいので、かなり若いエンドウ豆はサヤごと食べることができます。ただし、若いエンドウ豆は種があまり発達していません。

🥛 保存方法：Storing Tips

- 新鮮なエンドウ豆は摘んだらすぐに食べるか冷蔵するかしてください。糖質がすぐにデンプンに変化します。
- 洗っていない、皮がむかれていないエンドウ豆を袋または密閉されていない容器に入れて冷蔵保存すると数日間もちます。

> **ヒント：Quick Tip**
>
> 💡
>
> **栄養素を維持する**
>
> ビタミン類の損失を最小限にするために、エンドウ豆はできるだけ少ない水で適度に柔らかくなるまで調理します。エンドウ豆やスープストックと一緒にサヤを調理することで、風味と栄養価が付加されます。

FOODS: #048

塩・ナトリウム
Salt and sodium

- 1食当たりの目安：0.3g
- 主な良い影響：正常な神経機能を促進する
- 主な悪い影響：高血圧／腎臓結石と胆石

　塩とナトリウムはしばしば区別されずに用いられますが、別物です。ナトリウムは塩素と結合した塩化ナトリウムであり、食塩を形成する元素です。ナトリウムはほとんどの食物に天然に存在し、塩はそういったナトリウムを含む最も一般的な食物です。ナトリウムは体内の酸・アルカリの平衡を保ち、さらに体液平衡を保つ手助けにもなります。また、ナトリウムは神経機能や筋肉の動きをコントロールする手助けもします。

　一方で、塩は、実際には反対電荷の効果で集まったイオンから構成される物質のことを指します。重炭酸ナトリウム（重曹）や炭化カルシウム（チョーク）も塩です。塩化ナトリウムは天然に最も多くの塩を含む食物です。

　体が1日に必要とするナトリウムの量は、私たちが消費する量よりもはるかに少ないです。体が必要とするナトリウムの量は環境や気候によって決まりますが、一般的に私たちの体が1日に必要とする量は1,300～1,500mgです。アメリカの一般的な食事1日分には4,000～7,000mg含まれています。塩小さじ1杯には200mg以上のナトリウムが含まれています。

　塩分感受性が強い人は、塩分を控えるだけで大きな利益があります。高齢者と同様にアフリカ系アメリカ人や、糖尿病をかかえる人々は塩分感受性が強い傾向にあります。

　妊娠中に一時的に生じる血液量の増加は、体の必要な塩分量を増やしますが、体の必要とする量の塩分は通常、多様でバランスの良い食事から十分に得ることができます。妊娠中の女性の食事は調理の際にほんの少ししか塩を加えず、食事の際には食物に塩を加えないでください。

❤️ 健康に良い面：Health Benefit

▶ **正常な神経機能を促進する**

ナトリウムは細胞を完全な状態で保つことと、神

経インパルスを体全体に伝達するということにおいて重要な働きをします。これらの機能には筋収縮や心拍リズムも含まれます。

健康に悪い面：Health Risk

▶ 高血圧

ナトリウムは体から不要物や液体を取り除くという腎臓の能力に影響を与えることから、高血圧の人々は塩を控えるように忠告されます。体内のナトリウム値が低い場合、腎臓は尿からナトリウムを回収し、再び循環血液に戻します。しかし、遺伝的にナトリウムを保存する傾向にある一部の人々は高血圧になりやすいです。腎臓が必要以上に塩を保有すると腎臓は適切なナトリウムの濃度を保つために排泄する尿の量を減らし、腎臓で保つ液体の量を増やします。結果として、心臓はこれらの循環している余分な液体を保つために、より激しく血液を送り出さなければならなくなり、血流を保つために血圧が上昇するのです。こうした種類の高血圧は、塩の摂取量を制限すると改善されるでしょう。

▶ 腎臓結石と胆石

塩分の多い食事をしている人々は、腎臓結石や胆石のリスクが高くなるでしょう。2012年のアルバータ大学の研究によると、塩は体内に残り、カルシウムを取り込むので、これらの症状につながってしまうと報告されています。ナトリウムとカルシウムは体の同じ機能で調整されるので、ナトリウムが排出される際にはカルシウムも同様に排出されてしまいます。

あなたの家の軟水器を確認してください

家に置かれている軟水器は、飲み水にナトリウムを加えている可能性があります。その場合は、ペットボトルの水を飲むのが好ましいでしょう。

塩分を抑える5つの方法

1. 以下のようなナトリウムを含まない生のハーブや香辛料を使ってください。
   ニンニクパウダー、生のニンニク、オニオンフレーク（オニオンソルトではなく）、ドライマスタード、コリアンダー、レモン、ミント、クミン、チリ、カレー、ローズマリー、タイム、バジル、ベイリーフ、生姜、唐辛子、黒コショウ、ネギ、パセリ。
2. 自家製のサラダドレッシングを作り、隠し味に塩ではなく酢を用いてください。
3. 果物や野菜は缶詰めにされたものではなく、生もしくは冷凍されているものを食べてください。もし、缶詰めの野菜を用いたいならば、塩分の少ない、もしくは塩分が全く加えられていないものを購入してください。イモに関してはインスタントのものではなく生のものを、キュウリに関してもピクルスではなく生のものを用いてください。野菜を茹でるときには、塩ではなく香辛料やハーブを加えてください。
4. 缶詰めにした、もしくは乾燥させた魚ではなく、生、もしくは冷凍させたものを食べてください。また肉に関してはソーセージやサラミなどの加工肉ではなくローストビーフや鶏肉を選んでください。
5. ご自身の味覚を教育し直してください。塩を加える前に食物を味見してください。パッケージに入ったものを使うのではなく、最初から料理してください。あなたの好みのレシピに必要な塩を半分減らして調整してください。

オススメの食べ方：Eating Tips

- 自然塩は大きな粒子を持つので、よりしょっぱい味がします。ナトリウム摂取量を減らすために用いて、料理に使う塩の量を控えるのも良いでしょう。
- 水が沸騰した後に塩を加えてください。沸点に達する前に塩を入れると沸点が上昇してしまうので、水が沸騰する時間が長くなります。

買い方・選び方：Buying Tips

- ナトリウムが豊富な食事は加工食品や保存食品です。
- シリアルやコールドカット、缶詰めのスープ、缶詰めの野菜、パッケージ化された肉、商用の焼き菓子はたいていナトリウムが豊富です。
- またナトリウムはMSG（グルタミン酸ナトリウム）やガーリック塩などの風味付けされた塩、海塩、食肉軟化剤、商用のソースや調味料（ケチャップ、しょうゆ、チリソース、ステーキソース）、スープ、加工や燻製の施された食物、オ

リーブ、ピクルスなどにも含まれています。
・海塩は栄養面では食塩に似ており、海塩には健康的利点があるという資料はありません。

🧂 保存方法：Storing Tips

・塩は直射日光を避け、涼しくて乾燥した場所で密閉した容器に入れて保存してください。
・ヨウ素添加塩の賞味期限は約5年です。
・風味付けされた塩の賞味期限は約1年です。
・塩入れに米粒を少し入れると、塩が固まるのを防げます。

FOODS: #049

ジャガイモ
Potato

- 🥔 1食当たりの目安：中位のサイズのもの1個（173g）
- ❤️ 主な良い影響：がんと闘う／血圧を下げる
- ☠️ 主な悪い影響：毒性リスク／消化と関節機能／体重増加／糖尿病

ジャガイモはよくアイルランドと関連付けられますが、実はアンデス山脈発祥の食物です。4000年前にペルーの先住民によって初めて栽培されました。そして1500年代にスペインの探検家によってヨーロッパに広められ、主にジャガイモは貧しい人の主食となりました。今ではジャガイモは世界中で栽培されています。ジャガイモは世界で最も多く栽培され、経済的に重要な野菜となりました。

アメリカ人の食事においてジャガイモは大きな割合を占めますが、たいてい脂質や塩分の多く含み、加工された形で食されます。しかし、ジャガイモ自体は栄養価が高く、カロリーが少ないです。中位のサイズの焼いた、もしくは茹でたジャガイモは120〜150キロカロリーで、少量のタンパク質を含み、ほとんど脂質がありません。しかし同量のジャガイモがポテトチップスになると450〜500キロカロリーになり、脂質を最大35g含みます。またフライドポテトの場合は113gで300キロカロリー、そして脂質を15〜20g含みます。ジャガイモは皮ごと食べると複合糖質と食物繊維を多く含み、さらにビタミンB_6とC、マグネシウムを供給します。

 健康に良い面：Health Benefit

▶ がんと闘う

ジャガイモの皮は抗がん効果のある植物化学物質の1つであるクロロゲン酸を豊富に含みます。韓国の研究者たちは、ジャガイモの皮は果肉の最大20倍のクロロゲン酸を含んでいるということを発見しました。

▶ 血圧を下げる

ジャガイモは塩分が少なくカリウムが豊富であることがよく知られており、高血圧と闘っている人にとって理想的な食事です。しかしジャガイモの高血圧に対する効果はこれだけではありません。最近のイギリスの研究で、ジャガイモの中に血圧を下げる働きをするクコアミンと呼ばれる化合物が発見されました。この植物性栄養素が効果を出すために、食事にどのくらいの量が必要か、いまだにわかっていませんが、この発見によってジャガイモにはそれまでに予想されていたよりもずっと高い潜在的栄養素があることが明らかになりました。

 健康に悪い面：Health Risk

▶ 毒性リスク

緑がかっていたり、芽のあるジャガイモは多量に摂取すると危険です。有毒となるアルカロイド物質、ソラニンを含んでいます。

▶ 消化と関節機能

ジャガイモはアルカロイドを含む野菜の科であるナス科の一種です。そしてこのアルカロイドは過敏な人々にとって、消化機能に影響を与え、関節機能を害することがあります。

▶ 体重増加

ジャガイモは比較的カロリーが少ないですが、フライにされた時や、バターと一緒に出された時は脂質が多くなります。

▶ 糖尿病

ジャガイモは血糖インデックス（GI）と血糖負荷（GL）が比較的高いので、糖尿病やダイエット中の人々にとって問題となります。しかし、マッシュポテトは茹でたジャガイモよりもGLが高いといったように、ジャガイモの種類や調理の方法次第でGIやGLは変化します。

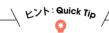

皮を残しておく

ジャガイモを調理する際には皮を取り除かないのが最善です。なぜなら多くの栄養素が皮の付近にあるからです。皮はむかずに野菜ブラシを使って水で洗ってください。焼く、蒸す、あるいはレンジで温めるとジャガイモに含まれる最大限の栄養素が守られます。

オススメの食べ方：Eating Tips

・簡単なスープとしてジャガイモとニラをだし汁と一緒に煮てください。
・角切りにしたジャガイモとカリフラワーをカレー粉とシアントロ（香草）にまぶして揚げてください。
・余って冷蔵庫で保存していたマッシュポテトは、春タマネギと混ぜてパテにして揚げてください。

買い方・選び方：Buying Tips

・硬くて傷のないジャガイモを選んでください。
・新ジャガは柔らかい皮の一部がなくなっているかもしれませんが、他の種類のジャガイモには皮のむかれている部分はないはずです。
・しわや芽がある、亀裂が入っている、あるいは緑っぽいジャガイモは避けてください。

保存方法：Storing Tips

・ジャガイモは暗くて涼しい場所（冷蔵庫はダメです）で保存してください。最長2週間もちます。
・7℃以下の温度だとデンプンが糖に変化し、ジャガイモの味が悪くなります。
・タマネギと一緒にジャガイモを保存しないでください。タマネギに含まれる酸はジャガイモの腐敗を促進します。また逆の場合も同じです。

豆知識：Fact

・1994年にジャガイモは初めて宇宙で栽培される野菜となりました。
・フライドポテトはホワイトハウスでトーマス・ジェファーソンに出されて以降、アメリカに広まるようになりました。
・ジャガイモの芽は胃腸障害や神経系障害を引き起こす可能性のある化学物質、ソラニンを高い値で含んでいるので、ジャガイモの芽は食べないでください。

FOODS: #050

ジャム・ゼリー・スプレッド
Jams, jellies, and other spreads

- 🍊 1食当たりの目安：約大さじ1～2杯、または15～30mL
- ❤️ 主な良い影響：素早くエネルギーを高める
- ☠️ 主な悪い影響：糖質が多い／栄養価が低い

ジャムは果物を保存する手段として、古代より発達してきました。果物は貯蔵されたとき、微生物が繁殖するのに必要な水分が不足するため、腐りにくくなります。空気を通さないパラフィンの層を用いて自家製のジャムを密閉することで、表面のカビを防ぐことができます。砂糖で煮た果物は、フルーツ酸と加熱調理によって果物の細胞壁から出てくる水溶性食物繊維の1つである「ペクチン」の相互作用により、ゲル化します。リンゴやブドウ、多くのベリーは天然のペクチンを十分に含んでいますが、アプリコットやモモのような果物にはペクチンを添加する必要があります。低カロリーや低糖のジャムは、少ない酸と少ない糖で反応を起こす、特別なペクチンを用いてゲル化します。これらの製品はしばしば濃縮ジュースを用いて甘味をつけたり、あるいはデンプンを用いてとろみをつけます。砂糖を使ったもののように高カロリーにならずにゼリー状の果物の風味と食感を提供します。

スーパーの陳列棚にはソフトに加工されたチーズ製品からチョコレート風味のナッツバター、ホイップ状のマシュマロまで、多くの種類のスプレッドが並べられています。これらの製品の摂取は、ほどほどにするのが良いでしょう。

❤️ 健康に良い面：Health Benefit

▶ 素早くエネルギーを高める

糖は体ですぐに消化されることから、単糖を豊富に含むジャムやゼリー、他のスプレッドは素早く私たちのエネルギーとなります。低血糖になりがちな人々にとっては役に立つでしょう。

☠️ 健康に悪い面：Health Risk

▶ 糖質が多い

果物に含まれるビタミンCなどの栄養素は加熱調理で破壊されてしまうため、ジャムと生の果物を比較することはできません。果物のジャムは血中コレステロール値を抑制するのに役立つ水溶性食物繊維であるペクチンを多く含んでいますが、この利益も豊富な糖質で帳消しとなります。

▶ 栄養価が低い

多くのチーズをベースにした製品には少量のビタミンAやカルシウムが含まれており、塩分や脂質、コレステロールが含まれています。チョコレートやマシュマロのスプレッドは砂糖よりも少し多いカロリーを含んでいます。

🍴 オススメの食べ方：Eating Tips

- 網焼きにした鶏肉にハラペニョゼリーをかけてください。
- オールフルーツチェリーのスプレッドを、プレーンのシュガークッキーに塗ってください。
- オールフルーツアプリコットをプレーンのギリ

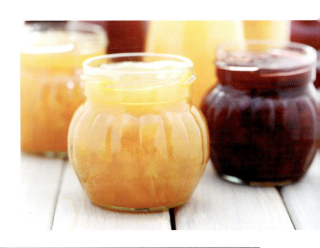

シャヨーグルトに入れて混ぜてください。
- ナシのスプレッドをヒマワリの種にディップしてください。

- 果糖やコーンシロップはしばしばスプレッドやゼリーに加えられます。避けてください。

🛒 買い方・選び方：Buying Tips

- ジャムやゼリーを買う際には無糖のもの、もしくは100％果物でできているものを探してください。
- ナッツバターを買う際には油や糖、保存料やその他の添加物が加えられていないものを探してください。

🫙 保存方法：Storing Tips

- ジャムやゼリー、乳製品をもとにしたスプレッドは、開封後に冷蔵保存で約1カ月保存できます。
- 低糖もしくは無糖のものは冷蔵庫保存で約3週間保存できます。

FOODS: #051

種実類（ナッツ）
Nuts and seeds

「アマニ」、「ピーナッツ・ピーナッツバター」を参照してください。

- 🍊 **1食当たりの目安**：28g
- ❤️ **主な良い影響**：糖尿病を防ぐ／心臓疾患を防ぐ／コレステロールを下げる／がんの予防に効果がある／エネルギーを高める／便秘を和らげる／貧血と闘う／減量を助ける／菜食主義者の食事をサポートする
- ☠️ **主な悪い影響**：脂質およびカロリーが高い／アレルギー反応の可能性／脱水症

種実類とは木、低木などにできた胚です。新しい植物を育てるために必要な栄養素がすべて詰まっており、先史時代からその栄養素含有量は価値あるものとされてきました。種や木の実がなる植物は、紀元前1万年以来ずっと栽培されてきました。

木の実はコレステロールを下げ、体重をコントロールするということが分かっています。また、木の実を多く食べることは脳卒中のリスク低下に関連するとされています。木の実の健康的特性は脂肪酸の側面とタンパク質、食物繊維、マグネシウム含量に起因するかもしれません。種実類はビタミンEの良い供給源の1つであり、免疫システムを促進し、細胞膜を保護し、赤血球を作るのに役立つ重要な抗酸化物質の1つとされています。また、種実類は葉酸および鉄分、カルシウム、セレニウム、マンガン、亜鉛およびカリウムなどその他のミネラル、フラボノイドや植物ステロールを含んでいます。

チアなどの種は、私たちの食事に取り入れられる機会が増えています。これらの小さい種は大きな結果をもたらすことから「スーパーフード」と呼ばれています。チアの植物は中央アメリカと南アメリカが原産ですが、西オーストラリアでも栽培されており、現在では種の生産量が最も多い国となっています。アマニとは異なり、チアの種はすりつぶす必要はありません。チアの種はグルテンを含まず、心臓の健康に必要なオメガ3脂肪酸を豊富に含んでいます。

❤️ 健康に良い面：Health Benefit

▶ **糖尿病を防ぐ**

種実類は血糖値に対して良いとされており、ハーバード大学の研究者によると、定期的に木の実（およそ1掴みの量を週に5回）を食べた女性は、木の実をそれほど食べない女性に比べて、2型糖尿病の発症率が20％低い傾向にあるということが分かっています。

▶ **心臓疾患を防ぐ**

いくつかの大規模研究では、木の実を定期的に摂取することで、心臓疾患を予防できることが分か

っています。看護師健康調査によると、週に142g以上の木の実を食べた女性は、木の実をほとんど食べない、または1カ月に1回も食べない女性に比べると、心臓発作や心臓疾患による死亡のリスクが35％低いことが分かっています。

ナトリウム値を均衡に保つことによって血圧を下げる効果を持つカリウム含有量が高いことが、その理由の1つかもしれません。1/2カップのアーモンド、ピーナッツ、松の実、ピスタチオ、ヒマワリの種には、バナナ1本以上である500mg以上のカリウムが含まれています。

▶ **コレステロールを下げる**

最近の研究によると、「悪玉」LDLコレステロール値が高い人々が心臓に健康的な食事の一部として1日42gのゴマを4週間食べた場合、ゴマなしの同じ食事を摂取していたときよりもLDL値が10％近く下がったと報告されています。当然ながら、対象者のLDL値はゴマを食べるのを止めた後、元に戻りました。木の実にもコレステロールを下げる植物性ステロールが含まれています。ある研究では、すでにコレステロール値が上がった人々はアーモンド摂取によりLDLコレステロールが有意に下がったということが示されました。また別の研究では、アーモンドとクルミの不飽和脂肪酸を含む食事には、従来のコレステロールを下げる食事よりも10％多くコレステロールを下げる力がある可能性が示唆されました。クルミも心臓に健康的なオメガ3脂肪酸を豊富に含んでおり、ある研究では、コレステロール値が高い男女が健康的な地中海の食事にクルミを加えた結果、LDLコレステロールの低下が確認されました。

▶ **がんの予防に効果がある**

木の実は、がんと闘う抗酸化物質を多く含んでいます。28gのアーモンドにはビタミンEの1日の推奨栄養所要量（RDA）のほぼ半分が含まれており、同量のヘーゼルナッツにはその約30％が含まれています。特にクルミには、がん細胞の発達を阻止する可能性がある抗酸化物質のエラグ酸が特に豊富に含まれています。ブラジルナッツには、別の抗酸化物質のセレニウムが多く含まれています。7gのブラジルナッツにはこのミネラルが1日の推奨栄養所要量の2倍以上含まれています。植物ステロールもまた、抗がん効果に貢献しているかもしれません。

▶ **エネルギーを高める**

木の実は脂質とタンパク質の組み合わせを含んだ「ゆっくり燃焼する」食物であるため、持続的にエネルギーを提供します。

▶ **便秘を和らげる**

ほとんどの種実類は食物繊維を多く含んでいます。例えば、1カップのアーモンドには約15gの食物繊維が含まれています。

▶ **貧血と闘う**

重さで言うと、カボチャの種とゴマには、貧血と闘う多くの鉄分がレバーよりも多く含まれています。

▶ **減量を助ける**

パデュー大学の研究者たちは無塩のピーナッツとスナック食品の比較試験を行った結果、ピーナッツまたはピーナッツバターのスナックの摂取後2.5時間は空腹感が減らされ、一方、他のスナックは30分以内に空腹感が戻ってきたということが分かっています。興味深いことに、ピーナッツをスナックとして食べる人は、カロリー摂取を自発的に調節し、日々の食事に余分なカロリーを追加しませんでした。さらに、ピーナッツに見られる良質の脂質（一価不飽和脂肪酸）を反映した場合、脂肪酸の栄養効果にプラスの変化がありました。

▶ **菜食主義者の食事をサポートする**

ほとんどの木の実はタンパク質を多く含んでいます。しかし、ピーナッツは例外で、完全なタンパク質の生成に必要とされる必須アミノ酸の一種であるリジンが欠乏しています。このアミノ酸は木の実を豆類と組み合わせることで、簡単に補うことができます。

種実類の真実

- すべてのピスタチオは褐色ですが、一部のものは通常赤色に染められており、アメリカ産の品種は漂白されています。
- 重さで比較すると、カボチャの種とゴマにはレバーよりも多くの鉄分が含まれています。
- カシューナッツの殻にはツタウルシに含まれる刺激性油と同じウルシオールが含まれています。ウルシオールは加熱することで不活性化されるため、焼いたカシューナッツは食べても安

全ですが、生では絶対に食べないでください。

> **都市伝説：Old School**
> 木の実はジャンクフードである。
>
> **新常識：New Wisdom**
> 一握りの量に止めておくことで、木の実はタンパク質およびその他の栄養素の良い供給源となる。

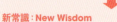

健康に悪い面：Health Risk

▶ 脂質およびカロリーが高い
デメリットは、木の実はカロリーと脂質が多いですが、ココナッツやヤシの実は例外で、それらの脂質は大半が一価不飽和脂肪酸または多価不飽和脂肪酸です。
特に飽和脂肪酸と置換する場合、心臓に優しい脂質になるとされています。依然として木の実の摂取はほどほどにするべきです。マカダミアナッツは1カップ当たり1,000キロカロリー以上あり、ブラジルナッツはそれに続く高カロリーです。その他の種実類には1カップ当たり700〜850キロカロリーが含まれています。

▶ アレルギー反応の可能性
木の実の中でも特にピーナッツ（厳密には木の実ではなく豆類であるが）は、多くの人にアレルギー反応を引き起こします。症状は口の中がチクチクする感じから蕁麻疹、極端なケースでは生死に関わる緊急事態のアナフィラキシーショックまであります。しかし、異なる品種は密接に関係していないため、例えばクルミのアレルギーがある人も他の種類の木の実や種なら食べることができるかもしれません。

▶ 脱水症
チアの種は大量の液体を吸収します。それが消化の際に起こらないようにしなければなりません。問題が起きないように、そして実際に水和を維持するために、チアの種を食べる前に水に浸します。

オススメの食べ方：Eating Tips

・焼いたゴマをオートミールにちりばめます。
・水に溶解したチアの種はゲルを生成し、スープやシチューに増粘剤として加えることができます。
・溶かしたビタースイートチョコをハシバミの実にかけて立てておきます。
・料理に混ぜる前におよそ175℃で5〜7分焼くと風味が出てきます。
・チリと焼いたカボチャの種を付け合せにします。
・680gの溶かしたホワイトチョコ、ダークチョコまたはミルクチョコで1缶のミックスナッツに飾用のコーティングをして、簡単なホリデーキャンディを作ります。固める際には小さじですくってワックスペーパーの上に落とします。

買い方・選び方：Buying Tips

・色と大きさが均一な、実がしっかり詰まったものを選んでください。
・ローストしたもの、生のもの、どちらでも健康的ですが、ローストしたものを買うときは無塩のものを選んでください。

保存方法：Storing Tips

・種実類に含まれる油は、すぐに嫌な匂いがしはじめます。種実類の保存の際には密閉容器またはビニール袋に入れ、しっかり空気を抜いて冷蔵庫で最長6カ月まで保存することが可能です。

豆知識：Fact

・心臓疾患リスクの30〜50％の減少は、週に数回木の実を摂取することと関連しています。

FOODS: #052

ジュース
Juice

- 1食当たりの目安：1/2カップ（118mL）
- 主な良い影響：必要な栄養を素早く提供する／高コレステロールを下げる手助けとなる／血糖値を一定にする
- 主な悪い影響：体重増加／高血圧／発達の遅れ（幼児において）

多くのガイドラインでは、毎日5〜10食分の果物や野菜を摂取するように推奨されています。しかし、ほとんどのアメリカ人はこの基準に達していません。より多くの分量の果物や野菜を摂取するもっともかんたんな方法は、それらのジュースを飲むことです。約118mLのジュースが果物や野菜1食分に相当します。

健康に良い面：Health Benefit

▶ 必要な栄養を素早く提供する
果物や野菜のジュースは水分を補給し、栄養を供給するだけなく、体を潤った状態に保ちます。

▶ 高コレステロールを下げる手助けとなる
毎朝オレンジジュースを2杯飲んでください。しかし、それらがベネコールなどのマーガリンに含まれるコレステロールを下げる植物ステロールと同じ種類のものが入っているブランドであることを確認してください。研究者たちは、ステロールの強化されたジュースを飲んだ人々はLDLコレステロールが7％下がったということを報告しています。

▶ 血糖値を一定にする
低血糖の状態に苦しんでいる人々にとって少量のジュースを飲むことは、血糖値を安定させる良い方法となります。

健康に悪い面：Health Risk

▶ 体重増加
天然の果糖や人工的に加えられた糖からなるカロリーは、素早く体に蓄えられ、体重増加につながります。

▶ 高血圧
野菜ジュースはフルーツジュースよりも糖質が少ない傾向にありますが、缶やビンに入っている野菜ジュースはしばしば血圧に影響を与える塩分を多く含んでいます。注意深くラベルをチェックし、低塩分、もしくは無塩のものを選んでください。

▶ 発達の遅れ（幼児において）
米国小児科学会は、生後6カ月以内の赤ちゃんにフルーツジュースを与えるのは良くないと報告しています。多くのジュースを飲むことは下痢、不十分な体重増加、成長の遅れ（フルーツジュースには母乳や母乳用ミルクに含まれる栄養素を欠いているため）、虫歯の原因になります。大きい子供にはジュースではなく、より多くの食物繊維を含む果物をそのまま食べることを勧めるべきです。

オススメの食べ方：Eating Tips

・缶に入ったフルーツジュースの余りはスムージーに入れる氷として製氷皿に入れて凍らせてください。
・ポークチョップを作る際に、深底フライパンにアップルジュースを入れて炒めてください。
・料理の終盤でチリソースにオレンジジュースを混ぜてください。

FOODS: #053

生姜
Ginger

「スパイス・ハーブ」も合わせて参照してください。

- 🍯 1食当たりの目安：種類による
- ❤️ 主な良い影響：吐き気や乗り物酔いを和らげるのに役立つ／痛みを緩和する／特定の種類のがんを防ぐ／体内ガスを軽減する
- ☠️ 主な悪い影響：凝血／低血糖／妊娠／口や粘膜

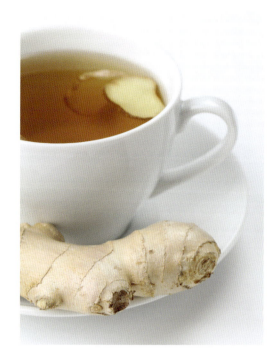

生姜はハーブであり、根茎です。生の生姜はどこのスーパーでも見ることができますが、乾燥させたものやパウダー状になったものは生姜ジュースや生姜茶として簡単に使うことができます。生姜は医療的な目的で使われるだけでなく、インドや中国のようなアジアの国々において料理のスパイスとして幅広く使われ、重要な役割を果たしています。生姜の肝要な活性成分は揮発性油や、ジンゲロールやショウガオールのようなフェノール化合物だと考えられています。

❤️ 健康に良い面：Health Benefit

▶ 吐き気や乗り物酔いを和らげるのに役立つ

ノンアルコールのジンジャーエールやビール、砂糖漬けにした生姜の根など、生姜はさまざまな形で乗り物酔いによる吐き気やおう吐の予防に用いられてきました。ある研究によると、生姜はスコポラミン処方薬と同じくらい乗り物酔いを防ぐことに関して効果的で、薬の場合は時折眠気を誘発しますが、生姜にはその作用はありません。

▶ 痛みを緩和する

生姜は炎症反応を促進するホルモンを妨げるので、片頭痛に苦しむ人々にとっても役立つでしょう。研究では、片頭痛の最初の兆候が出た時点で生姜を摂取すると、症状を軽減すると言われています。さらに生姜は関節炎に苦しむ人々にとっても役立つかもしれません。研究によると、骨関節炎や関節リウマチを抱える人々が粉末状の生姜を毎日摂取したところ、痛みや腫れが軽減されたという報告がなされています。

▶ 特定の種類のがんを防ぐ

多くの研究で、生姜には抗がん特性があると示しています。ミシガン大学のある研究では、生姜は卵巣がんの細胞を死滅させることが分かっており、別の研究では、生姜の根のサプリメントは結腸の炎症を軽減することが示され、このことは生姜には予防としての可能性があるということを示唆しています。腫瘍を誘発された実験動物に生姜に含まれる化合物であるベータイオノンで事前に治療した場合、腫瘍の成長速度が遅くなりました。

▶ 体内ガスを軽減する

ペパーミントやカモミールのように、生姜は体内ガスの対処に用いられ、体内ガスの発生や痛みも緩和します。皮をむいた生姜を1切れから2切れ豆料理に加えると、これらの料理がしばしば引き起こす体内ガスが軽減されると言われています。

☠️ 健康に悪い面：Health Risk

▶ 凝血

凝血を妨げてしまうかもしれないので、出血障害を抱えている方は生姜を食べないでください。

▶ 低血糖

生姜は血糖値を下げますので、注意深く自分の血糖値を確認するか、主治医に薬剤を変えるかどうか相談してください。

▶ 妊娠

ある研究では、妊娠中に生姜を摂取することは流産や、先天性異常のリスクのような問題を引き起こすのではないかという懸念が生じています。しかし他の研究では、短期に渡ってならば（4日以内）、生姜をつわりに用いるのは安全だとしています。利点や懸念点を主治医に相談してください。

▶ 口や粘膜

植物薬のなかで生姜は体を温めるハーブだと考えられており、これは体により多くの熱を発生させるので、口や粘膜の炎症を引き起こすことがあります。生姜を食べて、不快に感じる方は生姜を避けてください。

> **ヒント：Quick Tip**
>
> **生姜の紅茶で風邪の症状を和らげる**
>
> 風邪の症状である悪寒や鼻づまりを和らげる良い方法をお伝えしましょう。紅茶に1～2枚の生姜の根のスライスを入れ、10分間蒸らします。風味付けに1つまみのシナモンを加えます。

オススメの食べ方：Eating Tips

・紅茶を蒸らす際に生姜を1切れ入れてください。
・刻んだ砂糖漬けの生姜を朝のオートミールに加えてください。
・スプーン山盛りの粉末状の生姜をすりつぶしたスイートポテトに入れて混ぜてください。

買い方・選び方：Buying Tips

・生の生姜を買う際は肉付きがよく傷やしみのないものを探してください。

保存方法：Storing Tips

・皮をむいていないものは密閉した容器に入れて中の空気を抜き、冷蔵庫で保存してください。
・保存する前に生姜に水分が含まれていないか確認してください。このように保存すると、生姜は2週間程度もつはずです。
・生姜は冷凍すると1～2ヵ月もちます。

> **注意：Warning**
>
> **食物と薬の相互作用**
>
> ワーファリンのような出血を遅くする薬剤を服用している場合、生姜を摂取すると出血やあざの原因となる可能性があります。これらの薬剤を服用している場合、生姜を食べないでください。

FOODS: #054

シリアル
Cereal

「穀物」も合わせて参照してください。

> - **1食当たりの目安**：1カップ（226g）、しかし種類と製品によって異なる。
> - **主な良い影響**：心臓疾患を防ぐのに役立つ／がんの予防に役立つ可能性がある／便秘を減らすのに役立つ／減量に役立つ
> - **主な悪い影響**：塩分、糖質、脂質を多く含む／カロリーが高いことがある／栄養吸収の妨げになる可能性がある／体内ガスの発生と膨張

シリアルは複合糖質やデンプン質の食物のなかで、最も人気のある食物の1つです。店で売られている90％以上のシリアルは、さまざまなビタミンやミネラル、特に鉄分、ナイアシン、チアミン、ビタミンB_6、葉酸で栄養が強化されています。栄養を強化することに関しての規制は日によって異なります。

小麦、トウモロコシ、米、オーツ麦はシリアルに用いられる最も一般的な穀物です。ほとんどのフレークシリアルは小麦粉、水、砂糖、塩などのさまざまな組み合わせからできており、これらの組み合わせからできたものをパン生地にし、その生地を伸ばして薄くし、焼いたものです。ホットシリアルおよびコールドシリアルは、低カロリーで健康的な朝食です。しかし必ずラベルをチェックして、含まれている砂糖、塩分、保存料、その

他の添加物が少ないものを選んでください。

❤️ 健康に良い面：Health Benefit

▶ **心臓疾患を防ぐのに役立つ**
オーツ麦のシリアルは、血中コレステロール値を下げ、結果的に心臓疾患のリスクを下げるのに役立つ水溶性食物繊維を豊富に含んでいます。

▶ **がんの予防に役立つ可能性がある**
一部のシリアル、特に全粒粉からなるものや、ふすまを含んだものは不溶性食物繊維を豊富に含んでいます。便秘を防ぐのに役立ち、さらに結腸がんを含む一部のがんを防ぐ手助けとなります。

▶ **便秘を減らすのに役立つ**
シリアルに含まれる食物繊維は規制的な便通を助ける働きをします。成分一覧表に第一成分として「全粒」と書かれているものを探してください。それらには、1人前の分量につき、少なくとも4gの食物繊維が含まれています。

▶ **減量に役立つ**
高繊維、低カロリーのシリアルを健康的な朝食の一部として食べることは減量の役に立ちます。食物繊維はあなたに満腹感を与えるほか、研究によると朝食を食べる人々は朝食を抜く人々よりも減量で成功することが示されています。

☠️ 健康に悪い面：Health Risk

▶ **塩分、糖質、脂質を多く含む**
市販されている多くのシリアル、特に子供向けのものは糖質が豊富で、さらに一部のシリアルは塩分を多く含むものもあります。またグラノーラが主のシリアルには、しばしば脂質が多く含まれています。購入の際には栄養ラベルをチェックしましょう。また全乳（乳脂肪4％程度の何も処理していない牛乳）の代わりに無脂肪牛乳や低脂肪牛乳を加えることは、飽和脂肪酸の量を減らすのに効果的です。

▶ **カロリーが高いことがある**
1人前の分量に注目してください。シリアルには少量摂取の場合に限ってのみ、カロリーが低いものがあります。

▶ **栄養吸収の妨げになる可能性がある**
ふすまからできた製品はカルシウムなどの栄養の吸収をさまたげることがあります。

▶ **体内ガスの発生と膨張**
ふすまのシリアルは食事に食物繊維を追加することに関して効果的です。しかし急にたくさんの量を摂取すると、膨腸、腹部不快感、ガスを引き起こすことがあります。

💬 豆知識：Fact

- 1899年、バトル・クリーク・サナトリウムの院長であるジョン・ハーベイ・ケロッグ医師と彼の兄弟のウィルが便通の改善を目的として小麦フレークのシリアルを考案しています。
- 1897年にケロッグ医師のもつ患者の1人である、C・W・ポストが小麦と大麦を混ぜた、グレープナッツフレークというシリアルを考案しています。ケロッグ兄弟とポストによって設立された食品会社は数十もの異なるブランドとともに、コールドシリアルの主要メーカーとして今も残っています。
- 13gが1人前の分量のシリアルに含まれる糖質の最大量です。

🍴 オススメの食べ方：Eating Tips

- 刻んだ小麦とともにサラダにトッピングしてください。
- 大さじ2、3杯のふすま繊維のシリアルをマフィンバターに入れかき混ぜてください。
- パンの中にロールドオーツを入れてください。

🛒 買い方・選び方：Buying Tips

- 購入の際に注意深く栄養ラベルをチェックし、1人前の分量につき、少なくとも4g以上の食物繊維を含んでおり、13g以上の糖質を含んでいないものを探してください。
- プレーンシリアルを買い、自分で果物やレーズン、種実類を加えてください。

🫙 保存方法：Storing Tips

- 密閉した容器に入れ、涼しくて暗い場所で保存しましょう。1週間から2週間もちます。

FOODS: #055

酢
Vinegar

- 1食当たりの目安：料理方法によって異なる。
- 主な良い影響：減量を助ける
- 主な悪い影響：アレルギー反応の可能性

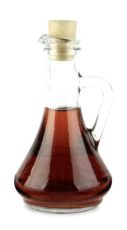

　数世紀にわたり、酢はワインやビールの醸造からできる副産物でした。酢（ビネガー）という言葉はフランス語で「酸っぱいワイン」を意味するvinaigre（ヴィネーグル）が由来です。アップルサイダーやワインはいまだに酢の主成分で、アルコール発酵をする食物は、ほぼすべて酢を作るのに用いることができます。また、糖やデンプンの多い食物からも作ることができます。

　酢はナトリウムが少ない低カロリーの調味料です。多くの人々は、素早い減量効果やアレルギーの緩和といった酢のさまざまな健康に良い面を認めています。

　酢は4〜14%の酢酸を含んでいます。ハーブや香辛料、野菜（例えばディルやタラゴン、レモンバーム、ミント、ニンニク）を加えるだけで味をつけたり、食酢に変えることができます。醸造酢やリンゴ酢、ワインビネガーに生のハーブや果物を加えることによって自家製のものを作ることができます。

健康に良い面：Health Benefit

▶ 減量を助ける
酢はカロリーが少ないので、脂質の多いサラダドレッシングの代替品となります。酸の量を減らしたいのであれば酢をオレンジジュースやフルーツシロップ、あるいは少量の油と混ぜてみても良いです。

健康に悪い面：Health Risk

▶ アレルギー反応の可能性
カビに対するアレルギーを持っていると、酢や酢を用いて保存されている食物にも反応を示す場合があります。症状としては口の周りにもつれるような感覚、あるいは痒みを感じます。また蕁麻疹が出ることもあります。

オススメの食べ方：Eating Tips

- アップルサイダービネガーをスプーン1杯分スムージーに加えてください。
- 赤ワインビネガーを炒めた野菜にかけてください。
- 米酢と炭酸水、ミントでスプリッツァーを作ってください。

買い方・選び方：Buying Tips

- 酢を買う際にはその使用目的をよく考えましょう。ピクルスを作る際には、安価な白ワインビネガーが最も適しています。芳醇なシェリー酒酢はオリーブオイルと混ぜるとグリーンサラダ

ヒント：Quick Tip

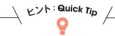

疲労をやっつける

アップルサイダービネガーは、疲労を和らげる酵素やカリウムを含んでいます。疲労感を感じたときは、大さじ1杯か2杯のアップルサイダービネガーをグラス1杯の冷えた野菜ジュース、もしくは水に加えてください。

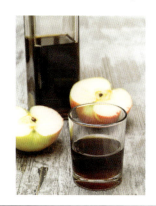

- とよく合う、ビネグレットソースとなります。
- 寿司を作る際には寿司酢を選んでください。
- 購入の前にさまざまな種類の酢の試食ができる店を探してください。
- 酢専門店もありますので、これらの店でたくさんの種類を少量ずつ買うこともできます。

保存方法：Storing Tips

- 酢は涼しくて暗い棚で保存してください。未開封のものは半永久的にもちます。
- 開封後は最長6カ月もちます。

FOODS: #056

スクワッシュ（西洋カボチャ）
Squash

- 1食当たりの目安：調理したもの　1/2カップ（90g）
- 主な良い影響：目や骨、細胞の健康をサポートする／便秘を防ぐ／コレステロールを下げる／健康的な体重を維持するのに役立つ

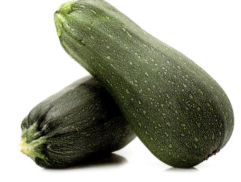

スクワッシュは、メロンやキュウリと同じウリ科で、肉厚の果肉が皮で覆われています。スクワッシュは2つの種類に分類されます。夏のスクワッシュには、ハヤトウリやパティパン、ヘチマカボチャなどがあります。夏のスクワッシュは生でも食べられますが、調理する際には強火で素早く炒める、もしくは蒸すと栄養の損失が最小限で抑えられ、もろくなるのも防ぎます。夏のスクワッシュのマイルドな風味はシチューやスープ、野菜ミックスによく合いますが、水分が多いため料理を水っぽくしてしまう場合があります。ちょうど良い水分量にするためには、下ごしらえとして軽く塩をかけて吸水性のペーパータオルの上に置き、料理に加える前にゆすいでください。

冬のスクワッシュ（西洋カボチャ）は十分に熟し、皮が硬く種が大きくなった冬の時期に収穫されるものです。冬のスクワッシュは夏のスクワッシュよりサイズが大きく、色が暗く、栄養価が高いです。冬のスクワッシュの種類にはドングリカボチャ、バナナカボチャ、バターナッツカボチャ、デリカータカボチャ、ダンプリングカボチャ、ハバードカボチャ、スパゲティカボチャ、ターバンカボチャといった種類があります。冬のスクワッシュの花、果肉、種はすべて食べられます。

健康に良い面：Health Benefit

▶ **目や骨、細胞の健康をサポートする**

ドングリカボチャやバターナッツカボチャのような冬のスクワッシュは、体内でビタミンAに変換されるベータカロテンを豊富に含んでいます。色が暗いものほど肉厚で栄養価が高いです。ドングリカボチャ半カップには推奨栄養所要量のほぼ100％となるほどのビタミンAがベータカロテンの形で含まれており、これはフリーラジカルから細胞を守ってくれます。またビタミンAは目の健康や骨の成長、生殖、細胞の働き、免疫系においても良い役割を果たします。

▶ **便秘を防ぐ**

スナックとして乾燥させて食べられる、スクワッシュの種は、便秘を防ぐ手助けとなる不溶性食物繊維を豊富に含んでいます。これらには鉄分やカリウム、亜鉛、他のミネラル、さらにタンパク質やベータカロテン、ビタミンBが含まれています。

▶ **コレステロールを下げる**

冬のスクワッシュの果肉には低比重リポタンパク（LHD）や、悪玉コレステロールを血流に吸収する前に体の外に出す水溶性食物繊維も含まれていま

▶ 健康的な体重を維持するのに役立つ

夏のスクワッシュは食欲を抑える手助けをする見事な食物です。ズッキーニなどの夏のスクワッシュは水分含有量が高いことから、非常にカロリーが低いです（生のもの、1カップにつき20キロカロリー）。カロリーが低いにも関わらず、1カップ分の生の夏カボチャにはビタミンCが推奨栄養所要量（RDA）の15％、葉酸が25mcg（ミクログラム）、ベータカロテンが少量含まれています。色の濃いスクワッシュには色の薄いものよりもベータカロテンが多く含まれています。

> **ヒント：Quick Tip**
>
> **焼いたほうが良い**
>
> ビタミンCや他の栄養素を損失させないように、冬のスクワッシュは茹でるのではなく、焼くか蒸してください。それらのスクワッシュはハーブやオリーブオイルをかけたり、パイなどの具や、焼き菓子、パン、スープ、シチューに加えたりして食べます。

🍴 オススメの食べ方：Eating Tips

- 半分に割った夏のスクワッシュにチキンサラダを入れてグリルにしてください。
- 調理したスパゲティカボチャにバジルソースを和えてください。
- 角切りにしたバターナッツカボチャをニンジンの代わりにビーフシチューに加えてください。

🛒 買い方・選び方：Buying Tips

- 弾力性があり、皮に傷や染みがないものを選んでください。
- 冬カボチャを選ぶ際にはそれらを強く押してみてください。へこまないものが良い冬のスクワッシュです。艶のある緑の茎を持つ冬のスクワッシュではなく、艶のない茶色の茎を持つものを選んでください。
- バターナッツカボチャは首が長く底が小さいものを買ってください。首には底よりも多くの果肉が含まれており、切るのも簡単です。
- 夏のスクワッシュの皮は薄いものが望ましいですが、軽い染みや傷は問題ありません。
- 皮にくぼみがある、もしくはスポンジのような触感がする夏のスクワッシュは避けてください。

🍶 保存方法：Storing Tips

- スクワッシュは冷蔵保存すると最長1週間もちます。
- スクワッシュに柔らかくなった部分や変色している部分があれば、食べる前にその部分を切り取って捨ててください。
- 冬カボチャは涼しくて暗い場所で数カ月保存することができます。冬のスクワッシュは4℃以下の温度で劣化が早まってしまいますので冷蔵庫で保存しないでください。

FOODS: #057
ズッキーニ
Zucchini

「スクワッシュ（西洋カボチャ）」も併せて参照してください。

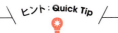
- **1食当たりの目安**：生のもの　1カップ（124g）
- **主な良い影響**：コレステロールを下げる／減量に役立つ

形が細長く色が深緑のズッキーニは、よくキュウリと間違えられますが別物です。ズッキーニとキュウリは両方ともウリ科の植物ですが、ズッキーニはキュウリよりカボチャに近いです。ズッキーニの種類は豊富であり、深緑色の縞模様があるものもあります。ズッキーニはアメリカにおいては、夏スクワッシュの中で圧倒的に人気のある食物です。熟していないうちに収穫して食べられるズッキーニは皮が柔らかく、繊細でサクッとした食感と新鮮な風味を持つ果実があります。

1カップ分（124g）のスライスした生のズッキーニは20キロカロリーで、28mcg（ミクログラ

ム）の葉酸（大人のRDAの約7％）と12mgのビタミンCと250mgのカリウムを含んでいます。

健康に良い面：Health Benefit

▶ **コレステロールを下げる**
ズッキーニの果肉には、LDL「悪玉」コレステロールを血流の中に吸収される前に体の外へ運ぶことによって減らす働きをする、水溶性食物繊維が含まれています。

▶ **減量に役立つ**
ズッキーニに含まれる食物繊維と、豊富な水分含有量はあなたの食欲を満足させます。

オススメの食べ方：Eating Tips

・刻んだズッキーニをマリナラソースに加えてください。
・半分に割って中身をくりぬいたズッキーニにイタリアンチキンソーセージを詰めて焼いてください。
・ズッキーニに米酢とごま油をかけてください。

買い方・選び方：Buying Tips

・ズッキーニは小さい（長さが15～23cm）ものが最もおいしいです。
・ズッキーニを選ぶ際には、弾力性があって重たく感じるものを探してください。

保存方法：Storing Tips

・ズッキーニは冷蔵庫で2～3日はもちますが、傷むのが早いです。

豆知識：Fact

・他のカボチャ属の食物と同じように、ズッキーニもヨーロッパの探検家や移住者が来るずっと前からアメリカの先住民によって栽培されていた新世界（アメリカ大陸）の植物です。
・黄色と緑の種類のズッキーニの栄養価は同じです。またズッキーニの花も食べることができます。

FOODS: #058

スパイス・ハーブ
Spices and herbs

「ニンニク」と「生姜」も合わせて参照してください。

> 🍙 **1食当たりの目安**：料理方法による
> ❤ **主な良い影響**：消化を助ける／炎症を和らげる／血圧を下げる／風邪と闘う／がんの予防／失神を防ぐ手助けとなる
> ☠ **主な悪い影響**：アレルギー反応の可能性／農薬

数千年に渡って、ハーブと香辛料は調味料や薬、香水、染料、また戦争の武器としても使われてきました。今日では食事に与える多様性から重宝されています。
　生のハーブ、乾燥させたハーブどちらも健康を促進し、慢性疾患を防ぐ多くの種類の活動的な植物化学物質を含んでいます。通常乾燥させて粉末状にされる香辛料は植物の果実か花芽、根、樹皮ですが、ハーブは植物の葉です。ミネラルや抗酸化物質が豊富であることから、ハーブと香辛料は多くの種類の病気の予防や治療に使われます。

健康に良い面：Health Benefit

▶ **消化を助ける**
スパイスやコリアンダー、生姜、ナツメグ、ウコンを含む多くの香辛料は、長い間気付け薬として認識されてきました。シナモン、ナツメグ、クローブといった芳香植物のブレンドからできているオールスパイスは、消化を助けると考えられています。古くからの香辛料であるシナモンは、体内

ガスの膨張を緩和する化学物質である駆風薬です。コリアンダーは、胃けいれんを緩和するのに役立ち、細菌や菌類を殺す能力を持つと考えられています。刻んだコリアンダーの葉（シアントロとしても知られる）はビタミンCを豊富に含んでいます。生姜は乗り物酔いの治療薬なので、ジンジャーエールを飲むと乗り物酔いが緩和されるかもしれません。ナツメグは、食物由来の大腸菌を破壊する抗菌効果を持っています。インド料理で重宝されるウコンは、アーユルヴェーダ行者の間で消化器疾患の治療に用いられています。生のコリアンダーの葉や種は、消化不良を和らげるためによく噛んで食べます。

▶ 炎症を和らげる
生姜は関節炎の症状を減らす手助けをする抗炎症効果を持ちます。ウコンは炎症の治療に使われる天然の抗生物質です。

▶ 血圧を下げる
タマネギの親戚であるエゾネギは、血圧を下げる硫黄化合物を含んでいます。

▶ 風邪と闘う
バジルは気付け薬や、風邪の治療薬としても使われています。タイムは喉の痛みを抑えるためのうがい用にお茶として煎じられたり、あるいは咳やうっ血を抑えるためにシロップにされます。オレガノはお茶として煎じると消化を助け、うっ血を緩和すると言われています。

▶ がんの予防
パンやケーキ、チーズ、赤キャベツの風味付けとして人気のキャラウェイシードは、がんのリスクを下げるリモネンと呼ばれる化学物質を含んでいます。チリやカレー、ハマスに風味を加えるスパイス、クミンは抗酸化効果や抗がん効果の可能性があるということで調査されています。生姜に含まれる物質、ジンジャーオールやショウガオール、ジンゲベレンは心臓疾患やがんを防ぐ手助けとなる抗酸化効果を持っています。マスタード種子は、研究でがん細胞の成長を抑止すると言われているイソチオシアン酸アリルを含んでいます。すべての処方薬の25%は、ハーブや他の植物から抽出した化合物を含んでいます。

▶ 失神を防ぐ手助けとなる
世界の香辛料の貿易の25%を占める黒コショウは、失神発作を防ぐ手助けとなります。香水のように嗅いでください。黒コショウの匂いは、一部の人々に気絶状態から抜け出すエネルギーを与えます。

☠ 健康に悪い面：Health Risk

▶ アレルギー反応の可能性
中には香辛料に対するアレルギーを持つ人々がいるかもしれません。カレーやパプリカ、ウイキョウはアレルギー反応を引き起こす可能性のある一般的な香辛料です。

▶ 農薬
最近の米農務省の所定の検査ではシラントロに30種類以上の未承認の農薬が見つかっています。シラントロは20年間に渡るプログラムで調査される初めてのハーブでした。したがって他のハーブが潜在的に危険な農薬を含んでいる可能性があります。

🍴 オススメの食べ方：Eating Tips

・カリフラワーをマスタードの種子と一緒に強火で素早く炒めてください。
・きのこのソテーにナツメグをかけてください。
・焼いたカボチャをクミンで味付けしてください。
・マカロニ＆チーズを焼く前に、ウコンを入れて混ぜてください。
・簡単なペーストを作るために、生のバジルやニンニク、松の実、オリーブオイルを滑らかになるまで混ぜて、それから3分間強火で煮てください。そして次にその混合物を裏ごしし、網焼きした鶏肉や野菜にかけてください。

🛒 買い方・選び方：Buying Tips

・家でスパイスグラインダーやモーター、すりこぎですり潰せるように、可能なときに香辛料を一個丸ごと買ってください。味がより新鮮で、より刺激的なものとなります。
・農薬を避けるためにオーガニックのハーブを買ってください。
・生のハーブは明るくて、茶色くなった部分がなく均一な色をしています。

- 生のハーブはカビの生えたような匂いではなく、コクのある香りがします。
- 生のハーブは一握り分を買ってください。しなびていないしっかりしたものが望ましいです。
- 香辛料はボトル詰めにしてスーパーで売られています。また、より安価なものは大量食品店やエスニック食材スーパーで売られています。

保存方法：Storing Tips

- 香辛料の風味や刺激は光や熱、空気にさらされると失われてしまいます。香辛料は密閉した容器に入れて、暗くて乾燥した食品棚で保存してください。
- 香辛料とドライハーブは1年に1回、新しいものに替えてください。
- 日持ちする期間が数日間延びるので、生のハーブは冷蔵庫で保存してください。
- より長い期間保存するために、バジルのようなハーブは束で水の入ったグラスに入れて冷蔵庫で保存してください。

FOODS: #059

セロリ
Celery

- **1食当たりの目安**：生のもの 1/2カップ（60g）
- **主な良い影響**：減量に役立つ／高血圧を助ける／一部の炎症の対処に役立つ／特定のがんのリスクを下げるのに役立つ

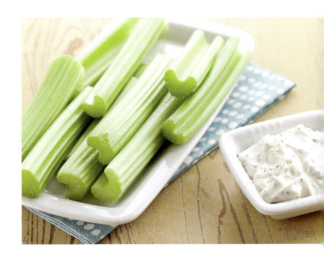

セロリはカロリーが少ないことから、ダイエットをしている人に大人気の食材です。2本のセロリのカロリーは、10キロカロリー以下（セロリはその質量に対して95％が水分です）ですが、食物繊維で満腹感を与えます。

セロリは少量のビタミンCと葉酸も含んでいます。セロリは栄養価はあまり高くありませんが、独特の風味があり、スープからサラダ、鶏肉詰めまでさまざまな料理に用いられます。

健康に良い面：Health Benefit

▶ **減量に役立つ**
セロリに含まれる食物繊維は満腹感を促し、食事量が減るでしょう。

▶ **高血圧を助ける**
セロリは筋肉の働きを助け、塩分の血圧に与える悪影響を弱める働きをもつカリウムとミネラルを豊富に含んでいます。

▶ **一部の炎症の対処に役立つ**
セロリやセロリの種を用いたお茶は、痛風や関節炎、高血圧や浮腫を治療すると漢方医は主張しています。研究によると、セロリに含まれるフタリドは血管を収縮させ、血圧を上げる働きをもつ体内ホルモンの値を減らすということが示唆されました。セロリに含まれる植物化学物質は炎症の原因となる化学物質、プロスタグランジンの生産を減らす手助けとなります。

▶ **特定のがんのリスクを下げるのに役立つ**
セロリに含まれる植物化学物質は、食物を高温で調理したときに生じる発がん物質、ベンゾピレンを破壊するのに役立ちます。

> **都市伝説：Old School**
> セロリを噛むことでセロリのもつカロリーよりも多くのカロリーを消費する。
>
> **新常識：New Wisdom**
> セロリが摂取したカロリーをマイナスにするというのは都市伝説ですが、1人前の分量が10キロカロリー以下なので、ダイエットには非常に良い食物でしょう。

買い方・選び方：Buying Tips

・茎が明るい緑色で、パリッとしていて、硬く、変色部分のないものを探してください。
・葉の色が一様なものが良いです。

保存方法：Storing Tips

・ゆるくラップで封をし、冷蔵庫で保存すると1週間程もちます。

> **ヒント：Quick Tip**
> **葉を使ってください**
> 葉はセロリのなかで最も栄養のある部分で、カルシウム、鉄分、カリウム、ベータカロテン、ビタミンCを茎の部分よりも多く含んでいます。よってセロリの葉をスープやサラダ、他のセロリの風味によって引き立てられる料理に用いてください。

オススメの食べ方：Eating Tips

・セロリの葉をトスサラダに加えてください。
・セロリの茎を刻んで、低脂肪の油揚げに詰めたり、サルサに加えたりしてください。
・多量のセロリ、ニンジンをセージと一緒にソテーしてください。

FOODS: #060

セロリアック
Celeriac

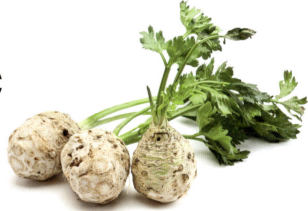

- 1食当たりの目安：調理したもの　1/2カップ（78g）
- 主な良い影響：減量に役立つ／心臓疾患のリスクを下げる

　冬の根菜で、根セロリ、ノブセロリ、ドイツセロリという別称もあるセロリアック。大きな丸い、節くれだったカブに似ています。しかしその硬い外皮をむくと果肉は白く、セロリに似た味と匂いがします。1/2カップ分のセロリアックは25キロカロリーで、1.5mgの食物繊維、5mgのビタミンCといくらかのビタミンB_6とリンを含みます。セロリアックはマイルドな味がして、さまざまな料理に使われます。セロリアックは生のまますりおろしてサラダに入れたり、茹でて裏ごしし、スープやシチューに具や風味付けとして加えたり、鶏肉詰めとして刻んで入れたり、スライスして卵バターにディップしたり、肉の代わりにソテーしたりして調理します。セロリアックはタラやサーモン、薬味の効いた豚肉の付け合わせとして出されます。

健康に良い面：Health Benefit

▶ **減量に役立つ**
セロリアックはカロリーが低く、脂質を一切含んでいないので、マッシュポテトやフライドポテトなどのようなイモの料理に対して、代わりに使うと良いでしょう。セロリアックは1人前の分量に適度な量の食物繊維が含まれているため、満腹感

をより長く持続させ、太ることを防ぐのに役立つでしょう。

▶ **心臓疾患のリスクを下げる**
セロリアックに含まれるビタミンB_6が心臓疾患のリスクを下げ、さらにそれらに含まれるビタミンCはフリーラジカルや炎症と闘います。

🍴 オススメの食べ方：Eating Tips

- 調理したセロリアックと西洋わさびで味付けしたイモをすりつぶしてください。
- 厚切りのセロリアック、ニンジン、タマネギをローズマリー、鶏肉と一緒に焼いてください。
- 刻んだセロリアックを野菜スープに加えてください。

🛒 買い方・選び方：Buying Tips

- 小さい、もしくは中くらいのサイズの、硬くてどこにも柔らかい部分のないセロリアックを選んでください。

🫙 保存方法：Storing Tips

- 密閉していないポリ袋に入れて冷蔵庫で保存してください。1週間持ちます。
- もしセロリアックが柔らかくなってしまった場合、食べないでください。

FOODS: #061

ソース・サラダドレッシング
Sauce & dressing

- 🍊 **1食当たりの目安**：種類によって異なる
- ❤️ **主な良い影響**：健康的な体重を維持する／血糖値を安定させる
- 💀 **主な悪い影響**：体重増加／血圧／糖質が多い

ソースは異なる種類の料理を示唆するものです。例えば、燻製のメスキート風味、バーベキューソースは南西風の料理に大量に使われます。バターの入ったクリーミーなオランデーソースは、フランス料理の前菜に用いられます。マリナラのようなパスタソースは、スパゲティと同様にイタリア料理です。サルサはメキシコ料理には欠かせないソースで、グレイビーはいつも休日に見かけます。

サラダドレッシングは色とりどりの幅広い種類があります。しかしクリーミーなものや重いものは健康的なサラダを台なしにしてしまいます。例えば、たった大さじ2杯（30mL）のランチドレッシングには148キロカロリーで15gの脂質を含むものもあります。ビネグレットドレッシングはより健康的で、大さじ2杯でたった60キロカロリーで、脂質も5gしか含んでいません。

どんなソースやサラダドレッシングに関しても自家製のもののほうが健康的です。市販のものはナトリウムを多く含んでおり、たいてい推奨栄養所要量の30%以上が含まれています。実際に「ソース」という言葉は「塩っぽい」という言葉を語源にしています。古来より、ソースは、多くの塩や香辛料を使って食物を保存したり、腐った肉の匂いを紛らわすために使われてきたのです。

❤️ 健康に良い面：Health Benefit

▶ **健康的な体重を維持する**
主にトマトをベースとしたサルサは、満腹感を長引かせる働きをする食物繊維を含んでいます。予備調査によると、酢は満腹感を感じやすくし、食事の摂取量を減らす手助けとなると示唆されています。

▶ **血糖値を安定させる**
生野菜やオリーブオイルを使ったソースは、ビタミン、食物繊維、複合タンパク質、不飽和脂肪酸

を豊富に含んでおり、血糖を管理するのに役立ちます。また、いくつかの研究で、酢は血糖を下げることがあると示唆されています。

健康に悪い面：Health Risk

▶ **体重増加**
バターや小麦粉、クリーム、卵の黄身からできているソース（オランデーソースやブール・ブランなど）やクリーミーなサラダドレッシング（ランチなど）は脂質や飽和脂肪酸、コレステロールを多く含んでいます。

▶ **血圧**
ピーナッツソースやしょうゆなどのアジア風ソースや市販のサルサソースの一部は、塩分が豊富で血圧を急上昇させてしまいます。低ナトリウム食を意識している人々は避けるべきです。

▶ **糖質が多い**
ウスターソースやバーベキューソースなどの一部のソースには加工糖が含まれています。

オススメの食べ方：Eating Tips

- 炒めた骨なしの鶏肉を深底フライパンから取り出し、鶏肉の油にレモンジュースとローズマリーを加えてソースを作ってください。
- オリーブオイルを3つに区分し、1つは白ワインビネガーに、1つはバルサミコ酢に、もう1つは赤ワインビネガーにすることで、自家製の健康的なビネグレットができます。塩が加えられていないシーズニングを少量加えてください。（ケイジャンやイタリアン、南西風のブレンドを試してみてください）。
- ハリバのステーキをマリナラソースで煮てください。
- 自家製ソースに小麦粉と水を混ぜて濃厚さを出した低脂肪の七面鳥のグレイビーを作ってください。

買い方・選び方：Buying Tips

- クリームやバター、卵の黄身、チーズから作られたビン詰めにされているソースやドレッシングは、脂質やコレステロールを非常に多く含んでいるので避けてください。使う際には少量しかかけないでください。またコレステロール値の高い人は使わないでください。
- ソースに関しては冷凍されたもの、もしくはビン詰めにされたものを、ドレッシングに関しては細かく刻まれた野菜や果物、ハーブ、オリーブオイル、そして酢あるいはレモンが入っていて塩分が少ない、もしくは全く加えられていないものを選んでください。

保存方法：Storing Tips

- パッケージに書かれている説明に従って冷蔵してください。

ヒント：Quick Tip

チップスのディップをしのぐ

トマトや果物、野菜からできた新鮮なサルサを、グリルした魚介類や鶏肉、豚肉にかけてください。もしくは米と野菜のサラダにドレッシングとして使ってください。

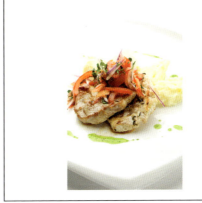

旅行
移動中に健康的なものを食べる

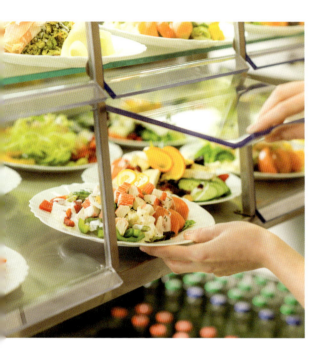

旅行は楽しく、心身のリフレッシュにもなりますが、ファストフードを避けたり、空港や休憩所で新鮮な食物を探すのは難しいでしょう。旅行中にも健康を意識して食べる習慣を身に付けるコツを紹介しましょう。

空港で

空港のセキュリティーゲートは一旦越えると戻れません。それは、あなたがファストフードの刑務所に捕えられたということも意味します。しかし、最近では多くの空港に健康的な食物があります。以下があなたのできることです。

高級な店に行く

最近の空港には、ドレッシングやソースの少ないサラダや七面鳥のサンドイッチを提供する高級レストランがあります。もしくは、ピザ屋で、生地の薄い野菜中心のものを選択してください。また多くのピザ屋は簡単なサラダやスープも提供しており、これらも健康的なオプションとなります。どのような食物を選べるのか事前に知っておくために、空港のウェブサイトをチェックしてください。

ビールを避ける

空港のバーで待機中にビールを飲むのは避けてください。アルコールはカロリーが高いだけでなく、体を脱水状態にさせます。

もう一度子供になってみる

チェーン店でもキッズメニューを注文することでカロリーを抑え、旅行中に体を軽く感じさせることができます。

飛行機で

事前に計画を立てておくことは、時差ぼけと空腹を避ける鍵となります。

前もって機内食のメニューを確認する

一部の航空会社はピタチップスを用いたスナックや、サンドイッチなど、健康的なトレンドメニューや、代用品を揃えています。メニューは航空会社のウェブサイトで見ることができます。また航空会社によってはフライトの予約をする際に要求すると、特別な食事を提供してくれる場合があります。

食物を持ち込む

もし何も健康的なものがない場合、機内に持ち込むという選択肢もあります。持ち込みやすいものとしては果物やグラノーラの入ったヨーグルトカップやサラダ、鶏肉のラップなどがあります。

水をたくさん飲む

ペットボトルの水で体の潤いを保ってください。フライト中、アルコールやカフェインの入った飲物は避けてください。どちらも体を脱水状態にして、体内時計を狂わせ、時差ボケの症状を悪化させます。

車で

目的地まで車で移動する場合には、サービスエリアのファストフード店に入るしか選択肢がないかもしれません。このときに最善の選択ができるよう、ファストフードの項目を参照してください。最も賢明なのは、自分で食物を車に積んで持っていくことです。以下が車での移動の際に携帯できる健康的な食物の一部です。

トロピカルドライフルーツ
フルーツの甘さと噛みごたえで、満足感を得ることができます。

大豆の実とわさび
乾燥させた大豆は満足感のある触感がありつつもカロリーが低いので、ナッツの代用品となります。辛いものが欲しいときは、出先で刺激のある味を楽しめるわさびを持っていってください。

凍らせたペットボトルの水
2〜3時間の間は保冷剤として利用でき、その後は冷たい水として飲むことができます。

コンビニで賢い買い物をする
持ってきた食料が底をつきはじめたらコンビニにある新鮮な果物や低脂肪ヨーグルト、全粒粉のシリアル、ストリングチーズを探してください。

海外で

これまで行ったことのない国で、食べたことのない食物を試すのは旅の楽しみのひとつでしょう。以下の方法が、海外で食事を楽しむときにお腹を壊さない食物の選び方です。

熱いものを選ぶ
疾病対策センターは旅行者の旅先での下痢は1日に5万件にのぼると推測しています。食物が加熱調理されるのを確認することで（理想的には目の前で）、その熱が病気を引き起こす細菌を殺すのに十分な温度かどうか分かるでしょう。加熱されたばかりの熱い状態で提供されるものを選んでください。

ただ、舌を火傷しないように注意してください。

ペットボトルの水を飲む
国によっては飲める基準まで浄化されていない場合があるので、信用できない水は避けましょう。またこういった水からできた氷も避けてください。代わりにペットボトルの水を飲んでください。

言語の壁を越える
海外で、より健康な食物を注文する際に、辞書に載っているような量の単語をすべて覚える必要はありません。しかし、注文ができるように少しの重要単語を覚えておくと安心です。例えば、もし「チキン」と「グリル」という単語を言うことができれば、鶏肉のグリルを頼むことができます。また必要であれば、レストランで他の人の食べているものを見て、マネをして注文しても良いでしょう。

結論
- 航空会社や空港の提供するものは進歩しているので、サラダやスープ、サンドイッチのような健康的な食事を求めてください。たくさんの水を飲み、アルコールやカフェインを避けて体を潤った状態に保ちましょう。
- 旅行の際にはドライフルーツや大豆、わさび豆のような健康的なスナックを持っていきましょう。
- 海外にいる際、食物は加熱調理されたもの、飲料はペットボトルの水だけに制限して、旅行中の下痢を防いでください。

FOODS: #062

ソフトドリンク（炭酸飲料）
Soft drink

- 1食当たりの目安：缶1本（355mL）
- 主な良い影響：お腹を落ち着かせる／強壮剤としての働きをする
- 主な悪い影響：体重増加／虫歯／骨粗しょう症／高血圧

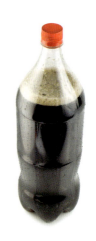

　炭酸水は18世紀に考案され、天然スパークリングミネラルウォーター商品として流行しました。その時から私たちの炭酸飲料にもつ好感度は変わりません。アメリカ人が1年間に消費する量は1人当たり平均182Lです。

　ソフトドリンクはノンアルコール飲料として広く定義され、炭酸清涼飲料はソーダ水、あるいは一部の地域ではソーダや炭酸飲料として分類されています。これらの飲料は主に砂糖や人工甘味料、さらには着色料などの天然、もしくは人工の香味料と混ざった炭酸水から成ります。またカフェインが含まれているものもあります。

　1日にソーダを1本飲むことは子供が肥満になるリスクを60％増加させます。

　カフェインや糖は、すばやく私たちのエネルギーを高めますが、多くのソフトドリンクやソーダ水にはほとんど、もしくは一切の栄養価がありません。237mLのコーラには100キロカロリー含まれています。一方、ダイエットソフトドリンクは人工的に甘みをつけられているので10キロカロリー以下ですが、カフェインを含んでいる場合があります。

健康に良い面：Health Benefit

▶ お腹を落ち着かせる
ジンジャーエールやコーラは吐き気を鎮める手助けとなり、固形食を食べられない人々にエネルギーを供給します。

▶ 強壮剤としての働きをする
炭酸飲料は気分をすっきりさせ、糖やカフェインによって、一時的ですが、素早く私たちのエネルギーを高めます。

健康に悪い面：Health Risk

▶ 体重増加
あるアメリカの研究で、ソフトドリンクは糖尿病を引き起こすと示唆されています。研究者たちは砂糖入り飲料水は子供の肥満度指数を徐々に上昇させ、肥満になる可能性が60％になるということを発見しました。この関係は、飲料から過剰にカロリーを摂取すると、健康的な食事の量が減ってしまうということが原因です。

▶ 虫歯
ソーダやフルーツフレーバーの飲料は、歯にとって悪いです。これらの飲料に含まれる糖は、虫歯の原因となる細菌の繁殖を促進します。またこれらの飲料の多くに含まれる酸は、歯のエナメルを侵食してしまいます。

▶ 骨粗しょう症
コーラはカルシウムの吸収を妨げるとされるリン酸塩を大量に含んでいます。また、飲料としてソフトドリンクが牛乳にとって代わることによってカルシウムの摂取量が減ってしまいます。牛乳ではなくソフトドリンクを飲む人は、骨の成長に必要なカルシウムを欠いています。

▶ 高血圧
ソフトドリンクから得る過剰なカフェインは血圧を上げ、不整脈を引き起こします。カフェインに反応する人々はカフェイン抜きのソフトドリンクを選んでください。また子供（体重が27kg以下）がコーラ（335mL）に含まれる50mgのカフェインを飲むことは、大人がコーヒーを2杯飲むのと同等であるということに留意してください。子供

が落ち着きのない場合や眠れない場合は、ソーダ飲料の過剰摂取が原因かもしれません。

🍴 オススメの食べ方：Eating Tips

・ジンジャーエールに少量のバターを加えたものにニンジンを入れて煮てください。
・ルートビールにチリパウダーを加えたものにグレートノーザンビーンを入れて煮てください。
・ポークチョップは、チェリーコーラに入れて煮込んでください。

🛒 買い方・選び方：Buying Tips

・あなたの好みのソフトドリンクは、たまのご褒美として、一番小さいサイズのものを購入してください。

🫙 保存方法：Storing Tips

・ソフトドリンクの多くは無期限に保存できますが、しないほうが望ましいです。もし棚にない場合は飲まないほうが良いです。

FOODS: #063

大根
Radish

- 1食当たりの目安：中サイズのもの5カット（23g）
- 主な良い影響：栄養はあるがカロリーは少ない／がんのリスクを下げる
- 主な悪い影響：ガス／アレルギー反応の可能性

アブラナ科の1種である大根は、キャベツやケール、カブ、カリフラワーの仲間です。必須栄養素が特に豊富であるというわけではありませんが、おいしくてカロリーが低いのでおやつとしては理想的で、サラダやスープ、野菜の付け合せ料理としても望ましいです。夏大根は春や秋に栽培されたものと比べて、よりピリッとした風味を持ちます。アメリカでは明るい赤色の種類のラディッシュが最もよく知られていますが、他の種類では黒二十日大根やホワイトアイシクルなどがあります。

健康に良い面：Health Benefit

▶ 栄養はあるがカロリーは少ない
大根はビタミンが豊富で、少量の鉄やカリウム、葉酸も含んでいます。中くらいの生の大根はビタミンCを5mg含んでいますが、たった5キロカロリーしかないので、ダイエット中の理想的なおやつとなります。

▶ がんのリスクを下げる
他のアブラナ科の野菜と同じように、大根はがんから身を守る働きをする硫黄化合物を含んでいます。ポーランドの1,500人を対象とした調査で、大根やタマネギを多く消費する人々は胃がんのリスクが大幅に下がるということが分かっています。

健康に悪い面：Health Risk

▶ ガス
大根は一部の人々、特にブロッコリーやカリフラワーのような他のアブラナ科の野菜によく反応する人々にとって、体内ガスの発生と膨張の原因となります。

▶ アレルギー反応の可能性
大根はアスピリンに含まれる活性成分に似た化合物、サリチル酸塩を含んでいます。アスピリンに反応する人には、大根のアレルギー反応がる場合があります。

オススメの食べ方：Eating Tips

- 大根をピーナッツソースにディップして食べてください。
- すりおろした大根をコールスローに加えてください。
- 炒めたアスパラガスに細長く切った大根を混ぜてください。

買い方・選び方：Buying Tips

- 大根の旬は4月から7月にかけての時期ですが、多くの種類は1年中手に入ります。
- 赤い球の大根を選ぶ際に、大きいものは硬いかもしれませんのでできるだけ避けてください。
- 明るい色は新鮮であることを意味します。
- 茎に葉がついている場合は、それらが緑で張りがあるか確認してください。
- どの種類の大根を買うかに関わらず、大根は中身が詰まっていて、表面に傷がないものが望ましいです。

保存方法：Storing Tips

- 買った日に食べない限り、大根の葉や先端は取り除いてください。葉や先端が無いほうがより長持ちします。
- 包装されていない大根はポリ袋に入れて保存してください。
- 大根は2週間ほどもちます。

FOODS: #064

大豆・枝豆
Soy

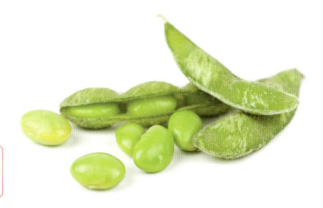

「豆・豆類」も併せて参照してください。

- 1食当たりの目安：57g
- 主な良い影響：心臓の健康を促進する／がんを防ぐ／骨粗しょう症に効果的／更年期障害を緩和する／筋成長
- 主な悪い影響：鉄分の吸収／がんのリスク／甲状腺機能

　大豆は栄養価が高く、万能的な植物性食品の1つです。大豆の起源は3000年前の中国文明に遡り、当時は多くの食品生産物に用いられていました。例えば、豆腐は弾力性があり、柔らかく滑らかな食感がします。豆腐は裏ごしした大豆を処理してできたものです。豆腐は強火で素早く焼いたり、グリルにしたり、スープに入れたり、ラザーニャにしたり、チーズケーキにしたり、ディップやスムージーに溶かすこともできます。

　枝豆はサヤから除かれた状態のもの、サヤに入っている状態のもの、冷凍されているものも買うことができ、スナックや野菜料理として食べることができます。

　大豆はしばしばベジタリアンの食事にタンパク質の供給源として用いられます。大豆粉は大豆のタンパク質からできており、朝食としてシェイクやスムージーに加えられます。

♥ 健康に良い面：Health Benefit

▶ 心臓の健康を促進する

動物性タンパク質の代わりに大豆を食べることは心臓疾患のリスクを下げると示唆されています。なぜなら、大豆が健康的なHDLコレステロールの値は下げずに、動脈を詰まらせるLDLコレステロールの値だけを減らすからです。これらの証拠は信頼性が高く、アメリカ食品医薬品局は食品工業に大豆タンパク質の豊富な製品には「心臓疾患のリスクを下げる手助けとなる」というラベルを記載することを許可しています。

▶ がんを防ぐ

長きにわたって大豆が主食であるアジアのあらゆる地域では、西洋の国々よりも乳がんや前立腺がんが発症する確率がはるかに低いです。アジアの疫学研究で、これらの病から身を守るのは年少期の大豆の摂取であると示されています。一部の研究者は、これらのがんの発症確率が低いのは大豆に含まれる乳や前立腺組織のエストロゲン効果を減らす働きを持つイソフラボンが理由だと考えています。

▶ 骨粗しょう症に効果的

最近の研究で、大豆のイソフラボンは骨粗しょう症を遅らせ、骨密度を高める働きもあると示唆されています。これらの発見はすべての研究で見られているものではなく、一部の研究者は、大豆は骨粗しょう症に対する効果がないと示しています。

▶ 更年期障害を緩和する

一部の女性にとって大豆が豊富に含まれている食事は更年期障害の症状の1つである、一過性熱感の頻度と重症度を軽減させます。しかし、この症状の改善には個人差があります。

▶ 筋成長

大豆タンパク質はすべての必須アミノ酸を含んでおり、完全タンパク質を供給するという点において大豆は動物性食品に並ぶ唯一の植物性タンパク質食品です。肉製品の代わりとなるものを探している方にとっては素晴らしいオプションとなります。

☠ 健康に悪い面：Health Risk

▶ 鉄分の吸収

多くの大豆製品は鉄分を多く含んでいますが、うまく体に吸収されません。オレンジジュースやトマト、唐辛子、ストロベリー、メロンなどのビタミンCの豊富な食物を食事に加えることで吸収を

改善してください。

▶ **がんのリスク**

一部の研究者たちは大豆食品や大豆サプリメントを大量に消費することは、健康に悪い面があると忠告しています。最近の発見では高いイソフラボンの値は、特定のがんのリスクを高めるかもしれないことが示唆されています。これは大豆食品ではなく、サプリメントの形でイソフラボンが濃縮されているものに関係します。さらなる研究が、人間の健康におけるイソフラボンの役割を明らかにするまで、イソフラボンサプリメントは避けるのが賢明でしょう。乳がん、または前立腺がんの治療を受けている、あるいは過去に受けたことがある人は主治医に相談するか、食事に大豆を入れ過ぎないよう注意しましょう。

▶ **甲状腺機能**

一部の研究で、大豆を食べることは甲状腺機能を弱めることと関連づけられています。このリスクは大豆サプリメント、あるいは大量の大豆食品を摂取することのみに関係するとされていますが、この関係をより明らかにするにはさらなる研究が必要です。

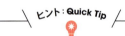

ヒント：Quick Tip

かき混ぜる

強火で素早く焼いた豆腐と薄く切った肉、野菜。この3つの食品があれば、健康的でおいしい食事を作ることができます。

オススメの食べ方：Eating Tips

- ミソをスープの素やディップ、マリネ（塩がきいてナッツに似た風味がします）、あるいはバターの代わりにポテトやパスタに加えてください。
- 豆乳を用いてモカプリンを作ってください。
- 刻んだ大豆をクッキーに入れてください。

買い方・選び方：Buying Tips

- 枝豆はサヤに入ったものならばスーパーの青果コーナーで、サヤから取り除いたものならば冷凍食品コーナーや青果コーナーで買うことができます。
- 冷蔵された豆腐のパックを買う際は、消費期限が記載されたものを購入してください。焼き豆腐には塩や砂糖が含まれているかもしれません。
- 大豆小麦粉や大豆のプロテインパウダーを買う際には、消費期限の記載されたものを購入してください。

保存方法：Storing Tips

- サヤに入った枝豆を冷蔵保存すると、調理をする、あるいはサヤから取り出す、あるいは食べるまでに最長5日間もちます。
- 豆腐はパッケージに入ったまま冷蔵保存してください。開封後は調理してください。
- 大豆小麦粉は密閉した容器に入れて涼しい食品棚で保存してください。最長1年間もちます。
- 脂肪分の多い大豆小麦粉は密閉した容器に入れて冷凍してください。最長1年間もちます。

FOODS: #065

卵
Egg

- 🍊 1食当たりの目安：1個
- ❤️ 主な良い影響：爪と髪を強化する／黄斑変性症を防ぐ／脳の健康を促進する／心臓疾患とがんのリスクを下げる
- 💀 主な悪い影響：アレルギー反応の可能性／サルモネラのリスク

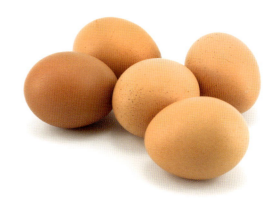

　卵と健康について考える際に、最初に思い浮かぶのはコレステロール含有量が高いということです。しかし、それは事実ではありません。卵は血中コレステロール値を上げないのです。卵は多くの栄養素を含んだ安価な食物で、天然とは思えない「殻」というデザイン性の高い容器に入っています。卵はポータブル、万能、そしておいしい食物です。

　大きなサイズの卵は約75キロカロリー、脂質5g、1.5gの飽和脂肪酸、190mgのコレステロールを含んでいます。研究では、ほとんどの健康的な人々にとって血中コレステロール値に最も大きな影響を与えるのは飽和脂肪酸（脂身のある肉や鶏肉の皮、脂質の高い酪農製品、ココナッツ、硬化植物油にみられる）あるいはトランス脂肪酸（加工食品やスナック食品にみられる）であるということが分かっています。一般的に私たちが食物（卵を含む）から得るコレステロールは血中コレステロールを上げる重要な要因ではありません。

　しかし、中には食物に含まれるコレステロールに敏感な人々もいます。したがって、すでにコレステロールが高い人に対して、一般的に1週間に3個以上の黄身を摂取しないようにと提案されます。コレステロールは黄身にしか含まれていません。また糖尿病の方も摂取を制限するべきです。

❤️ 健康に良い面：Health Benefit

▶ **爪と髪を強化する**

卵に含まれる亜鉛と鉄分は、髪に艶を与え、爪を欠けにくくする効果があります。

▶ **黄斑変性症を防ぐ**

卵に含まれるカロテノイドルテインとゼアキサンチンは、高齢者の失明につながる年齢性黄斑変性症のリスク低下と関連しています。

▶ **脳の健康を促進する**

卵に含まれる天然の乳化剤であるレシチンは脂肪代謝を助け、ある種類の神経障害を修復すると共に、コレステロールの血中移動を助けるコリンを豊富に含んでいます。コリンは早期の脳の発達に重要で、記憶力を改善すると考えられています。

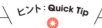

新鮮かどうかの確認

卵が新鮮かどうか確認するために、卵を冷水の入ったボウルの中に入れてください。新鮮なものは沈みます。新鮮でないものは空気が入っており、気泡の大きさが増していることから冷水に浮きます。

卵が新鮮かどうか調べるもう1つの方法として、卵の殻を破り、中身を皿に出してみることです。新鮮な卵はかさの高い丸い黄身と厚みのあるジェルのような白身が特徴です。古くなった卵は黄身が平たく、白身が薄くて大きく広がっています。

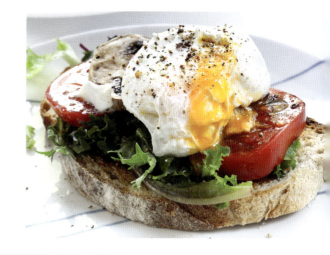

▶ 心臓疾患とがんのリスクを下げる

卵の黄身はある種のがんや心臓疾患のリスクを下げるのに役立ち、免疫システムを高め、糖尿病と闘うビタミンDを含んでいる数少ない食物の1つです。

一方、ビタミンAは目の健康を支え、ビタミンB（特にビタミンB_{12}）は、正常な神経の働きに必須であり、ビタミンEは筋肉と赤血球を保ちます。また卵は完全タンパク質で、体内で作れない9つの必須アミノ酸をすべて含んでいるのです。

健康に悪い面：Health Risk

▶ アレルギー反応の可能性

卵は最もアレルギー反応を引き起こしやすい食物です。卵アレルギーの人はソースやマヨネーズ、ホットケーキ、焼き菓子、アイスクリームなどの食品に目を光らせてください。卵からきている全成分の表示が義務付けられる食品ラベルをチェックしてください。インフルエンザの予防接種など他の卵の成分を含んだワクチンも避けてください。

▶ サルモネラのリスク

7,000個に1個の卵にサルモネラ菌が含まれています。最近では食中毒になるリスクは比較的低くなっていますが、生や一部だけ火の通った卵は避けるほうが良いでしょう。虚弱な高齢者や幼い子供、妊娠中の女性、病気で免疫力の低下している人などはこれらの菌に対して特に敏感です。これらのリスクの高い人々はシーザーサラダや生のマヨネーズ、卵をもとにしたソースやドレッシング、ムース、アイスクリームは避けてください。卵を十分に調理するには、茹で卵にする際は最低4分間、落とし卵をする際は最低5分間、または焼く場合は最低3分間調理してください。黄身と白身が両方硬くなるまで、オムレツやスクランブルエッグは硬く、個体になるまで調理してください。

買い方・選び方：Buying Tips

- 落とし卵にする際は、電子レンジの中温で1分間加熱してください。
- 少量のクリームチーズと生のハーブを混ぜてください。
- トーストとトマト、きのこ、葉野菜、茹で卵をトッピングしてください。
- 容器を開け、割れたものや底にくっついているものがないか確認してください。
- 赤卵と白卵の栄養価は同じで、単に異なる種類の鶏から産まれたものです。
- 放し飼いの鶏の卵はカロテノイドの値が少し高いだけで、その他の栄養素は同じです。
- オメガ3脂肪酸の豊富なエサで育てられた雌鶏が産んだオメガ3強化卵を探してください。それらの黄身には、心臓疾患や脳卒中のリスクの低下と関連している多価不飽和脂肪酸であるオメガ3脂肪酸が含まれており、またこれらの卵は飽和脂肪酸が少なく、普通の卵よりもビタミンEを多く含んでいます。

保存方法：Storing Tips

- 冷蔵庫の棚やドアの中よりも冷えている冷蔵庫の中心部で保存してください。
- 卵の黄身を卵の丸まった大きい部分にある空洞から遠ざけ、中心部にくるように尖った部分を下にして保存してください。
- 冷凍している卵は最長で3週間もちます。
- 卵は常温で、1日放置すると冷蔵庫で1週間保存した場合よりも傷んでしまいます。

都市伝説：Old School
コレステロールを含んでいるため、卵は避けてください。

⬇

新常識：New Wisdom
飽和脂肪酸を含んだ卵を選ぶことでコレステロールをコントロールします。

FOODS: #066
タマネギ
Onion

- 1食当たりの目安：生のもの1カップ（45g）
- 主な良い影響：肺がんから守る／がんを予防する／心臓発作を予防する／「善玉」コレステロール値を高める可能性がある／血糖値を安定させる／皮膚感染を阻止する
- 主な悪い影響：鼓腸およびガス

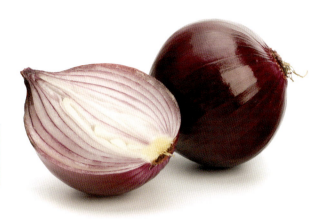

タマネギはユリ科、ネギ属の植物で、ニンニク、ニラおよびエシャロットもこの科に含まれます。タマネギは主に新タマネギとグローブオニオンの2つの種類に分けられます。新タマネギはマイルドな風味で、緑の頭の部分と根の部分が食べられます。グローブオニオンはより風味が辛く、外側の皮は捨てます。エシャロットにはタマネギとニンニク両方の特徴がありますが、グローブオニオンよりマイルドです。赤タマネギはマイルドでどことなく甘い風味があるため、サラダやサンドイッチに好まれて使われます。白や黄色の辛味が強い品種は加熱することで、よりマイルドさと甘さを増し、他の食物にさわやかな風味を与えるため調理に適しています。

一般的にタマネギはビタミンやミネラルを含んでいませんが、新タマネギの緑の頭の部分はビタミンCとベータカロテンを多く含んでいます。茹でたタマネギ1カップには225mgのカリウムが含まれています。また、病気から守るフラボノイドのような植物化学物質も豊富に含まれています。

健康に良い面：Health Benefit

▶ 肺がんから守る

『Journal of National Cancer Institute』に発表された研究では、食事性フラボノイドと肺がんのリスク低下の重要な関連性について報告されました。最も効果的に予防するフラボノイドを持つ食物には、タマネギの他にリンゴと白いグレープフルーツがあります。

▶ がんを予防する

タマネギに含まれる硫黄化合物およびフラボノイドは、がんを引き起こす可能性のある発がん性物質を阻止する可能性があります。中国のある研究では、1日に少なくとも大さじ1杯の刻んだタマネギやそれに関係する野菜（ニンニク、春タマネギ、チャイブおよびニラ）を食べた男性は、これらの野菜を食べた量が1日に大さじ1/4（4mL）以下の男性と比較すると、前立腺がんの発症リスクが約半分であったということが分かっています。

▶ 心臓発作を予防する

民間療法の治療者は長い間タマネギを心臓の強壮剤として推奨してきました。現在、研究者たちはタマネギに含まれるアスピリンに似た物質である「アデノシン」が、心臓発作を引き起こす原因の血栓形成を阻止するということを、正式にまとめ始めています。

▶ 「善玉」コレステロール値を高める可能性がある

研究では、タマネギが保護高比重リポタンパク質の値を上げることによって、動脈を詰まらせる損傷から守る効果があることを示しています。

▶ 血糖値を安定させる

エジプトで行われた、糖尿病のラットを使った研究では、タマネギの汁が血糖値を70％も低下させたと報告されています。数少ない正式な臨床試験の1つである30年前のインドの研究によると、糖尿病患者が1日に57gのタマネギを食べたところ、血糖値が有意に下がったということが分かっています。研究者たちはこれらはタマネギに含まれる硫黄化合物とフラボノイドの効果であるとしています。さらに、タマネギは体内のインスリン感受能力を改善する微量元祖のクロムを豊富に含んでいます。

▶ 皮膚感染を阻止する

タマネギには中程度の抗菌作用を持つ物質が含ま

れています。これは生のタマネギを傷口にすり込んで感染を防いだという昔の民間療法を裏付ける内容となるかもしれません。効果の実証にはさらなる研究が必要とされます。

💀 健康に悪い面 : Health Risk

▶ 鼓腸およびガス

タマネギにはガスを発生させる一般的な糖である果糖が含まれています。不快感を与えるかもしれませんが、通常、ガスおよび鼓腸は無害です。

🍴 オススメの食べ方 : Eating Tips

・スライスした赤タマネギ、ヤギのチーズ、レタス、黒パンでサンドイッチを作ります。
・豆料理に生の甘タマネギを潰したものをふりかけます。
・キャラメル色になるまで炒めたタマネギにシェリービネガーをふりかけ、焼き物の薬味にします。

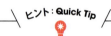

ヒント : Quick Tip

生で食べる

タマネギを強火で調理すると、がんから保護する植物化学物質である食物硫化物の効果が激減します。新鮮な生のタマネギは健康に良い効果が最も高く、タマネギを潰したり、噛んだりすることは、植物化学物質の力を放出するのに役立ちます。

🛒 買い方・選び方 : Buying Tips

・グローブオニオンは硬く、割れやすい乾いた皮のものを選んでください。柔らかく黒い斑点があるものはカビが生えていることを示します。または緑の芽が出ているものは食べ頃を過ぎていますので避けてください。少し悪臭のするものや、強いタマネギの匂いがするものは腐っている可能性があります。
・春タマネギやグリーンオニオンの頭部分はパリッとした濃い緑色で、底の部分は硬くて白いものが良いです。一般的に底部分が細いものはより甘い味をしています。

🫙 保存方法 : Storing Tips

・グローブオニオンは苦味を与える可能性があるため、直射日光を避け、涼しい乾いた場所で保存してください。湿り気とガスを与えるジャガイモの近くで保存すると早く傷んでしまうので避けてください。春タマネギは冷蔵庫で保存してください。数日間保存できますが、柔らかくなる前に、できるだけ早く使うようにしてください。

💬 豆知識 : Fact

・フラボノイドを多く含む食物と一緒にタマネギを食べた人々は、心臓疾患のリスクに20％の低下が見られました。

FOODS: #067

チーズ
Cheese

「ミルク（牛乳）・乳製品」も合わせて参照してください。

- 🍊 **1食当たりの目安**：硬質もしくは半硬質チーズ、1/2カップ（60g）のカッテージチーズ
- ❤️ **主な良い影響**：糖尿病の予防に役立つ可能性がある／メタボリックシンドロームの予防に役立つ可能性がある／骨や筋肉の健康を支援する／虫歯対策
- ☠️ **主な悪い影響**：飽和脂肪酸と塩分を多く含む／片頭痛とアレルギー／有害な細菌

チーズは牛、ヤギ、ラクダ、水牛、バッファローなどの家畜から採れるミルクからできた食品です。用途が広く人気のあるチーズは、おやつからメイン料理、デザートまであらゆる料理に用いられます。

ほとんどのチーズはミルクを凝固させるため、レンネットとして知られる酵素の混合物を用いて作られています。凝乳が形成される際に残る液体は乳清として知られています。それらを排水すると、カッテージチーズ、またはファーマーチーズの状態になります。また凝乳は何百もの異なる味を出すため、特殊なカビや細菌を注入したり、ワインやビールに浸けたり、圧力をかけたりカビを生やしたり、燻製したり、熟成させたりして他の成分と混ぜ合わせることがあります。

❤️ 健康に良い面：Health Benefit

▶ 糖尿病の予防に役立つ可能性がある
チーズはカルシウムが豊富です。研究によると、食物からたくさんのカルシウムを摂取することは糖尿病の前兆であるインシュリン耐性を防ぐ可能性があることが示されています。

▶ メタボリックシンドロームの予防に役立つ可能性がある
ある研究によると、たくさんの酪農食品を摂取する女性はメタボリックシンドロームを発症するリスクが著しく低いことが示されており、これは糖尿病、心臓疾患とも関連しています。

▶ 骨や筋肉の健康を支援する
適度に摂取すると、チーズは骨や筋肉の強度に必要なカルシウムやタンパク質を相当量含んでいるので、ベジタリアン、成長期の子供や青年、骨の弱まる病気である骨粗しょう症をもつ人々にとって理想的な食物です。乳糖不耐症が原因で牛乳を消化できない人々でも、しばしばハードチーズは食べられることがあります。チーズに用いられる細菌や酵素が一部の乳糖を分解するのです。1人前の分量のチーズには約200mgのカルシウム（115キロカロリー、9gの脂質とともに）が含まれます。

▶ 虫歯対策
チーズに含まれる脂質は歯の表面を覆い、細菌に対する天然の障壁としての働きをします。また、チーズは天然の虫歯予防の働きをするカゼインも含んでいます。さらに、チーズに含まれるカルシウムやリンは歯のエナメル質を再石灰化する働きがあります。

☠️ 健康に悪い面：Health Risk

▶ 飽和脂肪酸と塩分を多く含む
医師たちは、しばしば心臓疾患や高血中コレステロール、高血圧、体重問題をかかえる患者にチーズの摂取を控えるようにアドバイスします。ほとんどのチーズが飽和脂肪酸を豊富に含むことから、チーズは脂質沈着物で動脈が詰まってしまうアテローム性動脈硬化のリスクを高めてしまいます。タンパク質やカルシウムは変わらずに含みつつ、脂質の少ない低脂肪チーズを試してください。また多量の塩分も含まれるので、高血圧の人々にとって危険です。

▶ 片頭痛とアレルギー
熟成したチーズは、敏感な人々にとってまれに片頭痛を引き起こす原因となります。主な原因は、チェダーチーズ、ブルーチーズ、カマンベールチーズなどの熟成したチーズに自然に生じる化学物質、チラミンです。ペニシリンに対してアレルギーを持っている人々はブルーチーズやペニシリンカビで作られたその他のソフトチーズにアレルギー反応を起こすかもしれません。また、牛のミルクに対してアレルギーを持つ人々もチーズ、特にカッテージチーズなどのフレッシュチーズにアレルギー反応を起こすかもしれません。ヤギやヒツジのミルクから作られたチーズは、アレルギーを引き起こす可能性が比較的低いです。

▶ **有害な細菌**

アメリカとカナダでは商用のチーズには必ず殺菌牛乳が使われなければなりません。時に、健康食品店や専門店では輸入した自家製の殺菌処理のされていないチーズが売られていますが、そういったチーズは危険なサルモネラ菌や他の細菌を含んでいることがあります。

> **注意：Warning**
> **食物と薬の相互作用**
> チェダーチーズや、ブルーチーズ、カマンベールチーズのような熟成したチーズに含まれるチラミンは、時にうつ病の治療に使われる薬、モノアミン（MAO）酸化酵素阻害薬と相互作用し、命に関わるほどの血圧の上昇を引き起こすことがあります。

オススメの食べ方：Eating Tips

- パルメザンチーズを焼いたパンくずと混ぜ低脂質のトッピングとしてパスタに加えてください。
- スライスしたチーズにキウイやラズベリー、リュウゼツランの蜜をのせて朝食として食べてください。
- スライスしたリンゴにシャープチェダーチーズをかけ、チーズを溶かすために軽く焼いてください。

買い方・選び方：Buying Tips

- 賞味期限とパッケージをチェックしてください。
- ラベルがないもの、ラベルが未完全なもの、また製造所の証明がないものは避けてください。
- 有害な細菌を含んでいる可能性があるものを避けるため、成分一覧表に「殺菌牛乳」と書かれたものを探してください。
- ほとんどすべてのチーズにおいて、色と食感が一様なものを探してください。
- いろいろな種類のチーズが市場で売られているので、味の違いを楽しんでください。生産方法の改善によって食感と味が良いチーズが作られるようになりました。

保存方法：Storing Tips

- チーズの保存方法は種類によって異なりますが、すべての種類において、温度が安定して涼しい野菜室に保存するのが良いです。一般的にチーズは硬ければ硬いほど、より長持ちします。
- パルメザンやゴーダのような硬質チーズは、まずワックスペーパーで包んでからその上をラップで包んでください。
- ブルーチーズや半硬質チーズはラップに包んでください。
- モッツァレラチーズやフェタチーズのようなフレッシュチーズはそれらの容器の中で水と一緒にいれて保存してください。また容器内の水は2日に1回変えてください。

豆知識：Fact

- チェダーや、ミュエンスター、スイスのような硬質チーズを454g作るのに約45kgのミルクが必要です。
- クリームなどのソフトチーズはカロリーと脂質は同程度含んでいますが、カルシウムが少ないです。
- 全種類のチーズの中でカッテージチーズが最もカロリーが少なく、半カップで約90キロカロリーしかありません。しかしカッテージチーズに含まれるカルシウムの量は牛乳の半分程度です。

FOODS: #068

調味料
Condiment

「ソース・サラダドレッシング」もあわせて参照してください。

- 🍋 **1食当たりの目安**：通常大さじ1杯
- ❤️ **主な良い影響**：最低限のカロリーで味を変化させる
- ☠️ **主な悪い影響**：がんのリスク／高血圧／体重増加

調味料は食物に風味を加えますが、ほとんど栄養面での貢献はなく、時には大量の糖質や脂質、塩分を供給します。人気の調味料には、卵と油からできたマヨネーズ、からしの種子からできたマスタード、トマトをベースにしたケチャップ、細かく刻んだ野菜やフルーツを混ぜたサルサやチャツネ、ひよこ豆から作られるハマスのディップやスプレッドなどがあります。サルサやチャツネ、マスタード、ハマスは比較的脂質やカロリーが低い傾向にありますが、市販で売られているものは余分な糖質や脂質を含んでいる可能性があるので、注意深くラベルを読んで選ぶか、もしくはご自身で作ってください。

❤️ 健康に良い面：Health Benefit

▶ 最低限のカロリーで味を変化させる
調味料は食事に風味と深みを与えます。通常使用する量は少ないため、余分なカロリーはそんなに多くありません。

☠️ 健康に悪い面：Health Risk

▶ がんのリスク
多くの種類の調味料のように塩分の高い食事は胃がんや食道がんのリスク増加に関連しています。これは硝酸エステルの値が高いことが原因であると考えられています。硝酸エステルは消化中に発がん物質であるニトロソアミンに変換されます。

▶ 高血圧
ほとんどの調味料に含まれる豊富な塩分は血圧を上昇させることから、高血圧の方や減塩食ダイエットをしている方々にとって有害となるでしょう。

▶ 体重増加
フレンチオニオンのような一部のディップは飽和脂肪酸やカロリー、塩分を非常に多く含んでいることがあります。大さじ1杯か2杯、もしくは低脂質のもので代用してください。

🍴 オススメの食べ方：Eating Tips

- ポテトサラダにサルサソースを入れてかき混ぜてください。
- 半カップのプレーンヨーグルトに1つの熟したアボカドをすりつぶしたものと、1つのトマトを角切りにしたものと、お好みに合わせた量のチリパウダーに混ぜ、トルティーヤやチップスなどのディップやエンチラーダやハンバーガー用のソースとして出してください。
- 鮮やかな色のディップとして裏ごししたビートをハマスに混ぜてください。

🛒 買い方・選び方：Buying Tips

- 購入の際には容器や蓋を調べ、壊れていないことを確認してください。
- これらの混合物で細菌が増殖することはめったにありませんが、きちんと封をしないとカビやイースト菌が表面で繁殖してしまいます。

🧴 保存方法：Storing Tips

- 調味料は涼しくて乾燥した場所に保存し、1年以内に使用してください。開封後は冷蔵庫で保存してください。

FOODS: #069

チョコレート
Chocolate

- 🍊 **1食当たりの目安**：種類によるが一般的に28g
- ❤️ **主な良い影響**：高血圧を下げる効果がある／気分を高揚させるのに役立つ
- ☠️ **主な悪い影響**：糖質と脂質を多く含む／片頭痛／口内炎

チョコレートは、南アメリカの川の流域で発祥したカカオの木のサヤにみられる豆から作られています。中央アメリカや南アメリカの先住民族は、カカオ豆を通貨として使うほど、高く価値をつけていました。

カカオパウダーはカロリーと脂質が少ないですが、ほとんどのチョコレートは精糖と牛乳を含んでいます。カカオの実は抗酸化物質を含んでいますが、加工の際に破壊されてしまいます。ダークチョコレートがチョコレートのなかでは最善の種類です。少なくとも60％以上のカカオが入ったチョコバーを探してください。チョコレートの媚薬としての性質は都市伝説だということが分かりましたが、それらは絶え間なく私たちを誘惑し、食として無数の形態で私たちに喜びを与えます。

❤️ 健康に良い面：Health Benefit

▶ **高血圧を下げる効果がある**

ドイツのケルン大学病院の研究者たちは境界域高血圧の人や軽い高血圧の人、合わせて44人に、1日に30キロカロリーのダークチョコレートもしくはホワイトチョコレートを与えました。その結果、約4カ月後、ダークチョコレートを食べていた人の中で高血圧と診断される人の数が86％から68％に減りました。研究者たちは、これがダークチョコレートに含まれる抗酸化物質の働きであると考えています。

▶ **気分を高揚させるのに役立つ**

ダークチョコレートは、脳に幸福感をもたらす化学物質であるエンドルフィンの生産を刺激します。また、それらは抗うつ剤としての働きをする脳内化学物質、セロトニンの値を上昇させます。

☠️ 健康に悪い面：Health Risk

▶ **糖質と脂質を多く含む**

多くのチョコレートは高度に飽和した脂質である乳脂肪や大量の糖質を含んでいます。ミルクチョコレートよりもダークチョコレートを選ぶほうが良いでしょう。

▶ **片頭痛**

チョコレートは頭痛の原因となるPEAを豊富に含んでいます。

▶ **口内炎**

チョコレートは口内炎を引き起したり悪化させることがあります。

🍴 オススメの食べ方：Eating Tips

- ココアパウダーをチリのポットに小さじ1杯入れてかき混ぜてください。
- カカオニブをフローズンヨーグルトにかけてください。
- オレンジの皮をむくように、球体のダークチョコレートを螺旋状に切ってください。

🛒 買い方・選び方：Buying Tips

- 栄養効果が最も高いことから、ミルクチョコレートやホワイトチョコレートよりダークチョコレートを選んでください。

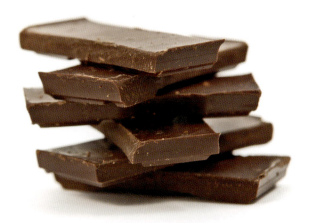

Chapter 2 食材：チョコレート，チリ（唐辛子）

- 購入の際にチョコレートを見ることができれば、表面が滑らかでつやのあるものを選んでください。
- 表面に白色や灰色になった部分がある、もしくは乳白化しているものは避けましょう。暖かい環境で保存していたか、古い商品であることを意味しています。

保存方法：Storing Tips

- 密封した容器に入れ、涼しくて乾燥した場所で保存してください。2週間ほどもちます。
- チョコレートは冷蔵庫に入れないでください。乳白化やチョコレートからのカカオバターの乖離を引き起こします。

都市伝説：Old School
チョコレートはカフェインが豊富である。

新常識：New Wisdom
商用のチョコレート製品に含まれるカフェインはわずか0.1％ほどで、これはカフェイン抜きコーヒー1杯よりも少ないです。

豆知識：Fact

- 1502年にコロンブス一行が4度目の航海から帰ったときに初めてカカオ豆が新世界からヨーロッパに持ちこまれました。
- チョコバーは1910年頃に初めて市場に出回り、第二次世界大戦中にアメリカ軍に「戦闘用の食物」として与えられたとき、人々の心を捉えました。

FOODS: #070

チリ（唐辛子）
Chilli

- 1食当たりの目安：1/2カップ（75g）　種類によって異なる
- 主な良い影響：がんを予防する／凝血の可能性を下げる／風邪やアレルギーと闘う／減量に役立つ
- 主な悪い影響：痔／胃の不快感

南西部料理で最も人気な材料であるチリ（唐辛子）は、料理に薬味とアクセントを加えます。一部のマイルドな味の種類のものは低カロリーのおやつとして食べられています。

チリの辛さはカプサイシノイドという物質で、それ自体に匂いや風味はありません。しかし、口の痛みを感じる受容体に直接働きかけます。辛党の方は経験したことがあるでしょうが、これには涙や鼻水（サルサスニッフ）、発汗作用があります。カプサイシノイドは白い茎や種に集中しており、よりマイルドな風味を出すために取り除かれることがあります。

チリは甘唐辛子（パプリカやピーマン）よりも栄養価が高く、一般的に赤い種類のものほうが緑の種類のものよりも栄養素含有量が豊富です。

健康に良い面：Health Benefit

▶ **がんを予防する**

チリは抗酸化物質、特にベータカロテンとビタミンCが非常に豊富です。たった1つの生の赤い唐辛子（2/3カップ、45g）でも約75mgのビタミンCを含んでいます。この値は推奨栄養所要量（RDA）のほぼ100％の値です。また、チリは一部の研究者ががんを防ぐのに役立つと提唱している植物色素、ビオフラボノイドも含んでいます。

▶ **凝血の可能性を下げる**

研究によると、カプサイシンは抗凝血剤としては働き、もしかすると心臓発作や脳卒中につながる凝血を防ぐ手助けとなるかもしれないと示唆されています。

▶ **風邪やアレルギーと闘う**

チリは充血除去剤として働くことがあります。風邪をひいている方、アレルギーを持つ方はチリやチリの入った食物を食べることで、一時的に鼻の詰まりを緩和できるかもしれません。

▶ 減量に役立つ

一部の研究によって、とても辛い食物を食べることは一時的に代謝を高めるということが示されています。専門の食料雑貨店では、多くの異なる種類の唐辛子が取り扱われています。弱い種類のものを買ってさまざまな料理に加えてみてください。細かく切ったハラペーニョをスクランブルエッグに加えてピリッとさせたり、ビーフシチューにスコッチボネットペッパーを用いたりして少し辛みを加えてみてください。

健康に悪い面：Health Risk

▶ 痔
チリを摂取すると直腸に刺激が与えてしまうかもしれません。

▶ 胃の不快感
チリが潰瘍や消化の問題を引き起こすという証拠はありませんが、それらは胃酸の逆流に苦しんでいる方にとって胃の不快感を引き起こすかもしれません。

オススメの食べ方：Eating Tips

・甘辛の味にするために、細かく切ったチリと砂糖でメロンを味付けしてください。
・半分に切ったハラペーニョに牛のひき肉、刻んだチェダーチーズ、コリアンダーを詰めてグリルで焼いてください。
・ヌードルスープにアクセントをつけるため、チリソースを1滴入れてください。

買い方・選び方：Buying Tips

・品質の良い生のチリペッパーを買うには、染みなどの変色した部分がなく、皮が滑らかで深い色のものを探してください。
・乾燥チリはパッケージに入ったものを買うのが良いでしょう。

保存方法：Storing Tips

・生のチリペッパーは、袋に入れて冷蔵庫で保存してください。2週間ほど持ちます。
・乾燥チリペッパーは密閉した容器に入れ、直射日光の当たらない、涼しく乾燥した場所で保存してください。4カ月ほどもちます。

豆知識：Fact

・記録によると、最も辛いからしはトリニダードモルガスコーピオンで、その辛さは200万スコヴィル単位と同じくらい高いとされています。対照的にシラノペッパーは5,000から15,000スコヴィル単位程度です。純カプサイシンは1,600万単位とされています。
・クリームと混ぜると、カプサイシノイドは帯状疱疹の焼けるような痛みや関節炎の痛みを和らげる効果があります。また、それらは化学療法に関連した口の痛みも緩和します。

都市伝説：Old School
唐辛子の辛さを鎮めるためには水を飲むと良い。

新常識：New Wisdom
2％牛乳もしくは正規ヨーグルトを食べると良いです。これらの脂質は唐辛子に含まれる脂溶性のカプサイシノイドを中和するのに役立ちます。

FOODS: #071

トウモロコシ
Corn

- 1食当たりの目安：トウモロコシの実1/2本、穀粒半カップ分（82g）
- 主な良い影響：心臓疾患やがんのリスクを下げる／目の健康を支える
- 主な悪い影響：ペラグラ（ナイアシン欠乏症）

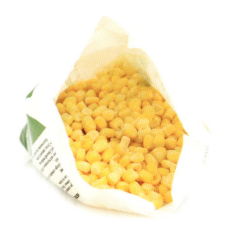

トウモロコシは世界中で収穫さている穀類作物の1つです。世界の穀物収穫量のなかでトウモロコシより多いのは小麦だけです。熟していない段階で収穫されるスイートコーンは、野菜として消費される種類のものです。さまざまな種類のトウモロコシがシリアルやコーンミール、トルティーヤに使われています。トウモロコシは穂軸の部分を調理したり、穀粒の部分を取り除いて生で提供したり、冷凍、もしくは缶詰めにしておきます。またポップコーンはバターや塩、その他のトッピングをしない限り、低カロリーのお菓子になります。中くらいのサイズのトウモロコシの穂は77キロカロリー、1カップ分の穀粒は推奨栄養所要量（RDA）の13%の葉酸を含んでいます。また、トウモロコシにはカリウム、チアミン、食物繊維が豊富に含まれています。

トウモロコシはデンプンとタンパク質が豊富ですが、リジン、トライプファンといった2つの必須アミノ酸を欠くのでトウモロコシのみでは適したタンパク質の代用とはなりません。しかし、この問題はトウモロコシを黒豆や他の豆類と一緒に食べることで容易に解決できます。

健康に良い面：Health Benefit

▶ 心臓疾患やがんのリスクを下げる

加熱したスイートコーンは抗酸化物質としての効果に加えて、発がん物質を抑止する働きをもつフェルラ酸と呼ばれるフェノール化合物を含んでいます。

▶ 目の健康を支える

トウモロコシは高齢者の失明の一般的な原因となる加齢性黄斑変性症のリスクを防ぐ、強力な抗酸化物質、「ルテイン」を豊富に含んでいます。

健康に悪い面：Health Risk

▶ ペラグラ（ナイアシン欠乏症）

トウモロコシに含まれるほとんどのナイアシンは、人間の消化器官では分解されないナイアシチンの形態で存在します。しかし、アメリカなどのトウモロコシが主食の国々では、ナイアシンやトリプトファンの欠乏する状態、ナイアシン欠乏症が普及することは稀です。この病気の症状としては、精神的な錯乱や妄想、粘膜の炎症、皮膚のかさつき、下痢があります。タンパク質を豊富に含んだ食事やビタミンB群のサプリメントがこの病気の治療として使われます。

オススメの食べ方：Eating Tips

- トウモロコシの穀粒を刻んだパプリカと一緒に豚のひき肉に混ぜ、スタミナハンバーガーを作ってください。
- 穂軸のついたトウモロコシにレモンペッパーの薬味を振りかけてください。
- 調理したトウモロコシをスムージーに加えてください。

買い方・選び方：Buying Tips

- 水分を含んでおり、殻が緑色で絹毛部につやがあり、粒がぎっしり詰まった穂を選んでください。粒の状態をチェックする際に殻をむかないでください。トウモロコシが乾燥し、菌に弱くなります（また食料品店の人や農家の人に失礼です）。よってこの方法ではなく、粒が肉付き良く、先まで健全か調べるために、絹毛部を手探りで探してください。

- サイズのわりに質量のあるものを探してください。質量の重いものは中心部が虫や細菌に食べられていないことを意味します。
- 缶詰めに入ったトウモロコシより、冷凍したトウモロコシを優先的に選んでください。トウモロコシの缶詰めには、余分な塩分が含まれている可能性があります。どうしても缶詰のトウモロコシを買いたい場合は、「塩分の加えられていない」種類のものを探してください。

豆知識：Fact

- トウモロコシの穂には平均で800の穀粒があり、16列で配列されています。各穀粒には1本のシルクが入っています。
- メキシコ人や南アメリカ人は食事のほとんどがトウモロコシが使われていますが、ナイアシン欠乏症は発症しません。トウモロコシはアルカリ性の物質と混ぜ合わせるとナイアシチン内のナイアシンを放出するため、コーンミールをライム水と混ぜ合わせて作るトルティーヤはナイアシン欠乏症を防ぎます。

保存方法：Storing Tips

- トウモロコシは殻のついたまま保存して、できるだけ早いうちに食べてください。1～2日しかもちません。

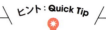

ヒント：Quick Tip

『Journal of Agricultural and Food Chemistry』の研究によると、スイートコーンを調理すると心臓疾患やがんのリスクを大幅に下げる有益な栄養素が発生するとされています。研究者たちは、トウモロコシは長く加熱されればされるほど抗酸化物質の値が高くなるということを発見しました。

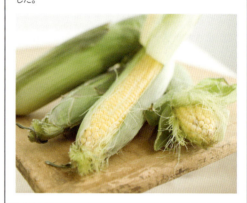

FOODS: #072

トマト
Tomato

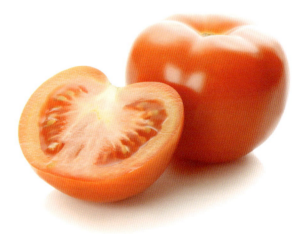

- 1食当たりの目安：中サイズのトマト1個（123g）
- 主な良い影響：がんを防ぐ手助けとなる／心臓疾患を防ぐ
- 主な悪い影響：消化不良および胸やけ／アレルギー反応の可能性／頭痛／口内炎

トマトはベリーの一種で、16世紀には「愛のリンゴ」と呼ばれていました。品種には、ベビーパーム、ビーフステーキ、チェリー、ワイン、そしてイエローチェリーがあります。

生でも調理してもおいしいトマトは、カロリーが低くてビタミンやその他の健康に良い物質を豊富に含んでいます。中サイズの熟したトマトは26キロカロリーしかなく、ビタミンCを約23mg、葉酸を約20mcg含んでいます。

トマトはパプリカやナスと同様にナス科の植物に属します。16世紀にスペイン人によってヨーロッパに持ち込まれたトマト。当時、葉に含まれる毒が果実にもあると北ヨーロッパ人に恐れられていたため、北ヨーロッパでは装飾用の植物として

栽培されていました。これらの地域から移住した入植者たちは、その植民地にトマトに対する誤った認識も持ち込みました。その頃スペインやイタリアでトマトは実際には食べられるということが明らかとなり、アメリカに移住する際にトマトも持っていきました。今日、トマトは世界の中で主要な野菜とされていますが、植物学的に言うと、トマトは果実です。

❤ 健康に良い面：Health Benefit

▶ がんを防ぐ手助けとなる

トマトを中心とした食事を定期的に食べた男性は、前立腺がんを発症する確率が低くなったことを示したハーバードの有名な研究があります。研究者たちは、トマトに含まれる抗酸化物質であるリコピンが、天然の抗がん剤としての役割を果たしていると理論づけています。リコピンを摂取する最善の方法は、トマトソースやトマトパスタ、トマトジュース、ケチャップを食べることです。リコピンは、トマトパスタに最も多く濃縮されています。また、トマトにはクロロゲン酸と呼ばれる化合物が含まれています。この化合物は、煙草の煙や塩漬けした肉に含まれる発がん性化合物であるニトロソアミンのような環境毒素の効果を阻止することで、私たちの体をがんから守ります。

▶ 心臓疾患を防ぐ

トマトの種子を囲んでいるゼリー状の物質には、血液の抗凝固作用を持つサリチル酸塩が豊富に含まれています。おそらく、これがトマトは心臓疾患の予防になることの理由の1つでしょう。

　またリコピンはLDLコレステロールを下げ、活性酵素であるスーパーオキシド・ジムスターゼ（SOD）の活動を活性化させ、白血球のDNA損傷を減らす働きを持ちます。クリムソン種のトマトは、通常のトマトよりもリコピンを50％多く含んでいます。

健康に悪い面：Health Risk

▶ 消化不良および胸やけ

トマトやトマトを素にした製品に含まれる未確認の物質は胃酸を逆流させ、消化不良や胸やけを引き起こすことがあります。消化不良を引き起こす方は2〜3週間トマトを控えて、症状が改善されるか見てみましょう。

▶ アレルギー反応の可能性

トマトは比較的一般的なアレルギーの原因です。

▶ 頭痛

ソラニンは、すべてのナス科植物に少量ずつ含まれる毒性の物質です。感受性の強い人々において頭痛を引き起こす原因となるかもしれません。

▶ 口内炎

トマトは、口内炎を悪化させることがあります。

🍴 オススメの食べ方：Eating Tips

・スライスしたトマトを朝食の卵サンドイッチに加えてください。
・スライスしたトマトと、パン粉、パルメザンチーズ、ニンニクを焼いて既成のパイ生地にかけてください。
・トマトをツナサラダに入れてください。

💬 豆知識：Fact

・トマトに含まれる強力な抗酸化物質であるリコピンは脂溶性ですので、オリーブオイルなどの健康的な油をトマト料理に加えると、栄養の吸収を高めることができます。

🛒 買い方・選び方：Buying Tips

・深い赤色のトマトはリコピンが豊富に含まれているので、こういったトマトを選んでください。
・つるが熟したトマトは早めに収穫されたものよりも、多くのリコピンを含んでいます。よって、自分でトマトを育てる、あるいは地方の農家の市場で買うのが最善だと言えます。
・缶やビンに入ったトマトを買う際は、塩分が低いもの、あるいは塩分を全く含んでいないものを選んでください。

🫙 保存方法：Storing Tips

・熟したトマトは常温で保存してください。4℃以下だと果肉が水分を失い、もろくなってしまいます。
・封を開けていない缶やビン、テトラパックに入ったトマトは涼しい食品棚に入れて保存してください。最長1年間もちます。

FOODS: #073

鶏肉
Chicken

「燻製肉・塩漬けされた肉」も併せて参照してください。

- 🍽 1食当たりの目安：調理したもの85g
- ❤️ 主な良い影響：骨粗しょう症から身を守る／心臓疾患と闘う
- ☠️ 主な悪い影響：細菌汚染

鶏や七面鳥、コーニッシュ種とロック種の交配でできた鶏、カモ、ガチョウ、ホロホロチョウ、家禽、雛鳥、キジ、ウズラなどの鶏肉はすべての必須アミノ酸やカルシウム、鉄分、リン、カリウム、亜鉛と共に高品質タンパク質を豊富に含みます。すべての鶏肉が同じような栄養素を含みますが、大きな違い（味は別として）は、脂質含有量です。85gの切り身で170キロカロリーあり、9gの脂質と20gのタンパク質を含むカモと比べて、皮をむいてローストした七面鳥は同じ量で135キロカロリー、3gの脂質と20gのタンパク質を含んでいるため、カロリーと脂質が低いということが言えます。85gのローストした鶏の胸肉は皮がついたままだと195キロカロリーで8gの脂質と26gのタンパク質を含みますが、皮をカットした場合だと142キロカロリーで3gの脂質しかなく、タンパク質の量は変わりません。

❤️ 健康に良い面：Health Benefit

▶ 骨粗しょう症から身を守る
鶏肉には、骨を強くする働きを持つタンパク質が含まれています。研究者たちは、骨粗しょう症を遅らせる要因はタンパク質レベルであると考えています。

▶ 心臓疾患と闘う
鶏肉は赤身肉に代わる脂質の少ない食物であるだけでなく、ビタミンB_6も豊富に含んでいます。この重要な栄養素は、血流で増大して血管壁を破壊する分子の一種、ホモシステインを管理するという体の能力において大きな役割を果たします。たった113gの鶏肉は、人間の1日に必要なビタミンB_6の約1/3を供給します。

☠️ 健康に悪い面：Health Risk

▶ 細菌汚染
多くの鶏肉は皮に何の処理も施さずに売っているので、加工後も皮や、皮の隙間に残っている細菌によって傷みやすいです。冷蔵庫の平均温度である4℃で保存すると、鶏肉の皮は6日ほどでヌルヌルになります。これは細菌が1万倍増加してしまったことを示唆しています。調理の際は手をこまめに洗い、包丁やまな板も洗剤を使ってお湯で洗ってください。特に心配なのは、けいれんや下痢、発熱を引き起こすカンピロバクターと呼ばれる細菌です。オーガニックの鶏肉はこの細菌を含んでいる可能性が低いです。鶏ひき肉を調理する上で74℃がそれらの安全性を確かなものにする温度です。

🍴 オススメの食べ方：Eating Tips

- 無添加のサンドイッチ用に小さく切った七面鳥の胸肉をローストしてください。
- 牛肉に代わって骨や皮を取り除いた鶏肉にチリソースをかけて食べてください。
- 余ったローストチキンと加熱したブロッコリー、刻んだトマトでサラダを作ってください。

🛒 買い方・選び方：Buying Tips

- 鶏肉は、弾力性があるものを買うのが確実です。
- 店で買った調理済の鶏肉はきつね色で余分な脂がなく、購入時には温かいのが望ましいです。いつ調理されたのかを時刻印を見て確認してください。調理後2〜4時間以内のものが最善です。
- 鶏肉の缶詰めは生の鶏肉よりも塩分が多いです。
- 皮の色は味と関係ないですが、ザラザラしている、乾燥している、あるいは傷んでいる皮をもつ鶏肉は買わないでください。肉の感触や風味が悪いというサインです。

都市伝説：Old School
脂質やカロリーを最小限にするために、必ず調理前に鶏肉の皮を落とします。

新常識：New Wisdom
皮を付けたままで鶏肉を調理することで肉汁を保ちます。できれば調理をする際は皮をむかず、食べる前にむいてください。

🥛 保存方法：Storing Tips

- 鶏肉は冷蔵庫の最も冷えた場所で保存してください。最長3日もちます。このときに鶏肉の肉汁が他の食物を汚さないようにしっかりとラップしてください。
- 調理した鶏肉も冷蔵庫で保存すると最長3日もちます。
- 冷凍した鶏肉をおいしく食べるためには、生のものであれば2カ月以内に、調理したものであれば1カ月以内に消費してください。

FOODS: #074

ナシ（洋ナシ）
Pear

- 1食当たりの目安：中サイズのナシ（166g）
- 主な良い影響：コレステロール値を下げる／便秘を和らげる／血圧の低下に役立つ／糖尿病のリスクを下げる可能性がある
- 主な悪い影響：アレルギー反応の可能性／虫歯

滑らかな食感で多くのヨーロッパ人によって「バターフルーツ」と呼ばれているナシ。ナシは理想的なスナックやデザートで、スパイシーな料理の付け合せにも使われます。ナシは新鮮なままでもおいしいおやつとなりますが、焼いてもおいしく食べることができます。中サイズのナシ1個は約100キロカロリーで、約6gの食物繊維が含まれています。缶詰めのナシは皮をむいて加熱する過程でほとんどのビタミンCを失います。また、濃いシロップに漬けられている場合は、特にカロリーが高いです。普通の品種は約1ダースあり、バートレット、アンジュおよびボスクなどで、栄養価はどれもよく似ています。

健康に良い面：Health Benefit

▶ コレステロール値を下げる
ナシは、血中コレステロール値を制御する水溶性食物繊維のペクチンを含む、数種類の食物繊維が豊富です。

▶ 便秘を和らげる
ナシに含まれるセルロースは水溶性食物繊維で、膨張性食物繊維として知られており、軽度の下剤効果があり、正常な腸機能の促進に役立ちます。

▶ 血圧の低下に役立つ
カリウムが豊富なナシは、血圧を抑えるのに役立つ可能性があります。

▶ 糖尿病のリスクを下げる可能性がある
ナシは抗酸化物質が豊富で、特に2型糖尿病の懸念がある人にとっては非常に重要かもしれません。また、ナシは血糖インデックスと血糖負荷が低く、糖尿病の患者にとって効果があります。

健康に悪い面：Health Risk

▶ アレルギー反応の可能性
新鮮なナシはアレルギー反応を起こすことはほとんどありませんが、乾燥させたナシにはたまに亜硫酸塩が含まれており、影響を受けやすい人はぜんそく発作やアレルギー反応を引き起こす可能性があります。

▶ 虫歯
乾燥したナシは新鮮な物よりもカロリーや栄養が凝縮されており、糖含量とくっつきやすい組織が虫歯を促進する可能性があります。

オススメの食べ方：Eating Tips

- ホウレン草のサラダに砕いたブルーチーズとナシの切ったものを加えます。
- ナツメグで風味付けした果肉ソースでナシを加熱調理します。
- ザクロジュースでナシを茹でます。

買い方・選び方：Buying Tips

- ナシは一度熟れたら腐りやすいので、市場で売られているものは少し青いかもしれません。
- ナシは皮の艶がなくなったら熟れています。茎部分の果肉は触ると柔らかく、果実は匂いを放っています。
- 皮が滑らかなものを選び、色が濃くて傷のあるものは避けてください。

保存方法：Storing Tips

室温で数日熟れさせてください（茶色の紙袋に入れると早く熟れます）。
一度熟れると、冷蔵庫で食べるまで数日間保存することができます。

FOODS: #075

ナス
Eggplant

- 1食当たりの目安：調理したもの　1/2カップ（51g）
- 主な良い影響：減量に役立つ
- 主な悪い影響：高カロリー

　ナスはトマトやイモ、コショウを含むナス科の植物の一種です。ナスは栄養価が非常に低いですが、万能な野菜です。インドのカレーやギリシャのムスカ（ナスとひき肉、ジャガイモを交互に重ねたもの）、中東のババガヌーシュ（ナスとゴマのペースト）、フランスのラタトゥイユを含む数多くの人気の民族料理に用いられています。ナスは満腹感を与えますがカロリーが低く、1カップ当たりの量に40キロカロリーしか含まれておらず、また多くの食物繊維を含んでいます。

健康に良い面：Health Benefit

▶ 減量に役立つ

ナスには脂質がほとんどないため、健康的な食事の一部となり、減量に役立つかもしれません。またナスには食物繊維も含まれているため、満腹感が得られます。

健康に悪い面：Health Risk

▶ 高カロリー

ナスのスポンジ状の組織は脂質を吸収します。油で揚げたナスは、フライドポテトの4倍多くの脂質を含みます。最善策としては、直火焼きやオーブン焼き、あぶり焼き、煮込みなど最低限の量の油しか使わない方法で調理することです。ソテーにする場合には、フッ素樹脂加工のフライパンを使い、油はほぼ用いないでください。

オススメの食べ方：Eating Tips

- スライスした長ナス、あるいはイタリアナスにオリーブオイルやローズマリーをかけ、網焼きにしてください。
- 味付けしたラムのひき肉を半分に切ったナスに詰めて、オーブンで焼いてください。
- 風味を加えたパン粉を棒状に切ったナスにまぶし、軽く油をかけ、オーブンで焼いてフライにしてください。

買い方・選び方：Buying Tips

- 皮が薄くて硬いものを探してください。これらが最もマイルドな風味をしています。
- 大きいナスは種が多く、実が硬くて、苦い傾向にあります。
- 亀裂や変色した部分がなく、サイズの割に重いものを選んでください。
- ナスの色は深い紫から明るい紫、白いものまであります。

保存方法：Storing Tips

- 冷蔵庫の野菜室で保存してください。
- 5～7日間の以内に食べるのが最も良いです。

豆知識：Fact

- ナスは正式にはベリーであり、野菜ではありま

ヒント：Quick Tip

肉の代わりにナスを使う

ナスの組織および多用途性は肉の代替として有効です。シチュー、鍋料理、およびサンドイッチに入れる肉の代わりにナスを使ってください。

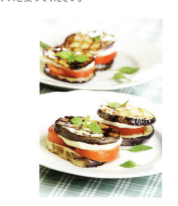

せん。

- 1993年の『New England Journal of Medicine』で発表された研究によると、ナスは野菜の中で最も高いニコチン値を含んでいますが、煙草1本分に匹敵する量のニコチンを摂取するためには、9〜18kgのナスを摂取しなくてはなりません。

FOODS: #076

ナツメヤシ
Date

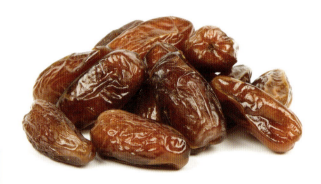

- 1食当たりの目安：5〜6個（約40g）
- 主な良い影響：心臓疾患と骨粗しょう症のリスクを下げる／がんの予防に役立つ／血圧を下げる
- 主な悪い影響：体重増加／虫歯

その甘さから珍重される果物、ナツメヤシは最も古くから栽培されている木で、古来から北アフリカで栽培され続けてきました。砂漠に生えるこの木には非常に多くの実がなり、1房で最大200個の実がなります。

生のナツメヤシは、その水分含量に応じてソフト、セミソフト、ドライと3つのカテゴリーに分類されます。アメリカのナツメヤシのほとんどはセミソフトで、一部分の水分を蒸発させたドライのものと同様に生のものも市場で売られています。

❤ 健康に良い面：Health Benefit

▶ 心臓疾患と骨粗しょう症のリスクを下げる
ナツメヤシは重要なミネラルであるカリウムを大量に含んでいます。12個のナツメヤシには650mgのカリウムが含まれており、バナナやオレンジなどの他のカリウムが豊富な食物よりも多くの量に匹敵します。研究では、カリウムは女性の骨粗しょう症を防ぐだけでなく、筋肉の機能を支え、心臓血管の病気のリスクを下げるということが分かっています。

▶ がんの予防に役立つ
アメリカの農務省（USDA）によると、ナツメヤシに含まれる全体のポリフェノールの量は、一般的に食される果物や野菜よりも多いとされています。その理由は、ナツメヤシは砂漠の過酷な環境で育つため、ポリフェノールはナツメヤシの実を酸化ストレスから守るようになっています。ポリフェノールはビタミンB_6や食物繊維と共に特定のがんの予防に役立つ可能性があります。

▶ 血圧を下げる
ナツメヤシの実12個分は推奨栄養所要量15%以上の鉄分とナイアシンを含んでいます。またナツメヤシは、カルシウム、マンガン、マグネシウム、亜鉛を含んでおり、これらのミネラルはカリウムとともに作用して血圧の低下に役立ちます。

☠ 健康に悪い面：Health Risk

▶ 体重増加
ナツメヤシの質量の60〜70%は糖でできており、果物の中で最も甘い果物です。半カップ分のナツメヤシ（中サイズ12個分）は約275キロカロリーで、ほとんどの果物よりも高カロリーです。血圧の急上昇を防ぐため、種実類やタンパク質の豊富な食物と一緒に摂取してください。

▶ 虫歯
乾燥させたナツメヤシ、生のナツメヤシ、どちらも粘着性があり、糖度が高いことから、少しでも歯に付着したままにしておくと、虫歯につながります。

注意：Warning
食物と薬の相互作用

ナツメヤシは熟成させたチーズや、加工を施した肉、赤ワイン、その他の製品にみられる有機化合物であるチラミンを含んでいます。うつ病の治療薬であるモノアミン酸化酵素（MAO）阻害薬を服用している人はナツメヤシを避けてください。ナツメヤシに含まれるチアミンはこれらの薬と相互作用し、死に至る血圧の上昇を引き起こす可能性があります。また一部の人々にとってチアミンは片頭痛の原因となる場合があります。

買い方・選び方：Buying Tips
- つやがあり、色が均一で、潰れていないものを選んでください。

保存方法：Storing Tips
- ナツメヤシは密閉した容器に入れ、常温で保存すると数カ月もちます。
- 冷蔵保存で、最長1年間保存できます。

オススメの食べ方：Eating Tips
- 刻んだナツメヤシをレモンヨーグルトに混ぜてください。
- ナツメヤシとくし形にしたオレンジをシロップで煮てオレンジジュースにし、そこにクルミを振りかけてください。
- ナツメヤシをハーブクリームチーズのディップと一緒に出してください。

豆知識：Fact
- 一説によるとナツメヤシはペルシャ湾の近くの地域が原産であるとされています。
- 古代、ホストからゲストに対する歓迎の印として、食事の際にボールいっぱいのナツメヤシがテーブルに出されていました。
- ナツメヤシは甘味付けされていないコーヒーやお茶と一緒に出されました。ナツメヤシが飲物の甘味を供給するのでしょう。
- ナツメヤシはほんの30％しか水分を含んでおらず、果物の中で最も水分含量が少ないです。

FOODS: #077

ニラ・セイヨウアサツキ
Chive

- 1食当たりの目安：89g
- 主な良い影響：特定の種類のがんを予防する／コレステロールを下げる可能性がある
- 主な悪い影響：鼓腸

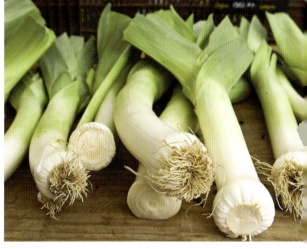

　ニラ（訳注：チャイブはセイヨウアサツキ、エゾネギのことを指す。日本でよく食べられているニラは、チャイニーズチャイブとよばれる）は、味が似ているタマネギの近縁種であり、アスパラガスの遠い親戚でもあります。これらはすべてユリ科の植物です。ニラ全体は食べることができますが、ほとんどの人は白い新鮮な底の部分と柔らかい内側の葉を好み、苦みのある濃い緑の上の葉の部分は捨てます。風味はタマネギよりも甘くマイルドです。

> **ヒント：Quick Tip**
>
> 💡
>
> **緑の部分は捨てない**
>
> ニラの上の緑の部分は通常捨てられていますが、取っておいてスープやストックに加えることができます。

❤️ 健康に良い面：Health Benefit

▶ **特定の種類のがんを予防する**

ケンペロールは、ニラに含まれる抗がん物質です。発がん性化合物の発達を阻止するのに役立つ可能性があります。例えば、ある中国の研究では、1日に少なくとも大さじ1杯の刻んだタマネギ、および他の関係する野菜（ニンニク、春タマネギ、アサツキ、ニラ）を食べた男性は、1日に大さじ1/4杯以下しかこれらの野菜を食べなかった男性に比べて前立腺がんが発達するリスクが約半分だったということが分かっています。

▶ **コレステロールを下げる可能性がある**

タマネギのように、ニラにはコレステロールと高血圧を下げるのに役立つ硫黄化合物が含まれています。1本のニラには、1日の推奨栄養所要量の30%のビタミンAとビタミンCが含まれており、どちらも心臓の健康に関連しています。

☠️ 健康に悪い面：Health Risk

▶ **鼓腸**

ニラは口臭だけでなく、人によってはガスを発生させます。

🍴 オススメの食べ方：Eating Tips

- チキンブロスにニラを入れて丸ごと煮込みます。
- スライスしたニラとスライスしたジャガイモをソテーします。
- 半分に切ったニラとアスパラガスを、ニンニクと生のミントで炒めます。

🛒 買い方・選び方：Buying Tips

- できるだけ色が白く明るい緑色で、硬くてパリッとした茎のものを探してください。
- 色が黄色く、先端がしなびているものは避けてください。

🫙 保存方法：Storing Tips

- 洗っていないものをビニール袋に入れて2週間まで冷蔵保存できます。

FOODS: #078

ニンジン
Carrot

> - 🥕 1食当たりの目安：新鮮なニンジン　1/2カップ（64g）
> - ❤️ 主な良い影響：心臓血管疾患のリスクを減らす／糖尿病のリスクを減らす／がんを防ぐ手助けとなる／特定の視覚問題の予防効果
> - ☠️ 主な悪い影響：肌が黄色くなる

アフガニスタン原産のニンジンは、抗酸化物質としての働きをします。体内でビタミンAに変換されるベータカロテンが、最も多く含まれている食物の1つです。ニンジンは色が鮮やかなほどカロテノイドの値が高いのです。1カップの加熱調理されたニンジンは70キロカロリーで、4gの食物繊維、約18mgのベータカロテンが含まれています。これには、健康的な髪や肌、目、骨に必須な栄養素であるビタミンAが推奨栄養所要量の100%以上も含まれています。ニンジンの色はたいていオレンジ色ですが、紫、赤、白および黄色のものもあります。「ベビーキャロット」は、ニンジンの赤ちゃんというわけではなく、通常サイズのニンジンを機械で切って形づくられたものです。

❤️ 健康に良い面：Health Benefit

▶ **心臓血管疾患のリスクを減らす**

アメリカ政府の研究では、1日に1カップ分のニンジンを食べた対象者は、3週間で平均11%血中コレステロール値の低下が見られたと報告されて

います。このコレステロールを下げる効果は、主にニンジンのペクチンに含まれる高溶解性食物繊維のおかげである可能性が高いようです。

▶ **糖尿病のリスクを減らす**
ベータカロテンは、糖尿病のリスク低下に関連しています。ある研究ではベータカロテンの血中濃度が高い人たちは、ベータカロテンの血中濃度が低い人たちよりもインスリン値（血糖コントロールの具合を示す）が32％低いことが分かっています。

▶ **がんを防ぐ手助けとなる**
ニンジンにはがんのリスク、特に肺がんのリスク低下に関連するアルファカロテンやビオフラボノイドを含むその他のカロテノイドも含まれています。ただし、喫煙者に限ってはベータカロテンのサプリメントが、有害となる可能性が研究によって分かっています。

▶ **特定の視覚問題の予防効果**
ニンジンは黄斑変性症と白内障という、視覚を奪う2つの病気を予防するのに役立ちます。また、ニンジンは、夜盲症の予防と治療に効果があります。

健康に悪い面：Health Risk

▶ **肌が黄色くなる**
ニンジンの過剰摂取は、肌の黄色化を引き起こすことがあります。この状態は体に無害ですが、ニンジンの摂取量を減らすことで治まります。もし肌の黄色化が持続する、あるいは白目の部分にも変色が見られる場合は、肝臓の病気である黄疸でないかどうか、医師に相談してください。

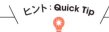 **ヒント：Quick Tip**

少量の脂質と一緒にニンジンを摂取してください。
カロテノイドは脂溶性のため、ベータカロテンを適切に吸収するためには少量の脂質が必要となります。バター1片、もしくは小さじ1杯のオリーブオイルを、ニンジンを調理する際に加えると、体が完全にこの栄養素を吸収することができます。

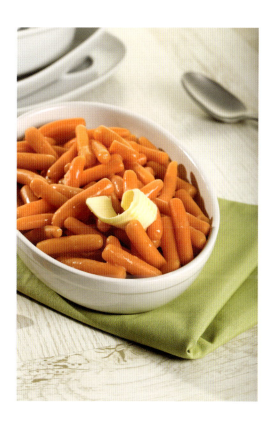

都市伝説：Old School
生のニンジンは調理したものよりも栄養価が高い。

新常識：New Wisdom
ニンジンを加熱調理するとベータカロテンを包んでいる硬い細胞壁が破壊されるため栄養価が高まります。

オススメの食べ方：Eating Tips

・みじん切りにしたニンジンをレモンとニンニクソースであえてキュウリの上にのせてください。
・ポテトと一緒に茹でて、粗くすりつぶしてください。
・1/2カップ分のみじん切りにしたニンジンをトマト煮こみに加えてください。

買い方・選び方：Buying Tips

・葉が明るい緑色のものを選んでください。これは新鮮な証拠です。
・もし葉がついていなければ、なめらかで色が均一で亀裂のない硬いものを選んでください。

保存方法：Storing Tips

・緑色の葉の部分を取り除いて保存してください。緑色の部分は保存中にニンジンの栄養と水分を奪ってしまうからです。

・ニンジンは、穴のあいたビニール袋に入れ、冷蔵庫の野菜室で保存すれば数週間もちます。

FOODS: #079

ニンニク
Garlic

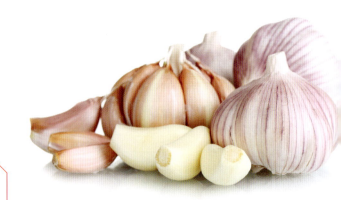

「スパイス・ハーブ」も合わせて参照してください。

- 1食当たりの目安：3片（9g）
- 主な良い影響：高血圧を防ぐ／心臓疾患のリスクを下げる／糖尿病を防ぐ／特定のがんと闘う／感染症を防ぐ／ダニ刺咬を防ぐ
- 主な悪い影響：出血障害／胃が荒れる／毒性リスク

　漢方医や治療家たちは、数千年に渡って病の治療にニンニクを使ってきました。古代エジプトの治療家たちは体力をつけるために、ギリシャでは便秘薬として、中国では血圧を下げるために伝統的にニンニクが使われてきました。中世では、ニンニクを大量に食べると疫病に対する免疫がつくと知られていました。19世紀の偉大なフランス人科学者ルイス・パスツールは初めてニンニクのもつ殺菌の特性を実証し、この情報は第一次、第二次世界大戦でイギリス、ドイツ、ロシアの軍隊で活用されました。以来、多くの研究において、ニンニクは細菌や菌類、ウイルス、寄生虫に対して効果的であると結論づけられています。今日、多くの漢方薬支持者は風邪やインフルエンザ、他の伝染病を防ぐためにニンニクを処方します。

健康に良い面：Health Benefit

　ニンニクを取り巻く科学的研究の多くは、ニンニクの硫黄化合物に焦点をおいています。これらの化学物質の中で活動的なものの一つであるアリシンは、ニンニクが加熱されたとき、もしくは切られたとき、咀嚼時に形成されます。

▶ 高血圧を防ぐ

研究では、ニンニクは高血圧の人々の血圧を7～8％程度減らすことが分かっています。さらに、ニンニクは加齢によって引き起こされる動脈の硬化、アテローム性動脈硬化を減らすようです。

▶ 心臓疾患のリスクを下げる

ニンニクが血中コレステロールを下げるかどうかについての研究はまだ不明確ですが、心臓には良い効果を与える可能性があります。なぜなら、ニンニクに含まれるアリシンが分解されたときに作られるアホエンは、血栓の形成を防ぐことによって、心臓発作のリスクを減らす可能性があるからです。

▶ 糖尿病を防ぐ

最近の動物研究では、生のニンニクは血糖値を大幅に下げ、実際に糖尿病の進行を防ぐことが分かっています。サプリメントでは血糖値に良い面を与えないことが分かっているので、昔ながらの食べ方でニンニクを楽しんでください。

▶ 特定のがんと闘う

ニンニクは結腸がん、胃がん、直腸がんのリスクを下げるのに役立ちます。ニンニクは免疫システムの持つがんに対する自然防御力を刺激し、腫瘍の成長を減らす可能性がある硫黄化合物を含んでいます。研究によると、硫黄化合物は第12因子と同様に胃がんの発生を減らすと示唆されていますが、ニンニクのサプリメントには同じ効果はあり

ません。

▶ **感染症を防ぐ**
ニンニクは強力な天然の抗細菌、抗ウイルス、抗菌類の働きを持つ化合物を含んでいます。それらは水虫や膣内イースト感染症、耳の感染症を抑止すると示されています。菌類や抗菌類の治療に効果がある可能性があります。

▶ **ダニ刺咬を防ぐ**
研究によると、多量のニンニクを5カ月以上に渡って食べる人々は、食べない人々と比べてダニに咬まれにくいことが分かっています。

健康に悪い面：Health Risk

▶ **出血障害**
特に生のニンニクはアスピリンと同じ方法で血液を薄くするので、出血を増加させてしまう可能性があります。2週間以内に手術や歯医者の予定がある方はニンニクの摂取を止めてください。

▶ **胃が荒れる**
ニンニクは消化管を荒らす場合があります。お腹や消化の問題に苦しむ方は、ニンニクの消費量を制限してください。

▶ **毒性リスク**
多くの人々が刻んだニンニクを油に漬けて保存することを好みますが、このような保存の仕方はニンニクがしっかり洗われていない場合、食中毒を引き起こす恐れがあります。ニンニクが埋められていた土にはごくわずかですが、死に至るボツリヌス中毒症を引き起こすボツリヌス菌の胞子が含まれている場合があります。これはニンニクが腐っていなくても起こります。塩や酸のような保存料を含んだ商用的な保存が行われているものだけを買ってください。

> **注意：Warning**
> **食物と薬の相互作用**
> ニンニクはHIV感染の治療薬として使われるサキナビルの効果を妨げる可能性があります。

🍴 オススメの食べ方：Eating Tips

- 皮をむいたニンニクを、野菜を裏ごししたポタージュスープに入れてください。
- 細かく刻んだニンニクを、ツナもしくは卵のサラダに入れて混ぜてください。味付けとして、春タマネギを必要とする料理ならなんでも、新鮮なニンニクのかけらを使ってください。

🛒 買い方・選び方：Buying Tips

- ニンニクは乾燥していて、それらを覆う薄い葉サヤの多いものを選んでください。
- 肉付きがよくて硬く見えるものを選んでください。

🫙 保存方法：Storing Tips

- ニンニクは直射日光を避け、涼しくて乾燥した風通しの良い場所に保存してください。
- 食感と風味が変わってしまうので冷蔵庫で保存しないでください。

💬 豆知識：Fact

- 上海で行われた国立がん研究所による男性の研究によると、1日にニンニクを1片食べることによって、がんのリスクが50％減少すると報告されています。

FOODS: #080

パースニップ（白ニンジン）
Parsnip

- 1食当たりの目安：1カップ、加熱した状態（156g）
- 主な良い影響：コレステロールの低下／がんと先天性異常の予防
- 主な悪い影響：アレルギー反応の可能性

パースニップは長く色の薄いニンジンのようで、栄養価が高くデンプン質の低カロリーの野菜です。甘く、種実類のような味わいで、スープやシチューに入れると他の野菜と合います。またポテトの代わりに付け合せになります。生で食べると食物繊維が多いので加熱します。1カップ（156g）当たりたった111キロカロリーで、食物繊維は全粒粉パン3枚分と同じ量が含まれ、カリウム573mg、ビタミンC20mg、葉酸90mcgも含まれています。

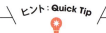

皮をむかない

パースニップの最も栄養があるのは、皮のすぐ下の部分なので、栄養価を最大にするために加熱前に皮をむかないようにしてください。

健康に良い面：Health Benefit

▶ コレステロールの低下

パースニップは、可溶性食物繊維と不溶性食物繊維の優れた供給源です。1カップ（156g）で6gの食物繊維がとれますが、これは1日の栄養所要量の1/4です。適切な食物繊維は、コレステロール値を下げ、肥満や便秘を防ぎます。

▶ がんと先天性異常の予防

パースニップは外見がニンジンに似ていますが、心臓に良い効果をもたらすカリウムや葉酸をニンジンより多く含んでいます。葉酸は体が、正常な細胞を作るのに必要なビタミンBで、不足するとがんや先天性異常の形成につながります。パースニップはタンパク質とビタミンCは、ジャガイモの半分ですが、より多くの食物繊維を提供し、いろいろな料理をヘルシーにします。

健康に悪い面：Health Risk

▶ アレルギー反応の可能性

ウォールナッツやイチジク、ニンジン、パセリやヒノキ、シラカンバ花粉で症状のある人は、パースニップで過敏になることがあります。症状は唇や口のはれや痒みに限られますが、敏感な人はパースニップを避けたほうがよいでしょう。

オススメの食べ方：Eating Tips

- スティック状のパースニップに塩、ローズマリー、黒コショウをふり、250℃で約20分揚げます。
- 乱切りにして焼いたパースニップとサツマイモをローストポークに添えます。
- 調理したパースニップをポテトサラダに加えます。

買い方・選び方：Buying Tips

- パースニップは冬の根菜で、最初の霜が降りた後は寒さにさらされて、デンプンが糖質に変わり、最もおいしくなります。
- 中くらいの大きさのニンジンと同じ大きさのものを選びます。根が柔らかかったりしなびたものは避けます。

保存方法：Storing Tips

- 頭がまだついていたら切り落として根から水分を取り込まないようにします。
- パースニップは冷蔵庫で3週間保存できます。

FOODS: #081

パイナップル
Pineapple

- 1食当たりの目安：1カップ（115g）
- 主な良い影響：がんのリスクを減らす／心臓発作や脳卒中の予防に役立つ／代謝作用を助ける

南アメリカが原産のパイナップルは今、世界中の熱帯地域で育てられています。冷凍および乾燥した形で売られていますが、大半は缶詰め、ジュースまたは新鮮な果実用に保存されます。甘く舌にピリッと響く酸味は、新鮮なパイナップルをおいしいものにします。フルーツサラダに加えたり、シーフード、ハム、鶏肉などの肉と一緒にグリルしたり、焼いたりすることもできます。

健康に良い面：Health Benefit

▶ がんのリスクを減らす
パイナップルは発がん性物質の形成を阻止する植物化学物質のフェルラ酸を豊富に含んでいます。

▶ 心臓発作や脳卒中の予防に役立つ
パイナップルに含まれる酵素の1つであるブロメラインは抗炎症性です。予備研究によると、血栓のリスクを下げて、心臓発作や心筋梗塞のリスクを下げることが示唆されています。タンパク質であるブロメラインは、血流で吸収される前に大半が消化管で分解されます。これは驚くべきシステムです。

▶ 代謝作用を助ける
パイナップルは、体が適切に機能するための多くの酵素を必要とする微量ミネラル「マンガン」を多く含んでいます。マンガンは、骨の構築や傷の治癒と同様に脂質、コレステロール、タンパク質の代謝において重要な役割を果たしています。

オススメの食べ方：Eating Tips

- グリルしたパイナップルのスライスにカラメルソースをふりかけます。
- チキンサラダにパイナップルを切ったものを混ぜます。
- エビとピーマンのケバブにパイナップルを加えます。

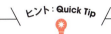

ヒント：Quick Tip

パイナップルを使って肉を柔らかくする

新鮮なパイナップルには、タンパク質を分解するブロメラインが含まれています。結果として、新鮮なパイナップルはシチューやマリネードに加えられると肉を柔らかくする天然のテンダライザーになります。

買い方・選び方：Buying Tips

- 収穫後、パイナップルはそれ以上熟しません。
- パイナップルを買う際には、匂いがする、薄黄色の果実を探してください。
- もし、丸ごと買う場合は、葉が緑色をしているか、大きさの割には実が詰まって重いかどうかを確認してください。
- 缶詰めのパイナップルを買う場合、濃いシロップではなく100％果汁のものを選んでください。濃いシロップ漬けのパイナップルは100％果汁のものに比べカロリーと糖含量がほぼ3倍あります。
- パイナップルは年中手に入りますが、シーズンのピークは6月と7月です。

保存方法：Storing Tips

- 新鮮なパイナップルは、室温で数日間保存できます。
- 切ったパイナップルは、密閉容器に入れて冷蔵庫で最長3日間保存できます。
- 茶色の部分があるものは腐っていることを示します。

FOODS: #082

パスタ
Pasta

- 1食当たりの目安：1/2カップ（70g）
- 主な良い影響：気分の改善／血糖値の安定／心臓疾患の改善／がんのリスクの減少
- 主な悪い影響：体重増加と糖尿病（ホワイトパスタ）

トーマス・ジェファーソンによって初めてアメリカに紹介されたパスタは、世界中の多くの家庭で主食となりました。さまざまな穀類から作られるパスタは鉄（1カップに約2mg含まれる）の供給源です。鉄はチアミン（ビタミンB₁）、ナイアシン、その他のビタミンBをたくさん含んでいます。一方ホワイトパスタのタンパク質はアミノ酸が少ないですが（1カップで5〜7g）、ローカロリーのパルメザンチーズ（テーブルスプーン1杯で25キロカロリー）をふりかけると補えます。

パスタの種類によって摂取できる栄養がやや異なります。例えば、たまご麺では完全なタンパク質をとれるうえ、一緒にホウレン草やトマトと調理すると抗酸化作用が高まります。高タンパク質のパスタは大豆粉や乳固形分を加えるとさらに栄養価が高まります。しかし、これらのバリエーションは重要なものではありません。

精粉で作られたパスタと全粒粉で作られたパスタには大きな違いがあります。キヌアやそば粉、全粒粉でできた全粒粉パスタはホワイトパスタ（普通の小麦粉のパスタ）の2〜3倍の食物繊維があり、健康状態を向上させます。

健康に良い面：Health Benefit

▶ 気分の改善
炭水化物をたくさん含んだパスタは、脳のセロトニンのレベルを上げ、気分を良くします。

▶ 血糖値の安定
全粒粉パスタはホワイトパスタの2〜3倍の食物繊維があり、著しい血糖値の上下を抑えるため、いろいろな炭水化物の中からメニューを作らなければいけないという糖尿病の人々にとって、大きな選択肢となります。

▶ 心臓疾患の改善
全粒粉パスタは食物繊維が多く、心臓の健康に良いです。食物繊維はコレステロールのレベルを下げ、減量に効果があります。この重要な2つの情報は長い目で見て、心臓の健康維持に良い効果を及ぼします。

▶ がんのリスクの減少
全粒粉パスタは結腸がんのリスクを減少させます。スウェーデンの研究では、1日に4.5回以上全粒粉を食べている人は1.5回以下食べる人より結腸がんのリスクが35％減少することが分かっています。

健康に悪い面：Health Risk

▶ 体重増加と糖尿病
ホワイトパスタは精製した小麦粉からできています。精粉は早く消化されるため、大皿のパスタは血糖値を上昇させ、数時間後にはお腹がすきます。このような血糖値の上下は体重を増加させ、糖尿病を引き起こします。

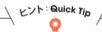

パスタの粘りを防ぐには
パスタを茹でる際、小さじ1杯のオイルをお湯に入れると、吹きこぼれとパスタが粘るのを防ぐことができます。よく塩を入れますが、塩味がつくだけで粘りが出るのを防ぐことはできません。茹で時間を短縮するにはお湯が沸いてから塩を加えます。

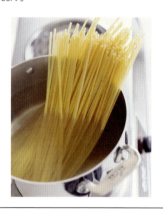

オススメの食べ方：Eating Tips

- 余ったパスタをブイヨンに入れて煮込むとインスタントスープになります。

- バターを塗ったフライパンにブラウンチーズ・トルテッリーニを入れ、砕いたパンをちらし歯ざわりを加えます。
- ライスの代わりに炒めた全粒粉ペンネをだします。

買い方・選び方：Buying Tips

- 生パスタは繊細なソースによく合い、乾燥パスタはコクのあるソースに合います。
- コレステロールに気をつけている場合、たまご麺はさけましょう。
- ホワイトパスタではなく全粒粉パスタを選ぶと、3倍の食物繊維を摂取することができます。お好みに合わせて試してみてください。
- ホワイトパスタは鉄とビタミンBが豊富ですが、100％全粒粉はそうではありません。
- デュラム小麦、オーツ麦、スペルト小麦、大麦などの穀類からできたパスタは、水溶性食物繊維を多く含んでいます。

保存方法：Storing Tips

- 生パスタは傷みやすいので、密閉した容器に入れて冷蔵しなければいけません。買ってから数日で使用するか冷凍します。
- 冷凍したパスタは1カ月保存できます。
- 乾燥パスタは冷たく乾いた場所に長期保存できます。

豆知識：Fact

- 通常1人前の量のパスタは210キロカロリーで、野球ボールと大体同じサイズです。

FOODS: #083

バター・マーガリン
Butter & margarine

- 1食当たりの目安：1片（5g）
- 主な良い影響：コレステロールを下げるのに役立つ（マーガリン）／骨と歯を強くする／肌を健康に保つ
- 主な悪い影響：肥満／高コレステロール

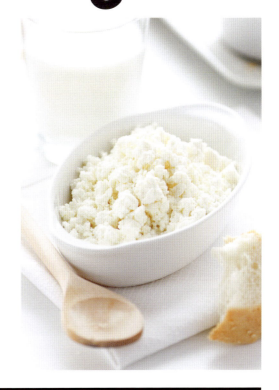

　食事に使うバターとマーガリンは控えめにしたほうが健康的です。バターは動物性脂質からできており、心臓疾患のリスクとなるコレステロールと飽和脂肪酸を含んでいます。野菜油から作られるマーガリンは、より健康的な選択肢として作り出されました。しかし、マーガリンの中にもコレステロール値や心臓の健康に悪影響を及ぼすとされるトランス脂肪酸が含まれているものもあります。したがって、トランス脂肪酸の入っていないマーガリンを選び、控えめに使うようにしてください。

❤ 健康に良い面：Health Benefit

▶ **コレステロールを下げるのに役立つ**
血中コレステロールを下げるには、植物ステロールの加えられたマーガリンを1日に大さじ2杯（30mL）摂取することが必要です。

▶ **骨と歯を強くする**
多くのマーガリンに加えられたビタミンDは、骨と歯を強くするのに役立ちます。

▶ **肌を健康に保つ**
ほとんどのマーガリンに含まれる必須脂肪酸は、皮膚炎から保護します。また、心臓疾患や脳卒中のリスクも減らします。

☠ 健康に悪い面：Health Risk

▶ **肥満**
バターやマーガリンはカロリーが高く、これらのカロリーはすべて脂質でできており、肥満、心臓疾患、がんおよびその他多くの病気のリスクを高めます。

▶ **高コレステロール**
バターに含まれる脂質のほとんどは、他の種類の脂質よりも血中コレステロール値を高めると考えられている飽和脂肪酸です。同様に、いくつかの研究によると、あるマーガリンに含まれるトランス脂肪酸はLHDコレステロールを高め、HDLコレステロールを下げ、結果的に心臓疾患のリスクを高める可能性があると報告されています。

都市伝説：Old School
バターの代わりにマーガリンを選ぶことは、カロリー摂取を抑えることができるので健康的な選択です。
⬇
新常識：New Wisdom
バターとマーガリンのカロリーはほぼ同じです。

🍴 オススメの食べ方：Eating Tips

・バターとマーガリンを十分に冷して保存してください。そうすれば、パンに塗る量が少量ですみます。

・柔らかい容器に入ったマーガリンに、風味の出るトッピングとしてニンニクをすりつぶして焼いたものと、刻んだバジルを混ぜてください。

🛒 買い方・選び方：Buying Tips

・マーガリンを選ぶ際は、トランス脂肪酸が入っていない、できるだけ飽和脂肪酸の少ない種類のものを選んでください。また、キャノーラやオリーブ、大豆などのブレンドした油で作られた軽い容器のもの、またはスティック状のものを選んでください。
・高コレステロールが心配な方は、植物ステロールの加えられた製品を探してください。
・料理に使用する際は「揚げ物やベーキングにはおすすめしません」と書かれていないか、ラベルを確認してください。

🫙 保存方法：Storing Tips

・バターやマーガリンは傷んでしまいますので、直射日光、熱、空気を避けて保存してください。
・バターは室温で保存しないでください。簡単に塗りたい場合は、冷蔵庫から取り出して約15分間おいてから使ってください。
・バターは他の食物からの匂いを吸収しやすいので、耐蒸気性の容器に入れて保存してください。
・バターは冷蔵庫で保存すれば、約2週間新鮮さが保たれます。
・バターを凍らせる際には、耐蒸気性の容器に入れてください。これは冷凍焼けと他の匂いがバターに移るのを防ぎます。
・バターは最長9カ月間冷凍保存できます。

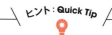

ヒント：Quick Tip

脂質を落として風味を保つ

ハーブ、または低脂肪の材料を使って、バターやマーガリンの風味を高めることで使用量を減らしてください。例えば、あぶったイモにエゾネギと低脂肪カッテージチーズをトッピングしてください。ケーキを作る際、使用するバターやマーガリンの量を1/3〜1/2に減らすためには、1/2カップ（118mL）のアップルソースを加えて、湿り気を与えてください。全粒粉パンに果物のジャムを塗ってください。

FOODS: #084

ハチミツ
Honey

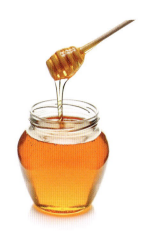

「砂糖・その他の甘味料」も合わせて参照してください。

- 1食当たりの目安：大さじ1～2杯、または15～30mL
- 主な良い影響：血糖値を上げる／咳を和らげる／「悪玉」コレステロールを下げるのに役立つ
- 主な悪い影響：高カロリー／赤ちゃんにとってのリスク／アレルギー反応の可能性

　ハチミツは優れた食物だと言われていますが、その栄養価は極めて限定されています。ハチミツはほとんどが果糖やブドウ糖、ショ糖といった糖から構成されています。一部のハチミツはほんのわずかなビタミンB複合体やビタミンCしか含んでいません。ハチミツ（特に暗い色のもの）は、いくらかの抗酸化物質を含んでいますが、果物や野菜のほうがより良い抗酸化物質の資源です。新たな研究では、ハチミツの抗菌性や創傷治療の性質が調査されています。ハチミツの風味はハチがどの花の花粉を集めてきたかによって異なります。

健康に良い面：Health Benefit

▶ **血糖値を上げる**

ハチミツの高い糖度は、血糖値を上昇させることができます。低血糖発作が起こった際には、ハチミツをスプーン1杯分食べ、他の食物を食べるまで15分待ってください。

▶ **咳を和らげる**

ある研究で、上部呼吸器感染症を持つ2歳以上の子供が寝る前に小さじ2杯（10mL）のハチミツを食べたところ、症状が治まりました。ハチミツは夜間の咳を減らし、睡眠を改善するようです。ハチミツは、典型的な市販の咳止め薬であるデクストロメトルファンと同じくらい効果的であったようです。しかしハチミツは1歳以下の子供には危険であることを頭に入れておいてください。

▶ **「悪玉」コレステロールを下げるのに役立つ**

アラブ首長国連邦のドバイで行われた研究では、果糖ブドウ糖溶液ではなく、ハチミツ溶液を飲んだ健康な人々は、直後にHDLコレステロール値が上昇し、総コレステロール値とLHDコレステロール値が減少するという結果が見られたそうです。

健康に悪い面：Health Risk

▶ **高カロリー**

同じ体積でみた場合、ハチミツは砂糖よりもカロリーが高く、大さじ1杯の砂糖には46キロカロリー含まれているのに対し、同量のハチミツには64キロカロリーも含まれています。この理由の1つは、大さじ1杯のハチミツは、同じ体積の砂糖に比べて重いということです。ダイエット中の方は、摂取量を制限してください。

▶ **赤ちゃんにとってのリスク**

アメリカの疾病対策センターでは、抽出されたハチミツの約10％にボツリヌス菌の胞子が発見されました。大人や子供にとっては危険ではありませんが、生後1年未満の乳児にとっては深刻な病気を引き起こす可能性がありますので、幼児にはハチミツを食べさせないでください。

▶ **アレルギー反応の可能性**

ミツバチは花から花へと花粉を集め蓄えます。特定の種類の植物に対してアレルギーを持つ人々にとって、ハチミツに含まれるある植物の胞子は命を脅かすほどのアレルギー反応を引き起こす可能性があります。

オススメの食べ方：Eating Tips

・レモンジュースとシナモンと混ぜ、フルーツディップを作ってください。
・スライスしたリンゴにハチミツをかけ、刻んだピーナッツにディップしてください。
・マグカップ1杯の牛乳に、スプーン1杯のハチ

ミツと少量のナツメグを入れてレンジで温めてください。

🛒 買い方・選び方：Buying Tips

- ほとんどの売られているハチミツは、異なる植物資源を混ぜて作られています。
- ハチミツは淡い白色のものから暗い茶色のものまでありますが、一般的に、色が暗ければ暗いほど風味が強いです。

🫙 保存方法：Storing Tips

- ハチミツは涼しくて乾燥した場所で保存してください。最長1年もちます。
- ハチミツが結晶化した際には、浅く水を張ったポットにハチミツのビンを入れて熱してください。

> **ヒント：Quick Tip** 💡
>
> **砂糖の代わりにハチミツを使う**
>
> ハチミツ1に対して砂糖4/5の割合で、砂糖の代わりにハチミツを使うことができます。その際、ハチミツに含まれる水分の分だけ料理に必要な水分量を減らす必要があります。

FOODS: #085

パッションフルーツ
Passion fruit

- 🍊 **1食当たりの目安**：中サイズのパッションフルーツ3個（45g）
- ❤️ **主な良い影響**：視力の向上と骨の健康／免疫力の向上／消化の促進
- ☠️ **主な悪い影響**：消化不全

パッションフルーツは、暗い紫か黄色のでこぼこの表皮をもつ、おいしい南国のフルーツです。皮が硬いと食べることができませんが、皮にしわがよってくると熟しています。種は食べることができ、柔らかい果肉はすくって食べます。

> **ヒント：Quick Tip** 💡
>
> **簡単に種を取る方法**
>
> 種を取る場合は、荒い綿ガーゼや非アルミニウムのふるいで果肉を漉します。

❤️ 健康に良い面：Health Benefit

▶ 視力と向上と骨の健康

パッションフルーツのビタミンAは、視力や骨の健康に貢献します。白血球の生成と活動を活発にし、他の細胞の作用を抑えます。これは免疫力を高め、がんのリスクを減らします。

▶ 免疫力の向上

抗酸化作用のあるビタミンCを豊富に含むパッションフルーツは、有害物資から細胞を守り、免疫力を強化し、感染を防ぎます。コラーゲンの生成や健康的な骨、歯、歯茎、血管を維持します。

▶ 消化の促進

種を食べた場合、パッションフルーツはとても優れた食物繊維になります。これは消化を助け、便秘を予防し、早く満腹感を得ることで体重制限に役立ちます。

☠️ 健康に悪い面：Health Risk

▶ 消化不全

パッションフルーツは一度に食べすぎると食物繊維を急に摂ることになるので、ガスの原因や膨満感、急な腹痛、下痢になる可能性があります。

オススメの食べ方：Eating Tips

- 果肉をスプーンですくってそのまま食べたり、アイスクリームやヨーグルトに加えて食べたりします。
- パッションフルーツの果肉を漉し、中火で5分加熱し、ストロベリーショートケーキにかけます。

買い方・選び方：Buying Tips

- 重くて硬いものを探します。
- 皮が緑だとまだ熟していません。熟すと赤や紫、黄色になります。
- 見た目に汚れがあっても問題ありません。たとえ皮がでこぼこで、しわがあっても柔らかすぎなければ良い状態です。

保存方法：Storing Tips

- パッションフルーツが熟している状態では、冷蔵庫で約1週間保管できます。

FOODS: #086

バナナ
Banana

- 1食当たりの目安：バナナ1本（114g）
- 主な良い影響：ストレス、不安神経症およびうつ病を軽減／高血圧をコントロール／安定した血糖値を保つ／ワークアウトを促進／歯痛を和らげる／不眠に効く
- 主な悪い影響：アレルギー反応の可能性

バナナは皮という携帯容器に入った、地球上で最も健康的な食物の1つです。バナナ1本は約100キロカロリーで、カリウム（400mg）と食物繊維（3g）を含み、脂質は含まれていません。キャベンディッシュ地方のイエローバナナは、スーパーでよく見るもので、料理用バナナ、フィンガーバナナ、およびレッドバナナもよく知られています。

健康に良い面：Health Benefit

▶ ストレス、不安神経症およびうつ病を軽減

バナナには、トリプトファンと1日に必要な摂取量の30％のビタミンB_6が含まれており、脳のリラックス効果のある「セロトニン」を生成するのに役立ちます。トリプトファンとビタミンB_6は少ないストレスで1日を過ごすのに役立ちます。また、トリプトファンは、うつ病と不安神経症を緩和させるのにも役立ちます。

▶ 高血圧をコントロール

バナナに含まれるカリウムは、血圧レベルを低く保つといわれています。

▶ 安定した血糖値を保つ

バナナに含まれるビタミンB_6は、血糖値を安定させ、血中グルコースが変動しないようにします。

▶ ワークアウトを促進

バナナに含まれる天然糖は長続きするエネルギーを提供し、一方では筋肉疲労を防止します。

▶ 歯痛を和らげる

子供に凍ったバナナ（もちろん皮をむいたもの）を食べさせてください。バナナは歯茎の痛みを和らげます。

▶ 不眠に効く

トリプトファンは、ストレスを軽減するアミノ酸の1種で、睡眠を誘発します。良質な睡眠のために寝る前に1本食べてください。

健康に悪い面：Health Risk

▶ アレルギー反応の可能性

ラテックスに敏感な場合、バナナはアレルギー反応を引き起こす可能性があります。

🍴 オススメの食べ方：Eating Tips

・フードプロセッサー、またはブレンダで凍らせた完熟バナナのスライスをピューレ状にすると、即席アイスクリームになります。
・潰して全粒粉のパンケーキの生地に混ぜ込みます。
・1/4に切った早熟バナナをクミンオイルで揚げてポークチョップのつけあわせにします。

🛒 買い方・選び方：Buying Tips

・非常に柔らかくなった茶色の斑点があるバナナは避けてください。
・身がしっかりしている傷のないものを選んでください。ほとんどが熟すと柔らかくなります。硬く黄色い皮に茶色の斑点が少し出てきたときが最もおいしく食べられます。
・先端が緑色、または完全に黄色になっていないものは、まだ食べ頃ではありません。
・強い匂いがする場合、そのバナナは熟れ過ぎています。

🧴 保存方法：Storing Tips

・バナナを熟させるには、室温で2〜3日保存します。
・熟している場合は、冷蔵庫で3〜5日保存します。冷蔵庫で皮が茶色に変色することがありますが、果実に変化はありません。

FOODS: #087

パパイヤ
Papaya

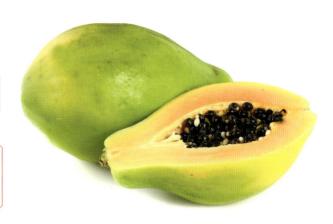

- 🟠 1食当たりの目安：中サイズのパパイヤ1個（304g）
- ❤️ 主な良い影響：心臓疾患のリスクを減らす／結腸がんの予防／炎症の症状を軽減する／関節炎の予防／黄斑変性の予防
- ☠️ 主な悪い影響：アレルギー反応の可能性

　中央アメリカ原産のパパイヤは、現在世界中の熱帯気候の地域で栽培されています。オレンジと同様、多くのビタミンCとベータカロテンを含み、ビタミンAを含んでいます。中サイズのパパイヤ1個で、成人の推奨栄養所要量の2倍のビタミンC、成人の推奨栄養所要量のほぼ30％の葉酸、カリウム800mgを摂取することができます。

❤️ 健康に良い面：Health Benefit

▶ 心臓疾患のリスクを減らす
ビタミンCとベータカロテンに加えて、ビタミンEとAも摂れます。これらのビタミンは血流内のコレステロールの酸化を抑え、心臓麻痺や心臓発作のリスクを抑えます。

▶ 結腸がんの予防
パパイヤの食物繊維は結腸の中で、発がん性物質を健康な細胞と隔離させます。またパパイヤは大量の葉酸とベータカロテンを含み、結腸がんのリスクを減少させます。

▶ 炎症の症状を軽減する
パパイヤは複数のタンパク消化酵素を含み、炎症の症状を抑えて火傷を回復させます。

▶ 関節炎の予防
2万人以上の人の調査の結果、ビタミンCを多く含む食品をあまり摂らない人は、多く摂る人より3倍以上関節炎にかかったことが分かりました。パパイヤ1個で1日の必要量の2倍のビタミンCが摂取できます。

▶ 黄斑変性の予防

パパイヤのような果物を1日に3回以上食べると、加齢による黄斑変性のリスクを軽減できます。毎日1.5回以下しかフルーツを食べない人と比較すると、高齢者の視力喪失の原因である黄斑変性は36％に減ります。

健康に悪い面：Health Risk

▶ アレルギー反応の可能性

パパイヤはラテックスにアレルギー反応を持つ人に影響のあるフルーツのうちの1つです。もしあなたがラテックスに敏感ならば、エチレンガスを含まないオーガニックのパパイヤを選んでください。そうすればアレルギー反応を引き起こす酵素を減らすことができます。

オススメの食べ方：Eating Tips

・緑のパパイヤはまだ熟していません。東南アジア料理では生でサラダに使われたり、カレーやシチューに使用されたりします。
・パパイヤの種は捨てますが、ナマズを焼く場合、乾燥させてコショウの実のように振りかけて使えます。
・大きく切ってライムやココナッツのジュースに入れます。
・スライスして並べたパパイヤの上に、エビのサラダを盛りつけます。

買い方・選び方：Buying Tips

・赤みやオレンジがかったものを選んでください。触るとやや柔らかく感じます。
・黄色い斑点のあるものはまだ熟していません。

保存方法：Storing Tips

・室温で保存し、熟していれば買った日に調理してください。
・早く熟すためには紙袋にバナナと一緒に保存してください。
・切っていなければ紙袋かビニール袋で3日程度保存できます。

豆知識：Fact

・パパイヤは、ペプシン消化液と同様の働きを持つパパイン酵素を含んでいます。パパイン酵素は肉の柔化剤として販売されています。
・パパイヤをポーポーという果物と混同しないようにしましょう。これらは似た名前で呼ばれますが、まったく関係がありません。

FOODS: #088

パン
Bread

「穀物」も参照してください。

- 1食当たりの目安：一切れ（約25g）
- 主な良い影響：糖尿病の症状に効果がある（全粒粉パン）／減量効果がある（全粒粉パン）／貧血を予防する（栄養分の強化されたパン）
- 主な悪い影響：セリアック病／アレルギー反応の可能性／糖尿病（精白パン）／脂肪貯蔵（精白パン）／高血圧（ナトリウムの多く含まれたパン）

パンは必要な栄養素をすべて備えているとして、「生命の糧」と呼ばれてきました。パンにはデンプン、タンパク質、などのいくつかのビタミンやミネラルが含まれていますが、栄養的に完全というにはほど遠いです。穀物に含まれる多くの栄養素は製粉や加工の際に破壊されますが、中には（一般的に、葉酸、鉄分、チアミン、リボフラビン、ナイアシン）後から加えられているものもあります。

健康に良い面：Health Benefit

▶ 糖尿病の症状に効果がある

全粒粉パンは食物繊維が豊富に含まれているため、ゆっくり消化され、満腹感が持続し、血糖値の急な上昇を防ぎます。

▶ 減量効果がある
必ず食物繊維、ビタミンおよびミネラルが豊富で低血糖負荷（食物繊維が多いことが良い指標）のパンを選んでください。その穀物の名前の前に「全粒粉100％」もしくは「全粒穀物」と書かれたパンを選んでください。

▶ 貧血を予防する
栄養強化されたパンの中には鉄分が多く含まれているものもあり、貧血を予防することができます。

💀 健康に悪い面：Health Risk

▶ セリアック病
セリアック病は、小腸の内膜を損傷し、下痢や便秘、腹痛を引き起こします。腸の損傷は、ほとんどのパン、小麦、大麦およびライ麦、あるいはオーツ麦に含まれるグルテンに対する反応によるものです。

▶ アレルギー反応の可能性
食物アレルギーがある人は、特定の原料に反応します。たとえば、カビに対するアレルギーを持つ人々は天然酵母で作られたパンやイースト菌が多く含まれるパンに反応するかもしれません。食物アレルギーがある場合、必ずラベルを見て有害な原料が含まれていないかを確認してください。

▶ 糖尿病
精製された小麦粉からできた白パンは、素早くグルコースに分解されるので血糖値を急上昇させます。

▶ 脂肪貯蔵
低食物繊維食品（精白パンを含む）は、インスリン値を上昇させ続ける血糖値を急上昇させます。インスリン値が高いと、体内でより多くの脂肪が蓄積されます。

▶ 高血圧
栄養強化されたパンの中には塩分が高いものもあり、血圧に悪影響を及ぼすことがあります。ラベルをしっかり読んで、塩分やナトリウム関連の成分が含まれていないかを確認し、ナトリウムの少ないものを選ぶようにしてください。

🍴 オススメの食べ方：Eating Tips

・料理に使うパン粉は箱詰めのものを買うのではなく、硬くなったパンをフードプロセッサーにかけてパン粉を作ってください。
・全粒粉パンの角切り、トマト、タマネギ、キュウリ、オリーブオイル、ワインビネガーでサラダを作ってください。
・ナマズの切り身にバターとパン粉（ライトな小麦パンから作られたパン粉）を振りかけ、焼いてください。

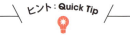

ヒント：**Quick Tip**

サワードウのパンを選ぶ
サワードウのパンは、他の精白パンに比べて血糖値に対する影響が比較的緩いとされています。

🛒 買い方・選び方：Buying Tips

・低血糖負荷のパンを選んでください。血糖値や体重を管理しようとする場合、特にこれは重要です。全粒穀物でできているパンや高食物繊維のものはほぼすべて低血糖負荷です。1食につき少なくとも3gの食物繊維を含むものを選んでください。
・重量で選んでください。高食物繊維のパンは低食物繊維のものよりも少し重く感じるはずです。

🫙 保存方法：Storing Tips

・パンは室温、または冷凍保存してください。
・スライスされ包装されているパンは常にその包

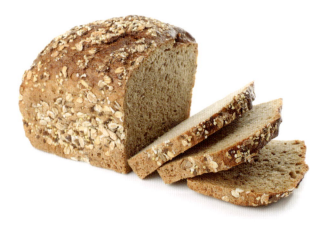

装紙に入れておくべきです。ビニール製の紐や包装紙に賞味期限が書かれています。
- カビが問題となるような湿度の高い地域に住んでいる場合、パンは冷凍し、食べるときに必要な分だけ解凍してください。
- 包装されているパンは、冷凍庫で3カ月まで保存できます。
- 硬焼きパンや硬焼きロールパンは、すぐに硬くなってしまうので、買ったその日のうちに食べてください。

豆知識：Fact

- 精白パンは全粒穀物、つまり穀物の栄養的な要素である細菌、ふすま、内胚乳で作られていません。
- 栄養強化された精白小麦粉は通常、全粒粉より多くのビタミンBを含んでいます。
- しかし、全粒粉は一般的に高度に加工されたものよりも栄養価が高いとされており、食物繊維もより多く含んでいます。

> **都市伝説：Old School**
> パンは太るもとであり、可能な限り避けるべきです。
>
> **新常識：New Wisdom**
> 1切れのパンは65〜80キロカロリーほどしかありません。バターやマーガリン、脂質の多いスプレッドを加えることによってカロリーが増加します。

FOODS: #089

ビーツ
Beets

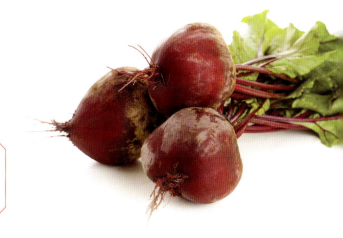

- 1食当たりの目安：1カップ（85g）
- 主な良い影響：がんを予防する／心臓疾患のリスクを減らす／認知症のリスクを減らす／血圧を低下させる／便秘を解消する／目および神経組織の健康を促進する
- 主な悪い影響：腎臓結石および痛風／尿や便の変色

ビーツは非常に万能な野菜です。加熱調理して副菜にしたり、ピクルスとしてサラダや薬味にしたりすることもできます。あるいは有名な東ヨーロッパのスープであるボルシチの主役としても使うことができます。ビーツの葉は最も栄養価の高い部分で、加熱調理してホウレン草やスイスチャードのように食べることができます。さらに良いことに、ビーツにはビタミンA、B₆、C、E、Kやタンパク質、葉酸、食物繊維、カルシウム、鉄分およびカリウムなど、多くの重要な栄養素が含まれています。

健康に良い面：Health Benefit

▶ **がんを予防する**
ビーツには植物色素の1種であるベタシアニンが含まれており、予備調査によると有害な発がん物質に対して細胞を保護するのに役立つことが分かっています。研究によると、ビーツには何らかのがんのリスクを減らすのに役立つと考えられる高レベルの抗酸化物質と抗炎症剤が含まれています。高レベルの独特なビーツの食物繊維は、結腸がんのリスク低下に関連しているかもしれません。

▶ **心臓疾患のリスクを減らす**
ビーツは葉酸とベタインの宝庫です。これらの栄養素は共に、動脈を損傷し、心臓疾患のリスクを上げ、炎症を引き起こす血中のホモシステイン値を下げるのに役立ちます。

▶ 認知症のリスクを減らす
ビーツは体内で硝酸を生成し、脳を含む全身の血流増加に役立ちます。高齢の成人に行ったMRIの結果によると硝酸塩の多い食事（ビーツジュースを含む）の摂取後では、前頭葉の白質への血流が増えていることが分かっています。

▶ 血圧を低下させる
いくつかの研究結果から、ビーツジュースを飲むことで血圧が下がるということが分かっています。

▶ 便秘を解消する
ビーツには多くの食物繊維が含まれており、体内の消化システムをスムーズに保つ役割をすることでよく知られています。

▶ 目および神経組織の健康を促進する
ビーツには、目および神経組織の健康改善に役立つかもしれない多種の植物化学物質が含まれています。ビーツの葉には、抗酸化物質のルテインが豊富に含まれており、年齢による黄斑変性や白内障から目を保護するのに役立ちます。

健康に悪い面 : Health Risk

▶ 腎臓結石および痛風
シュウ酸塩を多く含んでおり、小さな結晶を形成し腎臓結石の進行を進める可能性があるため、腎臓結石および痛風になりやすい場合はビーツの葉を食べることは控えてください。

▶ 尿や便の変色
健康に悪いというわけではありませんが、尿や便の変色が見られる可能性があります。

ヒント : Quick Tip

お勧めの調理方法

ビーツの根は、皮をむかずに茹でるのが、最も良い調理方法です。冷めたら、皮は簡単にむくことができます。スライス、細かく刻む、またはピューレ状にしてお好みの方法で食べることができます。また、ビーツは缶詰めや酢漬けにすることもでき、加工の途中で多少の栄養素は失われますが、甘い風味はそのまま残っています。

オススメの食べ方 : Eating Tips

・刻んで加熱調理したビーツをギリシャヨーグルト、ディル、春タマネギと混ぜ合わせます。
・刻んだビーツの先をローストしたニンニクと少量の胡麻油で強火で手早く炒めます。
・ホイルに包んで柔らかくなるまで、間接加熱でグリルします。

買い方・選び方 : Buying Tips

・最も風味のあるビーツは小さく、葉がついているものです。
・ビーツは年中手に入りますが、旬の時期は実が最も柔らかい6～10月です。
・皮に傷のない、丈夫でしなびていないものを選びます。
・ビーツは缶詰めやあらかじめ加熱調理した状態で売られていますので、この健康的な野菜をもっと簡単にメニューに加えることができます。

保存方法 : Storing Tips

・茎は2.5cmほど残してキレイにカットします。
・2週間まで冷蔵することができます。
・葉（栄養素が豊富）はすぐにしなびてしまいますので、1～2日の間に使ってください。

豆知識 : Fact

・ビーツは低カロリーですが糖含量の高い野菜の1つです。
・ビーツの缶詰めの漬け汁を自然の食品着色料として使うことができます。

FOODS: #090

ピーナッツ・ピーナッツバター
Peanuts and peanut butter

「豆・豆類」も一緒に参照してください。

- 1食当たりの目安：ピーナッツ（28g）、ピーナッツバター大さじ1〜2杯（15〜30mL）
- 主な良い影響：糖尿病を予防する／心臓疾患を予防する／エネルギーの素早い供給源になる
- 主な悪い影響：トランス脂肪酸が高い／アレルギー反応の可能性

　ピーナッツは、実際にはナッツではありません。レンズ豆やビーンズと同じ豆科の豆類です。アメリカで栽培されるピーナッツの大部分はすりつぶされてピーナッツバターになります。ピーナッツに含まれる多くの脂質のおかげでペースト状にしやすい反面、酸素と光にさらされるとすぐに油が酸敗します。多くの市販されているピーナッツバターは保存料、安定剤および塩や砂糖が入っていますが、ナッツのみで作られた新鮮なすりたてのピーナッツバターを買うことで、これらの成分を避けることができます。このタイプのピーナッツバターは、2週間以内に使ってください。ビンの上部に浮いてくる油を捨てることで、脂質含有を減らすことができます。

健康に良い面：Health Benefit

▶ 糖尿病を予防する
看護師による健康調査では、ピーナッツバターを少なくとも週に5回食べた女性は30％程度の割合で糖尿病になりにくいということが分かっています。

▶ 心臓疾患を予防する
ピーナッツには、コレステロールを撃退する、ステロールと呼ばれる植物化合物が多く含まれています。ピーナッツを週に数回食べることによって高血圧を制御することができます。高血圧と高コレステロールは心臓疾患のリスク要因です。

▶ エネルギーの素早い供給源になる
ピーナッツとピーナッツバターは、適切な成長と発達に対する食物脂質を必要とする子供を健康的に満足させます。約15粒のピーナッツ、または大さじ1杯（15mL）のピーナッツバターは約95キロカロリーで、4gのタンパク質、6gの健康的な脂質、そしてかなり多くのカリウム、マグネシウム、葉酸およびビタミンEが含まれています。

健康に悪い面：Health Risk

▶ トランス脂肪酸が高い
ピーナッツバターには、水素化された野菜オイルが含まれています。これは、トランス脂肪酸が多く含まれていることを意味し、心臓にとっては良くありません。成分一覧やラベルで水素化された成分を確認してください。

▶ アレルギー反応の可能性
ピーナッツ製品によって深刻なアレルギー反応が起きる人も中にはいるかもしれません。症状はさまざまで、口の中のヒリヒリ感から蕁麻疹、極端な場合は生死にかかわる緊急事態のアナフィラキシーショックが起こる可能性もあります。

オススメの食べ方：Eating Tips

- オーツ麦にピーナッツバターの小さなボールを混ぜ、楽しいスナックを作りましょう。
- ピーナッツバター、ライム汁、およびしょうゆをしっかり混ぜたものでフランクステーキの下味をつけます。
- 刻んだピーナッツで鶏のささみに衣をつけます。
- 豚肉を軽く炒めたものにローストしたピーナッツをふりかけます。

🛒 買い方・選び方：Buying Tips

- ピーナッツバターを買う前に、成分ラベルをしっかり読んでください。砂糖、塩またはトランス脂肪酸が添加されているものは避けてください。無塩のピーナッツを選ぶことで、約28g当たり200mg以上のナトリウムを除外することができます。

🫙 保存方法：Storing Tips

- 殻の付いたピーナッツを冷蔵または冷凍してください。ピーナッツの油は2週間以内に酸敗します。
- カビの生えた、またはおかしい味のピーナッツは食べないようにしてください。ピーナッツに生えるカビは、肝臓がんの原因となるアフラトキシンを生成します。ピーナッツバターはガラスの容器に入れて冷蔵庫で保存するのが最も良く、こうすれば1年はもちます。暗いところの保存はビタミンB群の損失を防ぎ、冷たさは油の分離を抑制します。
- 高炭水化物のスナックの代わりにピーナッツバターを食べると、2時間食欲を満たすことができます。

FOODS: #091

ピーマン・パプリカ
Green pepper, paprika

- 1食当たりの目安：1/2カップ（46g）
- 主な良い影響：がんと闘う／心臓の健康をサポートする／免疫を高める／視力を助ける
- 主な悪い影響：正常な消化／農薬／口内炎を起こす可能性がある

　ピーマン、パプリカは、チリや唐辛子と関連があります。どちらも西半球が原産で、スペイン人の探検家が関連のないコショウの実と混乱したことにより名づけられました。4つの葉から成るピーマンは、アメリカでもっとも一般的な品種です。熟れ具合によってピーマンの色は青（緑）色、黄色、赤色とさまざまです。その他の種類には黄色い色と長い形からその名前が付いたバナナペッパーや、先が細くなった約10cmの緑色から赤色までさまざまな色のキューバネーレ、そしてハート形をした橙赤色のピメントが含まれます。

　中サイズのピーマン1個はたった32キロカロリーで、重さで比較すると柑橘系の果物よりもビタミンCがより多く含まれています。しかし、色によってビタミン含有量は異なります。中サイズの青ピーマンには、成人のビタミンCに対する推奨栄養摂取（RDA）の100％以上が含まれており、赤ピーマンにはこの抗酸化物質が50％多く含まれています。反対に、青ピーマンは赤ピーマンに比べてベータカロテンの含有量が約1/10しかありません。ピーマンには、ビタミンB_6および葉酸はあまり含まれていません。

❤️ 健康に良い面：Health Benefit

▶ **がんと闘う**

濃い色のピーマンには、がんの予防に役立つ植物色素のバイオフラボノイド、発がん性物質のニトロソアミンの形成を阻止するフェノール酸、そしてがんを予防するとされているビタミンDの前駆体の植物ステロールが多く含まれています。

▶ **心臓の健康をサポートする**

ピーマンに含まれるベータカロテンとビタミンC

は、どちらも心臓疾患につながる可能性のあるアテローム性動脈硬化の予防に役立ちます。

▶ 免疫を高める

ピーマンに含まれるビタミンCのような抗酸化物質は感染の予防に役立ちます。さらに、骨、歯、髪の毛および皮膚の健康に役立ちます。

▶ 視力を助ける

また、ピーマンには高齢者の失明の原因となる黄斑変性症のリスク低下に関連性のある抗酸化物質のルテインと、ゼアキサンチンが含まれています。

健康に悪い面：Health Risk

▶ 正常な消化

ナス科に属するピーマンには、消化機能に影響を及ぼす可能性のあるアルカロイドが含まれており、影響を受けやすい人々においては関節機能にも障害をきたす恐れがあります。

▶ 農薬

アメリカ政府環境作業部会によると、農薬の影響を防ぎたいのであれば、避けるべき食物の15以内にピーマンが常に入っています。幸い、ピーマンは庭でも育てやすく、常にどの時期でも有機栽培の選択があります。

▶ 口内炎を起こす可能性がある

口内炎を起こしやすい人、または口中に腫れを起こしやすい人は、青ピーマンは避けてください。

オススメの食べ方：Eating Tips

- パプリカに、炒めたごはん、トウモロコシ、トマトおよびナチュラルチーズを詰めてグリルします。
- ローストした赤ピーマン、アーモンド、オリーブオイルおよびシェリー酢をピューレ状にし、ディップを作ります。
- 野菜ピザにバナナペッパーを数切れトッピングします。

買い方・選び方：Buying Tips

- ピーマンは年中手に入りますが、夏と秋の初めがもっとも多くおいしい時期です。
- 大きさに比べて重く感じるものを探し、表面が滑らかでしわがなく、濃い斑点がないものを選んでください。
- ピーマンはつるでのみ熟れ、熟れた際に甘味を増します。赤ピーマンは黄色のものよりも甘く、黄色のものは青いものよりも甘いです。

保存方法：Storing Tips

- 冷蔵庫で1週間まで保存できます。

FOODS: #092

ヒカマ（葛芋）
Jicama

- 1食当たりの目安：1/2カップ（57g）
- 主な良い影響：心臓疾患のリスクを下げる／体重を管理する／肌の健康を高める／骨を強くする
- 主な悪い影響：アレルギー反応の可能性

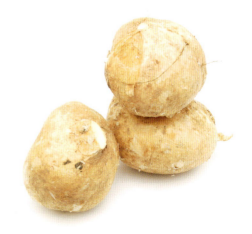

メキシコや中米で栽培されるヒカマは塊根で、イモと似ています。実際にメキシコポテト、あるいは「ヤムビーン」と呼ばれていますが、どちらかというとカブに似ています。ヒカマは歯ごたえ

があり、マイルドで甘く、しばしば生でディップをつけたり、サラダに入れたり、あるいは強火で素早く炒めたりして食されます。ヒカマはメキシコの屋台の食物として一般的で、スライスした、もしくは絞ったライムとチリパウダーと一緒に出されます。ヒカマはスーパーで一般的になってきており、一年中見ることができますが、旬な時期は秋の終わりから春にかけてです。

健康に良い面：Health Benefit

▶ **心臓疾患のリスクを下げる**
ヒカマはコレステロールや心臓疾患のリスクを下げ、血糖値をコントロールするのに役立つ食物繊維を豊富に含んでいます。

▶ **体重を管理する**
ヒカマに含まれる食物繊維は、より長く満腹感を持続させ、規則的な便通機能を保つのに役立ちます。また、ある種のがんのリスクを下げる可能性があります。

▶ **肌の健康を高める**
1カップ分のヒカマには白内障の予防、肌の健康の改善、慢性疾患の予防に役立つ強力な抗酸化物質であるビタミンCの1日に必要な量の40％が含まれています。

▶ **骨を強くする**
ヒカマに含まれているカリウムはカルシウムの吸収を助け、骨粗しょう症の予防に効果があります。

健康に悪い面：Health Risk

▶ **アレルギー反応の可能性**
ヒカマは一部の人にとってアレルギー反応を引き起こすことがあります。

オススメの食べ方：Eating Tips

・ハマスやあなたの好きなディップと一緒に付け合わせ料理（前菜）に追加する形で出してください。
・角切りにしたヒカマは、トロピカルフルーツサラダに入れると良い食感が加わります。
・ウォーターチェスナッツではなくスライスしたヒカマを炒めてください。

買い方・選び方：Buying Tips

・ヒカマにおいては、大きいものが必ずしも良いとは限りません。ヒカマはかなり大きく成長しますが、大きいものは甘味が少ないので0.4〜0.9gのサイズのものを選んでください。
・硬くて、滑らかで、皮に少し艶があるものを探してください。
・必ず皮とその下にある繊維質の白い部分をむいてください。

保存方法：Storing Tips

・切っていないヒカマは、ポリ袋に入れて冷蔵庫で保存してください。2〜3週間もちます。
・切ったものはラップに包んで冷蔵庫に入れてください。最長1週間もちます。

FOODS: #093

ピクルス
Pickles

「調味料」も参照してください。

- 1食当たりの目安：種類によって異なる
- 主な良い影響：壊血病の予防／ダイエットを楽しくする
- 主な悪い影響：がんリスクの可能性がある／血圧を上昇させる可能性がある

冷蔵庫ができる前、ピクルスは冬を越すのに十分な食物を確保するための必需品でした。しかし今日でも人気のあるピクルスは、ほとんど当時と同じ味で食べられています。ピクルス液に漬けることで、食物は酸で飽和されることにより保存され、微生物が繁殖するのを防ぎます。

ピクルスにするには、2つの基本的な方法が使われます。通常ビネガーベースの液体の酸に浸す方法と、酸を生成する細菌の活動を通して起きる発酵過程の水につける方法があります。

細菌は、これらの混ぜ合わせたものの中で育つことがまれにありますが、カビやイースト菌が完全に密閉されていない表面で繁殖するかもしれません。

これと他の化合物によって、独特な風味が付けられます。

健康に良い面：Health Benefit

▶ 壊血病の予防

ビタミンCとその他の必須栄養素が特定される前、ピクルスにされたキャベツのザワークラウトは長い船旅中の壊血病に対する予防として使われてきました。壊血病は現代の健康問題ではほとんどありませんが、ザワークラウトはいまだにビタミンCの重要な供給源であり、ほぼ2gの鉄分、有効な量のビタミンB群、カルシウム、カリウムおよび食物繊維を含みます。

▶ ダイエットを楽しくする

大半のピクルスにされた食品の栄養価はそれほど高くありませんが、脂質はほぼ0に等しいです。特に今はさまざまな種類があるので、食事に余分なカロリーを追加することなく、風味と味わいを与えます。

健康に悪い面：Health Risk

▶ がんリスクの可能性がある

ピクルスや塩漬けされた食品や調味料は、胃がんと食道がんのリスクと関連付けられてきました。この考えは、消化中に発がん性ニトロソアミンに変わる、硝酸エステル値を多く含んでいることからきています。

▶ 血圧を上昇させる可能性がある

大半の調味料に含まれる多くの塩分は、高血圧または低塩分の食事をしている人にとって有害です。

オススメの食べ方：Eating Tips

- ピクルスにされたハラペーニョの薄いスライスを卵サラダに入れます。
- 薄くスライスした小キュウリをグリルチーズサンドイッチに重ねます。
- ピクルスを刻んでツナ、鶏肉および卵のサラダに加えます。

買い方・選び方：Buying Tips

- ピクルスおよび他の調味料はビン詰めや缶詰めで売られています。買う際にはきちんと密閉されているか蓋を確認してください。
- 缶詰め業者の中には低ナトリウムの選択肢を提供しています。

保存方法：Storing Tips

- 缶詰めのピクルスや調味料は、涼しく乾燥した場所で保存し、1年以内に使用してください。
- 開封後は冷蔵庫で保存してください。

FOODS: #094

ふすま
Bran

「穀物」も参照してください。

- 1食当たりの目安：小さじ1杯（6g）〜1カップ（94g）
- 主な良い影響：がんのリスクを減らす／心臓発作のリスクを減らす／体重増加を防ぐ効果がある／憩室炎を防ぐ／糖尿病のリスクを減らす／便秘と痔の予防に役立つ
- 主な悪い影響：過敏性腸症候群／無機物吸収

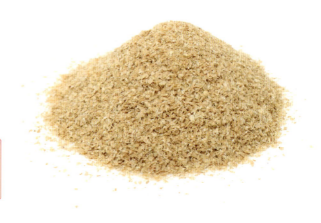

食物繊維が豊富に含まれている食物の1つであるふすまは、小麦、米、オーツ麦やその他の穀物の外皮で、消化されにくいとされます。穀物の製粉時にできるほとんどのふすまは、以前は、捨てられるか、もしくは動物のエサとして用いられていました。しかし、ふすまには溶解性または不溶性の異なる種類の食物繊維が含まれていて、健康や消化、病気の予防にとって重要です。

健康に良い面：Health Benefit

▶ がんのリスクを減らす
ふすまの高繊維含有物は結腸がんやその他の肥満に関連したがんのリスクを減らす可能性があります。

▶ 心臓発作のリスクを減らす
食物繊維が豊富な食事を摂る社会では心臓発作のリスクが少なくなっています。ふすまに含まれる食物繊維は、心臓発作の危険因子である血中コレステロールの値を低下させます。

▶ 体重増加を防ぐ効果がある
他の高繊維食物と同様に、全種類のふすまは食べ過ぎることなく満腹感が得られるため、体重管理において重要な役割を果たします。

▶ 憩室炎を防ぐ
小麦ふすまを含む高食物繊維の食事は、憩室炎や、腸管疾患の予防に効果があります。

▶ 糖尿病のリスクを減らす
オーツ麦のふすまは、水溶性食物繊維が豊富です。水溶性食物繊維は粘つきがあり、水と結合して濃いゼラチンを形成します。それは糖尿病患者のグルコース代謝を改善し、インスリンやその他の糖尿病薬剤の必要性を減らすかもしれません。

▶ 便秘と痔の予防に役立つ
ふすまに含まれる食物繊維は便秘に役立ち、痔に苦しんでいる人々にも役立つでしょう。

> **注意：Warning**
> ⚠ **十分な水を飲む**
> 十分な水を飲まないで、大量のふすまを摂取すると深刻な腸閉塞症が起こる場合があります。ふすまを食べるのが初めての場合は、体が慣れるまで少しずつ摂取量を増やしてください。

健康に悪い面：Health Risk

▶ 過敏性腸症候群
ふすまの過剰摂取は、体内ガスの膨張とそれに伴う腸の不快感を引き起こすことがあります。また過敏性腸症候群も悪化させるかもしれません。

▶ 無機物吸収
生のふすまに含まれるフィチン酸はカルシウム、鉄分、亜鉛、マグネシウムや他の重要なミネラルの吸収を妨げます。

🍴 オススメの食べ方：Eating Tips

- スプーン2、3杯分のオーツ麦のふすまをかき混ぜてシチューに入れると、より多くの食物繊維が摂取でき、より食べごたえのあるものになります。
- キャセロールにパン粉ではなく、ふすま粉を用

いてください。
- ホットケーキもしくはワッフルの生地にスプーン数杯分を混ぜてください。

🛒 買い方・選び方：Buying Tips

- ふすまやオーツ麦のふすまは、食料品店や自然食品店のシリアルやパンのコーナーに置いてあります。
- ふすまは傷みやすいので、しっかりと密閉されているものを買ってください。
- 製品の回転が早いお店で買ってください。
- 水分を含んでいる塊がないものを選んでください。

🫙 保存方法：Storing Tips

- ふすまはすぐに傷みますので、しっかりと封をして保存してください。
- 日の当たらない、乾燥した涼しい場所に保存すれば3カ月、冷蔵庫であれば6カ月、冷凍庫であれば良い状態で1年保存できます。

💬 豆知識：Fact

- 生のふすまに含まれるフィチン酸は重要なミネラルの吸収を妨げます。したがって、ふすまはパンやシリアルと一緒に食べるのが最も良いとされています。熱やイースト菌の酵素は大半のフィチン酸を破壊します。

FOODS: #095

豚肉
Pork

「燻製肉・塩漬けした肉」も併せて参照してください。

- 1食当たりの目安：113g
- 主な良い影響：骨と筋肉の形成を助ける／食物をエネルギーに変換する／貧血を防ぐ／免疫系を高める
- 主な悪い影響：高コレステロール／寄生虫

豚はすべての部位が使えるので、節約になると人気です。豚からはチョップやその他の新鮮な肉、ハムやベーコンなどの塩漬け、あるいは加工製品、さらにはゼラチン用の皮が使えます。精選された飼育方法が構築されたことから新鮮な豚肉の切り身は以前よりも脂身が少なく、脂身の少ないローストポークは、栄養的に脂質とカロリーにおいて皮をむいた鶏肉とほぼ同じです。しかし、ハムやソーセージ、ベーコンのような多くの豚肉製品は多くの脂質を含んでいます。豚肉のベーコン2切れには6gの脂質と73キロカロリーが含まれています。また、ベーコンは発がん物質の形成につながる硝酸エステルを含んでいます。

❤️ 健康に良い面：Health Benefit

▶ **骨と筋肉の形成を助ける**
豚肉は、強い骨と筋肉の形成・維持を助ける完全タンパク質を供給します。

▶ **食物をエネルギーに変換する**
豚肉は炭水化物を体や脳のエネルギーに変換するのに役立つ、ビタミンBの1つであるチアミンが豊富です。チアミンは、心臓や筋肉、神経系の機能にとっても極めて重要です。

▶ **貧血を防ぐ**
豚肉に含まれる鉄分のうち半分は、体で容易に吸収、そして消化できる鉄、ヘム鉄です。

▶ **免疫系を高める**
豚肉には、一般的に免疫系を強める能力を持つ亜鉛が含まれています。これはタンパク質やDNAの形成を助け、創傷を癒し、さらに嗅覚や味覚を正常に保つのに欠かせないものです。

☠️ 健康に悪い面：Health Risk

▶ **高コレステロール**
リブロースやブレードチョップ、またはハムやベーコン、ソーセージのような豚肉製品などに含ま

れる飽和脂肪酸は、高コレステロールなどの健康問題につながりかねません。健康的な食事を考え、必ず脂身の少ない部位を選んでください。

▶ 寄生虫

生もしくは十分に調理されていない豚肉を食べると、サナダムシ感染症にかかる危険性があります。サナダムシ感染症を避けるために、豚肉は60℃以上に加熱してください。

オススメの食べ方：Eating Tips

・牛ひき肉や鶏肉ではなく、細かく刻んだ豚肉をタコスの具に加えてください。
・調理した豚肉を角切りにし、サラダに入れてください。
・オレンジジュースで戻したドライアプリコットをベーコンで包んでください。

買い方・選び方：Buying Tips

・生の豚肉は灰色や湿った感じではなく、滑らかでピンク色であるのが望ましいです。
・飽和脂肪酸の少ないテンダーロインのような脂身の少ない部分を探してください。

・ベーコンやハム、ソーセージは必ずパッケージの日付印をチェックし、新鮮かどうか確認してください。その日付はその商品がどれだけの期間売られているかを反映します。
・ときどき朝食として豚肉を食べたい方は、ソーセージではなくベーコンを選んでください。しっかり調理されたベーコン1切れに含まれるカロリーは通常のソーセージ1個に含まれるそれよりも少ないです。最善策としては、脂質の多いベーコンよりは、皮や脂質が取り除かれた脂身の少ないものを選ぶことです。

保存方法：Storing Tips

・生の豚肉は冷蔵庫で保存すると最長3日もちますが、小さいものはもっと早く傷んでしまうかもしれないことを頭に入れておいてください。
・加熱した豚肉は冷蔵庫で保存すると、最長5日もちます。
・ベーコンやハムは冷凍庫で保存し、レンジで解凍して食べることができます。
・ハムのような加工した豚肉のスライスは、他の調理していない肉から遠ざけて冷蔵庫で保存してください。

FOODS: #096

ブドウ・レーズン
Grapes and raisins

- **1食当たりの目安**：ブドウ1/2カップ分もしくは15個（46g）、レーズン1/4カップ（35g）
- **主な良い影響**：心臓疾患を防ぐ／がんのリスクを減らす効果がある／けいれん、貧血を防ぐ
- **主な悪い影響**：ぜんそく発作／アレルギー反応の可能性

ブドウはカロリーが低く、甘味と果汁豊富な風味で好まれています。世界の果物の中で最も古く、豊富な果物の1つで、7大陸中6大陸で栽培されています。

1年間に世界中で栽培される6千万トンのブドウの大半は、ワイン作りのために発酵されます。

またブドウはジャムやスプレッドにされたり、料理に使われたり、生で食べられたりします。乾燥させたブドウやレーズンにはジュースと同様に抗酸化効果があります。しかし、レーズンには水分がないので、より多くのカロリーを含んでいます。1食分のレーズン（30個）は78キロカロリーです。

健康に良い面：Health Benefit

▶ 心臓疾患を防ぐ

赤や紫のブドウに含まれるアントシアニンは、心

臓疾患のリスクを下げるなど多くの健康に良い面を持っています。ブドウには、血中コレステロール値を制御し、また血栓を形成する血小板の作用を減らすと考えられている植物色素であるケルセチンが含まれています。一部の研究ではワインを適度に飲む人々の心臓疾患リスクを下げる要因は、ケルセチンであると理論付けられています。

▶ **がんのリスクを減らす効果がある**
赤ブドウの皮には、心臓疾患や脳卒中と同様にがんのリスクを下げるとされる強力な植物化学物質、レスベラトロールが含まれています。また、ブドウには環境有害物質から肺を守るエラグ酸も含まれています。ヨーロッパの種類の1カップ分には、推奨栄養所要量の約20%のビタミンCが含まれており、これはアメリカの種類のものと比べて約4倍の量になります。

▶ **けいれん、貧血を防ぐ**
多くの種類のものは筋肉けいれんや貧血を防ぐのに役立つカリウムや鉄分を多く含んでいます。

健康に悪い面：Health Risk

▶ **ぜんそく発作**
商用目的に栽培されているブドウは、実の色を保ち、賞味期限を延ばすために農薬を撒かれ、二酸化硫黄を用いて処理されています。そのため食べる前には必ず洗ってください。ぜんそくを患っている人は、発作を防ぐためにブドウを避けるか硫黄を用いた処理がされていないものを探してください。

▶ **アレルギー反応の可能性**
ブドウには、アスピリンの主要成分に似ている化合物であるサリチル塩酸が自然に含まれています。サリチル塩酸には、抗凝血効果があります。アスピリンのアレルギーがある人は、ブドウやブドウ製品にアレルギー反応を起こしてしまう可能性があります。

オススメの食べ方：Eating Tips

・半分に切った白ブドウをガスパッチョに入れてかき混ぜてください。
・スライスした赤ブドウをフレンチトーストにトッピングし、メープルシロップをかけてください。
・サラダパスタにスライスしたものを適当に入れてください。

買い方・選び方：Buying Tips

・傷や染みのない肉付きの良いものを探してください。
・茎と果肉が接触している部分にしわがあったり、茶色っぽかったり、白いものは避けてください。
・レーズンは1回で食べきれる量を買い、必ず少量食べるようにしてください。

保存方法：Storing Tips

・ブドウは洗わず、空気を通すプラスチック容器に入れて冷蔵庫で保存してください。1週間保存できます。
・発酵してしまうため常温で保存しないでください。

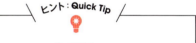

色で選ぶ
ブドウをより健康的に食べたいのならば、赤か紫の種類を選んでください。それらは他の種類に比べて健康に良い物質が多く凝縮されているようです。

豆知識：Fact

・料理に使われる、あるいはワインにされるブドウはヨーロッパの種類のものがほとんどを占めます。
・アメリカの種類のものは皮がむけやすく、ほとんどがジャムやゼリー、ジュースに使われます。
・ヨーロッパの種類のものは、アメリカの種類のものより栄養価が高いですが、両者とも他の果物と比べるとそこまで栄養価は高くありません。

FOODS: #097

プラム・プルーン
Plums and prunes

- 1食当たりの目安：1カップ（115g）
- 主な良い影響：がんのリスクを減らす／食欲を抑制する／便秘を和らげる／骨の損失を遅くするのに役立つ
- 主な悪い影響：アレルギー反応の可能性／シアン化物中毒／虫歯

プラムは栄養価の高い低カロリーの食物です。中サイズ1個のプラムは36キロカロリーで、食物繊維、ビタミンCおよびカリウムが含まれています。フルーツサラダ、焼き菓子、コンポート、プリン、または肉料理で摂取します。缶詰めのプラムにはリボフラビンとカリウムが同じくらい含まれていますが、ビタミンCはかなり少ないです（1個にたったの1mg）。

すべてのプルーンはプラムですが、すべてのプラムはプルーンではありません。プルーンもまた乾燥プラムと呼ばれ、いくつかの特別な品種のプラムの木から取れ、糖質と酸が多く含まれた果実を乾燥させたものです。プルーンには食物繊維が多く含まれており、5つのプルーンに3g、そして鉄分やカリウムも多く含まれています。他の種類のジュースとは異なり、プルーンのジュースは乾燥プラムを微粉砕し、熱いお湯に入れて分解して作られるため、果実の栄養素の大半を維持しています。

健康に良い面：Health Benefit

▶ がんのリスクを減らす

プラムには、赤っぽい青の色素、アントシアニンが含まれています。これらの抗酸化色素は細胞を損傷する不安定な分子であるフリーラジカルを一掃することにより、がんから守るのに役立つ可能性があります。

▶ 食欲を抑制する

プラムはカロリーが低く、食物繊維を含んでいるため、ダイエット中のつらい空腹を抑える理想的なスナックです。サンディエゴ大学でのある研究では、プラムをスナックとして食べた参加者は、低カロリーのクッキーを食べた対照群と比べて空腹感が少なかったということが分かっています。また、続く血液検査では、プラムを食べた群は血糖値の上昇が少なく、グレリンと呼ばれる空腹を調整するホルモンの量が少ないことが確認されました。

▶ 便秘を和らげる

プルーンは、便秘の予防や治療に役立つとして知られています。この効果はプルーンに含まれる食物繊維が多いためであり、自然の下剤として知られるイサチンも含まれています。実際、プルーンはオオバコよりも便秘の治療において効果が高いとされており、アイオワ大学の2011年の研究結果によると、市販の薬に代わる魅力的な食物ベースの下剤になるということが分かっています。

▶ 骨の損失を遅くするのに役立つ

フロリダ大学の2011年の研究では、研究者たちは236名の閉経後の女性を追跡し、プルーンまたは乾燥リンゴと一緒にカルシウムを毎日摂取させ、3、6、12カ月後にそれぞれ検査をしました。すると、プルーンをスナックとして食べた群は他の女性よりも骨の損失が有意に少ないということが分かりました。研究者たちはプルーンに含まれる多くのカリウムとビタミンKが骨を促進する効果の一因となっている可能性があると考えています。

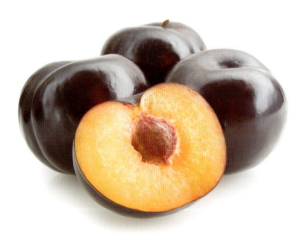

健康に悪い面：Health Risk

▶ アレルギー反応の可能性

プラムはアンズ、アーモンド、モモ、さくらんぼなどの同じ科の食物に対するアレルギーがある人にアレルギー反応を引き起こす可能性があります。同様に、アスピリンに対してアレルギーがある人もプラムを食べるとアレルギー反応を引き起こす可能性があります。

▶ シアン化物中毒

モモやアンズのように、プラムの種には胃の中でシアン化水素に分解され、大量に摂取するとシアン化中毒を引き起こす可能性のある「アミグダリン」が含まれています。

▶ 虫歯

プルーンにはカロリーと糖質が多く含まれており（とろ火で煮込んだもの1/2カップまたは種抜きのもの5つは約115キロカロリー）、粘着性のある残留物を歯に残します。それが虫歯の原因になる可能性があります。

オススメの食べ方：Eating Tips

- スライスしたプラムをアガベネクターとシナモンと一緒に焼きます。
- クッキーに入れるチョコチップの半分を、刻んだプルーンで置き換えます。
- リコッタチーズを泡立てたものとオレンジの皮を混ぜたものを、半分に切ったプラムに薄く塗ります。
- サーモンのフィレにスライスしたプラムをのせ、照り焼きソースで焼きます。

買い方・選び方：Buying Tips

- 熟れ過ぎたプラムは柔らかく、傷がついていたり皮が変色していたり、時には汁が出ていることがあります。
- 色は品種によって異なるため、熟しているかどうかの指標にはならないかもしれません。その代わりに、少し触って柔らかい明るい色のものを探してください。
- 青っぽい黒色で、傷のないプルーンを探してください。
- 少し柔らかく、ある程度柔軟性のあるプラムを選んでください。

保存方法：Storing Tips

- 硬いプラムは柔らかくなるまで1〜2日室温で保存することができます。
- プルーンは密閉容器に入れて涼しくて暗い場所で最長6カ月保存できます。

FOODS: #098

ブロッコリー
Broccoli

- 1食当たりの目安：1/2カップ、加熱調理したもの（36g）
- 主な良い影響：膀胱がんの予防／大腸がんのリスクを減らす／乳がん生存率を増加させる／心肺の病気を撃退する効果／骨を強く保つ／風邪の対処に役立つ／肌に健康的な輝きを与える／減量に効果がある
- 主な悪い影響：鼓腸と体内ガス

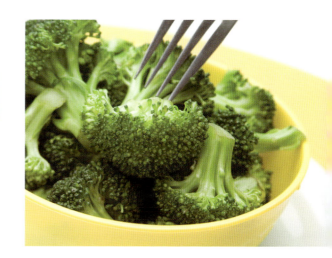

栄養価が高いブロッコリーはビタミン、ミネラルなど、強力な病気と闘う物質を豊富に含んでいます。それらの物質は、病気の中でも多くの一般的ながんに対する保護機能を備えています。ブロ

ッコリーが他のアブラナ科の野菜（キャベツ科の1種）に比べて、保護機能が優れているのかどうかはまだ解明されていません。

　ブロッコリーには、スルフォラファンという物質が含まれており、がんの増殖を防ぐのに役立ちます。ブロッコリーによって腫瘍の拡大が減り、体内の発がん性物質やフリーラジカルの数に減少がみられたという臨床実験もあります。

健康に良い面：Health Benefit

▶ 膀胱がんの予防
ある研究によると、10年間に渡ってアブラナ科の野菜を1週間に5食、またはそれ以上食べた男性はそれらをめったに食べない男性より、膀胱がんの発症が半分程度になるということが報告されています。なかでもブロッコリーとキャベツが、最も保護機能のある食物として選ばれました。

▶ 大腸がんのリスクを減らす
この野菜には、大腸がんのリスクを減らすとされる葉酸、食物繊維、および抗酸化物質が豊富に含まれています。

▶ 乳がん生存率を増加させる
新しい研究では、ブロッコリーや他のアブラナ科の野菜を食べることで、乳がん生存率を高める可能性を示唆しています。中国で乳がんと診断された女性のうちアブラナ科の野菜を最も多く食べた女性は、ほとんど食べていない女性と比較して致死率が62％低く、再発の可能性は35％低いことが報告されています。

▶ 心肺の病気を撃退する効果
ブロッコリーに含まれるスルフォラファンは、肺や動脈に炎症を引き起こす感染症を撃退する効果があるかもしれません。

▶ 骨を強く保つ
ブロッコリーに含まれるビタミンKは、骨の健康を促進します。

▶ 風邪の対処に役立つ
ブロッコリーには風邪をやっつける効果のあるビタミンCが含まれています。

▶ 肌に健康的な輝きを与える
ブロッコリーに含まれるビタミンCは、肌の健康において大きな役割を担うコラーゲンを生成します。

▶ 減量に効果がある
ほとんどのアメリカ人は、ビタミンCをあまり摂取しませんが、ある研究では、ビタミンCが不足している成人は脂質を落としにくいことが示されました。対照的に、ビタミンCを適量摂取している人々はそれらが不足している人々に比べて運動時に30％多くの脂質を燃やしました。

健康に悪い面：Health Risk

▶ 鼓脹と体内ガス
ブロッコリーは食物繊維とビタミンが豊富ですが、同時にガスの発生と膨張も引き起こすことがあります。

ヒント：Quick Tip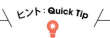

栄養価の高い調理方法

ブロッコリーを調理するのに最も良い方法は蒸すか、ローストするか、レンジで調理するか、少量のだしや水と一緒に素早く炒めるかです。これらの方法は茹でるよりもオススメです。野菜は茹でるとビタミンやミネラルがいくらか失われ、茹で汁の中に出ていきます。調理されたブロッコリーは明るい緑色で、ナイフで刺したときにまだパリパリ感が残っているくらいの柔らかさが理想的です。

🍴 オススメの食べ方：Eating Tips

・蒸したブロッコリーの房をイタリアントマトソース、炙ったクルミと一緒にあえてください。
・茎をむいて厚切りにし、炙ったガーリックのハマスにディップしてください。
・凍ったピザの上に蒸したブロッコリーの房を散りばめてください。

🛒 買い方・選び方：Buying Tips

・濃い緑色の房のものを選んでください。良い色は栄養価が高いことを意味します。
・濃い緑、紫がかった、または青緑っぽい房は色の薄い黄色がかったものに比べてベータカロテンをより多く含んでいます。

Chapter 2 食材：ベリー

- 非常に硬い茎の房を選んでください。茎が曲がっている、または弾力のあるものは質が低いです。
- 花が咲いていたり、変色していたり、つぼみが水を吸っていたり、硬く、茎が木のようなブロッコリーは避けましょう。

保存方法：Storing Tips

- 洗っていないブロッコリーは、封のしていないビニール袋に入れ、冷蔵庫の野菜室に保存してください。
- ブロッコリーは購入後、1日、もしくは2日以内に食べるのが理想的です。

豆知識：Fact

- 凍ったブロッコリーには新鮮なものより重量で言うと35％多くのベータカロテンを含んでいます。

FOODS: #099

ベリー
Berry

「クランベリー」も参照してください。

> 1食当たりの目安：1/2カップ（ベリーの種類によって重さは異なる）
> 主な良い影響：抗がん作用／糖尿病のリスクを減らす／脳機能を促進する／コレステロールと血圧に役立つ／黄斑変性のリスクを減らす／先天異常を予防する／便秘を和らげる／老化肌を修復する
> 主な悪い影響：アレルギー反応の可能性／腎臓・膀胱結石／残留農薬／腸の刺激／濃い色の便

ブラックベリー、ブルーベリー、ラズベリー、ストロベリーなどの甘くてジューシーな果物は、健康的な栄養価が高いです。

カロリーが低く、ビタミンCとカリウムが高く、食物繊維も豊富な、優れたスナックです。クランベリー、ボイセンベリー、ローガンベリー、オラリーベリーは、主にタルトやジャム、パイに使われます。

健康に良い面：Health Benefit

▶ 抗がん作用
ベリーに含まれる抗酸化物質は、細胞を損傷し、がんなどの病気につながる可能性のある不安定なフリーラジカルを中和させます。また、ベリーには、植物色素のアントシアニンや、別の抗がん物質のエラグ酸が含まれています。

▶ 糖尿病のリスクを減らす
ある研究では、肥満の志願者がブルーベリーのたくさん入ったスムージーを1日に2回飲むことで糖尿病のリスクを減らしたという結果が出ています。ブルーベリーは血糖値を正常に保つのに役立つインスリン感受性を増加させます。また別のマウスを使った研究では、果物が動脈硬化の防止に役立つことが示唆されています。

▶ 脳機能を促進する
研究結果より、ベリーは脳の老化を抑制し、記憶力を高める可能性のある抗酸化物質を多く含んでいることが分かっています。ブルーベリーが特に健康的なようで、脳に良いとされるフラボノイドのアントシアニンが豊富です。

▶ コレステロールと血圧に役立つ
フィンランドで行われた研究によると、カップ1杯のブルーベリーを毎日食べた成人は8週間後に血圧が下がり、HDL（善玉）コレステロールが上昇したとされています。また、ベリーには全体のコレステロール値を下げる可能性のある水溶性食物繊維の形をしたペクチンが多く含まれています。

▶ 黄斑変性のリスクを減らす
ブルーベリーは、抗酸化物質が多く含まれている果物です。ある研究結果によると、多量の果物を食べた人々は、高齢者の失明の原因となる黄斑変性を発症する可能性が低くなることが分かっています。

▶ 先天異常を予防する
ストロベリーとラズベリーは、妊婦が先天異常を予防するために必要となる栄養素である葉酸を多く含んでいます。1カップの量には約30mcgまたは大体7%のRDAが含まれています。

▶ 便秘を和らげる
1カップのラズベリーには、7gの食物繊維が含まれています。ラズベリーの種には便秘の予防に役立つ水溶性食物繊維が含まれています。

▶ 老化肌を修復する
ベリーに含まれるアントシアニンは、紫外線による肌のダメージのような、ある種の老化による影響を予防するかもしれません。研究結果から、エラグ酸もまた太陽による肌のダメージを修復することが分かっています。一般的な肌のダメージ症状は、痒い蕁麻疹と唇の腫れです。

健康に悪い面：Health Risk

▶ アレルギー反応の可能性
アスピリンに対してアレルギーがある場合、ブラックベリー、ラズベリーおよびストロベリーは控えたほうが良いかもしれません。これらのベリーはアスピリンの活性化合物に関連した物質であるサリチル塩酸の自然源です。さらに、ブルーベリーは人によっては、アレルギーの原因となることがあります。

▶ 腎臓・膀胱結石
ストロベリーとラズベリーにはシュウ酸が含まれており、感受性の高い人々は腎臓・膀胱結石を悪化させる可能性があります。また、鉄分とカルシウムの吸収力が落ちることもあります。

▶ 残留農薬
ストロベリーには、比較的高レベルの残留農薬が含まれていることがあるため、有機種のものを買うことを検討してください。

▶ 腸の刺激
ストロベリーの種には水溶性食物繊維が含まれているため、便秘に良いとされています。しかし、炎症性大腸炎や憩室炎などの腸管疾患を患っている人々にとっては刺激性があるかもしれません。

▶ 濃い色の便
健康に悪い面というわけではありませんが、ブルーベリーを摂取すると便が濃い色になったり、タール状になったりすることがあり、腸管の出血と勘違いされる場合があります。

オススメの食べ方：Eating Tips

・袋に入れて凍らせた冷凍ベリーをスナックとして食べてください。
・ハチミツとシナモンでミックスベリーを煮て、抗酸化物の豊富なデザートソースを作り、ライムジュースを少量かけます。
・ストロベリー、またはブルーベリーを糖質の多いゼリーの代わりにピーナッツバターサンドイッチにちりばめます。
・小エビのサラダに1/4の大きさにカットしたストロベリーを加えます。
・リコッタチーズとハチミツのスプレッドに小さく刻んだベリーを混ぜ合わせます。

買い方・選び方：Buying Tips

・形が崩れ、カビの生えたものを避け、丈夫で実がしっかりした、色の深いベリーを選ぶようにしてください。
・ベリーの入っている容器がベリーの汁で汚れている場合、中のベリーが潰れているか、カビが生えているかもしれませんので、それらは避けてください。実が柔らかい、または水っぽい場合は、ベリーが熟れ過ぎており、水分が少なくしわがある場合は、長い間保管されていることを示します。

保存方法：Storing Tips

・ベリーを買った後に、それらをチェックして、崩れているものや変形しているものは捨ててください。
・熟れ過ぎたベリーは24時間以内に食べてください。
・その他のベリーは従来の容器に入れておくか、洗っていないベリーはキッチンペーパーを敷いた浅いフライパンに並べ、余分な水分を吸収するために他のキッチンペーパーで上部をきれいにしてください。
・使用する直前に洗います。また購入してから1

週間以内に食べてください。
- すぐに食べない場合は、冷凍庫で保存すれば1年間は味が失われません。
- ラズベリーは繊細な構造をしているため、他のベリーより早く腐ります。ブルーベリーは薄い粉で表面がコーティングされているため、他のベリーよりも少し長持ちします。

豆知識：Fact

- ブルーベリーは加熱調理中に色が変わりやすく、レモン汁やビネガーのような酸では赤色に変色します。重曹を多く入れた衣料用生地のようなアルカリ性環境では、緑がかった青に変色することがあります。
- アメリカはブルーベリーの世界一の産地で、世界の90％近くの生産量を誇っています。
- さまざまな文化の人々によると、ストロベリーは特定の状況で役立つとされています。中国では一握りのストロベリーは二日酔いに効くといわれています。また、歯を白くしたり、ニンニクの匂いを消したりするのにも使われると言われています。

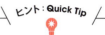

ヒント：Quick Tip

すぐに洗わない

ベリーはよく洗わなければなりませんが、優しく扱う必要があります。できれば食べる直前または調理する直前に低圧のシンクスプレーで優しく洗ってください。

FOODS: #100

ホウレン草
Spinach

- 1食当たりの目安：調理したもの　1/2カップ（90g）、生のもの　1カップ（30g）
- 主な良い影響：目の健康を促進する／がんを防ぐのに役立つ／先天性欠損症を防ぐ手助けとなる／骨を強化する
- 主な悪い影響：ミネラルの吸収

ホウレン草は、生でも調理しても食べられる人気の緑色の葉もの野菜です。

特に鉄分の豊富な食物と思われがちですが、実はそうではありません。この嘘の噂は分析から得られた鉄分含有量の値の小数点が誤って示され、値の数字が大きくなってしまったのが原因です。しかし、ホウレン草の緑の葉には他の多くの重要な栄養素が含まれています。というのも、ほんの半カップ分の調理したホウレン草には1日に必要な量のビタミンA、カリウム419mg、さらにビタミンC、リボフラビン、ビタミンB_6が含まれています。

ホウレン草に含まれているビタミン含有量を失わないように茹で過ぎは避け、代わりに蒸すか、強火で素早く炒めてください。これらの調理方法を用いると、ホウレン草の食感や風味も守られます。栄養素の一部は調理した際に失われてしまいますが、2カップ分の生のホウレン草の葉を調理すると1/2カップ分にまで縮んでしまうことから、実際には1/2カップ分（179g）の調理したホウレン草のほうが1カップ分（28g）のホウレン草より多くの栄養が含まれています。さらにホウレン草を加熱すると、含有しているタンパク質の分解を容易にします。生のホウレン草は柑橘類の果物と一緒に食べてビタミンCを供給することによって、その栄養効果が高められます。

健康に良い面：Health Benefit

▶ **目の健康を促進する**

ホウレン草は、深い緑色の素となる植物色素であるカロテノイドを豊富に含んでいます。カロテノイドには、高齢者の失明の原因となる黄斑変性症を防ぐ手助けとなるルテインやゼアキサンチンがあります。ホウレン草を調理するとルテインがより体内で吸収しやすいものに変換されます。カロテノイドの吸収を高めるために、ホウレン草を心臓の健康に良い脂質と一緒に食べてください。

▶ **がんを防ぐのに役立つ**

ホウレン草に含まれる抗酸化物質やバイオフラボノ

イドは、発がん物質や発がん過程を阻止する手助けとなります。

▶ 先天性欠損症を防ぐ手助けとなる

ホウレン草半カップ分には105mcg（ミクログラムの葉酸が含まれており、これは推奨栄養所要量（RDA）の25％以上の量に当たります。葉酸は神経の先天性欠損症を防ぐ手助けとなることから、妊娠中、あるいは妊娠を計画している女性にとって、特に重要です。また葉酸が欠乏するといくつかの種類の貧血症を引き起こす原因となります。

▶ 骨を強化する

フィロキノンは、ホウレン草のような緑色の葉もの野菜に含まれるビタミンKの一般的な形です。ビタミンKは適切な血液凝固に必要であり、さらに骨の健康を保つ働きもします。一部の研究で、ビタミンKは骨密度を高め、骨折のリスクを減らすと示唆されています。看護師による健康調査とフラミンガム心臓研究の両方で、ビタミンKを多く消費する人々はあまり消費しない人々に比べて股関節骨折を引き起こすリスクが低いことが発見されました。

健康に悪い面：Health Risk

▶ ミネラルの吸収

ホウレン草の健康に良い面は、ホウレン草の濃度の高いシュウ酸によって相殺されます。というのもシュウ酸は鉄分やカルシウム、他のホウレン草に含まれるミネラルの吸収を妨げるのです。ミネラルの吸収を高めるためにはホウレン草を他のビタミンCの豊富な食物と一緒に食べてください。またシュウ酸塩から形成される結石を腎臓や膀胱に生じやすい方にとってシュウ酸は問題となるかもしれません。

注意：Warning
食物と薬の相互作用
ホウレン草は抗凝血剤の効果を阻害する場合があります。もし主治医がヘパリンやワーファリン（クマディン）のような抗凝血剤をあなたに処方しているのならば、ホウレン草のようなビタミンKの豊富な食物はあまり摂取しすぎないようにしたほうが賢明です。過剰なビタミンKはこれらの薬の効果を妨げることがあります。
1日に必要なビタミンAは加熱したホウレン草に十分に含まれています。

オススメの食べ方：Eating Tips

・刻んで調理したホウレン草を赤唐辛子と一緒にローストし、ハマスに入れて混ぜてください。
・クロスティーニにソテーした若いホウレン草、ニンニク、レモンジュースをトッピングしてください。
・レタスの代わりにサンドイッチに若いホウレン草を使ってください。

都市伝説：Old School
ホウレン草は生のほうが栄養が豊富である。
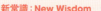
新常識：New Wisdom
ホウレン草は加熱するといくつかの栄養素が多少吸収されやすくなる。

買い方・選び方：Buying Tips

・ホウレン草は、一年を通してスーパーで買うことができます。これらには場合によっては根がついているものも、すでに洗われているものも、袋詰めにされているものもあります。
・葉がしなびている、あるいは黄色がかっているものではなく、色が深い緑で新鮮な見た目のものを選んでください。
・冷凍ホウレン草を購入する際にはソースが加えられていないものを選んでください。

保存方法：Storing Tips

・ホウレン草はビニール袋に入れて冷蔵庫の野菜室で保存してください。最長3日間もちます。
・ホウレン草は使う前に大量の水を洗って砂粒を取り除いてください。

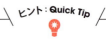

ヒント：Quick Tip
土を取り除く
食べる前に必ず砂や土を取り除いてください。最も効果的な方法は、水を張ったボールにホウレン草を入れて砂が自然と底に落ちるのを待ち、それから葉を取り除いてすすぐことです。サラダにする際には乾燥させてください。調理する際には乾燥させないでください。葉に残った水はホウレン草を蒸すのに適した量となるでしょう。

FOODS: #101

マスタード
Mustard

「調味料」も参照してください。

- 1食当たりの目安：大さじ1杯または5mL
- 主な良い影響：がんや心臓疾患から守る／炎症を減らす／骨や歯を強くする
- 主な悪い影響：消化の問題／アレルギー反応の可能性

調味料のことを考えたときに、塩やコショウとならんで思い浮かぶのはマスタードでしょう。したがって、マスタードがサンドイッチのスプレッド、ディップ、またはサラダドレッシングの成分以上のものであるということを知ったときは非常に驚くかもしれません。

調味料に加えて、マスタードの種や種をすり潰して作られた粉の形のマスタードがあります。伝統的なマスタードを作る際に使われる種はアブラナ科植物であり、その植物からくるカラシナにもまた別の健康に良い面があります。おそらくすべての健康に良い面を得るほど多くのマスタードを食べることはないでしょうが、同じ栄養素を多く含む他の食物と組み合わせることで、いくつかの状態に効果をもたらす可能性があります。

健康に良い面：Health Benefit

▶ がんや心臓疾患から守る
マスタードは特定のがんから細胞を守ります。心臓血管疾患を予防し、フリーラジカルの損傷から細胞を守り、免疫システムを促進するのに役立つ抗酸化物質の特性を持つミネラルの1種であるセレニウムを含んでいます。

▶ 炎症を減らす
マスタードにはマグネシウムが含まれており、炎症を減らし、血圧を下げ、血糖バランスを保ち、筋肉をリラックスさせる効果があります。

▶ 骨や歯を強くする
マスタードに含まれるマンガンは骨を強化するのに役立ちます。マスタードには、マンガンとリンが含まれています。骨や歯を強くする効果があり、体がタンパク質合成の炭水化物や脂質を処理するのを補助します。

健康に悪い面：Health Risk

▶ 消化の問題
マスタードの種を摂取し過ぎる（小さじ1杯以上のマスタードの粉）と、下痢または嘔吐の原因になる場合があります。

▶ アレルギー反応の可能性
稀に、アレルギーを誘発することがあります。また、皮膚を鎮静する典型的な特性が重宝されているにも関わらず、局所に使われた場合、皮膚の炎症を起こす可能性があります。

オススメの食べ方：Eating Tips

- サラダドレッシング、ソース、マリネードにマスタードを加えます。
- 半分に切った芽キャベツを焼いたものにスパイシーなマスタードをいくらか混ぜて野菜にスパイスを加えます。
- シチューや焼き物に少しアクセントをつけるために、小さじ2〜3杯のマスタードを加えます。

買い方・選び方：Buying Tips

- 黄色のマスタードは、少し鼻にツンとくるか辛いと感じるかもしれません。しかしディジョンマスタードよりもマイルドです。
- 石臼でひいたものは通常よりザラザラしており、マスタードの種が大き目に残って、よりスパイシーな風味と舌触りが楽しめます。
- ほとんどのマスタードは栄養的には同じですが、ディジョンマスタードは黄色のマスタードよりもナトリウムが少し多めに含まれていることがあります。

マスタードの有効利用

腰痛、関節痛または筋肉痛がある場合、約170〜225gのマイルドな黄色いマスタードをお風呂のお湯に入れ、マスタードを患部に直接こすりつけてください（皮膚が炎症を起こさないかどうかまずパッチテストを行ってください）。マスタードを充血除去剤としても使うことができます。調合されたマスタードを胸に塗り、ホットタオルで覆いま

す。また、マスタードは皮膚の鎮静または刺激にも効果があるため、顔のパックにも使えるかもしれません。

🔵 保存方法：Storing Tips

- 調合されたマスタードは開封後、冷蔵庫で保存してください。
- マスタードの種と粉は乾いた暗い場所で保存できます。
- マスタードの種は1年、粉は約6ヵ月良い状態で保存できます。

 ヒント：Quick Tip

自分のマスタードを作る

約1/4カップ（59mL）のドライマスタード（種と粉）に大さじ2〜3杯（30〜40mL）の液体（ビネガー、ワイン、水または気の抜けたビール）を加えて調味料を作り、さらにターメリック（明るい黄色にするため）、ニンニク、砂糖またはハチミツ、塩、タラゴンまたはその他のハーブで仕上げます。

FOODS: #102

マッシュルーム・きのこ類・トリュフ
Mushrooms and truffles

> - 🍊 **1食当たりの目安**：加熱調理したもの1/2カップ（78g）または生のもの1/2カップ（35g）
> - ❤️ **主な良い影響**：心臓の健康をサポートする／コレステロールと血圧を下げる／乳がんおよび前立腺がんから守る／免疫システムをサポートする／カロリーカットに役立つ
> - ☠️ **主な悪い影響**：毒性を持っている種類がある

　きのことトリュフは菌類で、木などの複雑な植物の一部の腐敗した組織から栄養素を取り出す原始的な植物です。これらの細胞壁は、コレステロールを下げる食物繊維のキチン（エビやカニなどの殻の成分）で生成されています。

　一般的な白いマッシュルームは、300年以上前にパリ近郊のフランス人によって捨てられた石こうに初めて栽培されました。しかしつい最近になって、商業規模でその他の種類も多く栽培されるようになりました。この発展のおかげで幅広い種類のきのこが多くのスーパーで見られるようになったのです。

　トリュフは特定のオーク、ハシバミおよびシナノキの木の根の間の地下で育ちます。過剰栽培と森林破壊の結果、現在トリュフは非常に希少で高価になってしまったため、削ったものをほんの少しだけのせて、料理に風味を添えるために使われています。トリュフを商業規模で栽培しようとする試みは、今のところ成功していません。

❤️ 健康に良い面：Health Benefit

▶ 心臓の健康をサポートする

きのこは植物由来のナイアシンを最も多く含んでいる食物の1つで、研究によるとナイアシンは心臓疾患とアテローム性動脈硬化のリスクを下げる効果があることが分かっています。85gのポートベロきのこは1日に必要なナイアシンの20%を提供します。同量のホワイトマッシュルームは17%ですが、シイタケは6%です。

▶ コレステロールと血圧を下げる

すべてのきのこには、血圧を下げる効能を持つとされるカリウムが相当量、そしてコレステロール値を下げる効果のあるエリタデニンと呼ばれている物質が含まれています。さらに、中国料理によく使われるキクラゲは血液凝固を阻止し、コレス

テロールを下げると考えられています。

▶ 乳がんおよび前立腺がんから守る

ポートベロマッシュルーム、およびホワイトマッシュルームにはセレニウムが多く含まれています。セレニウムは前立腺がんの予防に効果があるかもしれません。また、ビタミンEと共に作用し、細胞を損傷するフリーラジカルを一掃することで知られています。ボルチモアの老化に関する長期的な研究によると、血中のセレニウム値が最も低い男性は高い男性に比べて、4〜5倍の確率で前立腺がんになりやすいということが分かっています。さらに、きのこは病気と闘う植物化学物質を豊富に含んでおり、中国および韓国の研究によると、定期的にそれらを食べることは、女性における乳がんのリスクを減らすことに関連づけられています。

▶ 免疫システムをサポートする

日本の研究では、特定のきのこは免疫システムに良い面を与えるということが分かっており、がん、感染、および関節リウマチや紅斑性狼瘡などの自己免疫疾患における潜在的利益があるとされています。この効果は、その他の免疫機能の中でも感染と闘う上で役立つとされるアミノ酸の1種であるグルタミン酸の含有量が多いことに関係している可能性があります。シイタケには、免疫活性の促進に役立つ植物化学物質の1種であるレンチナンが含まれています。

▶ カロリーカットに役立つ

きのこはカロリーが非常に低く（1/2カップでたったの10キロカロリー）、実質的には無脂肪で食物繊維が豊富に含まれています。

健康に悪い面：Health Risk

▶ 毒性を持っている種類がある

野生のきのこには、食べて即座に死に至る毒を生成するものがたくさんあります。危険なきのこを見分ける特徴がなく、食用のものとほとんど見分けがつかないため、きのこの専門家が安全であると特定しない限り、絶対に野生のきのこを採取して食べたりしないでください。さらに、野生のきのこの中にはそれだけを食べると安全でも、アルコールと一緒に食べると危険なものがあります。

オススメの食べ方：Eating Tips

・ソテーしたきのこ、だし汁、さいの目切りしたトマト、ニンニクおよびローズマリーでスープを作ります。
・チキンソーセージの塊を焼いたきのこに詰めます。
・ビン詰めのトリュフペーストをスプーンですくってスクランブルエッグとチャイブの上にかけます。

買い方・選び方：Buying Tips

・きのこを買う際は、傷のない底がしっかりしたものを選んでください。きのこはすべて手で摘まれますが、傷が付きやすいので取扱いには注意してください。
・きのこはサイズが大きいほど風味が増しますので、どの種類でも大きいものは風味が良いでしょう。

保存方法：Storing Tips

・紙袋に入れて冷蔵庫の野菜室で保存してください。食品用ラップやビニールで保存しないでください。
・冷蔵庫で保存できる期間は5日までです。
・使う直前に水で洗いますが、皮をむいたり柄を取ったりしないでください。そこに栄養素があります。皮を付けたまま単にスライス、4つに切るまたは刻んでください。

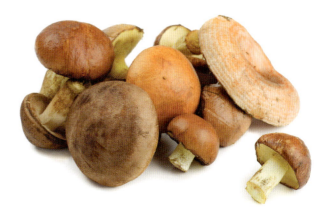

豆知識：Fact

- きのこはどの時代、どの文化においても食物として用いられてきましたが、薬剤、および覚醒剤や幻覚剤としても使われてきました。
- きのこには自然に発生する形のグルタミン酸ナトリウム（MSG）である高濃度のグルタミン酸が含まれています。このため、多くの料理に風味を与える自然の香料として重宝されています。

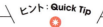

レモン汁で変色を防ぐ

きのこを準備する際には、搾ったレモン汁を少しかけて変色を防ぎます。

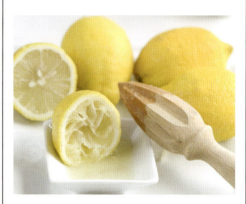

FOODS: #103

豆・豆類
Beans and leguminous

「レンズ豆」、「ピーナッツ・ピーナッツバター」、「サヤエンドウ・エンドウ豆・グリーンピース」、「大豆・枝豆」も合わせて参照してください。

- **1食当たりの目安**：1/2カップ、新鮮な／乾燥した／缶詰めの状態（75g）
- **主な良い影響**：心臓疾患の予防／コレステロールを低下する／抗がん作用／糖尿病管理に役立つ／減量に役立つ
- **主な悪い影響**：ビタミン吸収／痛風／ソラ豆中毒症／アレルギー反応の可能性／ガス

世界中で栽培されている13,000種類の豆科植物はすべて種を包むサヤや殻と、根に根粒があります。その他の点では、この科のメンバーはそれぞれが大きく異なります。丈の低い植物（ツルナシインゲン豆、レンズ豆、大豆）や、つる（エンドウ豆など）もあれば、木（イナゴ豆）や低木（メスキート）などもあります。ピーナッツは良く木の実に分類されますが、実は豆科（豆類）の植物です。

すべての豆は豆科に分類されます。豆は大きく分けてサヤ付きと殻付きの2種類に分類されます。サヤインゲン、ポール、サヤ豆のようなサヤ付きの豆は、新鮮な状態、またはサヤ付きのまま缶詰めにされ、ひよこ豆、レンズ豆、インゲン豆、黒豆、白インゲン豆は通常乾燥した状態または缶詰めの状態で売られています。

健康に良い面：Health Benefit

▶ **心臓疾患の予防**

豆科には心臓疾患を防ぐイソフラボンを含む、重要な植物化学物質が多く含まれています。さらに、豆類および豆科は血中コレステロール値の抑制に

重要な、水溶性タイプの食物繊維が豊富に含まれています。

▶ **コレステロールを低下する**

研究によると、1日に約10gの水溶性食物繊維（1/2カップまたは1½カップの白インゲン豆の摂取はLDLコレステロールを約10％低下させます。豆科および豆類にはコレステロールを低下させるのに役立つサポニンが、抗がん特性およびコレステロール低下特性のある植物ステロールが含まれています。

▶ **抗がん作用**

豆類にはがんリスクの低下に関連するイソフラボンや植物ステロールなど、広範囲の植物化学物質が含まれています。

▶ **糖尿病管理に役立つ**

単純糖質を食べた後に起こる可能性のあるグルコース源の急激な供給ではなく、複合糖質とプロテインのバランスを保ちながらゆっくりと安定したペースで栄養を提供するため、豆科と豆類は糖尿病にも良いとされています。

▶ **減量に役立つ**

減量を試みている場合、豆科を1品目に食べることで、より早く満腹感が得られます。食物繊維含有物が胃を満たし、血糖値をゆっくりと上昇させることでより長い時間空腹を感じさせず、安定してエネルギーを供給します。豆類を食べることによって肥満の危険性は22％減少するとされています。

健康に悪い面：Health Risk

▶ **ビタミン吸収**

例えば、大豆にはベータカロテン、ビタミンB_{12}およびビタミンDの吸収を妨げる物質が含まれています。加熱調理はこれらの物質の大半を不活性化しますが、ビタミンの損失を補うために、フルーツや緑黄色野菜（ベータカロチン）、赤身肉と一緒に食べてください。

▶ **痛風**

痛風を患っている人々は、乾燥豆、レンズ豆およびその他の豆科の食物はプリン体含有量が高いため、摂取を控えるようにアドバイスされます。影響を受けやすい人々が摂取するとプリン体含有量が尿酸値を上昇させ、痛風発作を突発する可能性があります。

▶ **ソラ豆中毒症**

地中海またはアジア系の人の中には、ソラ豆を食べることによって発症する重篤な種類の貧血であるソラ豆中毒症にかかりやすい遺伝子を持っています。この疾患の家族歴がある人は、これらの豆類すべてを食べないようにする必要があります。

▶ **アレルギー反応の可能性**

豆科の中でも特にピーナッツは影響を受けやすい人々にアレルギー反応や片頭痛を引き起こす可能性があります。そのような場合、有害な食物は日常の食事から除去するようにしてください。

▶ **ガス**

乾燥した豆、レンズ豆およびエンドウ豆は腸内ガスや鼓腸を引き起こすことで有名です。実際、これは健康に悪い面ではありませんが、不快であり厄介です。調理方法によってガスの発生を減らすことができます。豆を浸している水や調理過程で使用する水を数回取り替えたり、缶詰の豆やひ

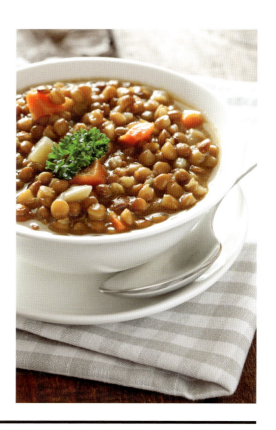

よこ豆の場合は常に水ですすいだり、酸性の食物と調理した豆類を合わせることでガスの発生を抑えることができます。特に、レモンバーム、フェンネル、キャラウェイなどのハーブ類も、ガス発生を防止するのに役立つとされています。

ヒント：Quick Tip

水分を多く取り運動をする

より多くの豆類を食事に取り入れるのであれば、必ず水分を多く取り、定期的に運動をするようにしてください。そうでなければ、消化器系が多くの食物繊維を処理することができない場合があります。

豆類および豆科の植物は栄養価が高く、プロテイン、食物繊維、ビタミンB、鉄分、カリウムおよびその他ミネラルが豊富である反面、脂質が少ないのが特徴です。

注意：Warning

薬物と植物の相互作用

うつ病の治療でモノアミン酸化物（MAO）阻害剤を服用している場合は、ソラ豆は控えてください。血圧を上昇させる可能性があります。

オススメの食べ方：Eating Tips

- 温かいベーコンのドレッシングを合わせたホウレン草サラダに調理したレンズ豆を加えます。
- ペーストソースのペンネパスタに蒸したサヤエンドウを加えます。
- 軽く油をしてケイジャンを振ったひよこ豆をあらかじめ約200℃に温めたオーブンでローストします。
- タンパク質の豊富なベジタリアンの食事には、キヌアと調理した黒豆を合わせます。

買い方・選び方：Buying Tips

- ソラ豆のような生の豆を買う場合は、サヤに傷がなく実がしっかり詰まった表面が滑らかなものを選びます。サヤの中の豆の形が見えるようであれば、それらは成長し過ぎで実が硬い場合が多いです。先端がへなへなしているものや、白カビがあるようなものは避けてください。
- 乾燥豆を買う場合は、割れたり欠けたりしていないものを選んでください。割れや欠けは古さを示します。
- 缶詰めの豆を買う場合は、塩が加えられていないものを選び、賞味期限を確認してください。

コラム：Column

豆の分量換算

豆料理の準備をする際の必要分量の豆の測り方：
約425gの缶詰めの豆＝1½カップの調理した豆、水気を切ったもの
約450gの乾燥豆＝6カップの調理した豆、水気を切ったもの
1カップの乾燥豆＝3カップの調理した豆、水気を切ったもの

保存方法：Storing Tips

- 生の豆の水分を保つために水洗いしてから保存します。
- 生の豆の縁は調理する直前に取ります。
- 生の豆は冷蔵庫で、5日間保存することができます。袋に入った乾燥豆は涼しくて乾燥した場所で保存してください。密閉状態の乾燥豆は10年間保存することができます。
- 乾燥豆を水に浸す場合、変色、干からびている豆や異物を取り除き、しっかりすすいでください。
- 調理した乾燥豆は傷みやすいのでできるだけ早く使うようにしてください。

FOODS: #104

マヨネーズ
Mayonnaise

「調味料」も参照してください。

- 🥄 **1食当たりの目安**：大さじ1杯または15mL
- ❤️ **主な良い影響**：抗酸化保護がある
- ☠️ **主な悪い影響**：脂質とカロリーが高い／アレルギー反応の可能性／セリアック病／サルモネラ菌のリスク

豊かな風味とクリーミーな食感のマヨネーズはサンドイッチのスプレッド、サラダのドレッシング、一般的な調味料として幅広く人気があります。マヨネーズを作る方法はいくつかありますが、すべてに含まれる基本成分は、植物油、卵、ビネガー、レモン汁または別の酸性液で、これらを一緒にホイップして半固体のスプレッドを作ります。マスタード、塩、コショウ、砂糖などの他の香味料を加えても構いません。

マヨネーズタイプのサラダドレッシングに含まれる脂質とカロリーは、通常のマヨネーズよりも少なめですが、酸性の風味がより多くあります。少量のヨーグルト、ホイップした無脂肪のカッテージチーズ、または無脂肪のサワークリームを加えることでその強い酸味を和らげることができます。

低脂肪、コレステロールゼロ、および無脂肪のマヨネーズなどの代替品もあります。低脂肪のものはいくらかの油の代わりに空気、水、デンプンなどの充填剤を使います。無脂肪のものは豆腐、ヨーグルトおよび他のそのような成分で作られているかもしれません。

❤️ 健康に良い面：Health Benefit

▶ 抗酸化保護がある

ほとんどの種類のマヨネーズには、ビタミンEが豊富に含まれており、大さじ1杯分で1日当たりの推奨栄養所要量のおよそ10％が摂取できます。このビタミンは抗酸化物質で、フリーラジカルによる損傷から細胞を保護します。ヒマワリ、綿の実およびベニバナ油に最も多く含まれています。

☠️ 健康に悪い面：Health Risk

▶ 脂質とカロリーが高い

大さじ1杯のマヨネーズは約100キロカロリーで大さじ1杯分のバターやマーガリンと同じ量になります。マヨネーズに含まれる卵は、ごく少量のタンパク質といくらかのミネラルを提供します。黄身には食事性コレステロールが含まれており、血中コレステロールが高い人や、アテローム性動脈硬化または心臓疾患を持つ人は、この摂取を制限する必要があります。

▶ アレルギー反応の可能性

卵アレルギーの人はマヨネーズは避けてください。また、カビに敏感な人はビネガーによってアレルギー反応が起こる可能性があります。

▶ セリアック病

市販のマヨネーズやサラダドレッシングには、グルテンの充填剤が含まれているため、セリアック病やグルテン不耐性の人は避ける必要があります。ラベルに記載の成分を確認してください。

▶ サルモネラ菌のリスク

マヨネーズに含まれる生卵の黄身は、サルモネラ細菌の住処となる場合がありますが、市販のマヨネーズはビネガーが多く含まれており、抗酸化保存剤が病気を引き起こす微生物の繁殖を阻止するので、一般的に安全とされています。高齢者、子供、および免疫障害を持つ人は家庭やレストランで作られるような生卵を使うマヨネーズは避ける必要があります。

🍴 オススメの食べ方：Eating Tips

- マヨネーズとセイヨウワサビを混ぜてインパクトの高い低脂質の薬味を作ります。
- 魚の切り身にマヨネーズを薄く塗り、パン粉をつけて焼きます。
- マヨネーズとシラチャソースを使ったターキーサンドイッチを作ります

買い方・選び方：Buying Tips

・体重または心臓の健康を気にしている場合、低脂肪マヨネーズまたはキャノーラ油で作られたものを購入してください。

保存方法：Storing Tips

・開封後は冷蔵庫で保存してください。
・消費期限までに使用してください。

> **ヒント：Quick Tip**
>
> **自家製マヨネーズ**
>
> もし使用されている油の種類が気になる場合は、家庭でマヨネーズを作ることも可能です。
> ほとんどのレシピでは大部分が一価不飽和脂肪酸のオリーブオイルが使われていますが、コーン油またはベニバナ油などのポリ不飽和油を軽い風味に仕上げるために代わりに使用することもできます。家庭で作るマヨネーズに使われる生卵は潜在的なサルモネラの原因ですが、このリスクは殺菌卵を代用することで回避することが可能です。新鮮なマヨネーズは2〜3日以内に使うようにしてください。その場合でも、室温で1時間以上放置しておくと食中毒の原因になる可能性があります。

FOODS: #105

マンゴー
Mango

> ・1食当たりの目安：中サイズのマンゴー1個（207g）
> ・主な良い影響：がんを予防する／血圧とコレステロールの低下に効果がある／減量に役立つ

マンゴーはアメリカではエキゾチックな果物とされていましたが、フロリダ、カリフォルニアおよびハワイで栽培され、メキシコや中央アメリカから輸入されるようになるにつれて、ますます人気が高まっています。熟したマンゴーの果実は柔らかくジューシーで皮をむくのが難しく、きれいに食べられないこともあります。マンゴーは、世界の多くの地域で、食べるとホッとする食物とされています。また、パパイヤに含まれるパパインに似た消化酵素も含んでおり、マンゴーをとてもおいしく柔らかい食感にします。

健康に良い面：Health Benefit

▶ **がんを予防する**

他のオレンジ色や濃い黄色の果物と同じように、マンゴーはベータカロテンをひときわ多く含んでおり、それを体がビタミンAに変換します。中サイズのマンゴー1個（227g）は135キロカロリーで、1日当たりの推奨栄養所要量50%以上の57mgのビタミンCを含んでいます。この強力な抗酸化物質はがんの予防に役立ちます。

▶ **血圧とコレステロールの低下に効果がある**

また、中サイズのマンゴーには4gの食物繊維とカリウムが豊富に含まれており、血圧管理に役立ちます。マンゴーには、水溶性食物繊維は血中コレステロールの制御に重要なペクチンも多く含まれています。

▶ **減量に役立つ**

マンゴーに含まれる多くの食物繊維は満腹感を与えるかもしれません。

オススメの食べ方：Eating Tips

・小麦のトルティーヤと削ったモンテレージャックチーズでマンゴーケサディージャを作ります。
・マンゴーの塊をライスプディングに混ぜ込みます。
・マンゴーのスライスをインディアンチキンカレーに添えます。

買い方・選び方：Buying Tips

・指で押して少し柔らかいものを選びましょう。
・濃い色の大きい斑点は果実が傷んでいる、皮が完全に緑色の場合はまだ熟れていない可能性が

あります。食べ頃を過ぎたものは皮が干からびてきます。

🍶 保存方法：Storing Tips

- マンゴーは直射日光を避け、室温で熟れるまで保存します。理想的な保存温度は13℃です。
- マンゴーの保存期間は1〜2週間です。
- マンゴーは冷蔵庫では熟れませんが、一度熟れたら冷蔵庫で保存できます。
- カットしたマンゴーは、ビニール袋に入れた状態で3日間以上保存しないでください。
- 熟していないマンゴーを紙袋に入れて涼しい場所に置いておくと2〜3日で熟してきます。
- 花のような匂いがしてきたら熟れて風味が出てきたということです。熟したマンゴーはできるだけ早く食べてください。

FOODS: #106

水
Water

- 🍊 1食当たりの目安：200mL
- ❤️ 主な良い影響：体にとって不可欠な役割を果たす／けいれんを防ぐ
- ☠️ 主な悪い影響：胃腸疾患／体重増加（栄養強化水）

　2個の水素と1個の酸素が結合してできる水は、人間の体に最も多く含まれている物質で、最大で私たちの体重の60％を占めます。体が十分に潤っている場合、排出される尿は透明に近い色で褐色あるいは明るい黄色ではありません。平均的な大人にとって1日に必要な水は、グラス6杯から8杯ほどです。これらの水分のほとんどは、普通の水や栄養強化水（ビタミンやカフェイン、電解質、他の添加物といった栄養が強化されている）、コーヒー、お茶、ジュース、ソフトドリンクから摂取されますが、驚くべきことに食物にも大量の水が含まれているのです。例えば、果物や野菜は70％から95％が、卵の場合は75％、肉や鶏肉、魚の場合は40％から60％、パンの場合は35％が水分でできています。

　私たちに必要な水の量は多岐にわたります。暑い気候、運動をしている間、あるいは発熱や風邪、その他の病気にかかっている場合は、より多くの水を必要とします。さらに女性は妊娠中や授乳中、87％が水で構成されている母乳の生産のために水分摂取量を増やす必要があります。

　喉の渇きは年齢とともに減りますので、高齢者の方は喉が渇いていると感じていない場合でも、こまめに水分補給をするべきです。また激しい運動をしたときや、非常に暑いとき、もしくは湿度が高いとき、私たちが水分を必要とする瞬間から渇いたと感じる瞬間までには時間差があります。喉が渇いたと感じたときにはすでに脱水状態になっているかもしれません。必要以上に水分を摂取すると腎臓が尿の量を増やしてその分の水を排出します。腎臓が処理できないほどの量の水分を摂取した場合は細胞によってその水分が吸収されます。

　栄養強化水は体を潤った状態に保つ手助けをする電解質を含むビタミンやミネラルが加えられた水のことを指します。近年、多くの企業が栄養素に加えてカロリーも含む栄養強化水を売り始めました。成分一覧表を見て、その水が十分に水に近いものなのかを確かめてください。

❤️ 健康に良い面：Health Benefit

▶ 体にとって不可欠な役割を果たす

水は生命にとって不可欠です。水はカロリーや栄養素を含んでいませんが、私たちは水なしでは2〜3日しか生きられません。対照的に食物がない状態でも健康的な人ならば、水さえあれば6週間から8週間生きることができます。体内の水分の5％から10％が失われてしまうと、深刻な脱水状態となる一方で、15％から20％失われてしまうとたいてい命に関わる問題となります。実質的に水は消化や吸収、栄養の運搬、老廃物の排出、体温の調節、などの機能にとって不可欠です。水は細胞にとっての保護的クッションとなり、さらに羊水の形で発育中の胎児を守る働きをします。水

は体のすべての組織を作るのに必要であり、涙や唾液、胃液、さらに臓器や関節の潤滑油となる液体などの体液分泌や血液もすべて水がもととなっています。また、水は私たちの皮膚を柔らかく、滑らかに保ちます。

▶ けいれんを防ぐ
栄養強化水は電解質や、塩化ナトリウム、カリウムを含んでおり、水と共に私たちの器官を活性化させ、脱水、けいれんを防ぐ働きをします。

健康に悪い面 : Health Risk

▶ 胃腸疾患
アメリカ人は一般的に安全で信頼できる水供給によって潤されています。しかし、特に近年では、深刻な水系感染症の例も見られています。これに加えて、ますます多くの公衆衛生局担当者たちが、私たちの飲料となるはずである地表水が、工業水や肥料の流出、農薬、化学廃棄物、核廃棄物によってどんどん汚染されていると警告しています。水の安全に影響を与える最も一般的あるいは深刻な汚染物質としては、ヒ素、塩素、鉛、濁り、寄生虫があり、これらを含んだ水を飲むとただお腹を壊すだけでは済まないでしょう。不衛生な水が一般的な地域に行く際は、浄水剤もしくは浄水ポンプを持参する、あるいはペットボトルの水や他の飲料しか飲まないようにしてください。

▶ 体重増加
必ず成分一覧表を読んで、糖を含む栄養強化水は避けてください。糖は体の血糖値を上昇させるのみならずエンプティー・カロリーも含んでいます。残念ながら糖は栄養強化水に加えられたビタミンやミネラルの健康に良い面を台無しにしてしまいます。

ヒント : Quick Tip

純粋な H_2O にするための浄水器

浄水器を用いる、あるいはペットボトルの水だけを飲むという選択肢もありますが、これらの水が必ずしも完全に汚染物質が除かれているという保証はありません。浄水器によって取り除く汚染物質、あるいはその取り除く汚染物質の値は異なります。浄水器の種類はアメリカとカナダ両方の連邦政府と密接に連動し、浄水器を含む多くの分野の基準を設けている独立非営利機関、アン・アーバー・ミシガンのNFSインターナショナル（www.nsf.org）を通して調べられますので、あなたのニーズにあった最善のものを選んでください。

オススメの食べ方 : Eating Tips

・よりおいしいコーヒー、もしくはお茶を飲みたいのであればペットボトルの水あるいはフィルターを通した水を使ってください。
・水を持ち運ぶ際はステンレス製の、もしくは内張りした容器に入れてください。そうすると使用する際にもきれいに保たれています。
・水に味を付けたいのであれば、キュウリやレモン、ライムを入れてください。
・ミントスプリングを少量入れると水が爽やかでミント調の風味になります。
・パイナップルやストロベリー、ブルーベリーなどの冷凍果実を少し入れてみてください。水が冷たくなり、風味豊かになります。

買い方・選び方 : Buying Tips

・地元の水道局であなたの家の水道から出る水が十分にきれいかどうか確かめてください。
・ペットボトルの水を購入する際は賞味期限または消費期限を確認してください。
・ペットボトルの水には、脱水とけいれんを防ぐ電解質が含まれているため、運動する方はそのような水を買うのが望ましいでしょう。

保存方法 : Storing Tips

・未開封のペットボトルの水は直射日光を避け、乾燥した場所で保存してください。最長1年間もちます。保存していた水が汚染されてしまっている疑い（おかしな匂いがする、藻が繁殖しているなど）がある場合は捨ててください。
・ペットボトルの水は開封後、有害な細菌が混入する可能性があるので、冷蔵庫で保存するのが望ましいです。

FOODS: #107

ミルク（牛乳）・乳製品
Milk & dairy

「バター・マーガリン」、「チーズ」、「アイスクリーム」、「ヨーグルト」を参照してください。

- 🍊 **1食当たりの目安**：ミルク1カップ（236mL）
- ❤️ **主な良い影響**：骨の健康のサポート効果がある／インスリン耐性を予防する
- 💀 **主な悪い影響**：高コレステロール／乳糖不耐症／アレルギー反応の可能性／ニキビ

ミルクには、食事性カルシウムが豊富に含まれています。食事性カルシウムは健康的な骨や歯を作るため、そして人体の多くの基本的な機能を維持するために必要とされるミネラルの1つです。また、アメリカの市場で売られている牛乳は脂溶性のビタミンDが強化されており、滑らかな食感のために均質化されています。1日当たりカップ2〜4杯のミルクおよび他の乳製品が推奨されています。

生乳の問題

生乳を取り巻く論争は、未だ議論が続いています。生乳の愛好者たちは生乳がより新鮮でよりおいしく、特定の病気を治すと主張していますが、低温殺菌されていない生乳には病気の原因となる牛から、または処理する人、搾乳および加工機器からくる細菌が含まれていることがあります。低温殺菌の過程では、ミルクは大抵の微生物を殺すのに十分に熱い温度と長さをかけて殺菌し、これによってミルクの風味や栄養素含量を損なうことはありません。低温殺菌されていないミルクの販売はアメリカでは違法であり、医療規則団体は妊娠中の女性および免疫力が弱い人に対して生乳チーズの摂取を避けるように強く要請しています。

広く市販されている種類のミルクには、通常の全乳（脂質3.25％以上）、低脂肪や無脂肪乳（脂質0.5〜2％）および発酵バターミルク（脂質1％以下）が含まれます。UHT（超高温）として知られている別の種類のミルクは、高温で加工されているため長期間冷蔵なしで保存できます。濃縮ミルクを作るためには、50％の水分が蒸発させられます。そして、コンデンスミルクには砂糖が40〜45％追加されます。乾燥または粉ミルクはすべての水分が取り除かれ、ストロベリーやチョコレートなどのフレーバーミルクは、1箱ごとに大さじ約4杯または64キロカロリーの砂糖が加えられています。

ミルクからバター脂の最良の部分を取ったものがクリームでカロリーが凝縮しており、大さじ1杯のカロリーは25キロカロリーです。その他の一般的な乳製品にはチーズ、アイスクリーム、ヨーグルトが含まれます。

アメリカのミルクおよび乳製品は、通常ほとんど牛の乳からできていますが、他の種類のミルクも人気があります。例えば、山羊のミルクは牛のミルクと同じように使うことができます。牛よりも少し濃く、舌触りがクリーミーです。また、消化しやすくビタミンAとリボフラビンを豊富に含んでいます。しかし、ラクトースのアレルギーがある人は山羊のミルクの影響を受けるかもしれません。

❤️ 健康に良い面：Health Benefit

▶ **骨の健康のサポート効果がある**

1カップのミルクには、300mgのカルシウムが含まれています。カルシウムを多く含む食事は、骨粗しょう症の防止に効果があります。

▶ **インスリン耐性を予防する**

ハーバード大学による2つの研究では、毎日の食

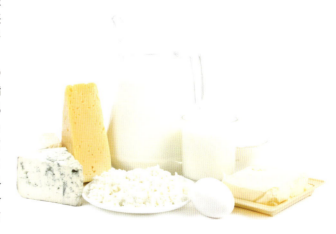

事の一部に酪農食品を取り入れた人々は、インスリン耐性の発症の可能性が21%少なく、2型糖尿病の発症の可能性が9%少ないということが分かっています。

☠ 健康に悪い面：Health Risk

▶ 高コレステロール
1カップの全乳には5gの飽和脂肪酸が含まれており、これは飽和脂肪酸に対する1日当たりの推奨栄養所要量（RDI）の25%に相当します。その代わりに、全乳を飲む一定の習慣は血中コレステロールを高める原因にもなります。

▶ ラクトース不耐性
アメリカ人の多くはラクトースと呼ばれる乳糖を消化するのに必要な酵素が不足しているため、ある程度のミルクに対する不耐性を持っています。代替品はラクトース減のミルクまたは少量の普通のミルクです。また、ヨーグルトやチーズに含まれるラクトースのほうがミルクに含まれるものよりも簡単に消化できます。

▶ アレルギー反応の可能性
ミルクは子供にアレルギー反応を起こす可能性がありますので、生後1年間は食事に含めるべきではありません。

▶ ニキビ
研究によると、ミルクの摂取はアンドロゲンとして知られている吹き出物を生成するホルモン値を増加する可能性があり、成人および十代の若者どちらに対しても急激な発症の原因になることが分かっています。

🍴 オススメの食べ方：Eating Tips

・濃縮スキムミルクをスープに混ぜるとカロリーを増やすことなく量を増やすことができます。
・泡立て器で1カップのクリームを泡立て、手作りのホイップクリームを作ることで防腐剤を避けてください。
・無脂肪の乾燥ミルクパウダーをいくらか焼き物に混ぜ、カルシウムを補充してください。

🛒 買い方・選び方：Buying Tips

・ミルクや乳製品を買うときは箱の日付をよく見てください。日付はミルクの販売可能最終日を示しています。
・より賞味期限が遅いものを選んでください。

🥛 保存方法：Storing Tips

・ミルクは酸度が低く、腐りやすい食品です。低温殺菌されたミルクであっても細菌が含まれており、冷蔵保存しなければ早く腐ってしまいます。
・ミルクの保存期間を延ばすには電子レンジで60〜90秒加熱してください。
・ドアの開いたところではなく、冷蔵庫の奥の方のより冷たいところで保存してください。
・冷凍手前の温度が適温ですが、ミルクは凍らせてはいけません。
・ミルクは直射日光に非常に敏感です。リボフラビンが急激に破壊され味が劣化します。厚紙の容器はプラスチックやガラスのビンよりも中身をよく保存します。ビンに入ったミルクは暗いところで保存してください。

💬 豆知識：Fact

・アメリカの60%の成人は、ミルクに含まれる乳糖のラクトースを消化できません。

FOODS: #108

芽キャベツ
Sprouts

- 1食当たりの目安：1/2カップ、加熱調理したもの（78g）
- 主な良い影響：がんと闘う／心臓疾患と闘う／血圧を下げる／出生異常のリスクを減らす／消化の健康に役立つ／白内障を予防／減量に役立つ
- 主な悪い影響：体内ガス

芽キャベツは、キャベツのミニチュアのような形をしています。キャベツと味は似ていますが、風味は少しマイルドで、食感においては葉がギュッと詰まっています。

芽キャベツは、アブラナ科野菜の一種です。これらの野菜にはビタミンCが豊富に含まれています。

健康に良い面：Health Benefit

▶ がんと闘う
芽キャベツにはがんの原因となるフリーラジカルを解毒する抗酸化物質が含まれています。いくつかの研究では、アブラナ科野菜の大量摂取は数種類のがんの発生率を減少させると関連づけています。

▶ 心臓疾患と闘う
たった1/2カップ（78g）の芽キャベツに1日に必要なビタミンCの80％と、大量のビタミンAが含まれています。これらのビタミンは心臓疾患の治療に役立ちます。

▶ 血圧を下げる
芽キャベツに含まれるカリウムは、血圧を下げるのに役立ちます。

▶ 出生異常のリスクを減らす
芽キャベツに含まれる葉酸は、特に神経管欠損症などの出生異常に効果があるかもしれません。

▶ 消化の健康に役立つ
芽キャベツは食物繊維を豊富に含んでいます。食物繊維は消化管を健康に保つのに役立つことでよく知られています。

▶ 白内障を予防
芽キャベツに含まれるビタミンAとCは、白内障を予防します。

▶ 減量に役立つ
芽キャベツに含まれる食物繊維は、満腹感を持続するのに役立つので、食べる量が減るかもしれません。

健康に悪い面：Health Risk

▶ 体内ガス
芽キャベツは体内ガスの発生と膨張の原因となる食物繊維を非常に多く含んでいます。

オススメの食べ方：Eating Tips

- 細かく刻んだニンニクと、一緒に厚切りにした芽キャベツを高温でカラメル色になるまでソテーします。
- 薄く油をひいてみじん切りにしたクルミと一緒に芽キャベツをローストします。
- 4等分にした芽キャベツを素早く炒めます。

買い方・選び方：Buying Tips

- 明るい緑色で、葉に傷がない、硬くて実がぎっしり詰まったものを選んでください。
- 新鮮な芽キャベツは冷却保存して売られているはずです。もし常温で売られている場合、葉がすぐに黄色に変色します。黄色くなった、もしくは、しなびた葉は古くなった、もしくは誤った取扱いをされたという印です。
- 古くなった芽キャベツは、強い異臭を放ちます。
- バスケットにつめこまれているものよりも個別に陳列棚に選んでいるものを選ぶのが理想的で

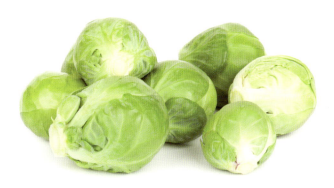

す。
・均等に調理できるよう、サイズの似たものを選んでください。
・膨れたような、もしくは柔らかいものは避けてください。

🫙 保存方法：Storing Tips

・保存前に洗ったり、切ったりしないでください。ただし、外側の黄色くなった、もしくは、しなびた葉は取り除いたほうが良いです。
・セロファンで覆われた容器に包装されたものを購入した場合は、それを外して中身をチェックし、悪くなっているものを取り除いてから再びセロファンで覆い、冷蔵庫で保存してください。
・容器に入っていないものは穴の開いたビニール袋に入れて保存してください。
・新鮮な芽キャベツは、3〜5日間保存できます。

💬 豆知識：Fact

・芽キャベツ（ブリュッセルスプラウト）は、ベルギーで初めて栽培されたと考えられていたので、その名にちなんで名付けられました。
・芽キャベツは実際には芽でもベビーキャベツでもありません。
・ルイジアナに住み着いたフランス移住民がアメリカに芽キャベツを広めました。
・ほとんどの芽キャベツはカリフォルニア州で育てられています。それらは1年中栽培可能ですが、秋から初春が生育期のピークです。

FOODS: #109

メロン
Melon

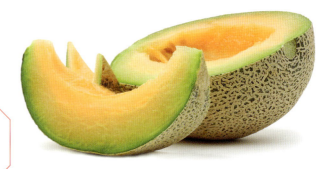

- 1食当たりの目安：1/2カップ（85g）
- 主な良い影響：がんを防ぐ／心臓疾患の予防／高血中コレステロールを下げる／減量に役立つ
- 主な悪い影響：細菌感染

カンタロープ、カサバ、スイートメロン、ハネデューメロン、ペルシャメロン、スイカなど、いろいろな種類のメロンがあります。メロンの大部分は水分ですが、非常に栄養価が高く、ビタミンA（ベータカロテンの形で）、ビタミンC、カリウムおよびその他のミネラルを含んでいます。

最近、メロンの中には危険な細菌の大発生と関連付けられていますが、これらのケースは稀です。カットする前に皮をしっかり洗い、適切に保存することで細菌を最小限に抑えることができます。

❤️ 健康に良い面：Health Benefit

▶ がんを防ぐ
カンタロープおよびその他の黄色い品種には、ビタミンAに変換されるベータカロテンが多く含まれており、カンタロープ1/4には55mgのビタミンCと320mgのカリウムが含まれています。多くのメロンの品種には、がんを防止するバイオフラボノイド、カロテノイドおよびその他の植物色素が多く含まれています。スイカには前立腺がんのリスクを低下する抗酸化物質と関連するリコピンが非常に豊富に含まれています。

▶ 心臓疾患の予防
メロンには、バイオフラボノイドとカロテノイドが豊富に含まれており、研究ではこれらの抗酸化物質成分を多く含む食事は心臓疾患のリスクを減少させるということが分かっています。

▶ 高血中コレステロールを下げる

メロンの果実には、食物繊維やその他の不溶性食物繊維は含まれていませんが、血中コレステロール値を抑える効果のある水溶性食物繊維の1種であるペクチンが含まれています。

▶ 減量に役立つ

メロンの大部分は水分のため、一般的にカロリーは非常に低く、どの品種でも角切りにしたもの1/2カップで約30〜35キロカロリーです。

☠ 健康に悪い面：Health Risk

▶ 細菌感染

めったにありませんが、メロンの中には通常土の中に見られる大腸菌、サルモネラ菌、およびリステリア菌などの細菌を持っていることがあります。2011年の秋に全米で84名が死亡したリステリア菌の大発生は、カンタロープが原因だったとされています。アメリカ疾病対策予防センター（CDC）によると、丸ごとのメロンを触る前後に最低20秒間石鹸と水でしっかり手洗いをし、メロンの表面を清潔な野菜ブラシでこすり、カットする前に乾かすことで細菌を最小限に抑えることができるということです。小さい子供、高齢者、妊婦、慢性疾患のある人は、大腸菌などの病原は表面に繁殖しやすいため、カンタロープ、ハネデューメロンおよびスイカなどのメロンを避けることで懸念を回避することができます。

🍴 オススメの食べ方：Eating Tips

- ハネデューメロンの角切りを白ブドウジュースでピューレ状にして冷たい夏のスープを作ります。
- ベーグルにサーモンの燻製と薄くスライスしたカンタロープをのせます。
- スイカの角切り、ホウレン草および砕いたフェタチーズでサラダを作ります。

🛒 買い方・選び方：Buying Tips

- 不均衡、または平らな面があるメロンは避けてください。
- ひび割れ、傷んでいる、または黒いしみがあるものは避けてください。
- メロンは摘み取った後に熟することはありません。風味が最も良い完熟メロンを選ぶには、茎の部分をチェックして、スムースで少しくぼんだ傷があるものを選んでください。これらの状態は熟していることを示しており、つるから簡単に引っ張ることができます。
- 傷の上に茎があるものは避けてください。それらは若いうちに摘み取られ、完全に熟していないことを示しています。
- 匂いを確認してください。熟したメロンは深みのある凝縮した香りがします。
- スイカは果実が熟すと種が外れるため、振るとカタカタという音がします。メロンをコツコツとたたくと軽く空洞のような音がします。
- 栄養素含有量を良い状態で保存するには、メロンを丸ごと買ってください（半分に切ったものを売っていることがあります）。特定の栄養素、特にビタミンCは空気に触れると損なわれます。

🫙 保存方法：Storing Tips

- 冷蔵庫の野菜室で洗わずに丸ごと保存し、5日以内に食べてください。
- 熟すほど保存できる期間は短くなります。
- 食べる前に野菜ブラシを使って流水で皮を洗ってください。カットする前に水気を拭きとってください。適切に洗うことによってカンタロープなどのメロンに有害な細菌の寄生を防ぐことができます。細菌が繁殖する機会を最小限にするため、カットメロンは冷蔵庫に4℃以下（0〜1℃が最適）で7日以上保存しないでください。室温で4時間以上置かれたカットメロンは、捨ててください。

FOODS: #110

モツ・ホルモン・内臓
Organ meat

- 1食当たりの目安：約85〜113g
- 主な良い影響：貧血とビタミンB_{12}欠乏に効果がある／高質タンパク質を提供する
- 主な悪い影響：危険な毒素／痛風／高コレステロール／ビタミンA毒性／クロイツフェルト・ヤコブ病

栄養価が高いにも関わらず、モツまたは臓物は、アメリカではヨーロッパほど人気を得ていません。パテやレバーソーセージなどで人気のあるランチョンミートは、しばしばモツや足などの部位から作られています。モツに含まれる栄養素は異なりますが、ほとんどにビタミンB_{12}やカリウムが多く含まれており、牛の胃袋や心臓には両方が含まれています。多くのモツは脂質が少ないですが、大半はコレステロールが高く、例えば牛や豚の脳には113g当たり2,000mg以上が含まれています。アメリカでおそらく最も人気のあるモツと言えるレバーには、推奨栄養所要量（RDA）の10倍以上のビタミンA、50倍のビタミンB_{12}、50％以上の葉酸、ナイアシン、鉄分および亜鉛が含まれています。しかし、レバーもコレステロールが高いというのが欠点です。

健康に良い面：Health Benefit

▶ 貧血とビタミンB_{12}欠乏に効果がある

脳、心臓、腎臓およびタンすべてに多くの鉄分やビタミンB_{12}が含まれており、体の神経や血液細胞を健康に保つためには必要です。巨赤芽球性貧血と呼ばれる脱力や、疲労を特徴とする貧血の防止にも効果があります。

▶ 高質タンパク質を提供する

すべてのモツが脂質やコレステロールを多く含んでいるわけではありません。心臓、レバーおよび腎臓は他の種類のものよりも脂質が少なく、鉄分などの有益なミネラルも含んでいます。

健康に悪い面：Health Risk

▶ 危険な毒素

肝臓の主な機能の1つはさまざまな化学成分を代謝、解毒することであるため、肉畜に与えられた抗生物質やその他の薬の残留物や環境有害物質などが残っているかもしれません。こういった理由で、中には習慣的にレバーを食べないように勧告する医師もいます。

▶ 痛風

モツは多くのプリン体が含まれており、体内で尿酸に分解します。余分な尿酸は間節の痛みやつま先の圧痛などの痛風の特徴的な症状を呈する痛みを伴う炎症を引き起こします。したがって、痛風患者や痛風に対する遺伝的要因のある人はモツを避けた方が良いでしょう。

▶ 高コレステロール

大半の人にとってモツを習慣的に食べてもコレステロール値に影響はありません。しかし米国心臓協会は、心臓疾患のある人やコレステロールを下げる食事を摂取している人に対して、モツはたまに食べる程度にするように推奨しています。

▶ ビタミンA毒性

レバーはビタミンAが最も多く含まれている食事供給源の1つです。ビタミンAは必要以上の量を摂取すると、余剰分は体内に保存され、時間と共に蓄積されたビタミンAは肝臓障害、倦怠感およびその他の問題を引き起こす可能性があります。通常、普通の食事から毒性量のビタミンAを摂取

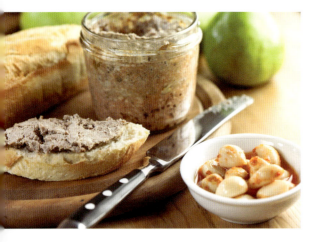

することは不可能ではないにしても困難です。しかし、レバーにはこの栄養素が非常に多く含まれているため、習慣的に週に数回摂取する人は毒性を発達させるかもしれません。

▶ **クロイツフェルト・ヤコブ病**
狂牛病（牛海綿状脳炎）によって感染した動物のモツには、この病気に関連する異常タンパク質細胞のプリオンが含まれている可能性があります。関連性はいまだに証明されていませんが、感染したモツを食べることは同様に脳疾患のクロイツフェルト・ヤコブ病につながる可能性があるという懸念があります。

🍴 オススメの食べ方：Eating Tips

- シチューに入れる牛肉の半分をぶつ切りにした牛の腎臓と置き換えてください。
- スモークした豚の足をザワークラウトと一緒にコトコト煮てください。
- 牛のタンを伝統的なビーフポットローストの代わりに蒸し煮してください。

🛒 買い方・選び方：Buying Tips

- モツは信頼のおける地元の精肉店で買うのが最良です。好みに合わせてモツを切る、または切り落としてくれます。
- モツは必ずしっかり包装されており、触ると冷たいことを確認してください。

🫙 保存方法：Storing Tips

- モツは冷蔵庫の一番冷える場所、または冷蔵庫の肉用の引き出しや容器に入れて保存してください。
- モツは2日以内に使用してください。

FOODS: #111

モモ・ネクタリン
Peach & nectarine

- 🍑 **1食当たりの目安**：中サイズのモモ1個（98g）、中サイズのネクタリン1個（142g）
- ❤️ **主な良い影響**：コレステロールの低下／がんの予防／便通促進／減量に役立つ／気力と筋力を高める
- ☠️ **主な悪い影響**：アレルギー反応の可能性／青酸化合物中毒

さまざまな面で栄養豊富なモモとネクタリンは、フルーツサラダに入れて生のまま楽しんだり、肉類や鶏、アヒルなどの家禽類と一緒に調理したりします。また焼いたり茹でたりして、パイやスイーツに使えます。色が異なると少し味の違いがあります。白いモモやネクタリンはオレンジ色や黄色のものより甘みがあります。

よく「綿毛がないモモ」と説明されるネクタリンは、特にベータカロテンというビタミンAに変化する抗酸化物質をたくさん含んでいます。ビタミンEやCと同様、カリウムも含んでいます。

❤️ 健康に良い面：Health Benefit

▶ **コレステロールの低下**
モモとネクタリンは食物繊維を含んでおり、特にペクチンのような不溶性食物繊維は、コレステロールを下げる要素となります。

▶ **がんの予防**
新鮮なモモとネクタリンは抗酸化物質、特にカロテノイドをたくさん含んでいて、がんや他の慢性疾患を防ぎます。

▶ **便通促進**
ネクタリンの皮は不溶性食物繊維を提供し便秘を解消し防ぎます。

▶ **減量に役立つ**
モモとネクタリンは、日常の食事で甘みを摂る健

康的な方法です。缶詰めや冷凍のモモは生のモモよりカロリーが高くなります。生のモモは40キロカロリーしかありませんが、カップ1杯の砂糖で煮た冷凍のモモは235キロカロリー、シロップで煮たモモは190キロカロリー、ジュースになったものは110キロカロリーあります。モモは食物由来の食物繊維の優れた供給源です。

▶ **気力と筋力を高める**

小さなモモやネクタリン2つは中ぐらいのバナナ1本よりやや多い必須ミネラルとカリウムを含みます。

健康に悪い面：Health Risk

▶ **アレルギー反応の可能性**

乾燥させたモモは、敏感な人にアレルギー反応を引き起こす亜硫酸塩を含んでいます。モモはアプリコット、プラム、さくらんぼ、アーモンドのような果物にアレルギーを持つ人にアレルギー反応を引き起こします。それらはまたサルチル酸塩を含み、アスピリンに敏感な人に反応を引き起こします。

▶ **青酸化合物中毒**

ネクタリンやモモの種は、胃の中で青酸化合物を放つアミグダリンを含んでいます。偶然1粒飲み込んでも害はありませんが、複数の種を一度に食べると青酸化合物中毒の原因となります。

オススメの食べ方：Eating Tips

・フレンチトーストの上にスライスしたモモをのせます。
・半分に切ってグリルしたネクタリンやモモをポークチョップやバーベキューした鶏肉に添えます。
・バニラプディングにスライスしたネクタリンを広げて置き、ブラウンシュガーをちらし、泡が立つまで煮立てます。

買い方・選び方：Buying Tips

・バラ色の斑点のある黄色や、クリーム色のモモやネクタリンを探しましょう。
・緑色がすけて見えるモモやネクタリンは、避けましょう。収穫が早すぎたものです。
・表面にしわや傷のないモモを選びましょう。
・硬すぎるものは避けましょう。ほどよく硬いものを買いましょう。
・モモやネクタリンの軸を匂ってみましょう。モモの香りがするはずです。
・黄褐色の円のあるものに気をつけましょう。もうすぐ腐るサインです。
・アメリカでは、モモのシーズンは4月から10月半ばで7月8月がピークです。モモは摘んだ後には甘みが増しません。

保存方法：Storing Tips

・すぐに食べるのであれば、比較的柔らかいモモを選んでください。
・硬いモモやネクタリンを買う場合は、紙袋に入れて室温で置くと早く熟れます。通常2〜3日で食べられるでしょう。その日のうちに食べない限り、熟れたモモやネクタリンは冷蔵庫で保存してください。3〜5日はそのままの状態が保てます。

ヒント：Quick Tip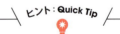

茶色に変色するのを防ぐ

ネクタリンを切ったり皮をむいたりした際に果実の色が茶色くなる原因の酵素が出てきますが、これによる風味や栄養価の影響はありません。果実を酸性の溶液に漬ける、または少量のレモン、またはライム汁でネクタリンを軽くたたくことで変色を遅らせることができます。

FOODS: #112

もやし（スプラウト）
Sprout

- 1食当たりの目安：1カップ（104g）
- 主な良い影響：がんの予防に役立つ
- 主な悪い影響：有害なバクテリア／紅斑性狼瘡（エリテマトーデス）の再発

もやしは植物、穀物およびさまざまな豆の種子から育ちます。ゴワゴワしているけれども繊細な味を持つもやしは、1カップ当たりわずか31キロカロリーで、小さいながらも豊富な栄養素を含んでいます。例えば、緑豆もやしには、1日に推奨されるビタミンCの摂取量の23％が含まれており、その他に鉄分、タンパク質食物繊維およびカルシウムなども含まれています。

健康に良い面：Health Benefit

▶ がんの予防に役立つ

もやしはスルフォラファンの宝庫であり、天然源から単離された最も強力な抗腫瘍化合物のうちの1つです。もやしには熟した豆の50倍ものスルフォラファンが含まれていることがあります。

健康に悪い面：Health Risk

▶ 有害なバクテリア

もやしは、サルモネラ菌および大腸菌感染症の発生に関係していることがあります。子供、高齢者、免疫システムの弱い人々のような、これらのバクテリアへの感染症リスクが高い人々は、もやしを食べるのを控えるようにしてください。バクテリアに感染していなければ、大抵のもやしは生で食べることができます。重要な例外として、大豆のもやしには有害な毒物が含まれている可能性があり、これは加熱調理によって破壊することができます。

▶ 紅斑性狼瘡（エリテマトーデス）の再発

紅斑性狼瘡（エリテマトーデス）を患っている人々は、アルファルファスプラウトを食べるのを控えるようにしてください。アルファルファはどんな形であれ、症状の再発を引き起こす可能性があります。

オススメの食べ方：Eating Tips

- 鶏肉または牛肉のヌードルスープにもやしを付け合せます。
- ツナサラダの全粒粉ラップにもやしを1つかみ加えます。
- 野菜オムレツにもやしを加えます。
- ガスパチョにふりかけます。

買い方・選び方：Buying Tips

- 硬く、少し湿った白い根のもやしを選びます。
- カビ臭いものや、細いまたは色の黒いもやしは避けてください。

保存方法：Storing Tips

- もやしは冷蔵庫に保存し、すぐに使うようにしてください。
- 水でしっかり洗って汚れを取り除きます。
- 大抵のもやしはビニール袋に入れて冷蔵庫の野菜室で最長3日間保存できます。
- 冷水で毎日すすぐことによって長持ちします。
- すぐに調理しない場合、最長1年間冷凍保存することができます。

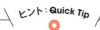

バクテリア回避

健康な大人であれば、芽がついているシャキッとしたもやしを買うことで有害なバクテリアを摂取するリスクを最小限に抑えることができます。また、食べる前にもやしを熱調理することで病気のリスクを抑えることができます。

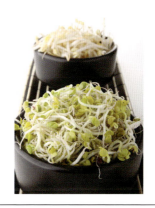

FOODS: #113

ユッカ
Yucca

- 1食当たりの目安：生のもの1/2カップ（103g）
- 主な良い影響：免疫系を高める／コラーゲンの生成を増やす／減量に役立つ／グルテンの代わりとなる
- 主な悪い影響：体内ガスの発生と膨張

ユッカは、アフリカやアジア、カリブ海周辺、ラテンアメリカを含む世界の多くの地域で主食とされています。ユッカは「塊茎」と考えられています。厚くて樹皮のような茶色い皮と、白くてデンプン質の中身（イモのようですがデンプンをより多く含んでいるのでイモよりも弾力性があります）を持つ熱帯の根菜です。ユッカの根は「マニオック」または「キャッサバ」としても知られています。

健康に良い面：Health Benefit

▶ 免疫系を高める
ユッカは、有害なフリーラジカルと闘い、免疫系を高め、感染病から身を守る働きをする抗酸化物質、ビタミンCを含んでいます。

▶ コラーゲンの生成を増やす
ユッカに含まれるビタミンCは、コラーゲンの生成に刺激を与えたりもします。よって骨や歯、歯茎、血管に健康的に良い影響を与えます。

▶ 減量に役立つ
ユッカに含まれる食物繊維は、食物の消化を助け、便秘を防ぎます。また食事にボリュームをもたらしますので、満腹感を与えてくれます。ダイエット中または体重を維持しようと努めている方にとって役立つでしょう。

▶ グルテンの代わりとなる
ユッカはグルテンを含んでいませんので、セリアック病やグルテン不耐性を持つ人々にとっても良い主食となります。

健康に悪い面：Health Risk

▶ 体内ガスの発生と膨張
ユッカはたくさんの食物繊維を含んでいるので、1回の食事で食べ過ぎると体内ガスの発生や膨張、腹痛、下痢といったような消化障害を引き起こすことがあります。

オススメの食べ方：Eating Tips

- ユッカをイモの代わりにスープやシチューに入れると、より多くのビタミンCを摂取できます。
- ユッカの小麦粉を増粘剤として使う、あるいは麺類や焼き菓子に加えてください。

買い方・選び方：Buying Tips

- 皮に傷や染みがなく、弾力性のあるものを探してください。
- この塊茎は1年中手に入ります。

保存方法：Storing Tips

- ユッカはイモと同じように扱ってください。乾燥して涼しく暗い場所で保存してください。最長1週間良い状態でもちます。
- 皮をむいたユッカは、水に浸けて冷蔵庫で保存すれば最長3日間もちます。もしくはラップに包んで冷凍庫で保存すれば最長3カ月ほどもちます。

FOODS: #114

ヨーグルト
Yogurt

「ミルク（牛乳）・乳製品」も参照してください。

- 🥄 1食当たりの目安：1カップ（237mL）
- ❤️ 主な良い影響：消化を助ける／骨の健康を促進する／血圧を下げる手助けをする／カロリーが低く栄養価が高い理想的なおやつとなる
- ☠️ 主な悪い影響：フェニールケトン尿症

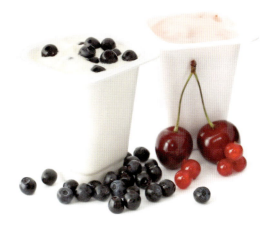

　ヨーグルトを作る際には、低殺菌牛乳に純粋培養した細菌を加えます。酸が望ましい値に達したときに初めて発酵が進められます。その後、ヨーグルトを冷蔵庫の温度で冷やして発酵が止められます。ブルガリア菌とサーモフィルス菌の混合培養は、ミルクの糖または乳糖をエネルギーとして消費してミルクを凝乳させる働きをする乳酸を分泌します。乾燥させた乳固形分やゼラチン、あるいは他の成分は本体に加えられます。

　完成した製品は、全乳でも無脂肪牛乳でも原料として脂質やミネラル、ビタミンを含みます。発酵させたことによりヨーグルトはミルクにみられる乳糖の1/3から1/2の量しか含んでいません。よってヨーグルトは、ミルクに耐性のある人々の消化にもより優しいです。

　アイスの代わりに冷凍ヨーグルトを食べると、1食分につき、しばしば脂質の量を半分かそれ以下に減らすことができます。しかし、時折冷凍ヨーグルトには糖が多く含まれている場合があります。種類によっては半カップ分に17g、もしくはそれ以上の糖が含まれているものもあります。

　ギリシャヨーグルトは、通常のヨーグルトの約2倍のタンパク質が含まれています。ギリシャヨーグルトは濃厚でクリームっぽいのでサワークリームの代わりにもなります。ギリシャヨーグルトは乳清を濾して作られるので、食感が通常のヨーグルトよりも濃厚になるのです。またギリシャヨーグルトの生産には、通常のヨーグルトのそれよりも多くのミルクが使われます。

　もう1つの近年人気のヨーグルト製品に、ケフィアがあります。ケフィアとは、無脂肪牛乳に部分的に穀物を加えて24時間発酵を可能にすることによって作られる発酵乳製品のことです。24時間のうちに細菌やイースト菌はミルクを発酵させ、pHを下げ、ミルクの構造や構成を変えてしまいます。最終製品には消化を助けるなどの健康に良い面を持つ生きた細菌やイースト菌が含まれています。

❤️ 健康に良い面：Health Benefit

▶ 消化を助ける

ヨーグルトは、健康的な食品でミネラルやビタミンを十分に含んでいます。さらにヨーグルトには生きた、あるいは「活動」細菌の培養物が含まれており、体内の有害な微生物の繁殖を抑える手助けをします。

▶ 骨の健康を促進する

カルシウムやリンが豊富に含まれていることから、ヨーグルトは骨を強くする手助けとなります。

▶ 血圧を下げる手助けをする

低脂肪ヨーグルトに含まれているカルシウムは血圧の値を制御した状態に保つ手助けをします。

▶ カロリーが低く栄養価が高い理想的なおやつとなる

素早く用意できる万能なデザートであるヨーグルトは冷蔵した状態、あるいは冷凍した状態のもの、またプレーンのものや味のついたものがあります。低脂肪冷凍ヨーグルトには1/2カップ（118mL）分につき110キロカロリーしか含まれていないので、アイスクリームと同じくらいおいしくてもカロリーが少なく、さらに有害な飽和脂肪酸も含まれていません。

健康に悪い面：Health Risk

▶ フェニールケトン尿症

無脂肪ヨーグルトは、最もカロリーの少ないアスパラテームという甘味料によって甘味付けされていますが、この甘味料は子供には問題があり、さらにフェニールケトン尿症を抱えている人にとっては危険となります。

オススメの食べ方：Eating Tips

・肉をグリルする前にプレーンヨーグルトに浸け込んでください。
・ディップ料理を作る際、マヨネーズの代わりにプレーンヨーグルトを用いてください。
・プレーンヨーグルトに細かく刻んだチェダーチーズを混ぜてブロッコリーとキャセロールに和えてください。

買い方・選び方：Buying Tips

・ヨーグルトを買う際には、カロリーや脂質や糖質を抑えるために低脂肪ヨーグルトを選んでください。
・果物が入っているヨーグルトは避けてください。これらの品質の良くない果物はクッキー2枚と同程度の糖を含んでいることから、ただのデザートにすぎません。果物入りのヨーグルトが食べたいのであれば、自分で生の果物をスライスしてプレーンヨーグルトに入れて混ぜてください。

保存方法：Storing Tips

・ヨーグルトは購入した後にできるだけ早く冷蔵してください。
・ヨーグルトは消費期限から1週間以内に食べてください。
・ヨーグルトは冷凍しないでください。味と食感が台無しになります。

FOODS: #115

ライム・レモン
lime and Lemon

> - 🍊 **1食当たりの目安**：レシピによって異なる
> - ❤️ **主な良い影響**：高コレステロールを予防する／がんの予防に役立つ／心臓の健康をサポートする／腎結石を分解する／静脈瘤の痛みを軽減する／ドライマウスを治す
> - ☠️ **主な悪い影響**：皮膚の炎症／殺菌および殺虫／日光過敏症／口内炎

魚や野菜、お茶などの風味付けに使われる理想的なレモンは、すべての柑橘系の果物の中で最も広く使われる果物の1つです。砂糖が加えられ、希釈されて冷やした新鮮なレモネードは、昔から夏の喉の渇きを癒す飲物で、ビタミンCを多く含んでいます。1カップのレモン汁には約55mg、または70％以上の成人女性の1日の推奨栄養摂取量（RDA）よりも多いビタミンCが含まれています。

ライムもこの必須栄養素が非常に多く含まれています。1700年代中頃、スコットランド海軍医師、ジェームス・リンドは、ライムやレモンのジュースを飲むことで長旅の船員を悩ませる壊血病を予防するということを発見しました。すぐに、イギリスの船は果物の十分な蓄えを運び、その船員たちは「ライミー」というあだ名が付けられました。後に、ビタミンC欠乏によって壊血病が発症するということが分かりました。ビタミンCに加えて、レモンやライムには他の抗酸化バイオフラボノイドが含まれており、カロリーを追加することなく食物に風味を加えることができます。

❤️ 健康に良い面：Health Benefit

▶ 高コレステロールを予防する
大さじ4杯（59mL）のレモンやライムジュースには1日に必要なビタミンCのほぼ半分が含まれています。ビタミンCのような抗酸化物質はコレステロールが動脈壁にくっつかないようにします。また、レモンやライムには天然の病気を予防する化合物が含まれており、コレステロールを下げる可能性があります。

▶ がんの予防に役立つ
レモンやライムに含まれるビタミンCとバイオフラボノイドは強力な抗酸化物質でがんの予防に役立ちます。主にレモンやライムの皮に含まれるリモネンも、がんのリスクを減らすのに役立ちます。

▶ 心臓の健康をサポートする
また、ビタミンCやバイオフラボノイド、抗酸化物質は予防に役立つだけでなく、心臓を保護します。

▶ 腎結石を分解する
また、レモンやライムジュースに含まれるクエン酸は、尿に含まれるカルシウムの排出を減らすことで腎結石を防ぐのに役立つ可能性があります。

▶ 静脈瘤の痛みを軽減する
レモンの皮にはルチンと呼ばれる化合物が豊富に含まれており、静脈や毛細血管の壁を強くし、静脈瘤の痛みや重篤性を軽減する可能性があります。

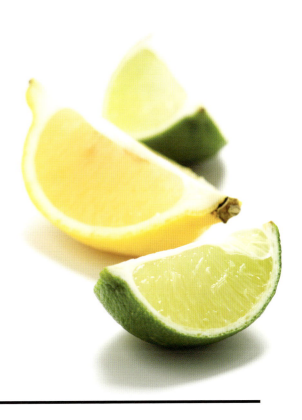

▶ ドライマウスを治す

レモンやライムを舐めたり、砂糖の加えられていない希釈したレモン汁をすすったりすることは、唾液の分泌を刺激する可能性があります。強い酸味が歯のエナメルを損傷する可能性があるため、この治療法は適度に使われるべきです。

☠ 健康に悪い面：Health Risk

▶ 皮膚の炎症
レモンに含まれるリモネンは、敏感な人には皮膚の炎症を引き起こす可能性があります。

▶ 殺菌および殺虫
レモンは、しばしばカビの発生を抑えるための殺菌剤や、害虫を殺すために殺虫剤がスプレーされています。皮を削り落とす前にしっかりと洗うことが重要です。

▶ 日光過敏症
ライムの皮には、日光に対して皮膚を敏感にする化学物質のソラレンが含まれています。したがって、ライムの皮と皮膚の接触を最小限にするためのケアが必要になります。果実を絞る前に皮を取り除くと、ソラレンを含んだ柑橘油が搾り汁に混ざることはありません。

▶ 口内炎
レモンやライムのような柑橘類は、口内炎をさらに痛くします。

🍴 オススメの食べ方：Eating Tips

・サーモンとレタスのラップに、紙のように薄くスライスしたレモンをいくらかのせます。
・豆のスープにレモン汁を絞り、風味を引き出します。
・熟れたマンゴーを切ったものにライムを絞り、健康的なスナックとして食べます。
・半分に切ったプラムトマトを焼く前に、レモンの皮をすりおろしたものとオリーブオイルをふりかけます。

🛒 買い方・選び方：Buying Tips

・ワックスのかかっていないレモンやライムを選んでください。ワックスはカビ防止に使われる殺菌剤を覆っている可能性があります。
・レモンやライムは皮が明るい色をしていて、大きさの割に重いものを選んでください。
・傷、しわ、変色があるレモンは避けてください。
・ライムに小さな茶色の部分があるものは風味に影響はありませんが、大きな傷や柔らかい部分があるものは避けてください。

🫙 保存方法：Storing Tips

・他の柑橘類と同様に、レモンは常温で数日保存できます。
・ライムとレモンをビニール袋に入れ、冷蔵庫の野菜室で保存してください。約2週間保存できます。
・レモンは丸ごと冷凍することはできませんが、皮をむいて絞ったものは別々に保存することができます。

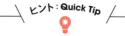

ヒント：Quick Tip

魚や鶏を柔らかくする

ライムは魚や鶏を柔らかくし、風味を高めます。また、ライムの汁は肉、魚料理に塩の代わりに使われることがあります。

FOODS: #116

ラム（子羊）
Lamb

- 1食当たりの目安：85g
- 主な良い影響：筋肉を作るのに役立つ／鉄分不足を避ける／免疫を促進する
- 主な悪い影響：体重増加

ラムは吸収されやすいミネラルやビタミンB群、特にビタミンB_{12}が豊富な高質で栄養価の高い肉です。ラムは1歳以下の羊、マトンは1歳以上の羊で、マトンはラムよりもしっかりした味があります。ラムには脚、肩、ロースト、チョップ、ひき肉、前脚の上部およびスペアリブなどさまざまな部位があります。

赤身肉の中でもラムの高い栄養価は突出しており、タンパク質に加えて、ビタミンB群、鉄分、リン、カルシウムおよびカリウムが含まれています。若い動物の比較的少ししか使われていない筋肉のため、ラムの肉は柔らかいのです。さらに、消化しやすく、食物アレルギーとほぼ関連性がないため、すべての年齢の人にとって良いタンパク源になります。

ラムはヨーロッパ、北アフリカ、中東、インドなどの地域では主要な肉となっていますが、アメリカではそこまで好まれてはいません。

健康に良い面：Health Benefit

▶ **筋肉を作るのに役立つ**

ラムは筋肉を作るタンパク質を豊富に含んでいます。85gの焼いた赤身のラムには約22gのタンパク質が含まれています。

▶ **鉄分不足を避ける**

ラムに含まれる鉄分は体内で簡単に吸収されるため、貧血の予防になります。また、鉄分はエネルギーにも必要となります。

▶ **免疫を促進する**

ラムは亜鉛を豊富に含んでおり、健康的な免疫システムにとって重要となります。

健康に悪い面：Health Risk

▶ **体重増加**

ラムの肉の中には脂質が多い部分もありますが、牛肉のように脂の線がマーブル状ではありません。その代わりに、全体的に斑点状になっています。ラムの脂質の大半は肉の外側にありますので、調理前に取り除くことができます。

オススメの食べ方：Eating Tips

- ピーマンとタマネギで薄くスライスしたラムを素早く炒めてください。
- ラムのひき肉に、潰したニンニク、パセリ、アーモンドの粉を混ぜてミートボールを作ります。
- 蒸したケールを敷き詰めた上にラムのシチューをのせます。

買い方・選び方：Buying Tips

- 肉が硬く、赤色で、白いマーブル状（肉の筋肉の中に白い脂が斑点状にある）のものを探してください。

保存方法：Storing Tips

- 4℃以下で冷蔵保存してください。
- ひき肉やシチュー用のラムの肉は1～2日以内に使ってください。ラムチョップ、ローストおよびステーキ用のものは3～5日以内に使ってください。
- 冷凍する際はビニールラップでしっかりと包んでください。ひき肉のラムは3～4カ月冷凍することができます。ラムチョップ、ローストおよびステーキ用のものは6～9カ月以内に使ってください。

FOODS: #117

リンゴ
Apple

- 1食当たりの目安：中サイズのリンゴ1個（142g）
- 主な良い影響：アルツハイマー症を防ぐ／結腸がんから守る／高血圧を予防する／ダイエットに役立つ／血糖値を均一に保つ／心臓疾患を回避するのに役立つ／高コレステロールと闘う／歯科衛生を促進する
- 主な悪い影響：残留農薬／バクテリア感染／アレルギー反応の可能性

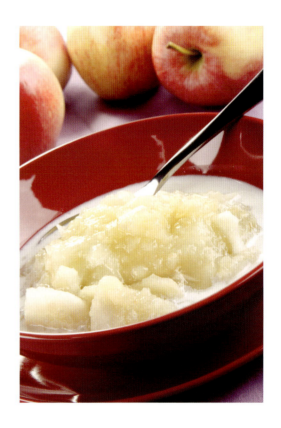

リンゴは非常に完璧な軽食です。持ち運びやすく、風味があり、満腹感を得られ、低カロリーです。リンゴは平均して1個80キロカロリーで、乾燥リンゴは30g当たり約70キロカロリーです。中サイズのリンゴには、ビタミンCに加えて3～5gの食物繊維が含まれています。リンゴは生でも加熱調理しても食べられ、パイやタルトなどに入れて焼き菓子として、七面鳥の詰め物に加えて、あるいはゼリー、リンゴバターおよびソースなど無数の食べ方があります。

健康に良い面：Health Benefit

▶ アルツハイマー症を防ぐ
リンゴには脳細胞を変性しないように保護する強力な抗酸化物質の、ケルセチンが含まれていることがマウスの実験で分かっています。同じ効果が人間においても期待できるかもしれません。
リンゴの皮には病気と闘う成分が豊富に含まれていますので、皮も食べるようにしてください。

▶ 結腸がんから守る
最近のドイツにおける研究によると、リンゴに含まれている食物繊維が結腸内で発酵する際、がん細胞の形成を阻止するのに役立つ化学物質を生成するということが分かっています。他の研究では、リンゴに含まれているプロシアニジンと呼ばれるある種の抗酸化物質は、がん細胞を死滅させる一連の細胞シグナルを引き起こすと報告されています。

▶ 高血圧を予防する
最近の食物データベース分析によると、リンゴを食べる成人は食べない成人よりも高血圧になる可能性は37％少ないことが分かっています。

▶ ダイエットに役立つ
リンゴは食物繊維と水でできていますので、胃が満たされます。それに加えて、ワシントン州とブラジルにおける研究ではリンゴや洋ナシを1日に3個以上食べると体重が減るということが分かっています。

▶ 血糖値を均一に保つ
血糖値を安定させたいと考えていますか？「リンゴを食べると医者いらず」という昔からの言い伝えがあります。リンゴは水溶性食物繊維を豊富に含んでおり、食物の消化を遅くするため、グルコースが血流にゆっくり入ります。ある研究グループは、1日にリンゴを最低1個食べた女性は全く食べなかった女性に比べて糖尿病を発症した患者が28％少なかったということを発見しました。

▶ 心臓疾患を回避するのに役立つ
新鮮なリンゴは理想的な軽食です。リンゴは皮を食べた場合は、心臓疾患を予防するのに役立つ抗酸化物質のフラボノイドを豊富に含んでいます。

▶ 高コレステロールと闘う

リンゴはカロリーが低く、動脈を損傷するLDL血中コレステロール値を下げるのに役立つ水溶性食物繊維のペクチンを多く含んでいます。

▶ 歯科衛生を促進する

リンゴは長い間自然の歯ブラシと呼ばれてきました。実際に歯をきれいにすることはありませんが、リンゴを噛んで咀嚼することで歯茎が刺激され、リンゴの持つ甘みが唾液を増やそうとし、それによって口内のバクテリア値が下がるため、虫歯になりにくいのです。

健康に悪い面：Health Risk

▶ 残留農薬

リンゴの木はほとんどの温暖な気候で育ちますが、寄生虫、カイガラムシおよびその他の虫に弱いため、通常数回の農薬駆除が行われます。リンゴは食べる前にしっかり洗うこと、特にワックスがかけられたリンゴは皮をむいて食べることを勧めています。ワックスは問題ではありませんが、ワックスが原因で残留農薬をしっかりすすげない場合があります。

▶ バクテリア感染

大腸菌およびクリプトスポリジウムは、低温滅菌していないリンゴジュースやアップルサイダーを飲んだ人々に重篤な病気をもたらしました。これらの製品から病気になるリスクは低いとはいえ、子供、高齢者および免疫システムが弱い人々は最も影響を受けやすいので、低温滅菌されたジュースやサイダーを飲むことで注意するべきです。スーパーで売られているほとんどのジュースは低温滅菌されていますが、露店、田舎の祭、または地方の果樹園などを訪れた際には注意してください。

▶ アレルギー反応の可能性

二酸化硫酸は湿り気と色を保つために乾燥リンゴによく添加されていますが、感受性の高い人々の中にはアレルギー反応を誘発することがあります。

オススメの食べ方：Eating Tips

- スライスしたリンゴを赤タマネギとソテーし、豚ひれ肉の付け合せにします。
- 細長く切ったグラニースミスアップルを赤キャベツのコールスローに混ぜます。
- 果物の甘い風味を出すために細かく刻んだリンゴをチリ鍋に入れます。

買い方・選び方：Buying Tips

- 小さ目のリンゴを選びます。大きいリンゴは早く熟れるため、すでに悪くなりかけているかもしれません。
- 実がしっかりしていて表面に柔らかくなった点がないものを選びます。
- 変色しているものは避けてください。

保存方法：Storing Tips

- 熟すスピードを遅くするためにビニール袋に入れて冷蔵保存してください。
- リンゴは冷蔵保存でないと熟れすぎたり水分がなくなってきたりします。
- 冷蔵庫で6週間ほど保存できます。
- 複数のリンゴを保存している場合、傷んでいるものがないかどうか頻繁に確認し、あれば他に影響を与えないように取り除いてください。

FOODS: #118

ルバーブ（ダイオウ）
Rhubarb

- 1食当たりの目安：1カップ（122g）
- 主な良い影響：がんを防ぐ可能性がある／細胞を健康に保つ／血圧制御の手助けをする
- 主な悪い影響：毒性／ミネラルの吸収／腎臓結石や胆石

ルバーブは果物とよく言われていますが、植物学的に野菜です。ルバーブは冷凍、あるいは缶詰めの形で手に入りますが、生の茎を調理して食べる方法も人気があります。さいの目に切った1カップ分の生のルバーブにはほんの26キロカロリーですが、ビタミンCを10mg、カリウムを350mg、食物繊維を2g含んでいます。春に人気のパイの具はストロベリーとルバーブです。その他にもルバーブはジャムにしたり、鶏肉や牛肉、豚肉と一緒に煮込んでソースにすることもできます。

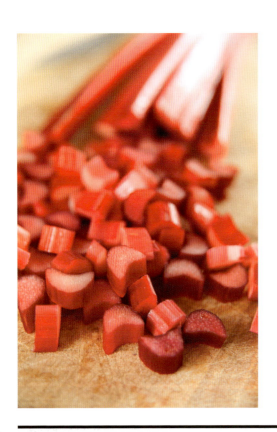

健康に良い面：Health Benefit

▶ **がんを防ぐ可能性がある**

イギリスの研究者たちはルバーブを20分間焼くと、高い値の抗がん性のポリフェノールが放出されるということを発見しました。現在、研究者たちはこの結果を、白血病の治療効果に関する研究に応用しようと考えています。

▶ **細胞を健康に保つ**

ルバーブに含まれる抗酸化物質のビタミンCは、体の消化過程あるいは、煙草、放射能、他の環境毒素にさらされることによって生産される有害なフリーラジカルを阻止するのに役立ちます。

▶ **血圧制御の手助けをする**

ルバーブに含まれるカリウムは、ナトリウムの血圧を上げる作用を低下させます。

健康に悪い面：Health Risk

▶ **毒性**

ルバーブの葉（茎ではなく）は食べると、硝酸中毒を引き起こします。症状には呼吸困難やおう吐、下痢などがあります。かなり大量に食べない限り、命の危険はありません。ルバーブの茎は食べても完全に安全です。

▶ **ミネラルの吸収**

さいの目に切ったルバーブ1カップ分には100mg以上のカルシウムが含まれていますが、ミネラルを豊富に供給する食物とは言えません。なぜならルバーブは健康的な骨や歯に必要なカルシウムの吸収を妨げる硝酸が含まれているからです。

▶ **腎臓結石や胆石**

腎臓結石や胆石を発症する傾向のある人々は、硝塩酸を含んだルバーブを大量に摂取するのを避けてください。

オススメの食べ方：Eating Tips

- 等量の刻んだルバーブとナツメヤシを加熱してスプレッドを作ってください。
- ベリーの代わりに細かく刻んだルバーブをマフィンに入れてください。
- ルバーブを豚肉と野菜のラグーに加えてくださ

い。

🛒 買い方・選び方：Buying Tips

・果実は赤く、茎は硬くて傷のないものを選んでください。

🧴 保存方法：Storing Tips

・葉を切って（もしついていたならば）、捨ててください。
・使用した包丁は、洗剤を用いてお湯で洗って、必ず葉の毒性残留物が残らないようにしてください。
・冷水で茎を洗い、水気を切ってください。
・ポリ袋に入れて冷蔵庫の野菜室で保存し、1週間以内に食べてください。
・茎がもろくなっている、もしくは茎の色が変色しているものは食べないでください。
・将来使うのであれば、茎を洗って半分に切り、冷凍してください。密閉した容器に入れて冷凍してください。最長1年間もちます。

砂糖なしの甘煮を作る

刻んだルバーブ1カップ分をアルミニウム加工していない片手鍋に入れて、1/4カップ分のゴールデンレーズンと1/4カップ分のパイナップルジュースと混ぜてください。次にこの混合物を10分間、もしくは柔らかくなるまで煮てください。温かいままでも、冷やしても食べることができます。

FOODS: #119

レタス・その他の野菜
Lettuce, other vegetables

> 🍽 **1食当たりの目安**：サラダの葉野菜によって異なる
> ❤️ **主な良い影響**：がんを予防する／心臓の健康をサポートする／減量に役立つ
> ☠️ **主な悪い影響**：食中毒

グリーンサラダは健康的な夕食の一部となっています。多くの野菜が使われています。レタスが群を抜いて最も人気のある材料です。スーパーではレタスはジャガイモに次いで2番目に人気のある野菜です。

いくつかの種類のレタスとその他のサラダ用葉野菜には、ベータカロテン、葉酸、ビタミンC、カルシウム、鉄分およびカルシウムが多く含まれていますが、それらの量は品種によってかなり異なります。一般的に、濃い緑やその他の濃い色の葉には薄い色の品種よりも多くのベータカロテンやビタミンCが含まれています。例えば、ロメインレタスには、アイスバーグレタスの5倍のビタミンC、多くのベータカロテンと葉酸が含まれています。

チコリ、キクヂシャ、およびマシェはすべてレタスよりも多くの栄養があります。また、レタスより風味があることが知られるようになって、ますます入手しやすくなっています。ルッコラはブロッコリーやキャベツ、およびその他のアブラナ科の野菜と同じ科の植物で、涼しい春と秋の月に育つとピリッとしたコショウのような風味がありますが、夏に収穫されるとより強いマスタードのような味がします。ルッコラはサラダ用葉野菜の中で、最も栄養のある野菜の1つです。2カップのルッコラには、他の大抵のサラダ用葉野菜よりも多くのカルシウムが含まれており、ビタミンC、ベータカロテン、鉄分および葉酸の供給源でたっ

たの12キロカロリーしかありません。また、別のアブラナ科の野菜であるクレソンも栄養価が非常に高く、1カップは5キロカロリーもありませんが、15mgのビタミンCと45mgのカルシウムが含まれています。

健康に良い面：Health Benefit

▶ がんを予防する
濃い色のレタスや葉野菜は、バイオフラボノイドや植物色素を多く含んでおり、ビタミンCと他の抗酸化物質と共に作用し、がんを誘発する細胞の損傷を予防します。

▶ 心臓の健康をサポートする
サラダの葉野菜に含まれるビタミンCとベータカロテンは抗酸化物質で、心臓への酸化的損傷を防ぐ可能性があります。

▶ 減量に役立つ
体重を気にしている人は特にサラダを好みます。サラダは、カロリーが低い上に食物繊維が多いため満足感があります。大きいグリーンサラダはたったの50キロカロリーですが、クリーミーな脂質の多いドレッシングと食べた場合は、ステーキよりも脂質が多くなることがあります。ドレッシングの代わりに少量のオリーブオイル、ハーブ、レモン汁、ハーブビネガー、またはニンニク、刻んだパセリおよびレモン汁と合わせた低脂肪ヨーグルトやバターミルクを使ってください。

健康に悪い面：Health Risk

▶ 食中毒
有機栽培という表示がある場合でも、すべてのレタスは洗う必要があります。最も大きい大腸菌感染の発生の1つは、カリフォルニアの有機栽培の葉野菜ミックスと関連がありました。包装されたサラダミックスもすすぐ必要があり、消費期限は守るべきです。この日を超えると細菌が繁殖する危険性があります。

オススメの食べ方：Eating Tips

・サヤエンドウ、ピーマン、ネギ、セロリのスライスなどの春巻きの詰め物と一緒に大きいレタスの葉を使ってロールを作ります。
・赤チコリのスライスを焼き、バルサミコ酢をふりかけます。
・赤色の葉のロメインと赤タマネギを合わせて赤いシーザーサラダを作ります。

買い方・選び方：Buying Tips

・しわや傷のない新鮮な緑の葉を探してください。

保存方法：Storing Tips

・レタスの頭のほうから茶色、またはしわのある葉を取り除き、新鮮さをできるだけ長く保ちましょう。残りの葉を外して流水ですすぎ、振って水気を取ります。葉を1枚ずつペーパータオルで挟んで保存すると、1週間くらいはもちます。
・3日以内に使う場合、レタスや他のサラダ用葉野菜はビニール袋に入れて冷蔵庫で保存することができます。

FOODS: #120

レンズ豆
Lentil

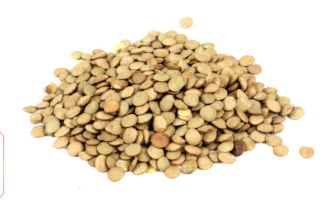

「豆・豆類」も参照してください。

- 1食当たりの目安：1/2カップ（99g）
- 主な良い影響：コレステロールを下げる／血糖値を安定させる／減量に役立つ／貧血予防に役立つ可能性がある／心臓の健康を促進する／がんから守る
- 主な悪い影響：膨満および鼓腸

「パルス」と呼ばれる種類のレンズ豆は、石器時代に人類が最初に栽培した作物の1つです。赤、緑、茶色、黒などさまざまな色のレンズ豆があり、すべてタンパク質が豊富でカロリーと脂質は低いです。また、値段も安く、素早く調理でき、タンパク質、食物繊維、鉄分およびビタミンB群が豊富に含まれています。

健康に良い面：Health Benefit

▶ コレステロールを下げる
レンズ豆は食物繊維が豊富で、1カップの加熱したものに16g含まれています。さらに水溶性食物繊維であることがコレステロールを下げる能力の鍵となります。

▶ 血糖値を安定させる
レンズ豆に含まれる食物繊維は、血糖値の急上昇を防ぎ、糖尿病の管理に役立ちます。

▶ 減量に役立つ
レンズ豆は低糖質食品で、エネルギーを維持し、満腹感を与え、標準サイズを維持するのに役立ちます。

▶ 貧血予防に役立つ可能性がある
レンズ豆は鉄分の供給源であり、エネルギーにとって、また貧血を予防するのに必要です。

▶ 心臓の健康を促進する
レンズ豆に含まれるナイアシン（B_3）は、心臓血管の病気から守り、コレステロールを下げるのに役立ちます。一方で、葉酸（B_9）はホルモンを正常化し、生殖器の健康をサポートします。レンズ豆に含まれるカリウムおよびマグネシウムは血圧を正常化するのに役立ちます。

▶ がんから守る
レンズ豆に含まれるビタミンB群は抗がん物質として作用します。

健康に悪い面：Health Risk

▶ 膨満および鼓腸
他の豆類と同様、レンズ豆にはオリゴサッカリドという消化しにくい糖が含まれており、これがガスと鼓腸の原因となります。レンズ豆は必ず水に漬けることは必要ありませんが、消化の問題を最小限にするためには調理前にしっかり水に漬けて脱水してください。

オススメの食べ方：Eating Tips

- ピラフを作る際、米の代わりにいくらかレンズ豆を代用することで栄養と食物繊維を追加することができます。
- 約2リットルの鶏または野菜ストック、角切りトマト1缶、刻んだタマネギとニンジンで約450gのレンズ豆を煮て簡単なシチューを作ります。
- 少量の赤ワインビネガー、特上オリーブオイル、刻んだ春タマネギ、パセリ、塩および新鮮な引いた黒コショウで風味と栄養のあるサラダを作ります。

買い方・選び方：Buying Tips

- 一般的なカーキ色のレンズ豆はスーパーでよく売られています。よりデリケートな緑色や赤色のレンズ豆は見つけにくいかもしれません。赤

色のレンズ豆はカーキ色のものよりも早く調理できます。
- 袋に入ったレンズ豆を選んで、調理前に仕分けをして、しぼんでいるものは捨ててください。

保存方法：Storing Tips

- 涼しくて暗い場所で6カ月まで保存できます。
- 古いレンズ豆は調理に時間がかかるため、新しいものと混ぜないようにしてください。

おやつを食べよう
食欲に打ち勝つ最善の方法

午後の3時になると、まぶたが自然と重くなって、活力も失われます。そこであなたは、コンビニに行ってお菓子を買おうと考え、健康的な食生活への決意は弱まります。何も食べずに長い時間過ごすと血糖値が沈み、後の食事の選択に悪影響をもたらすかもしれませんので、間食は実は良いことです。しかし、コンビニや自動販売機で売られているお菓子の多くは健康に良くありません。健康的な間食をするために以下の文章に従ってください。

おやつを食べる時間を決める

食事と食事の間の長い時間でカロリーの少ないおやつを食べると空腹感が和らげられ、次の食事で食べ過ぎないようになります。特に子供は、良いタイミングでおやつを食べると、低下しているエネルギーを高める働きをします。中にはカロリーが高い食事が出されるイベントの前にわざとカロリーの低いおやつを食べて食欲を抑える人もいます。

間食時に食べるおやつの量を減らす

少量の食事を作るのと同じ食物が良いので、サンドイッチ1個や温かい野菜スープ1杯、チーズやヨーグルト、果物入りのヨーグルト、低脂質のマフィンなどこれらすべて栄養的に質の良いおやつとなります。

おやつで必要な栄養をまかなう

おやつで1日に必要とされるデンプンを数食分、あるいは果物や野菜を5〜10食分提供することもできます。アップルベーグル半個、あるいは刻んだ生の野菜を含んだピタパン1枚は食べ応えがあって栄養が豊富なおやつとなります。他の素早く用意できる低脂肪の食物としては、生の野菜とハマスなどのディップの組み合わせ、あるいはハーブの入った低脂肪ヨーグルトなどがあります。

間食することを考えて買い物する

1週間分の買い物リストに、おやつに食べる健康的な食物を加えてください。必要な食物を手元に置いておくと旅先や学校、仕事などにもってい

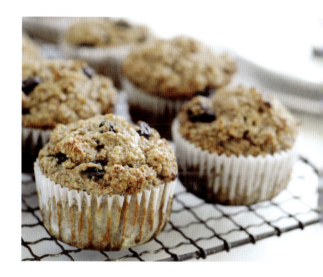

くときの準備が簡単になります。ポテトチップスやトルティーヤチップスなどの脂質が多く含まれているパッケージ化された食物は避けてください。

おやつトラップを避けてください

ニンジンはドーナツよりも健康的だということは誰もが分かりますが、中には健康的だと思われている食物でも実は栄養価がドーナツと変わらないようなものもあります。成分表をよく読んで隠れた糖質や脂質がないか確かめてください。一般的なトラップとしてはグラノーラバーがそれにあたり、たまに糖質や脂質が含まれているものがあるのです。またフルーツジュースには果汁がほとんど含まれておらず、果糖ブドウ糖溶液などの大量の糖が含まれているものもあります。さらに電子レンジ用ポップコーン、トレイルミックスなどの種実類と種の入ったパッケージ品にもしばしば多くの脂質が含まれています。

結論

- 日中に間食すると空腹感や過食を防ぐことができますが、間食でとる食物の量は少量にしてください。
- グラノーラバーのような健康的に思える食物にもカロリーや脂質、糖が多く含まれているものがあります。
- 生の果物やハマスと野菜の組み合わせなどの健康的なおやつを用意しておいてください。

病気

AILMENTS
FOODS that HARM, FOODS that HEAL

病気を治す食材、患う食材

　私たちは病気になると、第一に思い浮かべるのは病院に行って処方箋をもらって、薬局に行くことです。しかし食物の治癒力を再発見する人々がますます増えています。実際に食物だけで治癒できる病気はごくわずかですが、私たちが何を食べるかは健康を維持する上で大きな役割を果たします。正しい食物は体の症状を和らげ、病気と闘い、癒す栄養を供給します。

　もしすでにあなたやあなたの友達がこの章の中の症状を体感しているならば、症状を悪化させるもしくは治療の効果がある食物を見つけ、良い組み合わせでベストな栄養を摂取できる食事や他の手助けになる行動の示唆を見つけるでしょう。

　ここにあげられた内容はどのように食物が炎症を抑えるか、例えば、ぜんそくの発作をとめ、心臓病や心臓発作を予防するかなどの情報に最新の研究を含んでいます。悪寒のようなよくある疾患や狼瘡のようなまれな状態も紹介しています。

　それぞれの見出しは簡単なリストで始まっていて一目でどの食物が症状を重くし疾患を悪化させるか、どの食物が症状を改善し予防するか分かります。このリストは完全ではありませんがあなたがその状態に苦しんでいる時に適切であるか、悪影響のある食物に注目しています。疾患はそれぞれの人にいろいろな方向から影響しますが、本書ではまず食物の制限を考えます。例えばストレスによる罹患者は脂質の多い食物、スパイシーな食物、カフェイン飲料を制限します。

　各見出しの中心には「栄養との関連性」という食物の予防力と治癒力の徹底的な解説があります。この解説ではその食物の特有の栄養素がどのように健康状態を改善するのか理解できます。帯状疱疹の炎症を和らげるにはビタミンCが豊富な新鮮な果物や野菜を食べましょう。カリウムをたくさん含むバナナは血圧の正常化を助けます。花粉症についての項目では、どの野菜を食べると症状を引き起こすか学ぶことができます。

AILMENTS: #001

アテローム性動脈硬化
Atherosclerosis

> ☠ **悪化させる食物**：トランス脂肪酸を含んだ加工食品
> ♥ **効果のある食物**：オリーブオイル／アーモンド／アボカド／オーツ麦／豆腐／サーモン／イワシ／アップルパイ／ナシ／シトラスフルーツ
> ⚠ **制限するべき食物**：赤身肉、バターなど飽和脂肪酸を含んだ食物／卵・エビ・モツなどコレステロールの高い食物

年齢とともに、動脈は弾力やしまりを失い、アテローム性動脈硬化や動脈硬化症を引き起こします。アテローム性動脈硬化は、動脈硬化症の一般的なタイプで、動脈にプラークと呼ばれる脂肪性物質が増えて血が固まり、心臓病や心臓発作の原因となります。コレステロールは、アテローム性プラークの大きな構成要素を占め、血中コレステロールや中性脂肪の水準が上がることと、アテローム性動脈硬化に関連があることが研究されています。

ヨーロッパ人やアメリカ人は、40歳までに多くの人がアテローム性動脈硬化の度合いが高まります。女性はその過程が遅いですが、これは生殖期のエストロゲンの防護機能が働くからだとされています。閉経後は女性も男性同様、動脈がつまりやすくなります。

なぜアテローム性動脈硬化が起こるのか、正確な原因は分かりません。しかし多くの専門家は、遺伝的感受性とライフスタイルの要因が組み合わさって、症状が進行することで意見が一致しています。この中には高脂質と高コレステロールの食事、喫煙、過度のストレス、運動不足が含まれます。糖尿病をうまくコントロールできない、高血圧が続く状態も同様です。

Ca 栄養との関連性：Nutrition Connection

研究者は、食事がアテローム性動脈硬化の治療と悪化の両方に作用をすると考えています。以下は症状の進行を遅らせるためや、状態を改善するのに推奨されている事項です。

▶ **脂質の摂取量を制限する**

脂質の摂取量をカロリー全体の20〜35%以下に抑えてください。さらに、畜産物に多く含まれる飽和脂肪酸は、カロリー全体の10%未満にしましょう。そのために有効な方法は、肉の量を減らし、バターやマーガリンのかわりにオリーブオイルを使い、低脂質の食事を心がけ、野菜の量を増やすことです。また、専門家はトランス脂肪酸と硬化脂質を減らすこともすすめています。トランス脂肪酸は結果硬化を起こし、LDLコレステロールの数値をあげることで知られています。トランス脂肪酸はクッキーやクラッカー、チップスのようなスナック菓子に含まれています。

▶ **コレステロールに気を付ける**

高コレステロールの食事は、高脂質の食事ほど有害ではありませんが、高コレステロールの食事は血液脂質値を上げます。専門家は食事で摂取するコレステロールは、1日200〜300mg、卵の黄身の1/2に抑えるようすすめています。

▶ **心臓に良い脂質を摂る**

サーモンやイワシなどの寒冷魚に含まれるオメガ3脂肪酸は、中性脂肪の数値を下げます。また、血液が固まるのも防ぎます。オリーブオイルやアーモンド、アボカドに含まれる不飽和脂肪酸は、LDLコレステロールの数値を下げます。

▶ **食物繊維を取る**

オーツ麦、オートミール、豆類、大麦、グアーガム、オオバコ、ナシやリンゴに含まれるペクチンや、柑橘系果物に含まれる可溶性食物繊維は、血中コレステロールを下げ、胆汁酸の腸内吸収を妨げます。また、胆汁を生成するのにコレステロールを循環させます。

▶ **抗酸化物質が豊富な食物をとる**

色とりどりの果物や野菜は、ベータカロテンやビタミンC、Eを含んでいてアテローム性プラークの蓄積を防ぎ、LDLコレステロールの吸収を防止します。大豆性タンパク質はHDL（「善玉」コレステロール）値を上げ、抗酸化物質による予防効果を供給します。

Chapter 3 病気：アテローム性動脈硬化, アルコール中毒

> ヒント：**Quick Tip**
>
> ### もっと大豆を食べましょう
>
> 大豆は健康の源です。1日に25gの大豆性タンパク質（1/2カップの枝豆）が、HDLコレステロールのレベルを15％上昇させます。

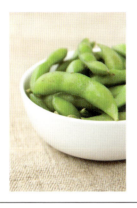

血管拡張作用のあるカルシウム拮抗剤を処方します。さらにライフスタイルを変えることでも状態を改善できます。下記はいくつかの示唆です。

▶ **運動**
研究者はゆるやかで適度な運動は、アテローム性動脈硬化の進行を遅らせることを発表しています。

▶ **禁煙**
喫煙は他の疾患の原因にもなりますが、血管の機能と構造にダメージを与えます。

▶ **健康的にストレスに対処する**
ストレスは血圧を上げ、アテローム性動脈硬化や心臓病の危険性を増加させます。歩いたりリラックスしたりする方法を学ぶことは、喫煙や飲酒、「過食でストレスを解消する」よりも、ずっと良い方法です。

▶ **規則的に健康診断を受ける**
医師は血圧と血糖値を測定し、アドバイスをします。

食事以外：Beyond the Diet

薬剤師は硝酸塩、高血圧や不整脈を治療するベータ遮断剤、コレステロール値を下げるスタチン、

AILMENTS: #002

アルコール中毒
Alcoholism

> - **悪化させる食物**：すべての食品に入っているアルコール
> - **効果のある食物**：豆類／全粒粉／栄養価を高めた穀類／赤身の肉や鶏・ガチョウ・七面鳥・アヒルなどの家禽類／種実類／マッシュルーム／ブロッコリー／キャベツ／乳製品／ホウレン草／ケール
> - **この病気を特に気を付けるべき人**：
>   ・1,760万人のアメリカ人や400〜500万人のカナダ人
>   ・2〜7回アルコール中毒になった親の子供はアルコール依存症になるとみられる
>   ・白人男性の間で生涯のアルコール依存症が増えている

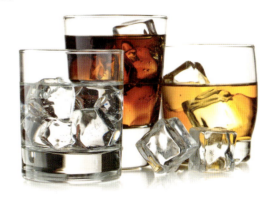

　アルコール中毒は常習的な飲酒と定義され、その人の人格や家族の生活、職業に就くことさえも妨害します。たまの飲酒は害がないように見えますが、飲酒は悪い習慣になりやすいと理解しておくことが大切です。さまざまな要素がアルコール中毒を助長します。遺伝的要素、学習行動、虐待などの子供の頃の経験、これらすべてがアルコー

FOODS that HARM, FOODS that HEAL 227

ル中毒を助長します。病気の進行状況は、個人個人で異なります。

　飲酒を始めるとすぐ症状が進む人もいますが、多くの人は付き合いで定期的に酒を飲み始めてから、だんだんと頻繁に飲酒をし、アルコール中毒になるまでにはゆっくり進行します。

　慢性の飲酒は、重い心理的負担や肉体的損失を起こします。アルコール中毒患者は酔ってもしばしば症状が現れないことがありますが、仕事の能力や日々の活動が損なわれてきます。平均的に、アルコール中毒患者は余命が短くなります。それは膵臓、肝臓、食道がんなどの命に係わる病気にかかるリスクが上がるためです。妊娠中に多量の飲酒すると、アルコール症候群の赤ちゃんや欠陥のある赤ちゃんを産むことがあります。

コラム：Column
どのようにアルコール中毒になるのか？

あなたの性別や、あなたの飲むお酒の量がアルコール中毒になる予見に影響します。もし、あなたが男性で1週間に15杯以上、女性の場合、12杯以上飲むか1週間に1回5杯以上飲む場合は、アルコール依存症になる危険性があります。

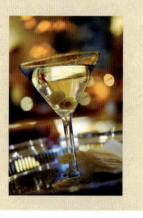

栄養との関連性：Nutrition Connection

アルコール中毒は栄養失調を引き起こします。常習的な飲酒者は乏しい食事になりがちで、栄養の代謝や消化を変えるためです。アルコール中毒を補う食事方法は一つではありません。次に総合的な健康的なガイドラインを示します。

▶ **健康的でバランスの取れた食事を摂る**
色とりどりの果物や野菜、オーツ麦や玄米のような全粒粉、全粒粉でできたパン、魚や皮を取った鶏の胸肉など、脂質のないタンパク質を摂り入れましょう。

▶ **サプリメントについては医者に確認しましょう**
サプリメントは栄養の欠乏を補います。アルコール中毒患者の間でよくある栄養失調は、筋肉のけいれんや吐き気、食欲減退、心身不調、抑うつと関係のあるチアミンの欠乏です。葉酸、リボフラビン、ビタミンB_6、セレニウムも不足します。豆類や全粒粉、栄養価の高い穀物、赤身肉、家禽類、種実類、マッシュルーム、ブロッコリーやキャベツのようなアブラナ科の野菜は、ビタミンやミネラルの供給源になります。

▶ **カルシウムを摂りましょう**
アルコール中毒患者は、カルシウムをつくるビタミンDが不足しているため骨折や骨粗しょう症になる危険があります。乳製品やホウレン草やケールなどの濃い色の葉野菜はカルシウムのよい供給源です。

食事以外：Beyond the Diet

アルコール依存症から回復するのは難しいですが、下記の行動で多少症状が軽くなるでしょう。

▶ **定期的に運動する**
ストレスを軽減し、気分を高揚させて人生の見通しを明るくするエンドルフィンが増えます。

▶ **健康的な方法でストレスに対処する**
アルコール依存はストレスに対処する際、精神的にすがることから始まることがあります。瞑想やヨガ、呼吸法やリラックスするテクニックが助けてくれます。

▶ **サポートネットワークに頼る**
回復の過程を手助けしてくれ、話を聞いてくれる友達や家族を持ちましょう。

AILMENTS: #003

アルツハイマー病
Alzheimer's disease

- 💀 悪化させる食物：アルコール
- ❤️ 効果のある食物：オリーブオイル／トマト／豆類／ズッキーニ／カリフラワー／芽キャベツ／ナス／コショウ／サーモン／サバ
- ⚠️ 制限するべき食物：赤身肉／バター／飽和脂肪酸を含む食物／クッキーやソフトドリンクなどの砂糖を使った甘い食品

誰が影響受けているか？
- アメリカで約600万人
- 65歳以上の13％の人がアルツハイマー病に罹患している
- 黒人とヒスパニックは白人より罹患しやすい
- 男性より女性のほうが罹患する

50～80％の認知症の症例の原因はアルツハイマー病であり、認知症の最も一般的な原因です。アルツハイマー病は65歳以上の認知症の主な原因です。アメリカでは600万人が罹患し、6大死因のうちの一つとなります。この病気は脳にベータアミロイド（プラック）というタンパク質が異常に蓄積し、タウ（タングレス）というタンパク質と食物繊維がからまることが大きな特徴です。アルツハイマー病と診断する前に、脳梗塞や脳腫瘍、その他認知症の原因を除外しなければいけません。血液検査は、この病気の遺伝的標識形式を明らかにしています。

アルツハイマー病の原因には、未だ分かっていないこともありますが、研究者は染色体や遺伝子的な要素もあるという学説を立てています。

さらに、ホルモン因子も関連すると考えられています。女性は男性より影響を受けやすく、女性は65歳を過ぎると、エストロゲンという女性ホルモンの補充が行われるからだと言われていますが、さらなる研究が必要です。甲状腺障害も関係しているようです。

🔵 栄養との関連性：Nutrition Connection

研究者は、食事と認知症には大きな関係があることを発見しています。いくつかの食品や栄養素はアルツハイマー病と闘う際の力強い味方となります。以下の方法は、アルツハイマー病からあなたを守る食事法です。

▶ 地中海料理を食べる

2010年コロンビア大学の研究チームは、雑誌「神経学アーカイブ」で地中海型の食事をしている人は4年後のアルツハイマー病の発症が38％以下であると発表しました。地中海型の食事はオリーブオイル、魚、トマト、ナス、ズッキーニ、コショウ、豆類などが中心で、赤身肉やバターなど脂質が多い食品が少なくなります。

▶ 少なくとも週に3回は脂質の多い魚を食べる

DHA（ドコサヘキサエン酸）や、オメガ3脂肪酸が豊富な食事は脳の健康を保ちます。それらはサーモン、サバ、オヒョウ、ニシン、イワシなどの脂質の多い魚に含まれています。これらの脂質の不足は、アルツハイマー病を含む年齢性の認知症に関係があります。

▶ 飽和脂肪酸と砂糖を減らす

多くの研究が、2型糖尿病にかかっている人、あるいは脂質と糖質の多い食事をしている人はアルツハイマー病のリスクが高まることを示唆しています。

▶ ビタミンBを摂取する

アルツハイマー病の人は、ホモシステインの水準が高いです。そのため、健康な成人が急にホモシステイン値が高くなるとアルツハイマー病にかかるかもしれないことが研究されています。豆類やカリフラワー、芽キャベツなどのアブラナ科の野菜に多く含まれる葉酸や、ビタミンB_6やビタミンB_{12}を摂ることでホモシステインの水準を調整してください。

▶ 抗酸化物質を取る

アルツハイマー病の原因は、加齢とともに遊離基を中和する能力が落ちることです。さまざまな種類の果物や野菜に含まれる抗酸化物質は、遊離基を除却し、アルツハイマー病を予防します。アルツハイマー病の専門紙に発表された最近の発表では、低い鉄分レベルや抗酸化力の増加は、アルツハイマー病から脳を守るとされています。

▶ 栄養状態を注意深く観察する
この病気の人は、食事を忘れたり好きなものばかり食べたりします。そこで彼らの食事はバランス良く栄養が摂れているか観察する必要があります。マルチビタミン剤を摂ることも望ましいですが、多用する場合は内科医の管理が必要です。

▶ アルコールを避ける
少量でもアルコールは脳細胞を破壊します。健康な人には影響はなくても、アルツハイマー病の病状は進行します。アルコールはアルツハイマー病患者の薬物治療に影響します。

🏃 食事以外：Beyond the Diet

脳を筋肉と考えると、使えば使うほど健康になります。さらに、良い食事を摂ると、アルツハイマー病の影響を避けることができます。

▶ 運動する
物忘れの問題がある中高年齢の人たちが週に2～3回のウォーキングをすると、6カ月後には著しく記憶力が良くなります。

▶ 新しいことを学ぶ
学生時代が長かった人や、精神的負担の大きい仕事をしていた人は、アルツハイマー病に罹患してもしっかりしていることが研究されています。パズルをしたりゲームをしたり、博物館を訪れて、脳を生き生きとさせてください。

▶ 友達との時間を持つ
ハーバード大学の研究では、社会と関係を持つことで高齢者の記憶力を保つと示されています。

AILMENTS: #004

アレルギー（食物）
Allergies, Food

☣ **悪化させる食物**：ほとんどの食品はアレルギー反応を引き起こす可能性があります。次の8つの食品がアレルギー反応の90％の原因となります。
ミルク（牛乳）・乳製品／卵／大豆・大豆製品／小麦・小麦製品／ピーナッツ／種実類／魚／貝類
この病気を特に気を付けるべき人：
・1,500万人のアメリカ人や25万人のカナダ人

世間では全体の1/3の人が、自分や家族に食品アレルギーがあるといいます。しかし、実際はアメリカで2～8％の子供、1～2％の大人が食品アレルギーを発症しています。

食品アレルギーは免疫系に影響を与えますが、食品への不耐性は消化器系に原因があり、物質を消化吸収できないことに関係しています。医師はなぜ多くの人がアレルギーを持っているのか完全には解明していませんが、遺伝が大きな要因であることは判明しています。もし両親がアレルギーを持っていれば、彼らの子供は同じようにアレルギーを持ちますが、症状やアレルギーの種類はまったく異なることもあります。幼児期や子供時代のアレルギーは、成長につれ症状が治まることもあり、成人すると消えるかもしれません。長い間母乳を与え、固形食を食べ始めるのを遅くすると、子供の食品アレルギーの悪化を抑えられることは明らかです。

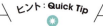

ヒント：Quick Tip

隠れたアレルギーを探す

卵は「乳化剤」として食品ラベルに記載されていることがあります。また、「ベジタブルオイル」としてココナッツのオイルが使って調理されていることがあり、ココナッツアレルギーの人は注意が必要です。

> **都市伝説：Old School**
> ピーナッツアレルギーは生涯にわたって症状が消えません。
>
> **新常識：New Wisdom**
> 血液検査でピーナッツ特有の抗体を調べ、アレルギーがひどくなったかを見極めることができます。

 ## 食事以外：Beyond the Diet

食品アレルギーの症状は、吐き気やおう吐、下痢、消不良、頭痛、発疹、息切れ（ぜんそくを含む）で、深刻な場合は皮膚と粘膜のはれが広がります。少量のアレルギーの食品には耐えられる人もいれば、微量のアレルギー食品に敏感に反応する人もいます。あなたは食品アレルギーの症状を軽くする方法を知る必要があります。

▶ アレルギーを特定する

いくつかのアレルギーにおいては、問題がある食品を食べた後にすぐ症状が出るため、簡単に見分けることができます。子供時代のよくあるアレルギー食品は卵、ピーナッツ、小麦粉、大豆です（子供の85％が3歳から5歳の間にアレルギーを感じなくなります）。種実類やピーナッツ、シーフードは深刻な反応の原因とみられています。また、多くの人が果物や野菜にちょっとしたアレルギーを持っています。調理すると食品のアレルギーの原因を減らすことができますが、それは加熱によってアレルギーの原因であるタンパク質を減らすことができるからです。

▶ 日記をつける

アレルギーは容易に証明できるものではありません。すべての食事内容、症状、兆候が続くか注意深く記録をつけ続けましょう。1～2週間すると一定のパターンが明らかになります。少なくとも1週間は疑わしい食品を食事から除き、もう一度挑戦してみてください。もし症状が発生すれば、問題のある食品だということが証明されます。

▶ 検査に行く

深刻な場合はアレルギーテストがよいかもしれません。一般的な検査は皮膚テストです。また、医師はRAST（放射吸着テスト）血液検査や医学的に管理された食事を含んだ検査を受けさせるかもしれません。

一般的なアレルギー	主な原因	隠れた原因
ミルクと乳製品	ミルク、チーズ、ヨーグルト、クリーム、アイスクリーム、クリームスープ、デザート。	チーズを切った包丁で切った肉類、ツナ缶、乳成分を含まない製品、調理された肉。
卵（特に白身）	ケーキ、ムース、アイスクリーム、シャーベット、その他のデザート、マヨネーズ、サラダのドレッシング、フレンチトースト、ワッフル、パンケーキ。	デザートのトッピング、卵の代用品、調理済みのパスタ、スープ。
大豆と大豆製品	大豆、豆腐、植物性タンパク質、タンパク質加水分解物、味噌、しょうゆ、たまり、大豆食品、天然や人工香料、野菜スープ、野菜のデンプン。	加工食品の主な成分。
小麦と小麦食品	シリアル、パン、ドライスープミックス、ケーキ、パスタ、肉汁、団子、小麦、ビール。	ホットドッグ、アイスクリーム、カニかまぼこ、肉を模した食品。
ピーナッツ	ピーナッツとピーナッツオイル、ピーナッツバター、ピーナッツ粉、ナッツが入った焼き菓子やキャンディ。	多くのキャンディ、アフリカン・チャイニーズ・タイ・ベトナム料理。
種実類	ピーカンナッツ、ウォールナッツ、アーモンド、カシューナッツ、ヘーゼルナッツ、ピスタチオが入った焼き菓子やキャンディ、ナッツオイル。	天然や人工香料、バーベキューソース、シリアル、クラッカー、アイスクリーム。
魚	生や缶詰め、燻製や塩漬けの魚、魚肝油、キャビア、魚の出汁、煮込み。	シーザーサラダドレッシング、カニかまぼこ。
貝	エビ、カニ、ロブスター、ザリガニなどの甲殻類、軟体類（二枚貝、牡蠣、ホタテ貝）、シーフード。	シーザーサラダドレッシング、カニかまぼこ。

▶ 隠れた原因を探す

一度アレルギーが証明されると、食事からその食品を除くことで問題は解決します。しかしこの方法は簡単そうに聞こえますが、実はもっと複雑です。一般的な食品のアレルギーは、多くの加工食品の原材料に潜んでいます。レモンアレルギーの人は、オレンジやその他柑橘系の果物にもアレルギーがあります。そして、本当のアレルギーの犯人は、汚染物質や食品添加物です。例えばオレンジジュースにアレルギーがある人は、実際皮をむいたオレンジには発症しませんが、リモネン（柑橘系の果物にある油分）にはアレルギー反応を起こします。

アナフィラキシーショックとは何か？

食品のひどいアレルギー反応は、アナフィラキシーショックという、命をおびやかす呼吸系や循環系の衰弱を引き起こします。もしあなたがアナフィラキシーショックの疑いがあるなら、救急病院に行くべきです。医師はエピネフリンと注射器の携帯をすすめる可能性があります。

AILMENTS: #005

イースト菌感染症
Yeast infection

- **悪化させる食物**：糖質の多い食物
- **効果のある食物**：生きた活性培養菌／ザワークラウト／テンペ／味噌／さくらんぼ／ブドウ／アプリコット
- **この病気を特に気を付けるべき人**：
  ・女性4人のうち3人は生涯でイースト菌感染症になる
  ・抗生物質を飲んでいる人
  ・免疫不全の人
  ・妊婦
  ・乳幼児
  ・糖尿病の人
  ・肥満の人

　口、膣、および直腸などの体の湿った暗い部分には、普段は何の問題も起こさないカビや感染から身を守る有益な細菌がたくさんあります。しかし、特定の状態がそのバランスを変えると、酵母集団を抑える有益な細菌を殺してしまいます。一般的な原因には、妊娠と糖尿病があります。膣の酸性を促し、より有害な細菌から体を守る良い細菌を一掃する抗生物質の状態を変える可能性があります。その結果として、イースト菌感染症や、その次に多いカンジダ菌のカビが発生する可能性があります。口の中にできる白く痒みのある敏感な発疹ができてしまう口腔カンジダ症や、焼けるように痒く分泌液を伴う膣のイースト菌感染症は、急に発症します。

　薬や抗カビクリームで治療が成功した後も、イースト菌感染症はしつこく再発する可能性があります。そのため、予防が最も良い選択となり、なかでもヨーグルトが良い効果を生みます。多くの種類の感染に対して体を強くする効果があるため、免疫システムを強くする食物を食べることも賢い方法となります。イースト菌感染症にかかりやすくする抗生物質は避けた方が良いかもしれません。

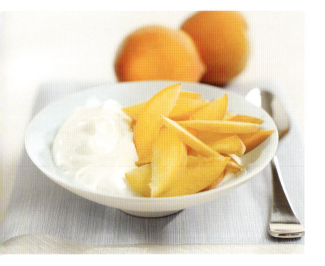

🅒🅐 栄養との関連性：Nutrition Connection

イースト菌感染症にかかる機会を減らすために、以下のアドバイスに従ってください。

▶ ヨーグルトを食べる
ヨーグルトは、カンジダアルビカンスの成長を阻害し、膣壁に付着しないようにする、乳酸菌で培養されています。ヨーグルトを選ぶ際には必ず生きた活性培養菌、特にアシドフィルス菌の入ったものを選んでください。糖質はイースト菌感染症を悪化させる可能性があるため、加糖ヨーグルトは避けてください。

▶ ニンニクを食べる
ニンニクは強力に細菌と闘います。つい最近、科学者たちによって、ニンニクの球根には抗酸化物質が詰まっており、ニンニクを食べることは免疫システムをフル稼働状態に保つ効果もあることが発見されました。ニンニクは生で食べるのが最も効果的なので、刻んでサラダ、サルサおよびパスタ料理に加えてください。

▶ 発酵食品を試す
ザワークラウト、テンペ（発酵した大豆製品）、ケフィア（ヨーグルトのような飲料）、味噌などの食物は、理論的には乳酸菌と同じ方法でカンジダ菌に対して作用するプロバイオティクスが含まれています。

▶ 甘いものをやめる
イースト菌は糖質を好み、実際に糖質で成長します。菌を飢えさせるために糖質をカットする努力をしてください。具体的には、ソフトドリンクのような果糖ブドウ糖液糖で作られたものすべて、および包装されたクッキーやキャンディ、フルーツジュース、加糖された朝食用シリアル、アイスクリームなどを避けるということです。さくらんぼ、ブドウ、新鮮なアプリコット、あるいは甘いカリッとしたニンジンを食べて欲求を満たしてください。

🏃 食事以外：Beyond the Diet

▶ うがいをする
温かい塩水でうがいをするのがおすすめです。小さじ1/2（2.5mL）の塩と1カップ（237mL）のお湯が治癒を早め、イースト菌を殺す効果があります。

▶ 乾燥した通気の良い状態にする
入浴後、しっかり乾かし、ピッタリとした下着は着けず、海やプールではできるだけ早く濡れた水着を着替えてください。カンジダ菌は暖かい湿った環境で繁殖します。

▶ 綿の下着をつける
合成繊維で作られた下着はデリケートゾーンの発汗を増やすので避けましょう。

▶ 香料の付いた石鹸やクレンザーは避ける
これらは生理用品と同様、敏感な肌を刺激する可能性があります。

AILMENTS: #006

咽喉炎
Sore throat

- ☠ 悪化させる食物：アルコール／カフェイン
- ♥ 効果のある食物：レモン／ハチミツ／ヨーグルト／卵／シーフード／赤身肉／全粒穀物／フルーツジュース／水／お茶
- この病気に特に気を付けるべき人：
  - アレルギーがある人
  - 子供
  - 高齢者
  - 免疫不全の人
  - 都会に住んでいる、または働いている人

ヒリヒリと突き刺すような喉の痛みは風邪、インフルエンザ、咽頭炎、あるいはあまり一般的ではありませんが、連鎖球菌性咽頭炎などの呼吸器系ウイルス感染の最初の兆候かもしれません。子供の場合、感染して腫れた扁桃腺が咽喉炎を起こすことがあり、成人では喫煙が軽い喉の慢性的な痛みの原因です。呼吸器系ウイルスや連鎖球菌は人から人へ簡単に広がりますが、衛生面、栄養面に気を付けることで、多くの発症を防ぐ効果があります。

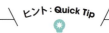 栄養との関連性：Nutrition Connection

以下のガイドラインに従って、初期の咽喉炎がより深刻な状態にならないように予防してください。

▶ 果物や野菜を多く摂る

1日に5～10杯の果物や野菜を食べてください。それらには十分な量のビタミンC、ベータカロテン、および必須ビタミンやミネラルが含まれています。

▶ 亜鉛トローチ剤を試す

いくつかの研究では、亜鉛トローチ剤が咽頭炎の発症期間や重篤性を軽減できると示しています。十分な亜鉛を含む食事は、体の免疫防御を強くします。亜鉛が多く含まれている食物源にはヨーグルトなどの乳製品、牡蠣、シーフード、赤身肉、卵、そして穀物があります。しかし、食べ過ぎは良くありません。1日に40mg以上の亜鉛を長期間摂取すると、免疫システムが弱くなることがあります。

▶ アルコールとカフェインを避ける

アルコールは免疫を低下させ、炎症した粘膜を刺激するため、咽頭炎が治るまで避けましょう。また、カフェインの摂取を減らすのも良い方法です。カフェインには利尿効果があるため、体液がますます少なくなり、その結果粘膜が乾き、より厚くなります。

▶ 液体の食事に切り替える

アルコールの入っていない温かい、または冷たい液体は、嚥下時の痛みを和らげます。中には一時的に液体の食事に切り替え、喉の痛みを悪化させないで栄養を維持することをすすめる医師もいます。水、お茶、フルーツジュース、ブロスやスープ、そしてカスタード、プリン、およびゼラチンなどの半液体の食事も良い選択です。

▶ ハチミツを混ぜる

ハチミツは喉をコーティングするほかにも、少しの抗菌特性があります。小さじ1～3杯（5～15mL）のハチミツを1カップ（237mL）のお湯に混ぜ入れ、それで1日に2～3回うがいをしてくだ

ヒント：Quick Tip

レモンティーを飲む

レモンには、ビタミンCが豊富に含まれており、温かい飲物に入れると、咽喉炎を落ち着かせる効果があります。カップ1杯のお湯にレモン汁を絞って入れ、ハチミツを少し加えてください。

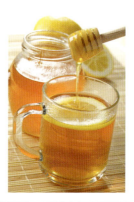

さい。

 食事以外：Beyond the Diet

▶ **塩水でうがいをする**
家庭でできる咽喉炎の治療方法はたくさんあり、症状を和らげるのに役立ちます。昔からよく行われている方法は塩を入れたお湯でうがいすることです。また、小さじ2杯（10mL）のサイダービネガーを1/2カップ（118mL）のお湯に入れてうがい液を作ってもよいです。

AILMENTS: #007

うつ病
Depression

- **悪化させる食物**：熟成チーズやチラミンを含むその他の食物や飲料（MAO阻害剤を投与している場合）
- **効果のある食物**：鶏肉／アーモンドなどの種実類／カボチャの種／クレソンなどの緑色の葉野菜／レンズ豆などの豆類／全粒粉の食品／バナナ／ジャガイモ／トウモロコシ／アスパラガス／エンドウ豆
- **制限するべき食物**：クッキーやソフトドリンクなどの糖質の多い食物

この病気を特に気を付けるべき人：
- 18歳以上のアメリカ人の青年の9.5％
- 15歳以上のカナダ人口の5.3％
- 生涯でうつ病を経験するのは男性よりも女性の方が70％多い傾向にある
- パーキンソン病、脳卒中、関節炎、甲状腺疾患、がんおよびその他慢性疾患を持つ患者

うつ病は重篤な疾患で、多くはストレス、特定のホルモン疾患、または薬剤治療が原因で起こります。突然に発症する可能性がありますが、逆にまるで神秘的に消えてしまうこともあります。

うつ病の典型的な兆候の1つとして、食べ方が劇的に変わることです。中には食欲が全くなくなる人もいれば、特に炭水化物に対する食欲が旺盛になる人もいます。うつ病の人は一般的にほとんどエネルギーがありません。その他の兆候としては、悲しみに対して無感情、喜びを表現できない、不眠症、過度の睡眠、集中力がない、判断力がないなどがあります。無気力、または罪悪感は死について繰り返し考えることを伴うかもしれません。これらの症状が2週間以上続いている場合は、うつ病を患っているかもしれません。

65歳以上の人は若い人よりも4倍うつ病にかかりやすいとされていますが、高齢者の患者の場合、いつも典型的な兆候を示すとは限りません。代わりに、認知症、痛みを訴える、動揺する、心配する、イライラするなどの兆候を示すかもしれません。

栄養との関連性：Nutrition Connection

うつ病の患者はしばしば不規則で不健康な食事をしています。しかし、体に良いものを食べることで気分が安定します。ここに栄養素のガイドラインをいくつかあげます。

▶ **トリプトファンに頼る**
七面鳥、アーモンド、カボチャの種、クレソンに含まれるこのアミノ酸は、気分の安定に重要な神経伝達物質「セロトニン」を作るために必要です。調査ではトリプトファンは睡眠を誘発し、特定の種類のうつ病の治療に役立つかもしれないということが示されています。トリプトファンのサプリメントは1980年代の死亡事件が原因で、アメリカとカナダで現在は禁止されています。

▶ **豆類を食べる**
特に炭水化物を多く含んだ食事はリラクゼーションと関連付けられてきました。これらの食物によってトリプトファンをセロトニンに変換することができます。豆類は複合糖質を含んでいるだけでなく、タンパク質も豊富に含んでいますが、脂質はそれほど多く含まれていません。

▶ **糖質の摂取を制限する**
糖質に敏感な人が多量のスイーツを食べると、エ

ネルギッシュな「ハイ」とその後に続く「ロー」、そして糖質が代謝されると「イライラ」を経験するかもしれません。

▶ **ビタミンB群をもっと多く摂取する**
ビタミンB_6、B_{12}および葉酸は、特定の形のうつ病に効果があるかもしれません。ビタミンB_6はPMSに関係するうつ病に苦しむ女性にいくらかの安心感を与えることが分かっています。ビタミンB_6は肉、魚、鶏、全粒粉、バナナおよびジャガイモに含まれています。他の調査では、多くのうつ病の人々は、葉酸とビタミンB_{12}が不足しているということが分かっています。葉酸は緑色の葉野菜、オレンジジュース、レンズ豆、トウモロコシ、アスパラガス、エンドウ豆、種実類に含まれています。ビタミンB_{12}はすべての動物性食物および強化大豆や米の飲料に含まれています。

▶ **オメガ3脂肪酸を加える**
サーモン、マス、サバ、アマニなどの供給源を探してください。研究によると、魚を多く消費する国々では、うつ病の割合が低く、ほとんど消費しない国々ではその割合が高いことが分かっています。魚油のサプリメントは効果があるかもしれませんが、それらを飲む前に医師に相談してください。

▶ **薬物治療の副作用のバランスをとる**
体重の増加を引き起こす可能性のある三環系抗うつ薬には、イミプラミン（トフラニール）、アミトリプチリン（エラビル）、アミトリプチリン（パメロール）があります。もし初めから太り過ぎている場合や、これらの薬で太ってしまった場合は、医師に相談して代替薬を提案してもらいましょう。

食事以外：Beyond the Diet

うつ病は生命に関わる病気になりかねません。下記の推奨は、できるだけ早く治療するのに役立つ可能性があります。

▶ **健康的な睡眠の習慣をつける**
うつ病の始まりは不眠症によって分かります。通常、病気に伴い、最後まで続く症状です。一晩に7～9時間の定期的な睡眠スケジュールを立てましょう。

▶ **医師に相談する**
医師は、うつ病に関連する固執した思考や感情に対処する手助けをしてくれます。睡眠時無呼吸などの病気やベータ遮断薬のジゴキシン、抗ヒスタミン剤、およびコルチコステロイドを含む薬物治療の副作用からきているのかもしれません。

▶ **抗うつ剤を超えて考える**
抗うつ剤に伴い、医師は認知行動療法および対人精神療法を提案するでしょう。

注意：Warning

食物と薬物の相互作用

フェネルジン（ナーディル）およびトラニルシプロミン（パルネート）などのモノアミン酸化酵素阻害薬というクラスの抗うつ剤を飲んでいる場合、アミノ酸チラミンを多く含んだ食物を摂取すると血圧が危機的に上昇する可能性があります。チラミンは熟成チーズ、ピクルス、スモークした魚、豆腐や大豆、バナナ、肉エキスが含まれているグレイビーソース、シャンパンなど、熟成、乾燥、発酵、ピクルス漬けまたは細菌処理されたタンパク質の豊富な食物に含まれています。アルコールも避けるべきです。コーヒー、お茶、コーラ、チョコレート、酵母、酵母エキス（マルミットやサワードウで作ったパンなど）、ソラ豆、朝鮮人参には少量のチラミンが含まれていますが、少量であれば、十分安全です。

AILMENTS: #008

エイズとHIV感染症
Aids and HIV infection

- ☠ **悪化させる食物**：貝／寿司／手作りのマヨネーズ／十分に加熱調理されない食品
- ❤ **効果のある食物**：魚／皮を取り除いた鶏・ガチョウ・七面鳥・アヒルなどの家禽類／豆類／調理された果物や野菜／キヌア／大麦／そば／オリーブオイル／ウォールナッツ／アマニ
- ⚠ **制限するべき食物**：クッキーやソフトドリンクなどの甘い食品／生の果物や野菜／赤身肉／バター／飽和脂肪酸を含む食品

この病気を特に気を付けるべき人：
- ・アメリカで約150万人
- ・静脈注射でドラッグをしていた人、血友病患者
- ・エイズと診断される人の多数は24～49歳

エイズは体が衰弱していく病気です。他のHIVの合併症より体重の減少が顕著で、死亡の原因となります。そのため患者は、できるだけ栄養価の高い食品を摂る必要があります。エイズは消化器系に影響を及ぼすため、良い栄養を摂り続けることは難しくなります。病気になると下痢が続き、さまざまな栄養素、特に葉酸、リボフラビン、チアミン、ビタミンB_6、B_{12}などが摂りにくくなり、腸の感染症にかかりやすくなります。多くのエイズ患者は、病気と薬が原因で食欲がなくなり、吐き気に苦しみます。エイズの専門家は、もし適切な栄養が摂れないなら、人工栄養法を行うことを勧めています。

🅒 栄養との関連性：Nutrition Connection

▶ **症状が発症していないHIV患者も、各々で健康な人に推奨されている食事と同じ食事を摂る**

高品質の食事を摂りましょう。果物や野菜、全粒粉、豆類、脂質のないタンパク質を含んだ食事は、あなたの体や健康状態に貢献します。クッキーやソフトドリンクなどの糖分の多い食品は、必要な栄養分がない状態でカロリーだけを供給するので、制限するべきです。次に続くガイドラインはあなたの食事に多くのヒントを与えるでしょう。

▶ **1日に5～6種類の野菜や果物を取る**

色とりどりの野菜や果物を摂ると、ビタミンや栄養素を確保できます。野菜や果物は徹底的に洗いましょう。多くの医師は、旅行先でも同じ注意をするよう忠告しています。調理された野菜や皮をむき、煮込み、缶詰めにされた果物を摂りましょう。生のサラダや果物は安全だという意見もありますが、消化はしにくくなります。

▶ **炭水化物の50％は精製されていない穀物から摂る**

キヌアや大麦、そばが含まれます。

▶ **タンパク質を制限しましょう**

極端に多いタンパク質は腎臓を傷めます。

▶ **心臓を健康に保つ食品を取りましょう**

HIV患者は、コレステロールや中性脂肪が高くなってしまう投薬治療に苦しみます。過度の脂質を避けることは、多くの不飽和性結合性の脂質を取り込む代わりに心循環系のリスクを減少させ、心臓病から身体を守る助けとなります。サーモンのように脂ののった魚やオリーブオイル、ウォールナッツやアマニオイルを摂りましょう。

▶ **安全な食品を食べる**

HIVは免疫力を侵すため、患者はサルモネラ菌や赤痢菌、カンピロバクター菌や他の細菌に感染症にかかりやすくなります。本書のチャプター1を参照してください。

▶ **急激に体重が落ちたら対応する**

劇的に体重が減少すると、人工栄養法（高カロリー療法）が必要です。通常は胃にチューブを通して栄養を補給するか、血流に栄養が溶け込みやすいように静脈に管を通す処置を行います。

▶ 頻繁に急な下痢が起こったら食事を調整する

生の果物や野菜、全粒粉やシリアルなど食物繊維の多い食品は避けましょう。同じくタマネギや豆、キャベツ、香辛料の強い食物、炭酸飲料などのガスの多い食品も避けましょう。脂質の多い肉やバター、脂質のある牛乳も摂らないほうがよいです。カフェイン、アルコール、チョコレートも同じく避けましょう。

▶ 吐き気がした後は流動食を摂る

HIVの薬を飲んだ後によく起こる吐き気や下痢に苦しんでいるときは、水分を補うために、水や薄いスープ、ジンジャーエール、アイスキャンディーのような流動食を摂りましょう。食事を摂れるようになれば、トーストやクラッカーのような柔らかい食物から食べはじめましょう。

食事以外 : Beyond the Diet

▶ HIVやエイズの人は20以上の薬を飲む

薬はその人の症状に合わせて調合されていて、この薬のカクテルはエイズの症状を撃退し、患者を長生きさせることが証明されています。付け加えると、HIVやエイズの患者は健康状態に特に気を付ける必要があります。

▶ サプリメントで摂る栄養所要量の上限に気を付ける

栄養士はHIV患者に栄養の欠乏を防ぐために、マルチビタミン剤やミネラル剤を摂取することをすすめます。しかし栄養所要量の100%をサプリメントで摂る場合は、医師の処方が必要です。

▶ ハーブで自己療法を行わない

ハーブの効果は証明されていません。ハーブの調剤は、薬の効能と深刻に影響しあう物質を含んでいます。

▶ 口腔感染にかかった場合、食事を控えめにする

口腔カンジタ症や潰瘍など口や喉の感染が起こった場合、食べにくくなるので次の方法を試してください。飲み込みやすい、柔らかく水分を含む食品（マッシュポテトやグレービー）を食べてください。水分を摂るにはストローを使ってください。食事は室温を保ってください。酸味の強い食品や飲物は避けてください。

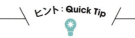

ヒント : Quick Tip

有害な食事方法は避ける

免疫システムを増強するために高用量の亜鉛やセレニウムを摂取することを提唱する人もいます。これらの栄養素が感染を予防するという証拠がないばかりか、研究では1日200～300mgの亜鉛を6週間摂取することで、実際には免疫力が低下したと示しています。セレニウムの過度の摂取も、嘔吐や下痢を引き起こす可能性があります。

AILMENTS: #009

炎症性腸疾患
Inflammatory bowel disease

> 😣 **悪化させる食物**：乳製品／揚げ物／人工甘味料または他の誘発する食物／アルコール／カフェイン入り飲料
> ❤️ **効果のある食物**：水／バナナ／米／アップルソース／トースト／白身魚／鶏肉
> ⚠️ **制限するべき食物**：ブラン／全粒穀物／種実類／ドライフルーツ
>
> **この病気を特に気を付けるべき人：**
> ・喫煙者
> ・IBDの肉親
> ・白人人種
> ・アシュケナージ系ユダヤ人の祖先の人
> ・スカンジナビア人
> ・子供

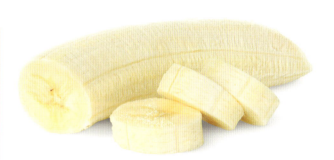

炎症性腸疾患（IBD）は、腸管炎症によって特徴付けられる慢性疾患の包括的用語です。最も一般的なものは、潰瘍性結腸炎とクローン病です。潰瘍性結腸炎はクローン病よりも限局性ですが、どちらの場合も免疫システムが食物や細菌など、腸にある正常な物質に異常反応します。体内に侵入した物質をやっつけるために、体は腸壁に白血球を送り、その結果として、血便、けいれん、下痢、食欲不振など慢性炎症の症状を引き起こします。

🔶 栄養との関連性：Nutrition Connection

食事はIBDの原因や治療にはなりませんが、食物の中には症状を和らげるものや症状を引き起こすものもあります。これらは人によって異なりますので、自分に合った食事計画を立てるために調べる必要があります。以下の提案が役に立つかもしれません。

▶ 少量の食事を5〜6回に分けて食べる
1日に3回の量の多い食事をするよりも、5〜6回の少量の食事をするほうが腸管にかかる負担が少ないです。

▶ アルコールではない液体をたくさん飲む
脱水症状、腎臓の問題、または胆石を防ぐことができます。アルコールは腸の出血を悪化させ、体の免疫システムを下げる可能性があり、栄養不良の原因になるかもしれません。しかし、食物と一緒に液体を摂取することで下痢になる可能性がありますので、できるだけ食間に飲むようにしてください。

▶ 誘発する食物を特定します
乳製品、揚げ物、人工甘味料、香辛料などの食物をすべて排除するようにしてください。再度それを食べて症状が起こった場合は記録してください。

▶ 安全な食物を食べる
これらは人によって異なりますが、ほとんどの人は典型的なBRAT（バナナ、米、アップルソース、トースト）食で症状が落ち着きます。鶏肉、七面鳥、そして白身の魚も良いとされています。

▶ 食物繊維の多い食物を制限する
食物繊維の多い食物は適切に消化されず、細菌が結腸を通過しないことがよくあります。これは結果的に細菌の異常繁殖の原因となり、病気を悪化させ、腸管を刺激し、下痢を悪化させる可能性があります。ブラン、全粒穀物、種実類およびドライフルーツなどに含まれる不溶性食物繊維は、オーツ麦に含まれる水溶性食物繊維よりも刺激が強いようです。

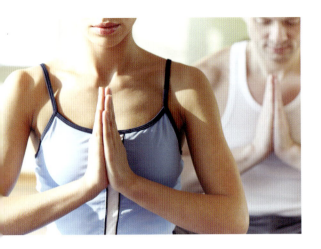

▶ **栄養を取る他の方法を考える**
クローン病の最も深刻なケースでは、完全静脈栄養（TPN）が必要となる場合があります。TPNは腸管を休ませる必要のある患者にとって最も有効です。また、この方法は不十分な栄養による発育不良の子供にとっても有効です。家庭でも投与できるため、TPNを行っていても通常の生活スタイルが可能になります。

食事以外 : Beyond the Diet

潰瘍性結腸炎は通常結腸に限局されているため、結腸の切除が治療の1つとされています。しかしクローン病の患者に対しては、腸の患部を手術によって取り除くことでいくらか緩和されるかもしれませんが、病気は通常再発します。5-ASA製剤およびコルチコステロイドなどのいくつかの薬が両方の治療に使われます。さらに、以下を試してください。

▶ **禁煙する**
喫煙はクローン病のリスク要因になり、実際に症状を悪化させます。喫煙者は医師に禁煙の相談をしてください。

▶ **リラックス療法を実践する**
ストレスはIBD症状を悪化させるので、ヨガ、瞑想および太極拳が効果的です。

▶ **体を動かす**
人によっては運動は最もやりたくないことかもしれませんが、よりアクティブになるように心がけてください。そうすることで健康全般の維持に役立ち、ストレスも軽減します。

▶ **催眠療法を検討する**
ある研究では催眠療法にIBD症状を軽減する効果があると示唆しています。

うつ病と不安神経症は、特に子供のIBD患者の間でよくあります。認知行動心理療法は、症状を対処するのに役立ちます。

▶ **サプリメントについて医師に相談する**
通常の食事を維持しているクローン病の患者でも、栄養の吸収が悪いために栄養不足になることがあります。高用量のビタミンは医師の指示にしたがって服用されるべきで、例えばビタミンB_{12}が欠乏している場合、しばしば注射によって投与する必要があります。症状が重篤な場合、あるいは広範囲の手術を受けた人は栄養サプリメント、または代替食として特別な高カロリーの液体処方を必要とするかもしれません。ときには低脂質、消化しやすい栄養剤が処方されることがあります。

AILMENTS: #010

黄疸
Jaundice

- 悪化させる食物：アルコール
- 効果のある食物：赤身肉／鶏肉／魚／卵／乳製品／キヌア／レンズ豆
- 制限するべき食物：脂質の多い揚げ物／糖質の多い食物

この病気を特に気を付けるべき人：
- 肝炎、肝硬変、肝がんなどの肝臓疾患がある人
- 溶血性貧血などの血液疾患のある人
- ギルバート症候群などの遺伝的症候群のある人
- 胆管閉塞のある人
- 乳幼児

皮膚や白目が黄色になることは、黄疸の顕著な特徴です。この状態は、胆嚢の副産物であるビリルビンが血中に構築されたときに起こります。黄疸には一般的に3つのタイプがあります。最も一般的な種類は肝炎で、肝臓の炎症や別の肝臓障害を患っています。閉塞性黄疸は通常、胆石や別の胆嚢の病気から起こります。最も少ないタイプは、ある種のビリルビン代謝の異常に関与しています。黄疸には遺伝性障害もあります。また、新生児も生まれてから数日間、新生児黄疸を発症します。一般的にこれは肝臓が十分に機能していないことが原因です。新生児全体の60%が黄疸を発症しています。他の症状は特にありません。肝臓が成熟するにつれて1週間以内になくなります。

栄養との関連性：Nutrition Connection

いくつかの種類の黄疸は、栄養やバランスの良い食事で自然に解決します。完治には数週間かかるかもしれませんが、以下のガイドラインは役立ちます。

▶ 少量の食事を数回食べる
1日に少量の食事を数回食べることは実践しやすいかもしれません。というのは、黄疸のある人は日が経つにつれて食欲が減り、吐き気が増してくるのをよく経験するからです。そのような場合、朝食をできるだけ多く食べ、ミルクシェイクや強化された液体ドリンクなど、栄養のある軽食で少量の食事を1日の中で間隔をあけて摂ってください。

▶ タンパク質の豊富な食事を食べる
毎日動物性・植物性、両方のタンパク質が十分に含まれた健康的な食事を摂取してください。最も良い食物は、赤身肉、鶏肉、魚、卵、乳製品、レンズ豆などの豆類と、キヌアなどの穀物製品の組み合わせです。

▶ 脂質の多い食物は避ける
揚げ物や脂質の多い食物は消化が困難です。ただし少量の脂質ならば必要なカロリーを得るためや、風味を加えるために食べても問題ないので、脂質の多い肉や揚げ物より、消化しやすい乳製品や卵を選んでください。

▶ アルコールを避ける
アルコールは、肝臓に余分なストレスをかけます。回復後はアルコールを摂取しても良いかもしれませんが、肝臓障害の中には一生完全禁酒が必要な場合もあります。

▶ 甘いものを避ける
栄養のある食物に対する食欲を奪ってしまうため、甘いものは避けた方が良いでしょう。

食事以外：Beyond the Diet

治療のために生活スタイルを変えるパターンはさまざまあります。あらゆる病気が黄疸を引き起こす可能性がありますので、医療専門家に相談するのが良いでしょう。

AILMENTS: #011

過食症
Bulimia

- ☠ **悪化させる食物**：過食を引き起こす食物
- ♥ **効果のある食物**：バナナ／ベリー類／リンゴ／ナシ／全粒粉のシリアルやパン／赤身肉
- **この病気を特に気を付けるべき人**：
  - ・アメリカの人口の0.6％の成人
  - ・若者や若い女性
  - ・過食症の80％は女性

　過食症（ブルミア）は周期的に起き、少なくとも３カ月間、平均的に２週間に２回、普通ではない大量の食物をとても速く食べる症状です。ブルミアという言葉の意味は"飢えた牡牛"です。牡牛は大食ではありませんが精神的な問題があると脳内物質に異常が起こり、ホルモンバランスをくずして、いやおうなしに暴食になります。

　患者は暴食をしますが体重は一般的です。彼らは暴食をダイエットと過度の運動、自己誘発嘔吐や下剤や浣腸で浄化します。浄化を繰り返すと栄養失調や塩分とカリウムのアンバランス、疲労や失神、動悸などの重大な疾患になります。嘔吐物の酸は歯のエナメル質と食道にダメージを与えます。浣腸剤は大腸に炎症を起こし、直腸から出血したり腸の機能を破壊します。しかし、浣腸剤をやめると慢性的な便秘になります。もっとも深刻な結果のうちの１つはひどいうつ病になり、自殺するかもしれないということです。

栄養との関連性：Nutrition Connection

他の摂食障害と同じく、過食症は治療が難しく、栄養士や薬剤師、精神科のセラピストを含めたチームでの治療が必要です。栄養士や心理学者のガイダンスにしたがったガイドラインがあります。

▶ **栄養失調を治療する**

体内のカリウムの留保は特に大切ですが、自己誘発嘔吐や浣腸によって不足します。カリウムをたくさん含む食物は、バナナです。野菜はミネラルを補います。もし足らなければ、サプリメントが必要です。

▶ **タンパク質とデンプン質を含んだ食物を摂る**

過食症がコントロールできるようになるまで、過度に食べてしまう食物を取り除き、栄養を含んだ食物を摂りましょう。過食してしまう食物は、少しずつ食べ始めること。治療を行うと、過食症の患者は望ましい食物を適度な量で食べることや、過度な食欲を抑えることを学びます。

▶ **食物繊維が多い食物を加える**

浣腸剤を使う患者は、便秘を防ぐために食物繊維が多い食事が必要です。全粒粉のシリアルやパン、新鮮な野菜や果物、ベリー類、リンゴ、ナシと十分な水分は、正常な腸の機能を助けます。

食事以外：Beyond the Diet

しっかりとした検診によって過食症を判断する必要があります。過食症だと診断すると、医師は次のようなガイダンスを行います。

▶ **雑誌を読む**

栄養学上の教育では、過食症の患者に日記をつけさせることから始め、自分の状況を把握し、過食してしまう食物を食べないように手助けします。栄養学のカウンセラーは、患者が何を、いつ食べるか決めないように、食事の計画書を渡します。

▶ **うつ病を治療する**

慢性的なうつ状態はたびたび過食症と関係します。通常はフルオキセチンのような抗うつ剤や、食欲を抑えるセルトラリンを使用します。

▶ **複数の治療法を考える**

イメージ療法や規則的にリラックスすることで、体重や食事に対する強迫観念が減少します。

▶ **忍耐強さを学ぶ**

治療の成功を期待はしないでおきましょう。治療は３年かそれ以上かかり、それでも再発するのが一般的です。

AILMENTS: #012

風邪・インフルエンザ
Colds and Flu

💗 **効果のある食物**：柑橘類／ベリー／芽キャベツ／チキンスープ／ヨーグルト／小麦胚芽や小麦パン

風邪は鼻水、咳、咽頭痛などの症状によって特徴付けられます。インフルエンザは冬の時期に似た症状を伴って流行しますが、熱、関節痛、筋肉痛が含まれます。インフルエンザの合併症、特に肺炎は、重篤になる可能性があり、数千人のアメリカ人はインフルエンザまたはその合併症によって亡くなっています。

インフルエンザは、ウイルスが原因の伝染性の高い呼吸器感染病です。新しいインフルエンザのワクチンは、ウイルスの株の繁殖を防ぐために毎年生産されています。医師は毎年のインフルエンザ予防接種を、65歳以上のすべての人と、循環呼吸器、腎臓、代謝または免疫障害を持つ人々に勧めています。免疫システムが低下しているとき、人は風邪やインフルエンザにかかりやすいのです。予防手段にはアルコールを避けること、十分な休息をとること、そしてストレスレベルを下げることなどがあります。手を頻繁に洗い、咳込んだり、くしゃみをしたりする際は口を塞いでください。

栄養との関連性：Nutrition Connection

風邪やインフルエンザの治療法はありませんが、適切な食事をすることで予防、早期回復、症状を軽くするのに役立つかもしれません。風邪やインフルエンザのときは何も食べないほうが良いというのは神話です。食べることで必須栄養素が供給され、体が回復するのに役立つ可能性があります。ここにその方法を示します。

▶ **ビタミンCを摂る**

多量摂取が風邪の予防に効く証拠はありませんが、いくつかの研究では、早く回復できたり症状を軽くすることが示されています。また、ビタミンCには、わずかに抗ヒスタミン効果があるということで知られています。柑橘系のジュースをより多く飲んだり、サプリメントを摂取したりすることで、鼻の症状を減らすことができるかもしれません。

▶ **水分を多く摂る**

高熱の最悪な影響の1つは、脱水症状です。風邪やインフルエンザの間、1日当たり最低グラス8～10杯の水分を摂り、損失した水分を補充し、粘膜を湿った状態に保って痰をからみにくくします。水、お茶、スープを飲んでください。微小血管を拡張させ、感染と闘う能力を低下させるアルコールは控えてください。

▶ **チキンスープを飲む**

チキンスープは鎮静効果があり、鼻づまりを和らげるのに役立つ、シスチンを含んでいます。科学者たちは、355mLのスープを飲むことで肺の炎症を減らす可能性があると考えています。チキンスープは、炎症の原因となる白血球の活動を遅くすると考えられています。

▶ **スパイシーな食物を食べる**

唐辛子、またはチリには鼻づまりを解消するのに役立つカプサイシンが含まれています。ニンニク、ターメリックおよび他の辛いスパイスにも同様の効果があります。

▶ **亜鉛の豊富な食物を食べる**

亜鉛は、健康な免疫システムにとって重要です。

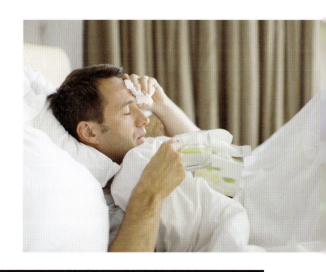

亜鉛はシーフード（特に牡蠣）、赤身肉、鶏、ヨーグルトなどの乳製品、小麦の胚芽、小麦ブラン、全粒粉に含まれています。研究によると、亜鉛トローチ剤の形での補充は治りを早くするのに役立ちますが、1日当たり40mg以上を長期間摂取すると免疫システムが弱くなる可能性があることが分かっています。

食事以外 : Beyond the Diet

以下のガイドラインは早期回復に役立つ可能性があります。

▶ **十分な休息を取る**
適度の休息は免疫システムを正常に戻すのに役立ちます。

▶ **市販の薬を試す**
アスピリン、イブプロフェン、鼻炎の薬は、風邪やインフルエンザに伴う熱、痛み、鼻づまりを和らげる効果があります。

▶ **専門家の治療を受ける**
大抵の風邪やインフルエンザの症状は自然に治ります。しかし、もし咳をしたときに緑色、黄色または血液の混じった痰が出る、顔、顎、または耳に激しい痛みがある、嚥下や呼吸が困難になる、あるいは48時間以上37.8℃以上の高熱が続く場合は、医師の診断を受けてください。

AILMENTS: #013

過敏性腸症候群
Irritable bowel syndrome

- **悪化させる食物**：脂質の多い揚げ物／ソルビトール・ラクチトール・マンニトール・マルチトールなどの糖アルコール
- **効果のある食物**：水／全粒穀物のパンやシリアル／ベリー／レンズ豆／アーティチョーク／バナナ
- **この病気を特に気を付けるべき人**：
  ・3,700万人のアメリカ人と500万人のカナダ人
  ・男性よりも女性に多く発症。特に月経期
  ・家族歴にIBSのある人

過敏性腸症候群（IBS）は腸内の異常な筋肉の収縮によって発生することが多く、腸内の液体が少なすぎる、または多すぎる状態となり、不調につながります。症状は人それぞれで、著しく異なります。

中には緊急の下痢を経験する人もいれば、けいれん性結腸と呼ばれる下痢と便秘が交互に発症する人もいます。また、食後に腹部痛、けいれん、膨満、ガスや吐き気を伴う種類のものを経験する人もいます。

IBSに対する検査はなく、結腸炎、がんやその他の病気を除外することで診断されます。食物不耐症やアレルギーによって悪化する場合がありますが、特定の原因は確立されていません。ストレスや情緒的葛藤によって悪化する場合がありますが、心理的な病ではありません。

栄養との関連性 : Nutrition Connection

さまざまな食事要因がIBSの悪化や緩和に重要な役割を果たします。症状を誘発する食物や効果は人それぞれ異なりますが、これらの一般的なガイドラインは、不快感やその他の症状を取り除くのに役立ちます。

▶ **少量の食事を数回食べる**
量の多い食事を食べないようにし、1日数回の少量の食事を一定間隔で食べるようにしてくださ

い。これによって、腸の収縮や、下痢の増加を軽減することができます。

▶ **ゆっくり食べる**
食べるのが早すぎると空気を飲み込む可能性があり、腸のガスの発生を促進します。また、しっかり咀嚼されていない食物は、消化するのがさらに困難になる可能性があります。

▶ **たくさんの水を飲む**
適切な体液を維持するために、毎日最低グラス8杯の水、またはその他の飲料を飲んでください。ただし、アルコールやカフェインなどの腸を刺激する可能性のあるものは避けてください。

▶ **脂質の多い食物を避ける**
ほとんどの医師は、脂質の消化が最も困難な栄養素であることから、揚げ物やその他の脂質の多い食物を食べないようにアドバイスします。

▶ **食物繊維の摂取をよく観察する**
全粒製品およびその他の高食物繊維の食物は、慢性の下痢を持つIBS患者の症状を止める可能性があります。逆に、便秘が主な症状の場合、たくさんの新鮮な果物や野菜、全粒穀物パンやシリアル、種実類などの高食物繊維の食物が勧められます。

▶ **オオバコの種子を検討する**
持続性の便秘に対して、すりつぶしたオオバコの種子や、高食物繊維の便秘薬について相談してください。ただし、慢性的に便秘薬を使用するのは避けてください。ビタミンや栄養不足につながる可能性があります。

▶ **糖アルコールを避ける**
砂糖の代用品であるソルビトール、ラクチトール、マンニトール、マルチトールはさまざまな食物に使用されており、いくらかの人にIBS症状を引き起こす可能性があります。また、乳製品に含まれるラクトース、およびおそらくフラクトースは症状を悪化させることがあります。

▶ **どの食物繊維が必要かを知る**
不溶性食物繊維は便を大きくして排泄しやすくし、IBSに関連した便秘を和らげます。水溶性食物繊維の多く含まれた食物は水分を吸収し下痢の発作に役立ちます。

▶ **プロバイオティクスを検討する**
最近の調査では、プロバイオティクスがIBSの症状を和らげる効果があるかもしれないことが分かっています。プロバイオティクスはIBS患者の腸機能を正常にすることが示されています。

食事以外 : Beyond the Diet

IBSの症状はそれぞれ異なるため、治療には個人に合った治療法を見つけることが重要です。前述した食事の調整以外に以下を試してみてください。

▶ **誘発するものを探る**
IBS症状を制御することを知るには、まず症状を誘発する可能性のある要因を認識することです。IBS症状と摂取したすべての食物と飲料、およびストレスとなった出来事を記録した日記は、可能性のある原因を特定するのに役立ちます。

▶ **ストレスを解消する**
ストレスがIBSを悪化させるのはよくあることで、瞑想、ヨガ、およびバイオフィードバックなどの効果的なリラックス方法を見つけることが重要です。

▶ **運動**
ストレスを軽減するのに役立つため、運動は大きな治療効果があります。また、便秘が問題である

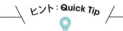

ペパーミントオイルのカプセルを摂取する

食間にペパーミントオイルの腸溶性カプセルを1〜2個摂取してください。ただし、酸逆流症の人は摂取しないようにしてください。

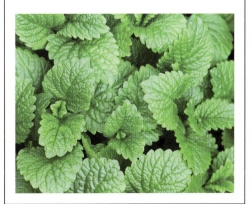

場合、運動は腸機能を正常化する可能性があります。

▶ **薬に目を向ける**
医師は異常な筋肉の収縮を抑え、下痢を和らげるための薬を処方することがあります。最近の調査の中には、腸内における細菌の過剰繁殖がIBSの原因であるかもしれないと示唆するものもあります。ある研究では、78%のIBS患者は小腸に細菌の過剰繁殖があり、抗生物質によって過剰繁殖を一掃した人の半分が、症状を解消したということが分かっています。

AILMENTS: #014

花粉症
Hay fever

☠ **悪化させる食物**：アーティチョーク／カモミールティー／エンダイブ／キクヂシャ／タラゴン／ビールとワイン／サワードウで作ったパン／ブルーチーズ／ドライフルーツ／マッシュルーム／ソーセージ／ザワークラウト／しょうゆ／酢／ハチミツ／ビーポレン

❤ **効果のある食物**：サーモン／ニシン／アマニ
この病気を特に気を付けるべき人：
・アメリカのすべての成人の10〜30%

花粉症は季節性アレルギーで、花粉または稀にカビを吸引することによって誘発されるくしゃみ、涙目、および痒みが特徴です。アメリカでは子供の約40%が花粉症に悩まされています。医学的に季節性、またはアレルギー性鼻炎として呼ばれています。通常、食物は花粉症とは関係ありませんが、特定の種類の季節性アレルギーを持つ人は、特定の食物を食べた後に症状が出ることがあるかもしれません。例えば、ヒマワリ属の植物にはブタクサ属の植物と交差反応する抗体があります。したがって、花粉症の症状がブタクサによって誘発される人は、ヒマワリ属のハーブや野菜を食べると反応するかもしれません。

同様に、カビの胞子に反応する人は、カビのある食物を食べたり、飲物を飲んだりすると問題が発生するかもしれません。

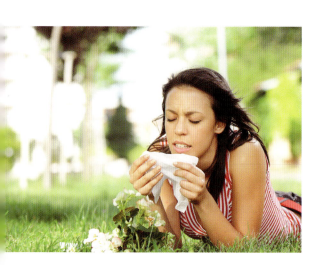

Ca 栄養との関連性：Nutrition Connection

発作を誘発する可能性のある食物を避けること以外に、花粉症の症状を和らげる特別な食事はありません。

▶ **ヒマワリ属の食物を避ける**
ブタクサによって花粉症が誘発される場合、この属の食物は避けてください。これらには、アーティチョーク、カモミールティー、チコリ、タンポポ、エンダイブ、キクヂシャ、エルサレムアーティチョーク、サルシフィ、ヒマワリ（野菜油とマーガリンに含まれる）、ヒマワリの種と油、タンジー（漢方薬や民族療法に用いられる）、およびタラゴンが含まれます。

▶ **カビのアレルギーがある場合は発酵食品を避ける**
アルコール飲料、特にビール、ワイン、そして発酵によって作られた他の飲料、多くの酵母やサワードウの品種で作ったパン、チーズ、特にブルーチーズ、レーズンや外で乾燥させられた他のもの

を含むドライフルーツ、すべての種類のマッシュルーム、ホットドッグ、ソーセージ、スモークフィッシュを含む加工された肉や魚、ザワークラウトおよびしょうゆなどの発酵食品、ピクルスにした食物、酢およびサラダドレッシング、マヨネーズ、ケチャップなど酢の入った製品などがあります。

▶ ハチミツには気を付ける

いくらかの食物に含まれる汚染物質や花粉も、花粉症の発症を誘発することがあります。特に花粉の粉が含有しているかもしれない、ハチミツやサプリメント、自然療法であるビーポレンに注意してください。

▶ オメガ3脂肪酸をより多く食べる

いくらかの報告では脂質の多い魚やサーモン、ニシン、アマニなどのオメガ3脂肪酸を多く含む食物を食べることを提案しています。

食事以外：Beyond the Diet

▶ 市販のアレルギーの薬を飲む

ベネドリル、クラリチンおよびジルテックなどの薬は、軽度から中度の花粉症の症状をかなり緩和することができます。

▶ 鼻の洗浄を試す

鼻孔を水と塩の溶液で洗浄することは鼻づまりを緩和し、粘液とアレルゲンを鼻と鼻腔から洗い流すことで、鼻腔をきれいにする効果があります。ネチポットや鼻うがい用のスクイーズボトルを活用してください。

▶ 医師に相談する

医師は深刻な花粉症の発作に対して、アレルギー症状を引き起こす免疫システム化学物質を阻止する経鼻・経口コルチコステロイド、またはロイコトリエン調整剤を処方することがあります。

AILMENTS: #015

がん
Cancer

- **悪化させる食物**：残余殺虫剤や環境汚染物質を含んだ食物
- **効果のある食物**：赤身肉／魚／貝類／リンゴ／ベリー類／柑橘類／トマト／タマネギとニンニク／緑茶／全粒粉ブランと小麦胚芽／玄米／ブラジル豆
- **制限するべき食物**：脂質の多い食物、特に飽和脂肪酸を含んだもの／アルコール／塩漬け／燻製／発酵／炭焼きの食物

最近の研究により、がんの予防と治療に対する食事の役割についての考え方は大きく変わりました。研究では、悪性腫瘍の広がりと進行を早める食事がある一方、病気の進行を遅らせて、がんの拡大をとめる食事もあることがわかりました。研究者は少なくても30％のがん患者が高脂質と加工食品に関係していることを確信しています。これらのがんは、食事を変えることで予防できます。

高品質の食事は治療の一環です。なぜなら疾患の治療は回復の手助けをする良い栄養を必要としているからです。一般的にがんになると体重が減少します。がんによって食欲は減少します。がんによるうつ状態と痛みが食欲をなくすからです。

がんの治療、特に放射線治療と抗がん剤治療は食欲を減退させ、吐き気や他の副作用を引き起こします。外科手術も食欲に影響を及ぼし、治療と回復に高い栄養を必要とします。

栄養との関連性：Nutrition Connection

がんの治療において必要な栄養素は多岐にわたります。下記の食物はがんと闘う上で優れたものですが、医師や栄養士と相談して、必要に応じて食事を組み立ててください。

▶ 果物と野菜を摂る

果物と野菜はがんによる死亡率の低下と関連があると研究されています。リンゴやベリー類、ブロッコリーなどのバイオフラボノイドや植物性物質、食物繊維、葉酸、ベータカロテンやビタミンCなどの抗酸化物質を含んでいます。

▶ 脂質の摂取を減らす

多くの研究で高脂質食品と肥満は、細胞がん、子宮がん、前立腺がん、皮膚がん（もっとも死亡率の高い皮膚がんである黒色腫を含む）、乳がんの危険と関係があることがわかっています。専門家は全カロリーのうち脂質の摂取を20％にすることを推奨しています。赤身肉を選び、脂質を取り去ってもらいましょう。1週間に数回は、野菜だけの食事を摂りましょう。焼いたり蒸したりする低脂肪の調理方法を取り入れ、バターや油を使うことを制限しましょう。

▶ もっと食物繊維を摂る

食物繊維の摂取を増やすと、大腸がんを予防できます。食物繊維が豊富な、カロリーが低い食事は肥満を防ぎ、肥満と関係のあるがんの危険を減少させます。

▶ 加工食品を制限する

燻製や酢漬け、塩漬け、揚げ物、炭火で焼いたもの、加工肉をたくさん食べる人は胃や食道のがんの発生率が高まります。燻製はポリアロマ発がん性物質として知られるティックハイドロカーボンを含みます。酢漬けの中の塩は胃壁を痛め、がんの形成を促成します。ベーコン、ホットドッグ、加工肉の亜硫酸塩は発がん性物質のニトロソアミンを発生させます。ただし、これらの食品を食べるときにビタミンCやEを一緒に摂ると、ニトロソアミンの生成を防ぎます。

▶ サプリメントを摂る場合は医師に相談する

がんを予防するためにサプリメントを摂る場合、過剰摂取するとダメージが増えることが実証されています。ビタミンAを摂りすぎると毒性を引き出します。サプリメントを利用する場合は、医師や栄養士に相談することをすすめます。結果、診断と状況によって異なるレベルのサプリメントが処方されます。

コラム：Column

がんと闘う食事

食事のガイドラインは、悪性腫瘍のタイプとステージによって考慮されます。早期や局部的ながんの場合は、多くの人が脂質の少ない食事や全粒粉の食品、デンプン質の食品、果物や野菜をすすめられます。脂質、特に動物性由来のものは、がんの発達を促すとされているので摂らないようにしましょう。反対に、果物と野菜はがんの発達と転移を抑制すると考えられている自然の食物性物質を含んでいます。タンパク質は必須の物質で、病気の治療でダメージを受けた体組織や傷の治療を回復します。リンゴ、ベリー類、ブロッコリーなどのアブラナ科の野菜や柑橘類は抗酸化作用のあるフラボノイドを含んでいます。フラボノイドはDNA細胞の損傷を回復します。

がんを治療できる食物はありませんが、がんと闘うのに最適な食品があることが証明されています。

- 赤身肉、低脂肪の乳製品、卵、魚、貝類、豆腐、他の大豆製品は必要とされるタンパク質や亜鉛を供給します。がん患者にとって赤身肉は金属的な味覚に感じることがあるので、他のタンパク質食品がベストです。
- トマトとトマト製品は前立腺がんを予防するリコピンを含んでいます。
- タマネギやニンニクはがんに対抗する免疫系を刺激する硫黄を含んでいます。硫黄はがんの成長も防ぎます。ニンニクは胃がんを撃退するとして12の事実が研究されています。
- 緑茶は、がんと闘うカテキン（EGCG）が含まれています。カテキンは体内の発がん物質を減少させ、体の自然防衛力を高め、がんの活動を抑制します。科学者の中にはEGCGは今まで発見された中で一番強力ながんを抑制する物質であると考えている人もいます。
- ブラジリアンナッツ、シーフード、ある種の肉や魚、全粒粉ブラン、オーツ麦、玄米はセレニウムの一番の供給源でがんと闘うミネラルを含みます。

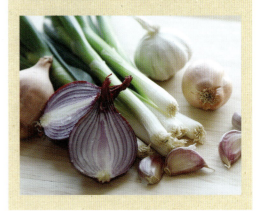

▶ **注意深く複数の治療にアプローチする**

マイタケ、中国茶、海藻類、サメの軟骨ががんの予防や治療に効果があるという科学的証拠はありません。

食事以外 : Beyond the Diet

健康的な食事に従って、リスクのある習慣を変えて健康的なライフスタイルで生活することは、がんの予防に役立ちます。

▶ **禁煙**

喫煙は、食道、口、咽頭、膵臓、膀胱がんのリスクを高めます。

▶ **アルコールの摂取を控える**

アルコールの多量摂取は口や咽頭、食道、腎臓がんのリスクの増加に関係します。アルコールを大量に摂ると、がんの予防に効くベータカロテンの使用を邪魔します。アルコールは体を守る葉酸、チアミン、ビタミンB、セレニウムなどの栄養素を消耗します。

▶ **運動**

軽く、または活発な運動をする人は乳がんや細胞がん、子宮内膜がんの危険を減少させます。運動は健康な体重を保ち、さまざまながんと関係のある肥満を防ぎます。

コラム : Column
がんになった場合の食事

- 食欲がなくなり吐き気がするなどの食事の問題は、日々の習慣を変えることで対処できることが証明されています。次の方法が多くの人に有効に働いています。
- 吐き気がしたり嘔吐したときの食事について計画しましょう。メインの食事を摂るのは早朝が良いでしょう。その後は1日を通じて少量の食事を少しずつ食べましょう。
- できるだけ誰かに料理をしてもらいましょう。食事のニオイでしばしば吐き気をもよおします。温かい食事より冷たい、もしくは、室温の食事が吐き気を抑えます。
- 他人と食事をする場合は、ドレスに着替え、社交的な雰囲気の中で見た目も魅力的な食事を摂りましょう。
- 吐き気に打ち勝つには氷を噛み、ジンジャーキャンディやすっぱいレモンキャンディを食べましょう。さっぱりしたジンジャーエールやコーラを飲むのもよいでしょう。
- 口内衛生にも気を付けましょう。もし歯磨きをすると口内が痛いのであれば、ソーダの歯磨き粉をつけてやさしく洗いましょう。その後過酸化水素水や炭酸水で口をゆすぎましょう。市販のマウスウォッシュを薄めて使うと息がきれいになりますが、薄めずに使うと口内が痛いのでやめましょう。
- 下痢が問題であれば（しばしば抗がん剤治療期間に問題になります）脂質の多い食物や生の果物、全粒粉の食品、具合が悪くなるような食物は避けましょう。代わりに柔らかく炊いた米やバナナ、加熱したリンゴや乾パンを食べましょう。
- オートミールのボールにカラフルな果物をのせるとおいしそうに見えます。カラフルなナプキンや花を生けた花瓶は食欲をそそります。

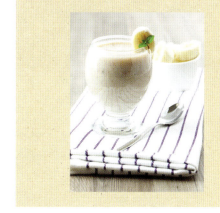

AILMENTS: #016

肝炎
Hepatitis

- 悪化させる食物：アルコール／生の貝／お菓子
- 効果のある食物：赤身肉／鶏肉／魚／卵／乳製品／豆類／全粒穀物
- 制限するべき食物：揚げた脂質の多い食物

肝炎とは肝臓の炎症のことで、一般的にウイルスによって引き起こされますが、特定の薬を服用した後や毒物にさらされた後にも起こることがあります。肝炎は肝細胞を損傷し、肝硬変につながる可能性があります。そうなると肝臓の機能が正常に機能しなくなり、回復不能となります。A型肝炎やE型肝炎は、一般的に糞便物質で汚染された食物によって引き起こされますが、数週間、あるいは数カ月後に自然に治ります。B型肝炎やC型肝炎は一般的に感染された血液にさらされることによって起こり、これらはより深刻です。

栄養との関連性：Nutrition Connection

栄養のあるバランスの良い食事と、休息を取ることで、A型肝炎は自然に治癒します。食欲不振や吐き気が一般的な症状です。以下に効果のある食事のガイドラインをいくつか示します。これらは他の種類の肝炎の症状を和らげるのにも効果があります。

▶ **朝食を摂るようにする**

しばしば、夕方になるにつれて食欲が減り、吐き気が増してきます。朝食が最も摂りやすい食事かもしれません。

▶ **タンパク質の多い食事をする**

肝炎から回復する際、動物性・植物性どちらのタンパク質も十分に含まれた健康的な食事を毎日食べる必要があります。最も良い食物は、赤身肉、鶏肉、魚、卵、乳製品、豆類と穀物を組み合わせたものです。

▶ **日中に食べる**

食欲不振の場合は、栄養のある軽食（ミルクシェイクや栄養が強化された液体飲料など）と一緒に少量の食事を数回に分けて摂るようにしてください。揚げ物や、脂質の多い食物は消化しにくいので避ける必要がありますが、必要なカロリーと風味を加えるために、少量の脂質を摂取することは問題ありません。通常、乳製品や卵に含まれる脂質は、脂質の多い肉や揚げ物に含まれるものよりも消化しやすいです。

▶ **甘いものやアルコールは避ける**

甘いものは栄養のある食物に対する食欲を抑える可能性があるため、避けた方が良いです。すでに病気の肝臓にさらなるストレスを与えるため、アルコールの摂取は控えてください。

食事以外：Beyond the Diet

栄養に関するガイドラインに加えて、肝炎の治療に対する以下のアドバイスに従ってください。

▶ **良い衛生状態を保つ**

A型肝炎やE型肝炎は汚染された食物や水によって感染するため、トイレの後や食物を扱う前には必ず手を洗うようにしてください。A型肝炎やE型肝炎が流行している地域に旅行する際は、歯を磨くときに水道水を飲まないようにしてください。

▶ **薬物治療をする**

慢性B型肝炎、C型肝炎、またはD型肝炎の治療については、医師に相談してください。

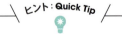

貝は調理して食べる

貝類はできるだけ生で食べないでください。牡蠣などの貝は加熱することで汚染や肝炎を引き起こす細菌を死滅させます。

AILMENTS: #017

肝硬変
Cirrhosis

- 悪化させる食物：塩辛い食物／アルコール
- 効果のある食物：ベリー類／パパイヤ／ピーマン／栄養強化シリアルまたはパン／大豆／エンドウ豆／豆類／魚／水
- 制限するべき食物：油っこい食物

この病気を特に気を付けるべき人：
・アルコール中毒者および大量飲酒者
・慢性C型肝炎を持つ人
・女性よりも男性の方が多い

慢性進行性疾患の肝硬変では、正常な肝細胞が瘢痕組織に置き換えられます。長期にわたるアルコールの多量摂取が最も一般的な原因とされていますが、肝硬変は肝炎、胆管の炎症や閉塞、遺伝性疾患または薬物反応や環境毒素が原因の可能性もあります。アメリカでは、毎年約27,000人が肝硬変が原因で亡くなっています。

肝硬変の症状には体重減少、めまい、吐き気、勃起不能、黄疸そして足のむくみなどが含まれます。肝硬変患者は、しばしば腹水として知られている特徴的な腹部の腫れがあります。肝臓の損傷は回復不能ですが、肝硬変の進行は阻止することができ、合併症は食事や他の対処法で治療することができます。

栄養との関連性：Nutrition Connection

▶ **アルコールを飲まない**
アルコールを避けることは症状の進行を防ぐために不可欠です。

▶ **ナトリウムを避ける**
ナトリウムの多量摂取は、体に水をため込むため肝臓の腫れを悪化させます。

▶ **健康的な食事をとる**
バランスの良い食事で万全の準備をしてください。果物や野菜には必須ビタミンや栄養素、特に免疫システムの強化に役立つビタミンCが含まれています。栄養が強化された全粒粉のシリアルや、パンなどの全粒粉の健康的な炭水化物を探してください。

▶ **少量の食事や軽食をとる**
食欲喪失と闘うためには、少量の食事を頻繁に摂る方が、3食で毎回たくさん食べるよりも良いかもしれません。

▶ **赤身のタンパク質をとる**
肝硬変の患者に対するタンパク質の1日当たりの推奨摂取量は体重1kgに対して1.2gです。これは健康な人の推奨摂取量よりも多くなっています。いくつかの研究では肝性脳症と呼ばれる状態の1つである精神錯乱を患っている人に対して、大豆、エンドウ豆および豆類などの野菜タンパク質の使用を支持しています。

▶ **健康的な脂質をとる**
適量の一価不飽和脂肪酸および多価不飽和脂肪酸（脂質の多い魚、オリーブオイル、サフラワー油）は、肝臓に負担をかけ過ぎずに必要なカロリーを提供します。

▶ **たくさんの水を飲む**
肝硬変の患者は、1日にグラス約4〜6杯の水を飲む必要があります。

▶ **サプリメントを調べる**
肝硬変の患者の栄養不良はよくあることです。医師は栄養の不足している部分をサプリメントで補充するようにすすめるかもしれません。

食事以外：Beyond the Diet

肝硬変の根本にある問題の治療は、肝臓の損傷を止めるために必須かもしれません。これらについては基本的なガイドラインを提供します。

▶ **中毒の対処**
アルコール中毒に対する治療プログラムが、肝硬変患者には必要なことがあります。

▶ **薬物治療を受ける**
B型肝炎またはC型肝炎の患者は肝臓がこれ以上損傷しないように、インターフェロンとリバビリ

ンを合わせた抗ウイルス療法などの薬物治療が必要です。

▶ **エクササイズ**

肥満はアルコール乱用やＣ型肝炎または両方との組み合わせで、肝硬変の一般的な原因となってきています。

AILMENTS: #018

眼疾患
Eye problems

- **悪化させる食物**：赤身肉／バター／および飽和脂肪酸を含むその他の食物
- **効果のある食物**：ニンジン／トウモロコシ／赤ピーマン／ケールまたはコラード若葉などの濃い緑色の葉野菜／魚
- **この病気を特に気を付けるべき人**：
  - 誰でもかかりますが、5歳以下の子供、65歳以上の高齢者、妊婦はインフルエンザに関連した合併症としての発症リスクが高いです。
  - ぜんそく、心臓疾患またはHIV／エイズなどの慢性的な病状を持つ人
  - 筋ジストロフィーなどの神経学的状態または神経発達障害を持つ人

視力の衰えは避けられない老化の一部であるように思うかもしれませんが、抗酸化物質の豊富な食事を摂ることで、多くの眼疾患を予防または解決することができます。

年齢による黄斑変性症（ARMD）は、高齢者の失明の最も一般的な原因の1つです。網膜の中心部分の組織である、ゆっくりとした無痛の黄斑の衰えを伴います。通常、初期症状は中心の視野がぼやけますが、最終的には視野の幅も制限されてきます。

光を眼に入れるための透明の膜である水晶体が黄色になると、白内障が発症します。これにより光線の経路が遮断され、視野がかすんだり、曇ったり、ぼやけたりします。まるで霜や霧がかかった窓から外を見るような感じになります。

白内障は片方の眼でも、両方の眼でも発症しますが、大半は年齢によることが原因です。若いころは、白内障で視野が狭まることはありません。歳を取るにつれて、視力が明らかに衰え、特に夜間に本を読んだり車を運転したりすることがさらに困難になってきます。治療をしないと水晶体は完全に不透明になり、最終的には失明につながります。

▶ **栄養との関連性：Nutrition Connection**

▶ **抗酸化物質の豊富な野菜や果物を選ぶ**

ニンジンが眼に良い一方で、濃い色の葉野菜、トウモロコシや赤ピーマンに含まれるビタミンA、CおよびE、ルテイン、ゼアキサンチンなどの抗酸化ビタミン群を摂取することで、より確実に眼を保護することができるでしょう。

▶ **健康的な体重を維持する**

重い体重は白内障のリスクを増やす可能性があります。健康的な食事をし、カロリー摂取に気をつけて、運動をして体重を減らしてください。

▶ **マルチビタミンを毎日取る**

ある主要な研究では、ARMDのリスクを抱えるすべてのアメリカ人が抗酸化ビタミンと亜鉛のサプリメントを毎日摂取しつづけることで、今後5年の間に30万人以上の人々が関連した失明を避けられると示唆されています。他の研究では、少なくとも10年間、ビタミンＣのサプリメントを摂取した女性は、摂取しなかった女性よりも白内障の初期の兆候を示す割合が77％も低いことが分かっています。

▶ **週に2回は魚を食べる**

3,500人の高齢者を対象にしたオーストラリアの研究では、1カ月に1～3回だけ魚を食べることでARMDの予防につながったようであると示しています。

Chapter 3 病気：眼疾患，間質性膀胱炎

> **ヒント : Quick Tip**
>
> **1日を果物で始める**
>
> あなたの定番の朝食である卵とシリアルかパンケーキといったメニューに、コップ1杯のオレンジやトマトジュース、グレープフルーツ、キウイ、ストロベリー、マスクメロンなどの抗酸化物質が詰まったジュースを追加してください。

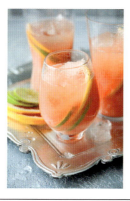

▶ 飽和脂肪酸の量を減らす

研究では、脂質の多い肉、バターやチーズなどの食物を含む飽和脂肪酸の多い食事は、ARMDのリスクを増やすことが分かっています。科学者たちは、飽和脂肪酸がアテローム性動脈硬化の要因となるように、網膜の動脈を詰まらせる可能性があると理論づけています。

食事以外 : Beyond the Diet

▶ 目を覆う

サングラスやつばの広い帽子やキャップをかぶって、年齢による眼疾患の発症の起因とされる紫外線から眼を守ってください。

▶ スリムで活動的でいる

深刻に太り過ぎていることは、疾患をより急激に進行させるかもしれません。ウォーキングやガーデニングをして、1日に1〜2時間活動的になることでARMDのリスクを54％減らすことができます。

▶ 血圧とコレステロールを低く保つ

高血圧や高コレステロールはARMDの発症リスクを上げます。

▶ 喫煙をやめる

喫煙をやめないと、白内障を発症するリスクは上がります。

AILMENTS: #019

間質性膀胱炎
Interstitial cystitis

> - **悪化させる食物**：唐辛子／コーヒー／クランベリージュース／人工甘味料
> - **効果のある食物**：水／新鮮な果物と野菜／乳製品
> - **制限するべき食物**：保存料や化学物質を含んだ加工食品
> - **この病気を特に気を付けるべき人**：
>   ・若年、中年女性
>   ・膀胱の外傷や手術の経験がある人
>   ・脊髄外傷の経験がある人

間質性膀胱炎（IC）は、慢性的に膀胱に影響を与える深刻な衰弱性疾患です。症状には、緊急および頻繁な排尿、骨盤痛、性交渉時の痛みなどが含まれ、その原因は不明です。その症状による発作はよくあり、病気は通常生涯残ります。一般的にICは性感染病、膀胱がん、および膀胱感染を含む他のさまざまな病気を除外した後にのみに診断されます。医師はICを感染の1つと誤診することがよくあるため、病気が正確に診断されるまで数年が経ってしまうこともあります。

栄養との関連性 : Nutrition Connection

以下にICの症状を緩和するのに役立つ食事方法を記します。

FOODS that HARM, FOODS that HEAL 253

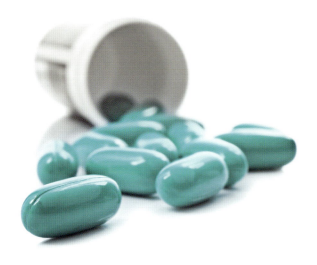

▶ **原因となる食物を避ける**
誘発する食物の特定ができたら、それらを食べないように注意してください。

▶ **有機栽培の食物を検討する**
多くのIC患者は保存料、人工甘味料、香味料およびその他の化学物質を含む食品添加物に敏感です。できるだけ新鮮な有機栽培の食物を買ってみてください。

🏃 **食事以外：Beyond the Diet**

▶ **効果のある投薬計画を探す**
ICの治療に使われる薬にはイブプロフェン、三環系抗うつ薬、抗うつ剤、ジフェンヒドラミンおよびIC治療薬としてFDAに特定認定されているペントサンポリ硫酸が含まれます。

▶ **理学療法を受ける**
いくつかのIC症状に対して、特に骨盤痛がある人に理学療法は極めて効果がある場合があります。IC患者の治療を経験している療法士を探してください。

▶ **原因となりうる食物を順に除外する**
多くの食物は症状を悪化させると報告されていますが、人はそれぞれ異なった食物に異なる反応を示します。原因となる疑わしい食物をすべて一度にやめるよりも、1つの食物を数日間やめてみて、症状が良くなったかどうかを記録してください。誘発する一般的な食物にはコーヒー、クランベリージュース、唐辛子が含まれます。

AILMENTS: #020

関節炎
Arthritis

☣ **悪化させる食物**：赤身肉／バター／卵の黄身／脂質の多い食品／トランス脂肪酸を含む加工食品／砂糖や薄力粉など精製した炭水化物

❤ **効果のある食物**：サーモン／イワシ／マス／柑橘類／キウイ／カボチャ／コショウ／サツマイモ／キャベツ／ブラッシカ・オレラセア／ルバーブ／ホウレン草／チアシード／ウォールナッツ／パイナップル／豆／大豆製品

1カ所や、全身の関節で炎症が起こることを関節炎と言います。関節炎には主に2つのタイプがあります。骨関節炎とリウマチ性関節炎です。2つのタイプの治療方法は異なりますが、食事や生活の中の療法は似ています。骨関節炎は関節部分から徐々に軟骨（なめらかでジェル状の接触から骨を守りショックを吸収する物質）が減ることで起こります。症状が出やすいのは指、かかと、殿部、首、脊椎です（手根間症候群は手首と指から前腕と関係がある正中神経の状態やタイピングのような反復動作が原因です）。

軟骨の減少が続くと、骨と骨の摩擦は痛みと関節不安定症の原因になります。これは変性疾患といい、症状がだんだん悪くなって続きます。骨関節炎症は遺伝因子や体重過多、軟骨が回復できなくなることが原因ですが、10年で関節をぼろぼろにします。職業やスポーツで関節を使いすぎたり、以前のケガ、関節部分の先天性欠陥が原因であることもあります。

リウマチ性関節炎（RA）は、過剰な免疫系の活動が関節や他の器官の結合組織を攻撃することで悪化します。遺伝と環境要素の両方が原因です。症状はさまざまですが関節の周囲で硬直、炎症、圧痛が起こり、熱をもって痛み、動ける範囲が減って関節が変形し、疲労し体重が減少します。

リウマチ性関節炎は、血液検査やレントゲンで診断できます。リウマチ性関節炎に治療法はありませんが、薬や外科手術で痛みを取ったり関節部分の損傷を小さくしたり、病気の進行を遅くすることができます。

ヒント：Quick Tip

魚を食べる日を作る

人間の体はオメガ3脂肪酸を使い、炎症を和らげ、免疫機能にさまざまな役割をはたすプロスタグランジンを生成します。1日227gの魚の油を含む食事を摂ると、関節炎の痛みの症状が和らぎます。

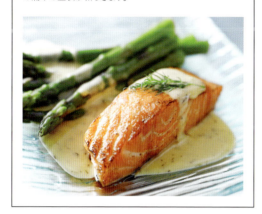

栄養との関連性：Nutrition Connection

関節の炎症や痛みを和らげる栄養素があります。以下は骨関節炎のための食事です。

▶ 抗酸化物質を取る

ビタミンCやE、ベータカロテンなどの抗酸化物質をたくさん含んだ食品を食べましょう。これらはコラーゲンを生成する手助けをし、炎症を軽減し、リウマチ性関節炎化を遅くします。ビタミンは柑橘類やベリー類、キウイ、コショウ、ジャガイモ、サツマイモ、キャベツに含まれています。

▶ ビタミンDとカルシウムを取る

付け加えるとビタミンDとカルシウムは関節炎のリスクを減少し、荷重関節を強化します。ビタミンDやカルシウムを摂るにはサーモン、サバ、ニシン、イワシ、乳製品、卵の黄身、ブラッシカ・オレラセア、ルバーブ、ホウレン草を食事に取り入れましょう。

▶ オメガ3脂肪酸を探す

オメガ3脂肪酸は炎症を減らし、痛みと腫れを抑えます。イワシ、マスやアマの種、チアシードやウォールナッツを食べましょう。生や粉末の生姜は多くの食品に楽しい風味を付けます。

▶ 植物エストロゲンを摂る

植物エストロゲンは骨関節炎のリスクを下げ、骨関節炎にかかった関節のエストロゲンの悪影響をくいとめます。主な2種類の植物エストロゲンはイソフラボンとリグナンです。豆と大豆に含まれています。

▶ オメガ6脂肪酸やトランス脂肪酸、飽和脂肪酸、炭水化物などを調整する

飽和脂肪酸やオメガ6脂肪酸は、赤身肉や卵の黄身に、トランス脂肪酸は加工食品に含まれており、炎症を悪化させます。砂糖や精製粉などの炭水化物は体重を増やし、関節に負担を与えます。

食事以外：Beyond the Diet

骨関節炎とリウマチ性関節炎は薬物治療（非ステロイド性の抗炎剤、リウマチ性関節炎のステロイド剤、病状を和らげるための抗リウマチ剤や腫瘍壊死因子を抑えるアルファ抑制剤）を行ったり、病状が重ければ外科手術で治療します。

▶ 規則正しい軽い運動を取り入れる

太極拳やヨガ、水泳などの軽い運動は、関節炎の症状を調整します。

▶ 少し減量する

少しの体重の増加でも、かかとやおしりに負担をかけます。健康的な食事を摂って体重を落とし、症状を改善するために運動しましょう。

▶ 冷やしたり温めたりする

氷は自然の鎮痛剤で炎症を抑えます。たまの痛みにはとがった氷を使い、慢性的な痛みがある場合は温めましょう。

▶ 理学療法士を探す

理学療法士はあなたがどうやって関節の柔軟性を保てばよいか、学ぶのを手助けしてくれます。

▶ さまざまな治療方法を探す
関節炎の患者は鍼治療、太極拳、ヨガを行い、グルコサミン酸などの自然なサプリメントを摂取しています。

▶ はだしで歩く
靴をはかずに歩くと靴をはいているときと比べると12％かかとへの負担や痛みが減ります。それは、シカゴのラッシュ大学医療センターの研究者たちによって実施された研究の結果です。

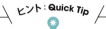

自分で気をそらす
関節炎の痛みが広がったときはそのことを考えすぎないようにしましょう。何か気持ちを引きつける活動、例えば読書、パズルをする、テレビを見る、友達に会いに行く、何かを作る、芸術的な演目を見に行くなどすることが助けになります。もし何もしたいことがなければ100を後ろから数える、アメリカの50州の名前を暗唱する、小学校時代の先生の名前を思い出すなどを試してみましょう。

AILMENTS: #021

乾癬
Psoriasis

- **悪化させる食物**：アレルギーのある人に対して／グルテンを含んだ製品
- **効果のある食物**：アスパラガス／ホウレン草／アボカド／ひよこ豆／レンズ豆／アマニ／オレンジ／サーモン／サバ／イワシ
- **この病気を特に気を付けるべき人**：
  ・2～3％のアメリカ人
  ・10～15％の新たな症例が子供で始まる
  ・アフリカ系アメリカ人の2倍の白人が乾癬を持っている
  ・男性よりも女性の方が少し多い

乾癬は治療し難い皮膚病です。赤く盛り上がったうろこ状の皮膚の斑点が特徴で、これといった理由なく発症したり消えたりするようです。

体内に侵入した病原菌を殺すはずの体のT細胞が、代わりに健康な皮膚細胞を破壊する際に乾癬は起こります。さらに、乾癬の人の約15％は関節炎の痛みを感じます。科学者たちによると、その2つの病気の関連性については定かではありませんが、腱や靭帯に感じられる免疫反応と関係があるのではないかと推測しています。

乾癬を持つ人々の16％はグルテンタンパク質であるグリアジンに対してアレルギーを持っています。

栄養との関連性：Nutrition Connection

免疫システムを健康的な食事で促進することは乾癬の影響を失くす手助けとなる可能性があります。以下にその方法を示します。

▶ 葉酸を探す
いくつかの研究では、乾癬のある人々は葉酸と呼ばれるビタミンBが欠乏していると示唆されています。アスパラガス、ホウレン草、ブロッコリー、アボカド、オレンジ、ひよこ豆、レンズ豆などの葉酸の豊富な食物を自由に少し食事に入れてください。

▶ アマニと仲良くなる
アマニおよびアマニオイルは抗炎症必須脂肪酸を多く含み、肌の状態を落ち着かせます。

▶ オメガ3脂肪酸を選ぶ
英国の研究では、1日に脂質の多い魚（サーモン、サバ、マスおよびイワシ）を156g食べた人々は乾癬の症状が改善したということが分かっています。

食事以外：Beyond the Diet

症状を和らげる方法には以下のものがあります。

▶ アレルギーの検査を受ける
グルテンに対するアレルギーがあるか、あるいは

Chapter 3 病気：乾癬, 記憶障害

敏感かどうかを確認する検査をしてもらうように医師に頼んでください。

▶ **禁煙する**
2007年に実施されたある研究では、喫煙をすればするほど乾癬を発症するリスクが高くなるということが分かっています。

▶ **お風呂でリラックスする**
ぬるめのお湯に大カップ3杯のエプソム塩を入れます。エプソム塩にはマグネシウムが含まれており、かさぶたを除去し、痒みを軽減することで乾癬を治療する効果があります。

▶ **太陽を浴びる**
ビタミンDは体が乾癬と闘うのを助けてくれます。冬、または雨の日には、1,000IUのビタミンDを摂取しましょう。

▶ **ティーツリーオイルを試す**
オリーブオイルにティーツリーオイルを少し混ぜて乾癬のある個所を1日に数回マッサージしてください。この家族療法は痒みを和らげ、うろこ状の皮膚を柔らかくしてくれます。

AILMENTS: #022

記憶障害
Memory loss

効果のある食物：赤身肉／全粒穀物／豆類／オレンジ／カンタロープ／卵／種実類／ホウレン草／大豆

この病気を特に気を付けるべき人：
- 高齢者
- 睡眠薬、抗うつ剤、抗不安剤、および統合失調症の治療薬などの特定の薬を服用している人
- 頭部外傷のある人
- アルツハイマー病の患者
- HIV／エイズ、結核、梅毒またはヘルペスなど脳質の被膜などに影響する病気を持っている人

年齢とともに軽度の記憶の欠落はよくあることで、目的を忘れるといった単純な物忘れは比較的無害です。年齢による記憶障害は脳の神経が縮まる、脳の化学物質がなくなる、あるいは脳組織への血流が制限されることにより生じることがあります。重度の記憶障害は認知症やアルツハイマー病に共通した症状です。遺伝的要因、頭部の損傷、ウイルス、および心臓血管疾患がアルツハイマー病に起因する場合があります。

栄養との関連性：Nutrition Connection

一部の食事要因は記憶障害を防ぐ役割を果たしている可能性があります。これらのガイドラインを検討してください。

▶ **バランスの摂れた食事を食べる**
脳の保護に大切な栄養素には、全粒穀物やパンに含まれる複合糖質、肉に含まれるビタミンB群があり、健康的な神経伝播や十分な量の神経伝達物質の確保に役立ちます。

▶ **ベータカロテンとビタミンCをたくさん取る**
オレンジ、カンタロープ、およびその他の多くの果物や野菜に含まれる高濃度のベータカロテンやビタミンCは、65歳以上の人々の優れた記憶力と関係しているということを示すいくつかの証拠があります。これらの抗酸化物質は脳の老化を遅くし、脳内のフリーラジカルと闘うことによる精神的寿命と体の健康を強調する場合があります。

▶ **たくさんのビタミンEを摂取する**
ある大規模研究では、4,000人以上の人の、事実を記憶する能力を測定する試験を行いました。その結果、記憶力が乏しいことは、他の人たちよりもビタミンEの血中濃度が低い可能性が高いというように分類されました。その他の研究では、ビタミンEはアルツハイマー病の進行を遅くする効果があることが分かっています。

▶ **鉄分を十分に得る**
研究では、子供たちは鉄分欠乏症が治ると、暗記の試験でより良い得点を取ることが示されています。赤身肉、ホウレン草のような濃い色の葉野菜、および大豆は鉄分の豊富な食物です。

食事以外：Beyond the Diet

健康全般をサポートし、記憶の保存に役立つかもしれない下記の提案を検討してください。

▶ **運動**
運動は脳の寿命を維持し、記憶を持続するのに役立つ可能性があります。

▶ **学び続ける**
新しい趣味やクロスワードパズルなどを楽しんでください。これらの戦術は、精神機能に効果があるかもしれません。

▶ **サプリメントを検討する**
ビタミンC、ベータカロテン、葉酸、ギンコ、セージオイルおよびホスファチジルセリンなどのサプリメントはPS、Soy-Ps、またはPtdSerと呼ばれ、記憶障害を防止あるは遅延させる効果があるかもしれませんが、さらなる研究が必要です。サプリメントを摂取する前に、医師または栄養士に相談してください。

▶ **その他の基礎疾患を調べる**
もし記憶障害が続くようであれば、医師はすべての基礎疾患を除外する検査を行う場合があります。記憶障害を引き起こす可能性のある薬を服用している場合、医師はその代わりとなるものを提案することができるかもしれません。

ヒント：Quick Tip

午後にカップ１杯のコーヒーを飲む

アリゾナ大学の研究によると、午前と午後に355mLのカフェイン入りコーヒーを飲んだ高齢者は、カフェインの入っていないコーヒーを飲んだ高齢者よりも記憶を良く維持したことが分かっています。

AILMENTS: #023

気分障害
Mood disorders

- **悪化させる食物**：アレルギーの場合、添加物の入った食物
- **効果のある食物**：七面鳥／ミルク（牛乳）／卵／パスタ／パン／ケール／オレンジジュース／トウモロコシ／アスパラガス／マグロ／サーモン
- **制限するべき食物**：カフェイン／アルコール／糖質の多い食物
- **この病気を特に気を付けるべき人：**
  ・アメリカ人の4.3％は深刻な気分障害があると分類されている
  ・女性は男性よりも生涯で気分障害になる確率が50％多いとされている

「気分障害」という言葉は、心疾患の基本的な形であり、分娩後のうつ病や気分変調、うつから躁への気分の上下が特徴の双極性障害、冬の時期にずっと悲しく塞ぎ込む季節性情動障害（SAD）などの異なる種類のうつ病が含まれます。アメリカにおける気分障害を持つ人の50.9％は、治療を受けています。

栄養との関連性：Nutrition Connection

食事と気分障害の関連性は完全には確立されていませんが、特定の食物と栄養素が気分を制御する脳内化学物質に与える効果に関する多くの調査が行われてきました。以下が一般的なアドバイスです。

▶ **トリプトフェンをもっと摂取する**
アミノ酸トリプトフェンは、気分に影響すると考えられているセロトニンを脳が生成するのに使わ

れます。食物源には七面鳥、ミルク（牛乳）および卵が含まれます。

▶ **糖質をもっと加える**
特に糖質が豊富な食事は鎮静、リラックス効果があるとされています。炭水化物を多く含む食物によって、トリプトフェンは脳に入ることができます。気分が良くなる食物にはパスタ、パン、全粒穀物、シリアル、果物およびジュースがあります（訳注：機能性低血糖症の場合にはあてはまりません）。

▶ **葉野菜に頼る**
多くのうつ病の人は葉酸が不足しています。この必須ミネラルは、ケールのような緑の葉野菜に多く含まれています。他の食物源にはオレンジジュース、レンズ豆、トウモロコシ、アスパラガス、エンドウ豆、種実類に含まれています。

▶ **魚を楽しむ**
1週間に3回以上、魚を食べるようにしてください。研究によると、1週間に魚を1回以下しか食べなかった人は、それ以上の頻度で食べた人よりも軽度から中程度のうつ病の発症率が31%高かったということが分かっています。

▶ **カフェインを制限する**
最も良く知られている気分を変える食品は、興奮剤のカフェインであり、コーヒー、お茶、コーラ、チョコレートに含まれています。カップ1杯のコーヒーは目覚ましに良いかもしれませんが、カフェインの取り過ぎは動悸、不眠、不安感を引き起こします。

▶ **アルコールを制限または避ける**
カフェインの次に最もよく使われる気分を変える物質のアルコールは、特定の生理的過程を遅くする抑制剤です。また、アルコールは睡眠を妨げるため、過敏性不安神経症やうつ病を引き起こす可能性があります。

▶ **食事を抜かない**
どのような種類の食物を食べるかは別として、いつ、どのくらいの量を食べるかもまた、気分に影響します。1日に少量の食物を頻繁に食べることでエネルギーレベルと気分をより一定に維持できます。

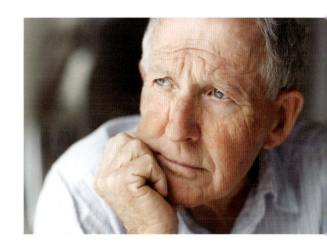

▶ **糖質の多い食物を制限する**
精糖は子供の活動に何らかの影響があるかもしれません。精糖は血流に素早く入り込み、アドレナリンを誘発するグルコース値を急上昇させ、低血糖を引き起こします。

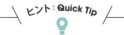 **食事以外：Beyond the Diet**

薬と治療の組み合わせは気分障害の対処に最も良く作用します。以下は一般的な推奨です。

▶ **医師の診断を受ける**
気分障害の疑いがある場合、医師に相談してください。医師は薬を処方するか心理療法士を紹介する可能性があります。

▶ **光療法を試す**
SADのある人には、光療法または光線療法が効果的かもしれません。

▶ **薬物療法について聞く**
気分障害が深刻な場合、医師は特にセルトラリン、パロキセチンまたはフルオキセチンなどの抗うつ

> **ヒント：Quick Tip**
>
> 💡 **食物アレルギーに関する注意**
>
> 議論しつくされた「酵母敏感性」を含む食物アレルギー、感情または行動の変化を起こすという証拠はありません。いくつかのまれなケースでは、子供は特定の食品添加物に対する不耐性があり、これらは行動の問題として現れます。質問に関しては小児科医と話し合ってください。

剤を処方する場合があります。双極性障害に苦しんでいる人にはリチウム、抗けいれん剤、抗精神病薬、および抗不安薬などの気分安定剤が処方されることがあります。

▶ **心理療法を探す**
認知行動療法、家族療法、および団体療法は個人またはその家族が障害を管理する手助けとなるかもしれません。電気けいれん療法も選択肢の1つかもしれません。

AILMENTS: #024

拒食症
Anorexia nervisa

♥ **効果のある食物**：卵／ミルク（牛乳）と乳製品／肉／魚／鶏・ガチョウ・七面鳥・アヒルなどの家禽類／全粒粉／カロリーが高いリキッドのサプリメント／医師の許可を得たマルチビタミンサプリメント

⚠ **制限するべき食物**：低カロリー食物／ソフトドリンク／利尿作用や便通を促す食物

この病気を特に気を付けるべき人：
・アメリカ人の2％から6％
・アメリカでは200人に1人の女性
・平均発症年齢は19歳の青年期で、そのうち摂食障害のある95％は12～25.8歳
・約10％の拒食症患者は男性

　拒食症は思春期の若者や若い女性の精神障害です。原因は分かっていません。研究者はホルモンの状態や社会的・精神的要因が関係すると見ています。この病気はホルモンのバランスが変わり、精神的な変化のある思春期に発症します。患者は異常な食欲を示し、食物に夢中になりますが、自分で吐いたり下剤を使用したりします。症状が進むにつれ、生理が止まり栄養不足になります。

　拒食症の指標は疲労や神経過敏、過剰に活動的する、皮膚が乾く、毛が抜ける、寒さに耐えられないなどです。もっと深刻になると、不整脈や骨量の減少、腎臓疾患、5～10％のケースで発症してから10年で死亡します。

　拒食症はしばしば長期の治療が必要で、食事の治療を経験したことのある医師（拒食の医学的問題を扱う）、精神科医と栄養士のチームで治療することが望まれます。家族も一緒にカウンセリングを受けることは有効でしょう。

Ca 栄養との関連性：Nutrition Connection

拒食症患者の大きなハードルは、食物への異常な恐怖と「食べたら太る」というゆがんだ自分の想像に打ち勝つことです。最終的にはその過程は適正な体重にいたるステップとなります。

▶ **最初は少量で徐々に食品の摂取量を増やす**
最初は少量のタンパク質と、吸収しやすい食品を摂ることがよいでしょう。タンパク質の量と食品の種類は徐々に増やし、適正な体重にしていきましょう。

▶ **失った栄養の回復**
医師や栄養士は失われた脂肪組織を立て直すのに必要なタンパク質やエネルギーのための複合糖質、他のカロリーのための適量の脂質を摂るためのバランスが取れたさまざまな食事を組み立ててくれます。良い食品は卵、牛乳や乳製品、肉、魚、家禽類、全粒粉です。ほかにカルシウムやマルチビタミン剤も良いでしょう。

▶ **摂取量を監視する**
通常症状はぶりかえすので、拒食症患者が本当に食べているかよく監視することが必要です。しかし一定の原因となる食物は避けましょう。

🏃 **食事以外：Beyond the Diet**

▶ **サポートを求める**
認知行動療法のようなセラピーやグループセラピー、家族セラピーを受けることが手助けになりま

Chapter 3 病気：拒食症，筋けいれん

す。サポートグループも治療の手助けになります。

▶ **薬を飲むことを検討する**
医師は症状を柔らげるために抗うつ剤、抗精神剤、精神安定剤を処方します。

> ヒント：**Quick Tip**
>
> **レモン味のキャンディを食事前に食べる**
> 酸っぱい食物は唾液を増やし食欲を刺激します。

AILMENTS: #025

筋けいれん
Muscle cramps

- **効果のある食物**：バナナ／トマトジュース／ミルク（牛乳）／水／オレンジジュース／メロン
- **制限するべき食物**：カフェイン
- **この病気を特に気を付けるべき人**：
  - 激しい運動に参加している人
  - ベータ遮断薬や特定の利尿薬を服用している人
  - 妊娠後期の女性
  - 65歳以上の人
  - 太っている人

けいれんは痛みを伴う攣縮で、主に四肢の筋肉に起こります。一般的にけいれんは数分間続き、自然に終わりますが、マッサージやストレッチでその過程を早めることが可能で、特定の食物は再発を防ぐ効果があるかもしれません。けいれんは筋肉の使い過ぎ、脱水状態、特定のミネラルの欠乏、あるいは筋肉への血流が原因で起こる可能性があります。筋けいれんが、傷害によって起こることはかなり稀です。

栄養との関連性：Nutrition Connection

これらのガイドラインにしたがってけいれんを防ぐ、または軽くすることが可能です。

▶ **水をたくさん飲む**
水は循環を維持し、乳酸やその他のけいれんを引き起こす老廃物を、筋肉から流すのに役立ちます。ほとんどの人は1日にグラス8杯の水が必要です。運動をするときは、運動1時間に対して約473mLの水を飲んでください。

▶ **カリウムの豊富な食物を食べる**
カリウムの豊富な食物の1日の量は、一握りのドライフルーツ、グラス1杯のトマトジュース、柑橘系ジュースまたはミルク、一切れのメロン、オレンジ1個、バナナ1本です。これらは足のけいれんを改善し、再発の防止に役立ちます。

▶ **カフェインを避ける**
カフェインとニコチンは血管を収縮させ、筋肉への循環を減らすため、けいれんに起因します。もしけいれんが問題になっており、喫煙している場合は、やめる努力をしてください。まだそうしていないのであればカフェインの入っていない飲料に切り替えてください。

食事以外：Beyond the Diet

いくつかの簡単なアドバイスは、けいれんを回避、またはけいれんの痛みを消す手助けになります。

▶ **運動を中断する**
運動の途中でけいれんが起きた場合、中断してください。けいれんを起こしている箇所にゆっくりマッサージとストレッチをし、痛みを和らげてください。

▶ **つま先を曲げる**
最も良い治療法は、筋肉を鍛え、循環を良くする運動を定期的に行うことです。けいれんの最もよく起こる場所の1つは脚の筋肉です。脚のけいれんを和らげるまたは防止するには、つま先の曲げ伸ばしを早いスピードで12回行ってみてくださ

い。またその代わりに、足の曲げ伸ばしを早いスピードで、12回行ってみてください。これらの運動は、1日を通して繰り返し行ってください。

▶ **熱くまたは冷たくする**
筋肉痛に対しては、冷却パックを約10分間あてます。硬くなって緊張した筋肉には温湿布を約10分間あてます。

AILMENTS: #026
憩室炎
Diverticulitis

💗 **効果のある食物**：ベリー／バナナ／イチジク／ブラン／玄米／黒豆／スプリットピー／アーティチョーク／水／スープ
この病気を特に気を付けるべき人：
- 40歳以上の人の10％、60歳以上の人の50％
- アメリカでは、憩室症の患者の10〜25％が憩室炎になる
- 低食物繊維食を食べる人
- アメリカ、カナダ、イギリス、オーストラリアなどの先進国または産業国に住む人

食物繊維が不足している食事は先進国ではよくあります。こういった食事は便秘の原因になる可能性があり、大腸の不自然な収縮を引き起こし、順に憩室形成につながります。この状態は憩室症と呼ばれ、憩室が炎症を起こしたり感染されたりした場合、憩室炎を発症します。特定の原因は未だに不明ですが、この病気の影響を受ける人の大半は60歳以上の肥満傾向がある人です。痛みを伴うことがあり、膿瘍、腸閉塞、または腸壁の穿孔などの合併症につながることもあります。腹部痙攣や痛みに加えて、ガスの発生、発熱、および直腸の出血があります。便秘と下痢を交互に繰り返すかもしれません。治療の種類は症状の重篤性によって異なります。家庭での治療で済む場合や、液体の食事が必要な場合、ときには手術が必要なケースまでさまざまなため、医師に相談してください。

栄養との関連性：Nutrition Connection

食事のガイドラインは、憩室症や憩室炎の予防や進行を遅らせるのに役立つ可能性があります。以下を試してみてください。

▶ **食物繊維の多く含まれている果物、野菜、穀物を食べる**
菜食主義者の食事にはベリー、リンゴ、洋ナシ、バナナ、イチジク、ブラン、玄米、大麦、レンズ豆、黒豆、スプリットピー、アーティチョークなどの食物繊維が豊富な食物が多いです。そのため、食事に肉を含む人よりも菜食主義者のほうが、憩室炎の発症率が少ないことが知られています。しかし、食物繊維の摂取は徐々に増やすことが重要です。もし、憩室の不調がある場合、医師に相談せずに食物繊維のサプリメントを取り始めるのはやめてください。

▶ **液体を飲む**
食物繊維の多い食物と合わせて、少なくとも毎日グラス8杯の水、お茶、スープなどの澄んだ液体を飲むことで、腸管を簡単に移動できる大きく軟らかい便ができます。

▶ **メモをとる**
炎症や痛みを起こす食物をメモし、それらを避けてください。

食事以外：Beyond the Diet

憩室炎の患者は症状の経過を追って、以下の推奨を試してみてください。

▶ **必要時にトイレに行く**
憩室の病気がある場合、便秘は結腸内の圧を上げるため、憩室炎の発症リスクを増加します。

Chapter 3 病気：憩室炎，月経不順

▶ 運動

運動によって結腸内の圧が下がり、正常な便を促進します。

> 都市伝説：Old School
> 憩室炎の患者は種実類を避けなければならない。
>
> 新常識：New Wisdom
> 種実類と憩室炎の関係性を支持する科学的証拠はない。

> ヒント：Quick Tip
>
> **月に一度は「エキゾチック」に**
>
> 月に一度は新しい種類の穀物を食事に加えてください。これによって食事により多くの食物繊維をゆっくり取り入れることができ、憩室炎に効果があります。アマランス、ブルグアまたは小麦粒を蒸したニンジンとブロッコリーに混ぜ合わせ、オリーブオイルと少量のパルメザンチーズ、またはフェタチーズをふりかけ、ツナ缶や細かく切った鶏肉を数十グラム加えてディナーのでき上がりです。

AILMENTS: #027

月経不順
Menstrual problems

> - 🔴 **悪化させる食物**：脂質の多い高度に精製された食物
> - ❤️ **効果のある食物**：リンゴ／洋ナシ／全粒穀物および栄養分を強化したシリアル／赤身肉／緑色の葉野菜／ヒマワリの種／種実類／レンズ豆／乳製品／大豆／イチジク／サーモン／アボカド／ジャガイモ／ラズベリーティー／カモミールティー
> - ⚠️ **制限するべき食物**：アルコール／塩分の多い食物
>
> **この病気を特に気を付けるべき人**：
> ・10～50代の女性
> ・4人に1人の月経のある女性は月経前症状（PMS）を経験する
> ・アメリカのPMSの女性の8％ははより深刻な障害をもたらすPMSの形である、月経前不快気分障害の診断基準を満たす症状がある

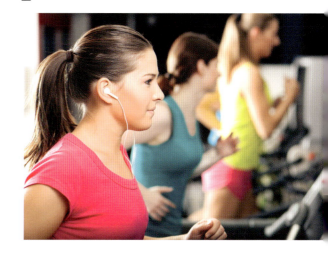

　月経前症状（PMS）は最も一般的な月経不順で150以上の症状に関連しており、最も顕著なのはけいれん、膨満、過敏性、乳房の圧痛、食欲増進、頭痛、便秘です。PMSは月経周期の後半のホルモンの変化によって起きます。また、67％の女性は毎月月経周期中に不眠を訴え、医師はこの形態の不眠症はホルモン、プロゲステロンの急激な低下によるものであるとしています。

　その他の問題には量の多い不純な出血で、これは女性の生殖期間の初めと終わりに起こる傾向があります。月経停止は妊娠によって起こることが多いです。しかし、月経周期は肥満、糖尿病、甲状腺疾患、経口避妊薬の変更、あるいは拒食症などの摂食障害に関連したホルモンの不均衡によっても、妨げられることがあります。高レベルの運動トレーニングをしている女性は、適切なエストロゲン値を維持する体脂肪の臨界量が不足しているため、月経不順になりやすい傾向にあります。

栄養との関連性 : Nutrition Connection

以下の提案の多くはPMSに対するもので、一般的な症状ですが、医師、婦人科医または栄養士は他の月経に関する問題を対処してくれるでしょう。

▶ バランスの取れた食事をする

全粒穀物、豆類、野菜、果物を含む食事を定期的に、適量を1日の中で間隔をあけて食べてください。炭水化物の豊富な食事は気分を調節する脳内化学物質であるセロトニンの生成を増やすことで効果があります。

▶ 血糖負荷の低い食物を食べる

リンゴや洋ナシなどの血糖負荷の低い食物は、血糖値をゆっくり上昇させ、食欲や渇望を制御する効果があるため良い選択です。

▶ PMSを悪化させる可能性のある食物を避ける

脂質、高度に精製された食物、カフェイン入り飲料は避け、ナトリウムの摂取は減らす必要があります。アルコールは症状を誘発、悪化させるため、月経前には避ける必要があります。

▶ カルシウムをもっと摂る

カルシウムはPMSが原因で生じる気分障害、けいれん、および膨満を軽減する効果があります。研究者の中には、PMSの症状は低カルシウムが原因で起きる症状と似ているため、それらはカルシウム値が低いことも原因となる場合があると考える人もいます。カルシウムを含む食物には、乳製品、栄養分を強化した大豆飲料、缶詰めのサーモン、またはイワシ、葉野菜が含まれます。

▶ マグネシウムをもっと加える

PMSがある女性はマグネシウム値が低いことがよくあり、それはPMSによる頭痛やうつ病の引き金になることがあります。マグネシウムを多く含む食物にはヒマワリの種、種実類、レンズ豆や豆類、全粒穀物、大豆、イチジク、緑色野菜が含まれます。

▶ ビタミンB_6を摂る

ビタミンB_6の豊富な食物は、PMSの症状を緩和する効果があるかもしれません。ビタミンB_6はセロトニンの生成を刺激し、PMSによる不安神経症やうつ病を軽減するのに役立つことがあります。最も良い食物源は牛肉、豚肉、鶏肉、魚、全粒穀物のシリアル、バナナ、アボカド、ジャガイモです。しかし、サプリメントを摂取する場合は、成人の1日の上限摂取量の100mgを超えないようにしてください。過剰摂取は神経障害と関連付けられています。

▶ 渇望を注意して楽しむ

少しのチョコレートをたまに楽しむことは問題ありませんが、多量の糖質の多い食物を食べると栄養のないカロリーを摂取することになります。そうなると、正常な血糖値をかく乱させ、甘いものに対する渇望を悪化させる可能性があります。全粒穀物のクラッカーや果物などの健康的な食物繊維の多いスナックを選んでください。これらはスイーツよりもゆっくり代謝され、PMSの一部として女性が経験する便秘の予防にも効果があります。

▶ 痛みを伴うけいれんにはハーブティーを試す

カモミールティーも、抗けいれん作用があります。

▶ サクラソウのオイルを夜に試す

このオイルはカプセルや液体の形状のものがあり、ガンマリノレン酸（GLA）と呼ばれる必須脂肪酸を含んでいます。この脂肪酸はけいれんや乳房の圧痛に起因する炎症プロスタグランジンを阻止します。

▶ 出血が多い場合は、鉄分を多く含む食物をたくさん食べる

出血が多いことが、より深刻な状態の兆候であることはまれですが、過度の血流は貧血のリスクを増やす鉄分の損失につながることがあります。成人女性は1日当たり18mgの鉄分が必要です。良い食物源は牛肉、豆類、栄養分を強化したシリアル、葉野菜、ドライフルーツです。体の鉄分吸収をより良くするために、ビタミンCの豊富な食物を食事と一緒に食べる必要があります。

食事以外 : Beyond the Diet

以下の戦略は月経の問題に対処に役立つかもしれません。

▶ 運動

定期的に運動をする女性は、PMSになりにくいようです。

▶ **温かいお風呂に入る、または加温パッドを使う**
両方ともけいれんを和らげるのに効果があります。

▶ **抗炎症剤を服用する**
ホルモン物質のプロスタグランジンは子宮の収縮を起こし、月経けいれんを引き起こす原因になります。アスピリン、イブプロフェンおよびその他の非ステロイド系抗炎症剤（NSAID）はプロスタグランジンの生成を阻止し、月経けいれんを和らげる可能性があります。

▶ **医師の診察を受ける**
持続的に出血の多い、あるいは不定期な月経を経験している女性は治療の必要性を判断するために、婦人科医の診断を受ける必要があります。いくつかの例では、痛みを伴う月経は類線維腫、または内膜症などの他の病気に関連しています。また、更年期に近づいている、あるいは月経停止につながる体重の問題があるかもしれません。

AILMENTS: #028

下痢
Diarrhea

- **効果のある食物**：水／ハーブティー／ジンジャーエール／スープ／バナナ／米／アップルソース／トースト／塩味のクラッカー／チキンスープ
- **制限するべき食物**：乳製品／アップルジュース／プルーン／シュガーレスガム

この病気を特に気を付けるべき人：
- クローン病などの過敏性腸症候群（IBS）または炎症性腸疾患（IBD）の患者
- ウイルス、細菌または寄生虫で苦しんでいる人々
- 抗生物質、がんの薬、およびマグネシウムを含んでいる制酸薬などを服用している人々
- セリアック病の患者

下痢は、病気ではありませんが、基礎疾患の症状です。旅行者が食中毒によってもたらされることも多いです。一過性の下痢はプルーンなどの緩下性のある食物の食べ過ぎや、ソルビトールなどの糖アルコールで加糖されたシュガーレスガムの乱用、そしていくらかの薬が原因で起こることがあります。多くの場合、下痢は特定の原因が分からないまま発症しますが、長く続いたり頻繁に再発することがなければ問題ありません。

急性感染性下痢症は世界で最もよく見られる病気の1つです。毎年推定50億人の人が下痢を発症しており、アメリカでは会社を休む原因として一般的な風邪に次いで2番目の原因となっています。下痢は脱水症状によって死に至ることもありますが、乳児、高齢者、病人などの影響を受けやすい人々を除いては、それほどの脅威となることはありません。

栄養との関連性：Nutrition Connection

ほとんどの下痢は軽度で一時的なもので、以下のような家庭でできる簡単な食事への配慮により改善します。

▶ **固形食をやめて水分補給をする**
まず、すべての固形食をやめて温かいまたはぬるい飲物を飲んで、それ以上脱水しないようにします。15分ごとにカップ半分の液体を飲めば十分です。適した飲物には水、ハーブティー、およびジンジャーエールが含まれます。透明なスープも下痢によって失われた塩分やほかのミネラルの補充に役立ちます。小さじ1/2杯（1mL）の重曹、1つまみの塩、小さじ1/4杯（1mL）のコーンシロップまたはハチミツを、グラス1杯の水（250mL）に入れてかき混ぜて水分補給の液体を作ることもできます。市販のスポーツ飲料も効果があるかもしれませんが、10％以上の糖質が含まれているものは、下痢を悪化させる可能性があるため避けてください。

▶ **食物繊維の少ない食物をゆっくり取り入れる**
食欲が出てきたら（しかし、できれば最初の24時間は食べない方が良い）、クラッカー、トースト、

米、バナナ、加熱したニンジン、茹でたジャガイモや鶏肉などの食物繊維の少ない食物から始めるようにしてください。医師は特に子供に対して、バナナ、米、アップルソース、トーストを勧めることが多いでしょう。リンゴなどのペクチン（水溶性食物繊維）が豊富な果物は下痢を和らげるため、無糖のアップルソースが伝統的な家庭治療法となっています。加熱されたニンジンもペクチンが多く含まれています。他の適した食物には塩味のクラッカーやチキンスープが含まれ、失われたナトリウムやカリウムの補充に役立ちます。

▶ **症状がなくなるまで乳製品を避ける**
下痢の原因となる微生物の中には、一時的にミルクを消化する能力を弱めるものがあります。

▶ **アップルジュースを避ける**
リンゴまたはアップルソースは下痢を和らげるのに役立ちますが、アップルジュースは逆効果です。アップルジュースに含まれる小腸で吸収されないで残った炭水化物は、結腸で細菌によって発酵され、下痢につながる可能性があります。実際、どんな種類の果物ジュースでも飲み過ぎは幼児の下痢の原因になることがよくあります。

食事以外：Beyond the Diet

以下の提案を使ってできるだけ早く下痢の対処をしてください。

▶ **市販の薬を試す**
下痢に明らかな原因がない、またはインフルエンザなどの軽い病気が原因の場合、市販の下痢止めの薬で症状が和らぐかもしれません。医師に相談せずに非処方薬を2日以上使用することは絶対にやめてください。

▶ **再発するようであれば医師の診断を受ける**
中には乳糖不耐症などの吸収不良による慢性の下痢の症状がある人もいるかもしれません。その場合は医師に相談してください。その他の治療が必要な病気の兆候には、血液、粘液、または寄生虫の出現、ひどい腹痛、または嘔吐や発熱を伴う下痢があります。

AILMENTS: #029

高血圧
Blood pressure, high

悪化させる食物：ピクルスのような塩分の多い加工食品
効果のある食物：緑の葉野菜／低脂質の食物／豆類／果物、とくにバナナ／種実類／全粒粉パスタ／サツマイモ
制限するべき食物：脂質の多い食物、特に飽和脂肪酸が多く含まれているもの／アルコール／カフェインを含んだ飲物

この病気を特に気を付けるべき人：
・世界中で9億7,000万人の人が高血圧症でアメリカでは3人に1人に症状があります。（付け加えるとアメリカ人の成人の30％が高血圧予備軍です）
・約45％のアフリカ系アメリカ人が高血圧です

8,000万人のアメリカ人が高血圧です。初期の段階の高血圧は症状がなく、多くの人々は生活習慣病にかかる可能性があることを理解していません。もし、健康状態がチェックされないと、高血圧は心臓と血管に負担を与え、発作や心臓麻痺や他の深刻な結果を引き起こします。5～10％の場合、高血圧は根本的な原因があります。それは、腎臓の動脈が狭い、妊娠、副腎疾患、薬の副作用などで、多くの場合は原因が証明できませんが、これらは第一に必須の原因として言及されます。

何が原因で高血圧になるか正確には解明でき

せんが、さまざまな要因の組み合わせが入り組んでいると考えられます。遺伝、糖尿病、肥満、その他の不調などです。他に喫煙、過度のアルコール摂取、座りがちな生活もそうです。血圧は40歳以上になると上がる傾向にあるので、毎年チェックする必要があります。

栄養との関連性：Nutrition Connection

食事は高血圧の予防と治療の両方に作用します。DASHダイエット（血圧の上昇をとめる食事療法）は、アメリカ心臓学会やメイヨークリニックなどのたくさんの健康団体から推奨されていて、血圧を下げる手助けをします。以下はDASHの概要と付随する実践方法です。

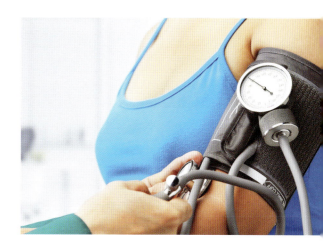

▶ **毎日6～8種類の穀類を取る**
栄養価が高く食物繊維が多い、全粒粉パスタのような全粒粉類に注目しましょう。

▶ **毎日4～5種類の果物や野菜を取る**
ニンジンや緑の葉野菜、サツマイモは血圧を下げる栄養素、食物繊維、ビタミン、カリウムやマグネシウムのようなミネラルを含んでいます。

▶ **毎日2～3種類の低脂肪食品もしくは脂質を含まない食物を食べる**
研究によると低脂肪食品のようなカルシウムの豊富な食事は、血圧を下げます。低脂肪もしくは無脂肪のチーズを食べる場合はナトリウムに気を付けましょう。

▶ **肉、家禽類、魚を毎日170gまでに制限する**
一番良いのは肉屋で切ってもらうことです。その際、赤身肉を選びましょう。

▶ **毎週4～5種類の種実類や豆類を摂る**
これらの食物は良いミネラル分を供給しますが、カロリーを摂りすぎないように、量に気を付けましょう。

▶ **脂質の摂取を毎日2～3種類に制限する**
飽和脂肪酸やトランス脂肪酸は、高血圧を進行させるので制限しましょう。高脂肪食品を摂ると体重も増加します。脂質は全カロリーの30%以内、動物性脂質は10%以内に抑えましょう。これはバターやマーガリンをひかえ、低脂肪牛乳に変え、他も低脂肪食品に変えるということです。赤身肉を選び、揚げて調理するより茹でるというような脂質を摂らない料理方法を選びましょう。

▶ **甘いもの好きな人は毎週5種類までに制限する**
甘いものを愛する人は、量に気を付けて楽しみましょう。

▶ **塩分の摂取を制限する**
DASHダイエットの効果を上げるカギは、塩分の摂取量を減らすことです。1日1,500mgから2,300mgを保ちましょう。塩を振りかけるのをやめ、塩分の高い加工食品を避けましょう。

▶ **カリウムの摂取を増やす**
いくつかの栄養素は高血圧を防ぎます。カリウムは体の塩分バランスと循環を助ける電解物で、正常な血圧の維持を助けます。カリウムは果物や野菜に含まれ、特にバナナや乳製品、豆類に多く含有しています。

▶ **カルシウムを摂る**
最近の研究でカルシウム不足の人は、高血圧のリスクが高いことが分かりました。低脂質食品、大豆飲料やサーモンの缶詰め（骨付き）、緑の葉野菜はカルシウムの水準を高めて血圧を下げます。しかしカルシウムのサプリメントは状態をよくするか悪くするかははっきりしていません。

▶ **アルコールとカフェインの消費を減らす**
毎日の1杯のワインや、その他のアルコールは心臓発作の危険を減少させますが、それ以上の量は高血圧の危険を増加させます。カフェインも多く

摂りすぎると血圧が上がります。特に血圧の高い高齢者はカフェインに気を付けて、摂取を制限するべきです。

🏃 食事以外：Beyond the Diet

食事は正常な血圧を保つ手段になります。ライフスタイルに合わせて変化させましょう。

▶ **運動**
有酸素運動は心臓がより効果的に機能するよう調整するため、血圧を下げます。少しの体重の減少でも血圧を下げます。

▶ **禁煙**
ニコチンは血圧を上げます。禁煙は10mmHg以上の血圧を下げます。

▶ **ストレスを減らす**
ストレスはアドレナリンホルモンを刺激し、時には血圧を上昇させます。定期的なストレスは高血圧の原因になると考える研究者もいます。瞑想やヨガ、バイオフィードバックトレーニングや自己催眠などのリラックスするテクニックは、血圧を下げる手助けをします。

▶ **薬を使用する際は気を付ける**
風邪やアレルギー、ダイエットの薬剤や経口避妊薬やエストロゲン補給剤は血圧を上昇させます。

▶ **薬物療法を試す**
ライフスタイルを変えても6カ月以内に血圧が正常値に下がらない場合は、薬物療法を始めましょう。

▶ **隠れた原因を治療する**
糖尿病とコレステロール値の上昇は心臓病の危険を高めるため、高血圧と関係があります。

AILMENTS: #030

高コレステロール
Cholesterol, High

☠ **悪化させる食物**：脂質の多い肉／ピザ／ハードマーガリン／店で買った焼き物／ファストフード／全脂肪の乳製品／揚げ物
❤ **効果のある食物**：ステロールが強化されオレンジジュース／オーツ麦およびオーツブラン／ソラ豆／リンゴ／洋ナシ／魚／エキストラバージンオリーブオイル
⚠ **制限するべき食物**：塩分および塩分の多い食物
この病気を特に気を付けるべき人：
・3,500万人にアメリカ人の成人
・高コレステロールの家族歴がある人
・太り過ぎの人
・座り仕事の人
・50歳以上の女性
・60歳以上の男性
・糖尿病の人
・喫煙者
・お酒をたくさん飲む人

コレステロールとは、脂質の多い有機化合物で、ホルモン、ビタミンD、脂質を消化する胆汁酸の生成に使われます。少しの量しか必要なく、余ったコレステロールは動脈に残ります。そこで、動脈壁にプラークと呼ばれる被膜を形成し、動脈を狭く、硬くして血流を悪くします。冠状動脈の閉塞は胸の痛みや心臓発作を引き起こします。頸動脈の閉塞は脳卒中を引き起こす可能性があり、足の動脈が閉塞した場合は、歩くと痛みを感じます。コレステロールを血流全体に運搬するタンパク質はリポタンパク質として知られており、3種類あります。

1. 低比重リポタンパク質（LDL）。「悪玉」コレステロールのLDLは、動脈壁に蓄積されて動脈を狭くします。
2. 超低密度リポタンパク質（VLDL）。これには血清脂質のトリグリセリドが含まれます。VLDLはLDLコレステロールを肥大させ、血管の狭窄の可能性を増加させます。

3. 高比重リポタンパク質（HDL）。「善玉」コレステロールのHDLは、余分なコレステロールを集めて肝臓に運びます。

🅒 栄養との関連性：Nutrition Connection

食事はコレステロール値を上下させる大きな役割をしています。特に、脂の多い肉、高脂肪チーズ、全乳やクリーム、バター、アイスクリーム、そしてヤシやココナッツオイルなどに含まれる飽和脂肪酸を多く食べると、コレステロール値が上昇します。また、コレステロールを高める脂質には、工場で生産されるトランス脂肪酸があります。LDL値を急激に上昇させる潜行性の脂質は、油の保存期間を延ばす化学過程（水素添加）で形成されます。一部のマーガリン、店で売られている焼いた食品、フライドポテト、そしてその他のファストフードにはトランス脂肪酸が含まれている可能性があります。以下に高コレステロールを避ける賢い食べ方を示します。

▶ **赤身肉を選ぶ**
さしのはいった脂身が多い肉は避けてください。調理前に見える脂身を切り落としてください。また、鶏肉の皮は調理前（難しければ調理後）に取り除いてください。

▶ **植物ステロールを探す**
植物ステロールはコレステロールの吸収を阻止する効果があり、スプレッド、オレンジジュース、およびヨーグルト飲料などの食品に添加されています。1日に2g（ステロールが強化されたオレンジジュース2杯分の量）の摂取を目標にしてください。そうすることでLDL値を健康的に10％下げられます。

▶ **乳製品を脱脂にする**
全乳の代わりに、低脂肪または無脂肪のミルクを選んでください。最近ではほとんどのチーズに低脂肪のものがあります。

▶ **食物繊維を気軽に取る**
水溶性食物繊維はLDLを低下させ、コレステロールの吸収を減らします。良い食物源にはオーツ麦、ソラ豆、リンゴ、洋ナシ、プルーンが含まれます。1日に5～10gの水溶性食物繊維を食べることで、コレステロール全体とLDLコレステロールを下げることができます。

▶ **エキストラバージンオリーブオイルで調理する**
エキストラバージンオリーブオイルは抗酸化物質を含んでいます。LDL値を下げ、健康なHDL値を保つ効果がある「良い脂質」です。

▶ **オメガ3脂肪酸を加える**
オメガ3脂肪酸は魚、一部の植物、種実類に含まれており、トリグリセリド値（別の不健康な心臓の血中脂質）を下げる可能性があります。400mgのEPAとDHAが含まれている低用量のオメガ3脂肪酸サプリメントは心臓発作を軽減したと2012年の研究で報告されています。

▶ **飲酒を適度にする**
1日に女性は1杯、男性は2杯の飲酒はHDL値を上昇させる可能性があります。しかし、それ以上は良くありません。多量の飲酒は高血圧、心不全および脳卒中のリスクを高めます。

🏃 食事以外：Beyond the Diet

高コレステロールにつながる遺伝的要因を制御することはできません。しかし、朗報があります。心臓疾患のリスクを上げる生活スタイルをコントロールすることは、可能です。

▶ **少しだけ痩せる**
たった数キロ、それだけです。目標は健康的な体重になることですが、最初の2～5キロ痩せるだけでもすぐにコレステロールは下がります。

▶ **運動する**
10分間の運動を1日に数回するだけでコレステロールが下がり、HDL値が上昇する可能性があります。

▶ **煙草をやめる**
喫煙をやめることでHDL値を上げ、血圧を下げることが可能です。1年以内に心臓発作のリスクを半分に下げることができます。

AILMENTS: #031

口臭
Halitosis

- 😷 **悪化させる食物**：ニンニク／タマネギ
- ❤️ **効果のある食物**：水／赤ピーマン／ブロッコリー／フェンネルの種／キシリトール入りガム
- **この病気を特に気を付けるべき人**：
  - 歯科疾患、副鼻腔炎、糖尿病、慢性気管支炎およびその他の基礎疾患を持つ人

臭気のあるニンニクやタマネギが混ざった食事を食べた後に、息が臭いことは誰にでもあります。しかし、常に口臭が気になる場合は慢性の基礎疾患である可能性があります。口臭にはいろいろな原因があり、歯科衛生が悪い、歯茎の病気、義歯の問題、ドライマウス、あるいは何らかの感染などがあげられます。

治療はまず歯を定期的に磨き、フロスする、または義歯を適切に洗浄するといったことに注意を向けるところから始まります。臭いがまだ残る場合は歯科医院に行き、口腔衛生がすべて問題なければ、副鼻腔炎、糖尿病、連鎖球菌性咽頭炎、慢性気管支炎など、他の問題を除外するために医師に相談してください。

🧪 栄養との関連性：Nutrition Connection

息の匂いは食べた物で決まります。たまにある口臭、あるいは慢性の臭い息、両方に対して以下にいくつかのガイドラインを示します。

▶ たくさんの水を飲む
毎食後、水をたくさん飲むことは、悪臭の原因となる細菌の集まる、食物の残留物を洗い流す効果があります。また、水は、口内をきれいにする効果がある、唾液を生産するのに役立ちます。

▶ 無糖のガムを噛む
天然の砂糖の1つであるキシリトールで甘味づけされたチューインガムは、キシリトールが口の中で細菌が育つのを阻止するため、息をきれいにするのに役立ちます。ガム自体も歯に詰まった食物粒子を出し、唾液の生産を増やすのを助けます。より良い効果を得るために毎食後最低5分間は噛むようにしてください。

▶ 生の野菜を食べる
ブロッコリーや赤ピーマンなどビタミンCが豊富な野菜は、特に臭い息にとって効果があります。これらの野菜は細菌にとって好ましくない環境を作るからです。さらに、生のカリッとした野菜を食べることで歯の間に詰まった食物粒子を取り除く効果があります。

🏃 食事以外：Beyond the Diet

ライフスタイルの選択は息に影響します。以下に爽やかにするためにすべきことを示します。

▶ 禁煙を強化する
灰皿のような匂いのする口は、禁煙により改善できます。

▶ 義歯を清潔にする
清潔に保たれていない義歯には細菌、カビおよび食物粒子がはびこっており、悪臭の原因となります。

▶ 舌を磨く
歯を磨く際に、柔らかい歯ブラシで舌を数回ブラシして細菌を除去してください。舌のヘラ道具を使う人もいますが、単なるブラッシングよりも効果があるという証拠はほとんどありません。

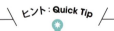

ヒント：Quick Tip

フェンネルの種を噛む

食後に1つまみのフェンネルの種を噛むことで息が爽やかになります。

AILMENTS: #032

甲状腺機能亢進症
Hyperthyroidism

> 💀 **悪化させる食物**：カフェイン入り飲料
> ❤️ **効果のある食物**：乳製品／大豆製品／コラードの若葉／カラシナ

過剰に活動する甲状腺が、ホルモンを過剰生産する甲状腺機能亢進症は、甲状腺機能低下症とは全く逆の病気で、代謝を早くします。主な症状は神経過敏やイライラ感で、最終的には疲労感が広がります。過剰に活動する甲状腺を持つ人は異常な空腹感、体重減少、筋肉の疲労および急激な心拍なども経験し、また暑さに耐えられなかったり、過剰に発汗したりします。治療は原因を対象に、放射性ヨードや抗甲状腺薬の投与や甲状腺のすべてまたは一部を除去する手術によって、ホルモンの生成を減らすことに関連しています。

栄養との関連性：Nutrition Connection

食事を変えることで甲状腺機能亢進症を完全に予防、または元に戻すことはできませんが、以下のガイドラインに従うことによって、症状のいくらかを和らげることができます。

▶ カフェインを避ける

余分な刺激は甲状腺機能亢進症の人には好ましくありません。

▶ カルシウムとビタミンDの適度な摂取を維持する

甲状腺機能亢進症は骨がもろくなる原因になることがあります。骨粗しょう症を予防するために毎日十分なカルシウム（1,000〜1,200mg／1日）およびビタミンD（600〜800IU／1日）を摂取するとよいです。

良い食物源には乳製品、大豆製品、コラードやカラシナのような濃い色の葉野菜があります。

食事以外：Beyond the Diet

甲状腺機能亢進症に関する懸念に取り組むには、以下のアドバイスに従ってください。

▶ 眼科医の診断を受ける

眼球の突出を伴う甲状腺機能亢進症は眼球の突出を伴うため、眼科医による経過観察が必要です。

▶ 風邪薬を避ける

風邪薬の中には興奮剤を含むものがあります。過剰に活動する甲状腺を刺激し過ぎたり、心臓に負担をかけたりすることがあります。

AILMENTS: #033

甲状腺機能低下症
Hypothyroidism

- 悪化させる食物：クルミ／大豆粉
- 効果のある食物：ニンジン／サツマイモ／パパイヤ／カンタロープ／ホウレン草／アブラナ
- この病気を特に気を付けるべき人：
  - 50歳以上の人は甲状腺機能亢進症のことがある
  - 女性、特に妊娠後
  - 自己免疫障害を持つ人
  - 甲状腺疾患の家族歴がある人すべて
  - 頭部に放射線治療を受けたことのある人
  - 放射性ヨード療法や抗甲状腺薬で治療を受けたことがある人すべて

甲状腺機能低下症は、頚部にある甲状腺が十分なホルモンを生成していないという状態です。機能低下した甲状腺は代謝を遅くし、体重増加や倦怠感などを引き起こします。疲労感、抜け毛、記憶力が悪くなるなどの症状は老化の兆候でもあるため、しばしば見逃されています。

不活発な甲状腺を持つ人は暑い日でも寒く感じ、乾燥肌や薄毛を発症します。爪は伸びるのが遅く、割れやすくなります。女性の場合は生理が不規則になることが多く、便秘は別の一般的な問題です。

アメリカでは、1,350万人の甲状腺機能低下の人々は診断を受けておらず、自身でも気が付いていないと言われています。

医師によって行われる簡単な血液検査で、甲状腺が正常に機能しているかどうかが分かります。治療は通常生涯にわたるホルモンの交換が必要になります。

注意：Warning

食物と薬物の相互作用

合成甲状腺ホルモンを服用している場合、食物繊維を制限してください。特定の食物（クルミ、大豆粉）、サプリメント（鉄分、カルシウム）、薬剤（制酸薬、潰瘍薬、コレステロール薬）も相互に作用する可能性があります。可能性のある相互作用を避け、甲状腺の薬を飲む前後数時間にこれらの食物を食べたり、これらの製品を使ったりするようにしてください。

栄養との関連性：Nutrition Connection

これらの方法は甲状腺機能低下症の制御に効果があります。

▶ **ベータカロテンを多く含む食物をもっと食べる**

甲状腺機能低下症の治療に用いられるホルモンのチロキシンは、体内でベータカロテンがビタミンAに変わるのを早めます。甲状腺機能低下症の人はビタミンAの需要を満たすために、ベータカロテンの摂取を増やす必要があります。最も良い供給源は濃い黄色やオレンジ色の果物や野菜、そして濃い緑色の野菜です。

▶ **ブロッコリーを調理する**

特定の野菜、主にキャベツ、ブロッコリーなどのアブラナ科の野菜には、甲状腺腫誘発物質として知られている物質が含まれており、これは甲状腺ホルモンの効果を阻止します。アブラナ科の食物を調理することで甲状腺腫誘発物質を無効にします。

食事以外：Beyond the Diet

▶ **薬をきちんと服用する**

症状がなくなっても、適切な値を維持し、医師が薬の効果を観察することができるよう、薬の服用を続ける必要があります。薬物治療を終えるときは医師に相談してください。

▶ **カロリーを気にして運動する**

甲状腺障害と薬物治療は体重増加を引き起こすことがあります。体重を増やさないように気を付けてください。

AILMENTS: #034

更年期障害
Menopause

- **効果のある食物**：強化されたシリアル／ホウレン草／豆腐およびその他の大豆製品／種実類／アマニ／野菜油
- **制限するべき食物**：アルコール／コーヒーなどのカフェイン入り飲料／チョコレート／スパイシーな食物
- **この病気を特に気を付けるべき人**：
  - 45〜55歳の女性、しかし中にはそれよりも早くまたは遅く発症する場合もある。

　医師は更年期の定義を「女性が月経期間なしで12カ月経過した時点」としています。その過程はホルモンのエストロゲン値における進行性の低下によって生じます。この変化の始まりは、閉経周辺期と呼ばれ、更年期が終わった後の期間は更年期後と呼ばれます。以前、更年期は老いの始まりとして見られていましたが、先進国における今日の女性は、更年期後に人生の1/3以上を生きることが多いです。更年期は生物学的過程であり、医学的な病気ではありません。

　更年期の間、エストロゲン値の変動によって一過性熱感、寝汗、不眠症、膣の乾き、集中力低下、および体重増加のような症状が起きる場合があります。女性の中には更年期の症状がほとんどない人もいますが、反対に極端に不快感を引き起こす深刻な症状がある人もいます。

　また、更年期は特定の病気を発症するリスクが高まります。更年期前、女性のホルモンは心臓疾患の発症から体を守りますが、更年期の始まりとともにその保護はなくなります。さらに、ほとんどの女性が30歳から経験する骨量の減少は、更年期で劇的に加速されます。この骨が薄くなる、または骨粗しょう症は骨折のリスクを増やし、障害や痛みにつながる可能性があります。

　軽度の症状を治療し、慢性疾患の発症を避けるために、女性は健康的な生活スタイルを取り入れ、他の方法を試すことを勧められます。それらには食事の変更、運動および漢方薬が含まれることがあります。

栄養との関連性：Nutrition Connection

健康的な食事は更年期の症状を和らげ、慢性疾患のリスクを減らす効果があります。以下に役立つ食事の方法をいくつか示します。

▶ **更年期の症状を減らす食物を食べる**

全粒穀物、果物および野菜を多く含んだ、そして飽和脂肪酸の低い食事に従ってください。それには食物繊維、ビタミン、ミネラルおよびバイオフラボノイドが豊富に含まれ、すべてが長期の健康にとって重要で、更年期の症状を最小限にするのに役立ちます。アマニなどの高食物繊維の食物は一過性熱感を減らすのに役立つ植物エストロゲンの1種、リグナンも含んでいます。

▶ **誘発する食物に気を付ける**

一過性熱感、不眠症、および気分変動のような症状を悪化させる可能性のある食物があります。一部のよくある原因はコーヒー、お茶、チョコレート、コーラ、アルコールおよびスパイシーな食物です。

▶ **大豆製品を含める**

研究によると、大豆製品は一過性熱感を和らげる効果があると示しています。大豆製品は体内で弱いエストロゲンの効果がある植物エストロゲンの1種、イソフラボンを含んでいます。大豆製品には、豆腐、大豆、大豆飲料および大豆プロテインが含まれます。大豆製品は十分安全ですが、イソフラボンサプリメントの安全性と有効性はまだ証明されていません。

▶ **ビタミンEが役立つかもしれない**

一部の女性にとって、種実類、野菜油、ホウレン草のような緑色の葉野菜および強化されたシリアルに含まれるビタミンEは、軽度の一過性熱感を抑えるのに役立ちます。サプリメントについては医師に相談してください。1日に400g以上の乳製品は勧められていません。

食事以外：Beyond the Diet

いくらかの生活スタイルの調節が、もっと簡単に更年期を対処するために役立つ可能性があります。以下にいくつかの推奨を示します。

▶ **定期的に運動をする**
定期的な運動は、感情の乱れや一過性熱感を最小限にする効果があります。最低30分の運動を、1週間に4〜5回することが勧められています。

▶ **リラックス方法を学ぶ**
深呼吸、誘導イメージ療法およびヨガは更年期の症状を和らげる効果があります。

▶ **漢方や薬物治療を検討する**
漢方薬の効果を確立する大規模の臨床研究はありませんが、症状改善の可能性があるものをいくつか試すことが可能です。例えば、ブラックコホッシュはうつ病、神経過敏、不眠症を軽減するのに役立つことが分かっており、チェストベリーは液体の滞留、一過性熱感および不安神経症の管理に役立つとされています。また、セイヨウオトギリソウは軽度から中程度のうつ病の管理に効果があります。薬もまた、症状の緩和に役立つ場合があります。

ヒント：Quick Tip

すりつぶしたアマニを毎日食べる

大さじ1〜2杯（15〜30mL）の種をすりつぶし、シリアル、ヨーグルトまたはオートミールに加えます。アマニには心臓の健康をサポートし、リグナンを提供するオメガ3脂肪酸が含まれています。

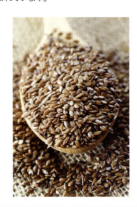

AILMENTS: #035

呼吸器疾患
Respiratory disorders

- 💀 **悪化させる食物**：アルコール／脂質の多い揚げ物
- ❤️ **効果のある食物**：トマト／カンタロープ／緑色の葉野菜／赤身肉／牡蠣／ヨーグルト／全粒穀物／ニンニク／チリ／セイヨウワサビ
- ⚠️ **制限するべき食物**：ミルク（牛乳）／豆類／キャベツ／芽キャベツ／ブロッコリー／タマネギ

この病気を特に気を付けるべき人：
・喫煙者
・粉塵や化学物質に暴露されている人
・1,400万人のアメリカ人と150万人のカナダ人
・白人女性、特に更年期
・色白の人
・30〜60歳の成人

呼吸器疾患は、風邪やインフルエンザなどの軽度の感染症から、さらに深刻になるとぜんそくなどのような慢性疾患までの幅があります。肺からの気道に影響する病気は、深刻に対処する必要があります。

一般的な呼吸器疾患は、肺からと肺への空気を運搬する管の炎症で、絶え間なく続く咳と濃い痰が特徴の気管支炎（通常喫煙による息切れで引き起こされる慢性閉塞性肺疾患の肺気腫）、ウイルス、細菌、カビ、寄生虫、または毒性物質によって引き起こされる咳、発熱、悪寒、および胸の痛みにつながる肺炎、そして鼻づまりや深く鈍い頭痛につながる副鼻腔の粘膜壁の炎症である副鼻腔炎です。

🅒 栄養との関連性 : Nutrition Connection

栄養のあるバランスの取れた食事は気管支炎、肺炎、そしてその他の肺感染を予防や軽減に役立ちます。以下にそのガイドラインを示します。

▶ **液体をたくさん飲む**
チキンスープや熱いお茶などの温かい液体を十分に摂取することで粘液を薄くし、呼吸がしやすくなります。熱いお茶には気道壁の筋肉をリラックスさせる化合物、テオフィリンという物質が含まれています。

▶ **抗酸化物質でお皿をいっぱいにする**
ビタミンAやC、ベータカロテンなどの抗酸化物質は、フリーラジカルによる細胞損傷から肺組織を守る効果があり、細菌から呼吸器系を保護する上皮組織の生成および修復して、肺疾患に対する免疫を作る手助けをします。トマト、カンタロープ、および緑色の葉野菜は、これらのビタミンを豊富に含んでいます。

▶ **亜鉛含有のバランスを考える**
赤身肉、柿、ヨーグルト、全粒穀物製品に含まれる亜鉛は特に上部呼吸器感染に対する免疫を促進するのに重要です。しかし、1日に40mg以上摂取すると免疫システムを低下させ、より感染しやすくなることがあります。

▶ **スパイスを使う**
いくらかの食事、ハーブ、スパイスは天然の充血除去剤です。これらはニンニク、タマネギ、チリ、セイヨウワサビ、生姜、タイム、クミン、クローブ、そしてシナモンに含まれています。

▶ **ミルクを制限する**
ある研究では、慢性副鼻腔炎の患者が食事から乳製品を除外した結果、改善が見られたと報告されています。研究者によると、1週間に5個以上のリンゴを食べることは、肺機能を上げることに大きく関係することが分かっています。

▶ **脂質の多い揚げ物を減らす**
揚げ物に含まれる脂質は消化に時間がかかります。他の種類の食物よりも胃の中に長く留まり、肺を圧迫するため、肺気腫の患者には不快感が生じるかもしれません。

▶ **ガスを抑える**
ガスや膨満の原因となるものは呼吸を困難にする可能性があるため、すべて制限する必要があります。ガスを引き起こす一般的な食物には、豆やその他の豆類、キャベツ、芽キャベツ、ブロッコリー、そしてタマネギが含まれます。

▶ **少量の食事を頻繁に取る**
肺気腫の人は一般的に少量の食事をより頻繁に食べる方が快適に過ごせます。一度にたくさんの量を食べると胃の内容物が増え、すでに膨張した肺をさらに圧迫する可能性があります。

▶ **ゆっくり食べる**
ガスを避け、消化を楽にするためには急がずに少量を、ゆっくり食べましょう。

▶ **アルコールを避ける**
アルコールは免疫システムを低下させるため、感染している間は避ける必要があります。慢性の気管支炎や肺気腫の場合は肺感染が起こりやすくなるため、すべてのアルコール飲料を控えた方が良いでしょう。

🏃 食事以外 : Beyond the Diet

以下に呼吸器疾患の症状を和らげるのに役立つ、いくつかのアドバイスを示します。

▶ **禁煙する**
喫煙は慢性の気管支炎、肺気腫、および肺がんなどの慢性呼吸器疾患の主な原因となります。また、副流煙や空気汚染なども避けるようにしてください。

▶ **アロマテラピーを試す**
肺の病気を和らげる鎮静方法として、高濃度のエッセンシャルオイルを数滴たらしたお湯から出る蒸気を吸い込む方法があります。ユーカリ、タイム、パイン、そしてラベンダーのオイルの組み合わせは気管支炎を和らげるとしてよく推奨されます。特にユーカリのオイルは詰まった感覚を和らげる効果があるため、肺気腫の人々の役に立つかもしれません。

▶ **湿気**
熱く乾いた空気によって鼻粘膜が腫れて乾き、副

鼻腔炎になりやすくなります。加湿器がシンプルな解決策となるかもしれません。

AILMENTS: #036
鼓腸
Flatulence

> 💀 **悪化させる食物**：炭酸飲料／チューインガム／ブラン／ミルク（牛乳）／乳糖不耐症の人に対して
> ❤️ **効果のある食物**：ペパーミント／カモミール／フェンネルまたはジンジャーティー／ヨーグルト／アニス／ローズマリー／ベイリーフ／昆布
> ⚠️ **制限するべき食物**：ソラ豆／および他の乾燥豆／芽キャベツ／カリフラワー／タマネギ／トウモロコシ／アスパラガス／ブラン／ソルビトール
> **この病気を特に気を付けるべき人**：
> ・過敏性腸症候群（IBS）の患者
> ・炎症性腸疾患（IBD）の患者
> ・ランブル鞭毛虫症などの特定の感染症患者

過剰ガス、または鼓腸は腹部膨満の原因となりますが、ガスを胃から上に持ってきたり（ゲップ）や、肛門から出す（おなら）ことによって和らげられます。恥ずかしいことですが、ゲップやおならは、腸の細菌が消化されていない炭水化物やタンパク質上で活動しているというまったく自然な結果です。普通の人は1日に14〜23回この症状が発現しますが、ほとんどは気づかずに通りすぎています。特定の悪臭を放つガスが放出されたときにだけ、その問題が不快なものになります。鼓腸は年齢と共に悪化し、単に他の人よりもガスに敏感な人もいます。

🅒🅐 栄養との関連性：Nutrition Connection

おならをすることは、より健康的な高食物繊維食を意識している際の副作用になることがありますが、いくらかの変化を食事に取り入れることでガスを減らすことができます。

▶ **食べるときにあまり空気を飲み込まない**
少量を食べ、食物をしっかり咀嚼し、液体で飲み込まないことにより最小限に抑えられます。炭酸飲料を避けることも効果があります。

▶ **ハーブティーを飲む**
食後に飲むカップ1杯のペパーミント、カモミールまたはフェンネルティーは消化を改善し、鼓腸を減らすのに役立ちます。ジンジャーティーも効果があります。

▶ **ヨーグルトを試す**
生きた培養菌で作られたヨーグルトを食べることでガスの生成が抑えられるという人もいます。

▶ **乾燥豆を水に浸す**
あらかじめ水に浸す必要のないレンズ豆とスプリットピー以外の乾燥豆は、調理前にたっぷりの水に最低4時間（できれば8時間以上）浸すことでガスの原因となる消化できない糖質、ラフィノースおよびスタキオースを減らすことができます。

▶ **キャベツ属の野菜を避ける**
健康的な栄養素がたっぷり詰まった芽キャベツ、ブロッコリー、カリフラワーなどのキャベツ属の野菜は、多くの人々に鼓腸を引き起こします。
また、他の野菜にはタマネギ、トウモロコシおよびアスパラガスがガスを過剰に出します。しかし、アニス、生姜、ローズマリー、ベイリーフ、フェンネルの種をこれらの食物に加えることでガスを減らすことができるかもしれません。調理人の中には、アジアンマーケットや自然食品店で手に入る昆布を同じ目的で加える人もいます。

▶ **食物繊維の摂取を徐々に増やす**
食物繊維の摂取を増やしたいのであれば、徐々に摂取量を増やすことを提案します。また、ブランや高食物繊維の下剤を避けるように勧めます。

▶ **栄養水準をチェックする**
ソルビトール、フルクトースなどの甘味料によっ

て鼓腸が起こる人もいます。ビタミンCの多量摂取も同様です。

🏃 食事以外：Beyond the Diet

次の簡単なコツを使って、体が生産する鼓腸の量を減らすことができます。

▶ **空気を飲み込むことを防ぐ習慣を避ける**

ガムを噛んだりストローで飲物を飲んだりすることは空気を飲み込むことを促します。

▶ **ガスを減らす酵素製品を試す**

ドロップや錠剤として薬局で手に入る天然酵素で作られた製品は、鼓腸を減らす効果があります。ガスを生産する食物に数滴加えるか、食事の前に錠剤を飲んでください。

▶ **医師に相談する**

時に、鼓腸はより深刻な内科的疾患の兆候となります。問題が重篤で続く場合、食物アレルギー、クローン病、乳糖不耐症あるいは過敏性腸症候群の症状かもしれません。

AILMENTS: #037

骨粗しょう症
Osteoporsis

> ☠ **悪化させる食物**：コーヒーなどのカフェイン入り飲料／塩分の多い食物／高濃度タンパク質
> ❤ **効果のある食物**：低脂肪牛乳およびその他の乳製品／豆腐／ロメインレタス／キャベツ／ケール／栄養が強化された大豆または米の飲料／アマニ／卵／柑橘類／メロン／ベリー
> ⚠ **制限するべき食物**：ホウレン草
> **この病気を特に気を付けるべき人**：
> ・4,400万人のアメリカ人と140万人のカナダ人
> ・更年期後の女性
> ・50歳以上の人
> ・外科的に卵巣を切除した女性
> ・月経不順の女性
> ・喫煙者
> ・拒食症の人
> ・腎疾患の人
> ・ステロイド系の薬を服用している人

私たちの骨は一生、継続的に再生できる状態にあります。骨細胞の中には分解され、再吸収されるものもありますが、その他の骨細胞は形成して本来の位置につきます。再吸収が再形成よりも早く起きる場合、骨は弱くなり、極端に穴だらけになります。すると、ほとんど圧力をかけなくても骨折する可能性が生じます。この状態は骨粗しょう症と呼ばれます。エストロゲンの欠乏がその主な要因のようですが、カルシウムとビタミンDの摂取が不十分であることに加えて、男性ホルモンのアンドロゲンの減少も関与しています。50歳以上の女性の50％は骨粗しょう症が原因で骨折しています。

🅲🅰 栄養との関連性：Nutrition Connection

▶ **カルシウムを十分に取る**

カルシウムの推奨摂取量は、70歳までの男性で1日当たり1,000mg、50歳以上の女性と70歳以上の男性で1日当たり1,200mgです。特にカルシウムが豊富な食物にはミルク、乳製品、栄養が強化された大豆と米の飲料、乾燥豆、豆腐、缶詰めの骨付き魚、種実類、そして濃い緑色の葉野菜があります。緑色が濃いほどカルシウムがより多く含まれています。例外はホウレン草で、カルシウムの吸収を阻害するシュウ酸を多く含んでいます。

▶ **ビタミンDを忘れない**

カルシウムと同じくらい重要なのがビタミンDで、体がカルシウムを吸収するために必要となります。70歳までの成人に対するRDAは600IU（15mcg）で、70歳以上は800IU（20mcg）です。ビタミンDの主な源は日光です。1日約10分間、日に当たるようにしてください。しかし、ミルク、大豆や米の飲料、卵の黄身、サバのような脂質の多い魚からも得ることができます。医師がカルシウムのサプリメントを推奨する場合、最も簡単に吸収さ

れるクエン酸カルシウムを探してください。ビタミンDを含む食物はあまりないため、サプリメントが勧められる可能性が高いでしょう。

▶ **ビタミンKをとる**
看護師健康調査やフラミンガム心臓研究によると、ビタミンKを多く摂取した人々は、少ない量を摂取した人々よりも股関節骨折のリスクが低いということが分かっています。ビタミンKは緑色の葉野菜、グリーンピース、ブロッコリー、芽キャベツ、キャベツ、ケール、牛のレバーに含まれています。

▶ **大豆を加える**
骨量を保守する効果のある植物エストロゲンの1種であるイソフラボンを含んでいるため、大豆は骨粗しょう症の予防に役立つことが研究によって示唆されています。特に閉経周辺期および更年期の間に有効です。

▶ **アマニを加える**
更年期後の女性に対する研究では、リグナンを豊富に含むアマニは、骨量を保持し、抗酸化状態を上昇させ、カルシウムの尿中への排泄を防ぐのに役立つ可能性が示唆されています。

▶ **ビタミンCを摂取する**
研究では、ビタミンCを多く摂取すればするほど骨密度が高くなると関連付けています。また、ビタミンCは骨と骨をつなぐ結合組織の形成にも役立ちます。最も良い食物源の中には、果物や野菜、特に柑橘類、ベリー、メロンおよびコショウがあります。

▶ **骨を砕く食物は避ける**
コーヒー、お茶、またはコーラなどのカフェインを含む飲料、ナトリウム、高濃度のタンパク質はすべてカルシウムを排出する可能性があります。

食事以外：Beyond the Diet

食事以外の変更でも骨を強くすることができ、骨粗しょう症のリスクを観察する助けとなります。以下にいくつかのガイドラインを示します。

▶ **定期的な体重のかかる運動をする**
ウォーキング、ジョギング、エアロビクス、テニス、ダンスはすべて骨の維持に役立つ素晴らしい運動です。1日最低30分は行ってください。

▶ **骨密度スキャンを行う**
多くの医師は月経周期が不安定になったとき、骨密度スキャンを推奨します。

▶ **体内のカルシウム値に影響する可能性のある薬に注意する**
アルミニウムを含む制酸薬はカルシウムの排出を促進します。また、カルシウムは特定の抗生物質、利尿薬、ステロイドなどの薬の長期服用中にも損失します。

炎症
食物で炎症を和らげる

炎症は体の警告システムです。足首などをひねったときに腫れるのと同じく、体内も怪我や化学物質への暴露、ウイルスに反応して腫れます。医師は今、炎症の持つ健康上の影響について理解し始めています。専門家たちは研究によって炎症を防ぐことが心臓疾患、がんおよび糖尿病に役立つと考えるようになりました。下記は、特定の食物炎症の治療に効果があります。

ベリーおよびさくらんぼ
体内のフリーラジカルを中和させることにより、炎症を軽減する手助けをします。

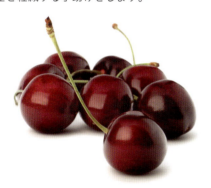

ブランシリアル
ブランシリアルの食物繊維は、2型糖尿病の女性の炎症を減らすことと関係しています。また、医師健康調査によると、全粒穀物のシリアルを毎日食べた医師は、心不全になる確率が28％少ないということが分かっています。その効果は炎症の軽減と関連している可能性があります。

明るい色の野菜
濃いオレンジ、赤、および黄色の野菜はカロテンが豊富で、抗炎症および抗酸化物質です。

カモミール
ドイツでは、カモミールは「alles zutraut」（何でもできる）の万能治療薬として使われています。抗炎症剤であるカモミールは、NSAIDのような作用をします。イブプロフェンやアスピリンと考えてください。

チキンスープ
ネブラスカメディカルセンターの研究者がチキンスープを検査したところ、好中球と呼ばれるウイルスと闘う免疫システムによって引き起こされる炎症や鬱血を、75％軽減する可能性があることが分かりました。缶詰のチキンスープも同様の効果があります。

クローブ
インド料理によく使われるスパイスのクローブには、オイゲノールと呼ばれる抗炎症性の化学物質が含まれています。最近の動物実験では、この化学物質がCOX-2という酵素の1つを阻止したと報告されています。

アマニ
アマニはアルファリノレン酸が豊富で、人体が魚に含まれているオメガ3脂肪酸と同じ種類のものを作る際に必要となります。体内の炎症を防止します。

生姜
生姜は抗炎症効果があるため、胃痛や関節痛や心臓疾患まで、さまざまな病気に役立つとされ、数千年間使用されてきました。生姜はプロスタグランジンと呼ばれる炎症物質を阻止することで片頭痛を緩和するだけではなく、がんを予防し、がんの進行を遅らせる効果があるかもしれません。

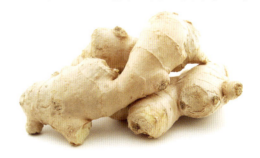

緑茶
数世紀もの間さまざまな治療目的に使用されてきた緑茶には、炎症を引き起こす可能性のある体内のフリーラジカルを減らす効果のあるポリフェ

ノールが豊富に含まれています。

種実類
ビタミンCの豊富な食物源で、動物実験によると、魚油と共に摂取することで、それらのもつ栄養素以上の効果を発揮し、体の炎症と闘う能力を促進するとされています。

オリーブオイル
オリーブオイルには、ポリフェノールと呼ばれる抗酸化物質が含まれています。研究によると、血管や脳内における炎症を軽減する効果があると示唆されています。できればエキストラバージンオリーブオイルを探してください。過度に加工されたものよりも、多くのポリフェノールを含んでいます。

オレンジジュース
被験者にブドウ糖で甘味をつけた水かオレンジジュースを飲ませたところ、甘味をつけた水は炎症反応を引き起こし、オレンジジュースは引き起こさなかったという研究があります。研究者たちはこれをジュースに含まれるビタミンCやフラボノイドの効果としています。100%果汁の冷凍濃縮のものを選んでください。4週間保存した生絞りジュースよりも多くのビタミンCが含まれています。

ザクロ
ザクロは炎症を軽減するエラグ酸などの抗酸化物質を豊富に含んでいます。そのため、冠状動脈性心臓病の進行を停滞させるということが研究で分かっています。

セージ
セージには抗炎症効果の他にも記憶力を促進させ、腫れを軽減するという研究がいくつかあります。

サーモン
サーモンには、炎症を止めるオメガ3脂肪酸が豊富に含まれています。研究によると、オメガ3脂肪酸の摂取を増やすことは、リウマチ性関節炎の症状を抑える可能性があるということが示唆されています。

大豆
大豆は、抗炎症性の特性を持つ植物性ホルモンのイソフラボンを多く含んでいます。オクラホマ州の研究によると、膝の痛みのある人が毎日大豆タンパク質を3カ月間食べ続けたところ、違和感や鎮痛剤の服用が減ったことが報告されています。

ターメリック
ターメリックの黄色はカルシウムであり、がんの発達に起因する炎症を抑えるのに役立ちます。また、科学者たちは嚢胞性繊維症に対するカルシウムの抗炎症効果についても研究しています。

ワイン
ワインを飲むことは心臓疾患のリスクを減らす効果があり、それは抗炎症効果によるものであるとされています。ただし飲み過ぎないようにしてください。過度の摂取はがんにつながるとされています。

結論

- 炎症は糖尿病やがんを含む慢性疾患につながる可能性があります。
- 内臓や循環器系の炎症は、心臓疾患と関連づけられています。
- 種実類、果物、スパイスを含む多くの食物は炎症を鎮静させるのに役立つ可能性があります。

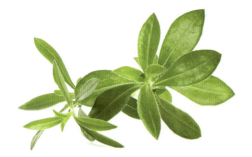

AILMENTS: #038

歯科問題
Dental problems

Chapter 3 病気：歯科問題

- ☠ **悪化させる食物**：加糖シリアルやクッキーなど、デンプン質の軽食など糖質の多い食物／果物ジュースなどの酸性の飲料を長期間にわたって飲む
- ❤ **効果のある食物**：低脂質の乳製品／熟成チーズ／調整大豆飲料／卵／豆類／ニンジン／サツマイモ／ブロッコリー／オレンジ／濃い緑色の葉野菜／ホウレン草／リンゴ／セロリ／ヨーグルト／米
- ⚠ **制限するべき食物**：ドライフルーツおよび粘性のある食物／塩辛い食物

この病気を特に気を付けるべき人：
・糖尿病やHIV/エイズなどの慢性疾患を持つ患者
・摂食障害の患者
・歯科衛生の不健康な患者

歯磨きやデンタルフロスで歯間をきれいにすることに加えて、天然または添加フッ化物の入った健康的な食事は、歯が衰えるのを防ぎ、歯茎を健康に保ちます。歯の衰え（虫歯）や歯茎の病気はプラークという、粘性フィルムで歯を覆う細菌のコロニーが原因で起こります。プラークがブラシで取り除かれないと、これらの細菌は食物に含まれる糖質やデンプン質を分解し、歯のエナメル質をすり減らす酸を生成します。また、プラークは歯石の中で硬くなると、歯茎の炎症や歯肉炎につながる可能性があります。

バランスの取れた食事には、健康な歯や歯茎に必要とされるミネラル、ビタミン、その他の栄養素が含まれています。食物、水および処理された水に含まれるフッ化物は40〜60％の割合で虫歯を減らし、虫歯予防に安全で効果的であるとされています。

別の一般的な歯科問題に、痛みを伴う口内炎があります。腫れは口内に散らばっていたり、大きな塊であったりします。しばしば、口内炎は2週間ぐらいで治りますが、大きな潰瘍は数カ月かかり、疲労感、発熱、およびリンパ節の腫れなどを伴うことがあります。口内炎の原因は知られていませんが、医師たちはストレスや心的外傷に関連していると考えています。

Ca 栄養との関連性：Nutrition Connection

体に良い食物を食べることは、健康的な歯と歯茎を持つことにおいて大きな役割を果たします。以下にそのライドラインを記します。

▶ **カルシウムを多く含んだ食物を食べる**
カルシウムは歯と歯茎の健康をサポートします。低脂質の乳製品、強化大豆や米の飲料、サーモンやイワシの缶詰め（骨付き）、アーモンド、濃い緑色の葉野菜やカルシウムが豊富に含まれています。

▶ **ビタミンDを多く含んだ食物を食べる**
ビタミンDは体がカルシウムを吸収しやすくします。ミルク、強化大豆や米の飲料およびサーモンのような脂質の多い魚などに含まれています。

▶ **栄養たっぷりの食物を食べる**
リン、マグネシウム、ビタミンCおよびベータカロテンも歯科健康に必須です。肉、魚、乳製品、卵に含まれるリンと全粒粉、ホウレン草や豆類に含まれるマグネシウムは歯のエナメル質形成に必要です。ビタミンAは強い骨と歯を作るのに役立ちます。体内でビタミンAに変えられるベータカロテンを多く含む食物には、オレンジ色の果物や野菜および濃い緑色の葉野菜が含まれます。アブラナ科の野菜や柑橘類に含まれるビタミンCは歯茎の出血を防ぎます。

▶ **体に良い食物で食事を終らせる**
熟成チーズを食事の最後に食べると、虫歯を防ぐのに役立ちます。リンゴ、ニンジンおよびセロリ

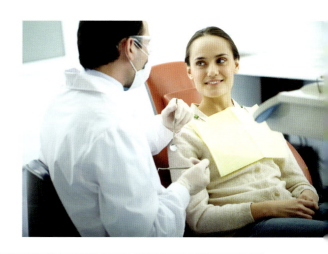

などの硬い繊維質の果物や野菜は、必須栄養素を含んでいるのに加えて、唾液の分泌を刺激し、口の酸性度を減らし、食物の分子を洗い出します。また、虫歯の原因となる細菌の繁殖も減らします。ドライフルーツなどのような粘性のあるものは避けてください。

▶ **デンプン質や糖質の食物を避ける**

糖質の多い食物が明らかに虫歯に関係していることは明白ですが、加糖シリアルやケーキなどのデンプン質の多い食物も、虫歯の原因となります。デンプン質は唾液中のアミラーゼと混ざり、エナメル質を浸食する酸浴槽を作ります。

▶ **薄味の柔らかい食物を試す**

痛みを伴う口内炎によって食べにくい場合は、液体またはピューレ状にした食物をストローで摂取してください。痛みをあまり与えない食物にはヨーグルト、カスタード、米、じっくり湯がいた鶏肉が含まれます。

▶ **水道水がフッ素添加水かどうか確認する**

生後数年間に子供にフッ素化合物を与えることで、虫歯を予防することができます。フッ素化合物はフッ素添加水、フッ素添加水で作られた飲料、お茶、いくらかの魚、および多くの歯磨き粉ブランドやいくつかのマウスウォッシュから摂取することができます。フッ素化合物のサプリメントはフッ素添加水を利用していない子供向けにありますが、過剰摂取は歯の斑点形成の原因となるため注意してください。

> **ヒント : Quick Tip**
>
> **キシリトール入りのガムを探す**
>
> 食事後5分以内に、最低5分間ガムを噛んでください。キシリトールで加糖されたガムは口の中で虫歯を促進する有害な細菌をやっつけるのに役立ちます。

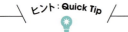 **食事以外 : Beyond the Diet**

慢性的なドライマウスも虫歯の原因になるため、唾液を刺激し、歯と歯茎のケアをよく行うために以下の方法を取り入れることが有効です。

コラム : Column

子供の歯を健康に保つ

子供の歯はまだエナメル質の形成過程にあり、硬くなりきっていないため、特に虫歯になりやすいので両親は以下のことに気を付ける必要があります。
・子供の時期に体に良い食事を与える。
・子供が自分できちんと歯磨きができるまで子供の歯を磨いてあげる（通常、6～7歳まで）。
・1日に2回の歯磨き、およびその後のフロスでの歯間掃除を監視する。
・乳児や幼児を寝かす際にベッドにミルク（天然糖のラクトースを含む）、ジュースまたはその他の甘い飲物のボトルを一緒に置かない。
・おしゃぶりをハチミツやシロップに漬けない。
・子供の歯が良いスタートを切れるように、妊娠中に食べるものに気を遣う。特に重要なのは強い歯と骨を形成するカルシウムとカルシウムの吸収に必要なビタミンDです。

▶ **ガムをかむ**

シュガーレスのガムは唾液の分泌を刺激し、酸を減らして食物の分子を流します。

▶ **食後に口をすすいで歯磨きをする**

食後に口をすすいで歯磨きをすることは、虫歯を予防するのに重要な方法です。

▶ **常に寝る前に歯を磨く**

唾液の分泌は寝ている間は遅くなります。歯を磨かずに寝ることは特に歯にとって良くありません。

▶ **薬物を確認する**

子供の高血圧やADHDの治療に使われるクロニジンなどの特定の薬や心臓の薬であるアトロピンやプロプラノロールは、唾液の分泌を減らします。歯肉炎など歯茎の病気を治療せずに放っておくと、感染が進行し、歯がグラグラして抜け落ちる歯周病につながる可能性があります。化学療法の薬やステロイドなどの薬物治療を受けている人は、特に歯茎の病気のリスクがあります。糖尿病、心臓疾患およびHIV/エイズも同様です。さらに、歯茎の病気は、細菌が血中に入り込む状態の1つである心内膜炎にも関連しています。

▶ **6カ月ごとに歯医師に行く**

定期的な健診は歯と歯茎を健康に保ちます。

AILMENTS: #039

子宮筋腫
Fibroids

> - 悪化させる食物：ビール
> - 効果のある食物：乳製品／ブロッコリー／ホウレン草／スイスチャード／芽キャベツ／オレンジ
> - 制限するべき食物：パン、パスタおよび精白小麦粉でできた他の食物
> - この病気を特に気を付けるべき人：
>   ・アフリカ系アメリカ人の女性
>   ・40〜50歳の女性
>   ・子宮筋腫の一卵性双生児の女性
>   ・13〜16歳で経口避妊薬を服用した女性

子宮筋腫は、子宮にできる良性（がんではない）の腫瘍で、アメリカでは子宮摘出術が最もよく行われる疾患です。子宮筋腫は出産経験のある女性にとってよくある病気で、月経時のひどい出血、長引く月経、けいれん、腰の痛み、性交渉時の痛み、月経と月経の間の出血の原因となることがあります。研究者たちは子宮筋腫の原因が何なのかをいまだに追及しており、現在は特にエストロゲンとプロゲステロンのホルモンによるものではないかとされています。

栄養との関連性：Nutrition Connection

以下の食事のコツは、子宮筋腫の影響を最小限にするのに効果があります。

▶ 糖質の多い食物を減らす

子宮筋腫の研究をしている研究者たちは、精製された炭水化物（パン、パスタおよび精白小麦で作られた他の食物）をたくさん食べることは血中グルコース値を長期的に高くすることにつながると言っています。それは強力なエストロゲンの1つである血中のエストラジオール値の上昇につながる可能性があり、理論的には子宮筋腫の発達を促進するかもしれません。

▶ ミルク（牛乳）を飲む

ミルク（牛乳）などの乳製品は子宮筋腫の発症リスクを下げます。

▶ オレンジをたくさん食べる

1日に2、3個のオレンジを食べた女性は、それより少ない量を食べた女性に比べて子宮筋腫のリスクが低いとされています。しかし、オレンジジュースでは代用とはならず、リスクの低下にはつながりません。

▶ 緑の野菜を食べる

1日分以上の緑の野菜を食べると子宮筋腫のリスクを50％減らします。

▶ ビールを控える

1日に1杯以上のビールを飲む女性は、子宮筋腫のリスクを50％も増やします。

▶ 数キロ痩せる

子宮筋腫の女性は肥満の傾向にあります。肥満であることはそのリスクを20％増加させます。

食事以外：Beyond the Diet

食事以外にもガイドラインでは、子宮筋腫を減らし、管理するのに役立つことを列挙します。

▶ 血圧をチェックする

女性の健康に関する最も大規模な研究の1つである看護師健康調査では、高血圧と子宮筋腫の発達の関連性について指摘しています。

▶ 深呼吸をする

ストレスはプロゲステロン値を上昇させ、子宮筋腫の発達を増加させます。

AILMENTS: #040

時差ぼけ
Jet lag

- 効果のある食物：水／キュウリ／セロリ／スイカ／ブドウ／パパイヤ
- 制限するべき食物：アルコール／カフェイン

この病気を特に気を付けるべき人：
- 2ヵ所以上、タイムゾーンを越えた人は時差ぼけの影響を受ける可能性がある

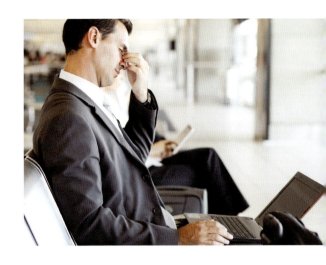

時差ぼけはタイムゾーンをいくつか越えて、体内時計が混乱したときに起こります。疲労感、不眠症、便秘や下痢になる人もいます。一連の食事や断食を通じて事前に調節することによって、体を正しい時間に合わせることができます。

栄養との関連性：Nutrition Connection

▶ **飲酒を控える**
フライトの前日、フライト中、およびフライトの次の日にはアルコール飲料を控えてください。アルコールは体を脱水状態にし、睡眠スケジュールも妨げます。

▶ **カフェインを避ける**
アルコールと同様、カフェインも体を脱水状態にし、睡眠を妨げ、さらに神経質な渡航者をさらに追い込む可能性があります。フライトの前日、フライト中、およびフライトの次の日にはカフェイン入りの飲料は飲まないでください。

▶ **水分のある食物を食べる**
たくさんの水を飲むことに加えて、キュウリ、セロリ、スイカ、ブドウ、パパイヤなどの水分のある果物や野菜を軽食として持ち込んでください。

▶ **食事と断食を繰り返す**
イリノイ州レモントのアルゴンヌ国立研究所の研究主幹で日周期の専門家である、今は亡きチャールズ F. エレット博士は、食事と断食を繰り返すのが特徴の「4日間の時差ぼけ防止食」を開発しました。その食事の試験は2002年に186人の9つのタイムゾーンを越えて配置された州員に対して行われました。被験者のうち、134人がその食事をし、52人はしませんでした。その食事をした人々はしなかった人よりも時差ぼけが有意に軽減されました。

食事以外：Beyond the Diet

これらのガイドラインで時差ぼけの症状を和らげてください。

▶ **事前に準備する**
数日以上の旅行の場合、出発前に体内時計を新しいタイムゾーンに調節し始めてください。

▶ **太陽を利用する**
日光は目的地に着いたときに体内時計をリセットするのに役立ちます。

▶ **機内で歩く**
必ず機内で1時間ごとに歩いて、足を頻繁に動かしてください。できるだけ頻繁に体をストレッチしましょう。

ヒント：Quick Tip

メラトニンを試す

2005年のMITの研究では、0.3～5mgのメラトニンを服用することで、5ヵ所以上のタイムゾーンを超える人の時差ぼけが緩和する可能性があると示唆しています。

AILMENTS: #041

湿疹
Eczema

- 悪化させる食物：ミルク／卵／種実類／あるいは湿疹を引き起こすまたは悪化させるその他の食物
- 効果のある食物：アプリコット／ニンジン／マンゴー／バナナ／カボチャ／緑の葉野菜／豆類／サーモン／アマニ／キャノーラ油／玄米／小麦の胚芽
- この病気を特に気を付けるべき人：
  - アメリカの推定10〜20%の幼児および低年齢児
  - 世界中で、約7%の人々は生涯何らかの形で湿疹が起こる
  - ぜんそくおよび花粉症のある人々

湿疹とは痒みをともなう発疹で、食物や特定の化学物質、乾燥などの環境状態に反応して起こります。発疹はアレルギー反応ではありませんが、有害な物質に対する免疫システムの反応です。症状は悪化させる食物や物質を取り入れたり触れてから数分ないし数時間で、体のどこでも発現する可能性があります。湿疹は遺伝であり、ぜんそく、花粉症または蕁麻疹を発症する傾向に沿っています。

最も一般的な湿疹はアトピー性皮膚炎です。「アトピー」という言葉は湿疹、ぜんそくまたは花粉症を発症する傾向を示しています。他の種類としては、ある物質が肌を損傷したときに起こる接触性皮膚炎、フケや肌や頭皮の脂っぽいうろこ状の斑点として知られている脂漏性湿疹があります。

栄養との関連性：Nutrition Connection

食物の中には湿疹を和らげるものもあれば、湿疹を引き起こすものもあります。以下がガイドラインです。

▶ アレルギー試験をする

一般的な原因には卵、乳製品、シーフード、クルミ、ピーカンがあります。ミルクは乳児や幼児の湿疹の原因となる可能性があります。ヤギのミルクや豆乳はより耐性が高いです。多くの子供は6歳になるまでに耐性がつきますが、生涯にわたって再発する人もいます。

▶ 抗酸化物質を多く取る

フリーラジカルの形成を引き起こすことによっても湿疹を起こすので、ベータカロテンなどの抗酸化物質で対応するとよいでしょう。アプリコット、カボチャ、マンゴー、ニンジン、サツマイモを含む明るい色の果物や野菜は良い選択です。

▶ 必須脂肪酸の豊富な食物を食べる

野菜油、脂質の多い魚およびアマニは、プロスタグランジン（G3）と呼ばれる炎症を減らすホルモンのような物質の生成を助け、腫れを軽減する可能性があります。

▶ ビタミンB_6を多く取る

中にはビタミンB_6の豊富な食事によって敏感性発疹を防げると考える研究者もいます。脂質の多い魚、肉、豆類、バナナ、玄米、小麦胚芽そして緑の葉野菜がビタミンB_6を多く含む食物です。

食事以外：Beyond the Diet

食事の他にも、湿疹の要因はたくさんあります。発疹を避けるための方法を示します。

▶ 判明している要因は極力避ける

もし気候によって発疹が悪化する場合、急激な温度調整は避けてください。石鹸、洗剤およびトイレットペーパーは、着色料や香料の入っていないものを買ってください。

▶ 外部要因を確認する

一般的に良くないものには、宝石のコーティングに使われるニッケル、家庭用や産業用手袋に用いられるラテックス、ウールの衣類、ラノリンベースのスキンケア製品、ウールに含まれる天然油、スニーカーやアクリル製のネイルに使われるアクリル性粘着剤が含まれます。

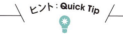

ヒント：Quick Tip

ウーロン茶を飲む

カップ3杯のウーロン茶が湿疹の症状を和らげるかもしれません。お茶に含まれるポリフェノールがアレルギー反応を抑えます。

AILMENTS: #042

酒さ
Rosacea

> ♥ 効果のある食物：キュウリ／氷水
> ⚠ 制限するべき食物：アルコールやスパイシーな食物

　酒さは通常、顔や眼に影響を与える慢性の皮膚病です。酒さのある人はニキビを経験した後に皮膚が厚くなります。その原因は不明ですが、医師は遺伝の傾向があるかもしれないと示しています。

Ca 栄養との関連性：Nutrition Connection

発作を避けるために、これらの食事に関するアドバイスに従ってください。

▶ **冷たいものでクールダウンする**
冷たい食物を食べることは、酒さの発作を抑える効果があります。トルティーヤスープとハラペーニョソースの代わりに、冷たいキュウリのサラダを選んでください。

▶ **水分を十分に取る**
たくさんの氷水やカフェインの入っていない飲料は発作を抑えるのに役立つ可能性があります。夏や、運動しているときにはより多く飲んでください。

▶ **食物の日記をつける**
その日の何時に、何を食べてどう感じたか、そして何をしていたかを書き留めてください。これは発作を引き起こす食物に対処する、最も効果的な方法です。一般的な発作を引き起こす食物には、アルコールとスパイシーな食物があります。

🏃 食事以外：Beyond the Diet

酒さの重篤さを下げるのには下記の生活スタイルのアドバイスに従ってください。

▶ **喫煙しない**
喫煙は赤面を引き起こす1つの理由になります。

▶ **日蔭を探す**
酒さを持つ人々の81％は日光への暴露によって発症が引き起こされると、報告しています。

▶ **「オーム（OM）」と唱える**
ストレスは発作の原因になる可能性があります。実際、酒さを持つ79％の人々が、ストレスが引き金になると言っています。瞑想のテクニックを学ぶことを検討し、ストレスがあるときはヨガを習ったり、静かに座って10分間深呼吸をしたりしてください（訳注：「オーム」はヨガで唱えるマントラで、心地よい響きがあると言われている）。

▶ **皮膚を優しく洗う**
特定の食物が酒さを引き起こすように、特定のスキンケア製品にもその可能性があります。特に、アルコール、マンサクペパーミント、ユーカリ油、クローブ油、メンソールおよびサリチル酸を含む化粧品は避けてください。また、香料のある製品は避け、無香料のスキンケア製品を使ってください。

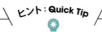

> **ヒント：Quick Tip**
>
> **風邪をひかない**
> 寒い日に外での運動は避けてください。風邪は発作を誘発する可能性があります。

出血性疾患
Bleeding problems

AILMENTS: #043

- 悪化させる食物：アルコール
- 効果のある食物：グリーンピース／ホウレン草／ブロッコリー／レバー／赤身の少ない肉／レンズ豆／柑橘類
- 制限するべき食物：オメガ3脂肪酸のサプリメント

この病気を特に気を付けるべき人：
- 血友病者のように遺伝的血液疾患者
- 白血病など特定のがん患者
- ビタミンK欠乏者

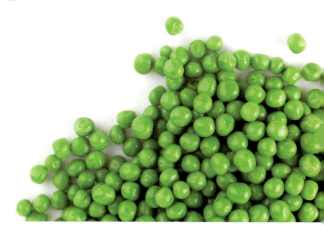

多くの出血性疾患は血友病と診断されています。これは血球の構造が固まり、血小板が減少する状態で、医学用語で血小板減少症と言います。症状はさまざまで、あざができやすい、鼻血がよく出る、小さな傷口から大量出血するなどです。歯の問題とは関係のない、歯茎からの出血もそうです。患者の女性は月経期間症状が重くなります。アメリカでは栄養障害のための出血はあまり知られていませんが、世界では実際に起こっています。

栄養との関連性：Nutrition Connection

栄養と血友病の関係は研究されていませんが、いくつかの一般的な示唆があります。

▶ **ビタミンKをたくさん含んだ食事を摂る**
ビタミンKは血液を正常に凝固させるビタミンで、人間の腸内のバクテリアが生成します。グリーンピースやブロッコリー、ホウレン草、ブロッコリースプラウト、レバーに含まれます。ただし、抗凝血剤を飲んでいる人はビタミンKをたくさん含んだ食品は、制限しましょう。

▶ **ビタミンKサプリメントを摂る際は注意する**
サプリメントはビタミンKを補充しますが、まず医師に相談しましょう。抗凝血剤を服用している場合は絶対に服用してはいけません。

▶ **オメガ3脂肪酸の摂取を制限する**
オメガ3脂肪酸は、血小板の機能を低下させます。魚肝油サプリメントを摂りすぎると、出血性疾患が進行する危険が増します。アスピリンを飲むときも同様です。

▶ **ビタミンCを含む食物をもっと摂る**
ビタミンCの不足は歯茎の出血の原因です。アルコール中毒患者や少ししか果物や野菜を食べない人は、ビタミンCが不足します。

▶ **鉄分の状態を見守る**
慢性的な血液の減少は貧血など、血小板の不足が特徴の症状を起こします。赤身肉や鉄分を補ったレンズ豆、レバー、葉酸やビタミン12をとりましょう。

▶ **アルコールの量を控える**
アルコールは血液を薄め、怪我の回復を遅らせ血液の状態をもっと深刻にします。

食事以外：Beyond the Diet

出血性疾患の治療は潜在的な原因によりさまざまですが、次のステップが健康に良いでしょう。

▶ **すべての薬を確認する**
長期間にわたり、抗生物質を使用した治療を行う

注意：Warning
食物との相互作用

出血性疾患がビタミンKを豊富に含んだ食物は、ワーファリンのような抗凝血剤を摂っている場合は制限しましょう。期待される効果とぶつかりあいます。

とビタミンKを生成するバクテリアが消え、その結果、出血性疾患になります。また血小板の機能を低下させます。

▶ **規則的に運動する**
運動は筋肉を鍛え体の機能を活性化させます。ただし、人とぶつかるような激しい運動は避けましょう。

AILMENTS: #044
循環障害
Circulatory disorders

- 効果のある食物：柑橘類／タマネギ／ニンニク／サーモン／イワシ
- 制限するべき食物：揚げ物／塩分の多い食物

この病気を特に気を付けるべき人：
・アテローム性動脈硬化のある人
・糖尿病の人
・寒い場所に住んでいる人と女性（レイノー病に対して）

最も一般的な循環器系の疾患は、高血圧とアテローム性動脈硬化ですが、その他にも凝固異常や血流の低下が特徴の疾患が含まれます。動脈瘤、間欠性跛行、静脈炎およびレイノー病が代表的な例です。

動脈瘤は動脈の弱った部分、特に心臓から直接派生している太い動脈にできる風船のような膨らみです。多くの動脈瘤は先天的な弱さによるものですが、アテローム性動脈硬化や高血圧によっても引き起こされます。

間欠性跛行の症状には、歩くことで誘発される深刻な足の痛みやけいれんがあります。血流が不十分なために起こる酸素不足によって、痛みが生じます。間欠性跛行は糖尿病やアテローム性動脈硬化のある人によく見られます。

静脈炎とは静脈のあらゆる炎症を指します。太い、下腿にある表皮の静脈によく発症します。表皮の静脈炎は痛いですが、足の深部に位置する静脈が炎症を起こして静脈血栓症の発端となっているときほど危険です。深部の静脈血栓症は、炎症の部位で血栓が形成され、その破片が剥がれ、心臓や肺に移動することがあります。

レイノー病は血液を末梢に運搬する小血管の狭窄や、けいれんを生じる指や足のつま先のしびれ、うずき、そして痛みの期間によって特徴付けられます。一般的にレイノー病は寒さへの暴露によって発症します。中にはストレスによって発作が起きる人もいます。理由は明らかではありませんが、女性は男性の9倍の割合でレイノー病を発症する傾向にあります。喫煙が最も多い原因とされます。罹患者の中には狼瘡やリウマチ性関節炎、あるいはその他の炎症性自己免疫障害がある人もいます。レイノー病患者の20％は治療を行っています。

栄養との関連性：Nutrition Connection

循環障害に対する特定の食事療法はありませんが、下記の方法は病気を管理し、一般的な健康問題を改善するのに役立ちます。

▶ **低脂質、減塩の食事にする**
低脂質、減塩の食事に従うことは、アテローム性動脈硬化や高血圧、動脈瘤によって引き起こされる循環障害の予防に役立つ可能性があります。

▶ **新鮮な果物や野菜を食べる**
新鮮なものを摂取することで、血管を強化して維持するために必要なビタミンCを得ることができます。

▶ **タマネギとニンニクをもっと食べる**
これらの野菜は、特に血流の改善に効果があります。ニンニクを刻んだ後、調理するまでに10分間休ませてください。これによってアリシンとその強力な派生物が活性化され、ニンニクの栄養すべての力を発揮することができます。

▶ **食事に魚をもっと加える**
ビタミンEの豊富な食物に加えて、週に数回脂質分の多い魚、あるいはオメガ3脂肪酸を含んだ食事を意識してください。これは、炎症や血栓形成を減らす効果があります。マツヨイグサやルリヂサオイルに含まれる物質であるガンマリノレン酸には同様の効果がありますが、これらは処方薬と相互作用する可能性があるため、まず医師に確認してください。

食事以外：Beyond the Diet

バランスの取れた食事に以下の手順を組み合わせることで全体の健康をサポートし、さらに循環障害悪化させないようにすることができます。

▶ **運動**
心臓専門医のディーン・オーニッシュによって提唱された治療法など、低脂質の食事療法を合わせた運動プログラムは、循環障害の人を手助けすることができます。

▶ **喫煙を避ける**
喫煙せず、副流煙も避けるために努力してください。

▶ **温湿布を試す**
レイノー病を患っている人は、温湿布を手や足に貼るか、寒気にさらされるのを避けることで発病を防ぐことができます。

▶ **必要に応じて薬を飲む**
静脈炎は、アスピリンや他の抗炎症薬で治療することができます。血栓溶解薬が静脈血栓症に対して投与される場合があります。血栓が重要臓器への到達を防ぐため、他の対処が必要となるかもしれません。

▶ **医師に相談する**
重篤な閉鎖がある場合は、それを除去するために手術が必要となるかもしれません。

AILMENTS: #045
消化性潰瘍
Peptic ulcers

> 🚫 **悪化させる食物**：カフェインの入っていないものを含むコーヒーやカフェインが入っている食物／アルコール／ペパーミント／トマト／黒コショウ／チリペッパー／ニンニク／クローブ
> ❤️ **効果のある食物**：赤身肉／鶏肉／栄養が強化されたパンやシリアル／ドライフルーツ／豆類／ヨーグルト／甘草
> ⚠️ **制限するべき食物**：脂質の多い食物／ミルク
> この病気を特に気を付けるべき人：
> ・500万人以上のアメリカ人と60万人のカナダ人は消化性潰瘍と診断されています。
> ・潰瘍の家族歴がある人

粘膜や皮膚を浸食し、筋肉下に浸潤する症状は潰瘍とされています。特に食道の下部、胃、また は十二指腸にできるものは、胃酸や消化酵素のペプシンにさらされている場所に形成されるため、消化性潰瘍として知られています。消化性潰瘍は今日アメリカで診断される最も一般的な病気で、男女共に平等に影響を受けます。

潰瘍のある人は「鈍く、焼けるような痛み」と説明することがあり、大抵の場合は患部を確実に示すことができます。痛みは通常食後2～3時間に起こり、空腹時に悪化しますが、少量の食事や制酸薬を飲むことで和らぎます。中には痛みが全くない人もいますが、吐き気や嘔吐に加えて腸内出血、胸やけ、膨満、およびガスを発症すること

があります。先進国の人口の20〜50％はヘリコバクターピロリ菌を持っています。

潰瘍の起因は過度の酸分泌ですが、ほとんどはヘリコバクターピロリ菌と呼ばれるよくある菌の1つが腸管に感染したときに発症します。喫煙、感情的ストレス、飲み過ぎもまた潰瘍のリスク要因となり、中には遺伝的要因をもっている場合もあります。潰瘍は、ひどい火傷や手術など、極端な身体的ストレスがある人にも起こります。

栄養との関連性：Nutrition Connection

潰瘍の痛みを軽減し、今後それらを避けるための方法をいくつか示します。

▶ 誘発する食物を避ける
誘発する食物は人によって異なりますが、最も一般的なものはコーヒー（カフェインなしも含む）、カフェイン入り飲料、チョコレート、アルコール、ペパーミント、トマトベースの製品です。

▶ 夜に冷蔵庫をあさらない
睡眠中に酸の分泌を刺激するため、夜遅くのスナックは避けるべきです。また、一度にたくさんの量を食べることも避けるのが賢明です。

▶ 脂質と乳製品を減らす
脂質の多い食物は胃を空にする速度を遅くし、酸の放出を刺激する可能性があります。ミルクや乳製品は痛みを和らげますが、酸分泌の反動が起こる可能性があります。

▶ スパイスを減らす
コショウ、ニンニク、クローブ、チリパウダーなどの胃酸の分泌を刺激する食物や香辛料は、できるだけ制限、あるいは避ける必要があります。中には柑橘系ジュースによって不快感が生じる人もいます。

▶ 鉄分豊富な食物を食べる
治療されていない潰瘍からの出血によって鉄欠乏性貧血が起きる可能性があります。貧血のある人は赤身肉、鶏肉、栄養が強化されたパンやシリアル、ドライフルーツ、そして、豆類などの鉄分の豊富な食物を食べる必要があります。

▶ ヨーグルトを食べる
生きた乳酸菌やビフィズス菌を含むヨーグルトは症状を軽減する可能性があります。

▶ 天草をチェックする
家庭療法の1つでよく効くとされているものは、グリチルリチン酸を含まないリコリス（DGL）と呼ばれる甘草の1種です。DGLは健康食品のお店で売られています。服用量の指示に従ってください。

▶ アロエジュースを飲む
これはもう1つの家庭療法です。1/2カップを1日に3回飲んでください。

食事以外：Beyond the Diet

▶ 喫煙をやめる
喫煙は潰瘍の再発に密接に関わっています。喫煙者のほとんどは煙草をやめるまで潰瘍に苦しみ続けます。

▶ 有害な薬をやめる
NSAIDの服用による潰瘍がある人は、その有害な薬の服用を止める必要があります。

▶ エンドロフィン値を上げる運動をする
定期的な運動は痛みを鈍らせ、気分を上げる脳内化学物質であるエンドロフィンの放出を促進します。

▶ 薬を確認する
潰瘍の主な原因はアスピリン、イブプロフェン、ナプロキセン、およびその他の非ステロイド系抗炎症剤（NSAID）の乱用です。

▶ 重曹に頼らない
多くの人々は市販の薬、あるいは胃酸を中和する重曹（重炭酸ナトリウム）から調合した家庭療法で自己治療しています。しかし、水酸化アルミニウムを含む制酸薬の長期的使用は、リンの吸収を妨げ、骨塩の損失につながります。

AILMENTS: #046

消化不良と胸やけ
Indigestion and heartburn

> ☠ **悪化させる食物**：脂質の多い食物
> ❤ **効果のある食物**：定期的な間隔で少量の食事
> ⚠ **制限するべき食物**：アルコール／カフェインおよびその他カフェイン入り飲料／チョコレート／スパイシーな食物／ペパーミント／トマト／ピクルス／酢／柑橘類
> **この病気を特に気を付けるべき人**：
> ・3,100万人のアメリカ人と500万人のカナダ人が週に1回胸やけを経験する
> ・GERD（胃食道逆流症）の患者
> ・妊婦、肥満者、高齢者

多くのアメリカ人はよく消化不良を感じており、中には慢性的な人もいます。消化不良とは食後に上腹部の不快感を表す一般用語です。それ自体は病気ではなく、症状の説明です。消化不良という言葉は胸やけを説明するのに使われますが、胸やけと消火不良は異なる状態です。胸やけは胸に焼けるような痛みがあり、胃酸や他の内容物が食道に逆流する際に起こります。

酸が逆流して、2週間に2回以上胸やけが起きる場合、逆流性食道炎、胃食道逆流症（GERD）と診断されるかもしれません。時間と共にGERDは食道の内層を損傷し、バレット食道と呼ばれる膵臓の病気を引き起こす可能性があります。GERDの患者は症状を治療するためにより強い薬や手術が必要になる場合があります。

消化不良はGERD、消化性潰瘍、胃炎、がんまたは膵臓や胆管の異常によって起きる場合があります。胸やけは肥満や妊娠によって起きる場合があり、どちらも胃にかかる圧力が増して食道内に液体を押し上げます。別の胸やけの可能性となる原因に裂孔ヘルニアがあり、これは裂孔という胃の上部が食道と胃の結合部にある穴を介して、胃が突き出る際に発症します。

栄養との関連性：Nutrition Connection

食事の方法や変更によって、消化不良や胸やけを緩和することができます。以下にいくつかの推奨を示します。

▶ **少量の食事を多く取る**
1日3回の量の多い食事をするよりも、5～6回の少量の食事をする方が消化に良いとされています。就寝の2時間以上前に食べるようにしてください。

▶ **バランスの取れた低脂質の食事を取る**
タンパク質、デンプン質、食物繊維の豊富な野菜や果物のバランスの取れた低脂質の食事の方が、高脂質の食物よりも簡単に消化できます。

▶ **酸性の食物や飲料を避ける**
コーヒーは酸の多量生産を促進します。紅茶やカフェイン入り飲料も同様です。酸性食物には柑橘類、トマト、ピクルス、酢で作られたものが含まれます。

▶ **スパイスの効いた食物を避ける**
胃に刺激を与え、消化不良を起こす食物は食事から外してください。カレー、唐辛子、そして不快感を与えるその他の食物は避けてください。

▶ **横隔膜の筋肉を緩めるような食物は避ける**
チョコレートやペパーミントは食道と胃を結合する括約筋を緩め、消化不良を悪化させます。

▶ **アルコール摂取を制限する**
アルコールは胃の内壁を刺激することがあります。

▶ **早めに夕食を取る**
夕食から就寝までに3時間あけるようにします。横になる時間、胃を空にすることで、逆流が起きる可能性を減らします。

▶ **食後にミントの入っていないガムを噛む**
GERDの場合、チューインガムは重炭塩酸を含む

唾液の生成を促進します。また、ガムを噛むことで嚥下の速度を速くします。また、唾液は食道の酸を中和させ、自然の酸を抑えるシステムを活性化させます。

食事以外：Beyond the Diet

逆流によって起きる消化不良や胸やけは、生活スタイルをいくらか変えることでコントロールすることができます。以下のアドバイスは効果があるかもしれません。

▶ **運動**
運動は健康全般に貢献する上に、消化不良の潜在的原因であるストレスを減らします。

▶ **喫煙しない**
喫煙は胃酸値を上げ、ニコチンは括約筋を緩めるため酸の逆流の原因になります。

▶ **食事後は上半身を起こす**
腰を曲げたり、横になったりすると胃への圧が増して酸の逆流を促進します。

▶ **健康的な体重を維持する**
腹部周囲の余分な体重は胃を押し上げるため、食道の酸の逆流を引き起こします。

▶ **体にフィットした洋服を着ない**
衣服のウエスト周囲がピッタリし過ぎていると、胃に余分な圧力をかけます。

▶ **就寝時に頭を持ち上げる**
夜に胸やけが頻繁に起きる場合は、枕を8〜15cm持ち上げると症状が良くなるかもしれません。

▶ **体の左側を下にして寝る**
左側を下にして寝ることで胃にかかる圧力が軽減され、逆流が起きる可能性を減らします。

▶ **誘発要因を探る**
どの食物が症状を誘発するかを知る必要があります。ある人にとって良い食物でも、別の人にとっては問題を引き起こす可能性があります。GERDを誘発する一般的な食物には、チョコレート、カフェイン入り飲料およびアルコールが含まれます。症状を記録する日記をつけて、食事ごとの食物と飲物、および何が起きているかを記します。症状とその頻度も記録します。日記にはサプリメントを含むすべての服用中の薬も書き留めておきます。かかりつけの医師はこの日記を見て、その要因を特定するのに役立てます。

▶ **制酸薬を飲む**
市販の制酸薬は胸やけと消化不良の症状を抑える効果がありますが、胃酸を中和させることで胸やけを治療する制酸薬の使用は疑問の余地があります。問題は酸が多すぎることではなく、酸が誤った場面で出ているということです。制酸薬を服用する場合は使用上の注意に従い、推奨期間よりも長く服用しないようにしてください。過剰服用は下痢や便秘の原因となることがあります。

▶ **医師に相談する**
医師に相談するとGERDか、あるいはその他の疾患でないかどうかを判断するために何らかの試験やX線写真を撮る場合があります。H-2受容体遮断薬やプロトンポンプ阻害薬を含む処方用量の薬が提案されるかもしれません。

AILMENTS: #047

静脈瘤
Varicose veins

> ❤️ **効果のある食物**：オレンジやその他の柑橘類／ベリー／ブロッコリー／唐辛子／全粒穀物のシリアル／全粒粉パスタ／ブドウ
>
> **この病気を特に気を付けるべき人**：
> - 1,300万人のアメリカ人と150万人のカナダ人
> - 特に妊娠したことのある、経口避妊薬を飲んだことのある、あるいは更年期後のホルモン補充療法を受けている女性
> - 静脈瘤の家族歴がある人
> - 立ち仕事の多い人（看護師、教師、工場の作業者）
> - 太っている、または肥満の人

静脈瘤は、縄状の腫れた紫色に見える血管です。大半は足に起こりますが、体のどこにでも発症する可能性があります。これは、静脈にある血液の逆流を防ぐための弁が故障したときに起こり、血液が静脈に溜まって血管が拡大します。肥満、便秘、妊娠または長時間の立ち姿勢など、足の静脈に圧をかける状態が、静脈瘤の起因となります。原因は特定できませんが、遺伝での発症もあると考えられています。深部静脈血栓症（足の大きな血管に血栓が形成される）の既往歴があることも、1つの原因かもしれません。

🅒 栄養との関連性：Nutrition Connection

肥満は静脈瘤のリスク要因のため、果物、野菜、脂質の少ないタンパク質、全粒穀物、健康的な脂質を多く含んだ食事を維持することが予防となります。以下に具体的な方法を示します。

▶ **ビタミンCを多く摂る**
ビタミンCは血管を強くし、フリーラジカルの損傷から守ります。ビタミンCの豊富な果物や野菜には唐辛子、ブロッコリー、柑橘類やベリーなどが含まれます。

▶ **食物繊維を摂る**
排便時の負担を減らすことは、足の血管にかかる圧力を軽減します。全粒穀物のシリアル、全粒粉パスタ、豆類、レンズ豆、ポップコーンを試してみてください。

▶ **フラボノイドと仲良くなる**
フラボノイドは多くの果物や野菜に含まれる抗酸化物質で、血管にさまざまな有益な作用があるため、心臓血管疾患の予防に役立ちます。ある小規模研究では、オレンジに含まれるフラボノイドの1つであるヘスペリジンが、静脈瘤を改善するということが分かっています。

▶ **ベリーを摘む**
ブルーベリー、ブラックベリー、ブドウには血管の漏れを減らして、フリーラジカルの損傷から血管を守る抗酸化化合物が含まれています。

🏃 食事以外：Beyond the Diet

いくつかの簡単な日常の変化が静脈瘤の予防に役立ちます。以下のガイドラインに従ってください。

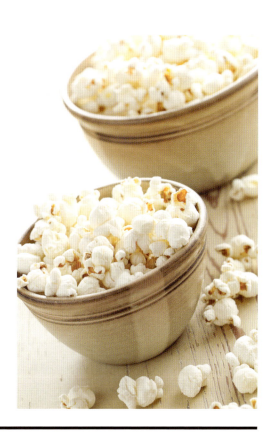

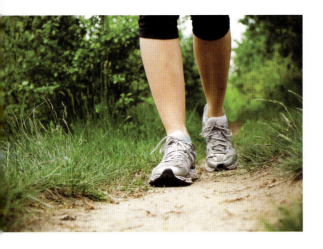

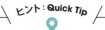

オレンジ

オレンジは静脈瘤に対する最善の食物です。ビタミンC、食物繊維およびフラボノイドが豊富で、血管を強くする効果があります。

▶ **有酸素的に運動する**
20分間の活発なウォーキングは静脈瘤の予防に役立ちます。歩いている最中、静脈が血液を心臓に戻しています。

▶ **脚を持ち上げる**
立っているとき、踵を上げ下げしてください。10分間のふくらはぎ運動を1日に数回することで血管が血液を上半身に送るのを助けます。

▶ **長時間立ち続ける仕事は避ける**
静脈瘤がある、または家族歴がある場合、長時間立ち続けることは避けてください。立ち仕事の場合は頻繁に休憩を取り、10分間程度足を持ち上げてください。

AILMENTS: #048

食中毒
Food poisoning

- ☠ **悪化させる食物**：生もの／トロトロの黄身の卵／マヨネーズ／ムース／生焼けのケーキ生地など加熱不足の食物／残り物
- ❤ **効果のある食物**：水／薄めたジュース／ジンジャエール／バナナ／米／アップルソース／ドライトースト／マッシュポテト／チキンスープ
- ⚠ **制限するべき食物**：乳製品／カフェインやアルコールなど利尿作用のあるもの／濃い味付けの食物

この病気を特に気を付けるべき人：
・妊婦、高齢者および慢性疾患のある影響を受けやすい人
・およそ4,800万人のアメリカ人と1,100万人のカナダ人が毎年病気になっている

「食中毒」という言葉は細菌、ウイルス、寄生虫を持った食物を食べたことが原因で発症する病気（ほとんどの場合胃腸炎ですが、たまに神経系合併症）に適用されます。

食物の汚染は収穫、梱包、輸送、販売時の食品陳列時など、食品の加工や生産のどの時点でも起こり得ます。食中毒の大半のケースは細菌汚染によって起こるものです。原因となる微生物で一般的なのは、クロストリジウム・ボツリヌス菌、ウェルシュ菌、大腸菌、リステリア菌、サルモネラ菌および黄色ブドウ球菌などです。

食中毒は通常吐き気、嘔吐、下痢、けいれん、頭痛、時には発熱と疲労を引き起こします。会話、咀嚼、嚥下および呼吸が困難になったり、複視の症状がボツリヌス菌の特徴で、深刻なタイプの食中毒です。これらの症状がある人を見たら、直ちに治療を受けさせてください。特に乳児、幼児、慢性疾患（エイズや他の免疫系障害を含む）の患者や高齢者など、影響を受けやすい人にとって、深刻になることがありますので必ず医師の診断を受けさせてください。

🅲🅰 栄養との関連性：Nutrition Connection

以下の推奨は食中毒から回復する際に体をサポー

トするのに役立ちます。

▶ **体液の喪失を防ぐ**
体液と電解質の不足を補ってください。リンゴジュースと水の混ぜたものや薄いお茶を飲みましょう。ジンジャーエールは、吐き気を抑える効果があります。米の入ったチキンスープは、口当たりの良い水分補給の治療薬です。スープは、液体を補充すると同時にナトリウムやカリウムも補いますので、電解質のバランスを元に戻します。米は腸に結合効果を与えます。

▶ **乳製品を避ける**
乳製品は下痢を悪化させることがあります。

▶ **消化システムに負担をかけない**
胃が食物を処理できるまで通常食は待ちます。

▶ **回復したら刺激の少ないものを食べる**
症状が落ち着いたと思ったら、まずバナナ、米、アップルソース、トーストなどの食物を食べ始めましょう。それから、柔らかく調理した鶏肉やマッシュポテトなどの刺激の少ない他の食物を試してください。数日間は新鮮な果物は避けてください。

食事以外：Beyond the Diet

食物媒介の病気の治療をしたら、今後に備えて予防する方法を知っておくと良いでしょう。以下のガイドラインに従って回復や食物の安全性の予防措置としてください。

▶ **自然に治す**
健常な成人の場合、嘔吐や下痢によって食中毒の原因となる微生物を自然に体から排除します。ほとんどの場合は、医療補助なしで治ります。

▶ **休息を取る**
脱水症状を伴う食中毒によって、体が弱ることがあります。

▶ **深刻な場合は内科治療を受ける**
極めて深刻な場合は抗生物質を必要とする場合があります。下痢の症状があり、液体を飲めないときは、点滴によって栄養を与えられることがあります。

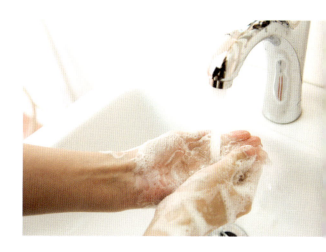

▶ **調理の際に食品の安全性を実践する**
食物を調理または扱う前に、必ず洗剤の入ったお湯を使って、手や調理器具、まな板などの表面を洗ってください。生の食物は加熱したものと離し、肉、魚、貝、鶏を扱う際には特に注意してください。生の食物が加熱した食物を汚染しないようにしてください。あるいは調理した食物が、生の食物をおいた場所に触れないようにしてください。調理中手を清潔に保ってください。

▶ **しっかり調理する**
温度計を使って食物が安全な温度まで加熱されたかを確認してください。豚肉と牛ミンチは中の温度が71℃、ステーキ、ローストおよび魚は最低63℃、そして鶏肉は74℃が安全な温度です。

▶ **使用後のスポンジを洗う**
お湯と洗剤を使って使用ごとにスポンジと布巾を洗ってください。二次感染と細菌の繁殖の防止に役立ちます。

▶ **冷たい食物は冷たいまま、熱い食物は熱いままを保つ**
準備後、すぐに食べない場合は、冷蔵または冷凍保存してください。調理後の食物を細菌が繁殖しやすい7～60℃の温度のところで2時間以上放置しないでください。食物を解凍する際は、室温で放置せずに冷蔵庫で、または電子レンジを使って解凍してください。

▶ **へこんだ、または膨張した缶の食物を買わない、または使わない**
へこんだ缶はボツリヌス菌を示していることがあ

ります。膨張は細菌の代謝により発生したガスの圧によって起こる場合が多いです。

▶ **怪しい場合は捨てる**
悪臭がする、または変色している食物は捨ててください。少し食べるだけでは安全かどうか分かりませんのでリスクがあります。

> **ヒント：Quick Tip**
>
> **温度計に関する知識**
>
> 1. ハンバーグのような薄い食物の温度は火から外して、1分以内に測ります。または、ローストビーフのような大きな切り身は火から外して5〜10分後に測ります。
> 2. 温度計の先端または計器を骨、脂または軟骨を避けた食物の厚い箇所に差し込みます。
> 3. 温度計をその食物に挿したままにし、最低30秒間おいてから温度を読みます。
> 4. ローストビーフのように大きなものの場合は、数カ所で温度を測ってください。
> 5. 温度計は使用後、先端を熱い洗剤の入ったお湯でしっかりと洗ってください。

AILMENTS: #049

神経痛
Neuralgia

- ☠ **悪化させる食物**：アルコール
- ♥ **効果のある食物**：赤身肉／鶏肉／魚／ホウレン草／ジャガイモ／種実類／小麦胚芽／野菜油
- **この病気を特に気を付けるべき人：**
  ・約80万人のアメリカ人と9万7,000人のカナダ人
  ・関節炎、糖尿病、梅毒、またはがんの患者

神経痛は末梢神経に沿って広がるズキズキする種類の痛みのことです。中には医師にも原因が分からないケースもあり、関節炎、糖尿病または梅毒などの感染症の可能性もあります。悪性、良性どちらの腫瘍でも神経が圧迫されたり、挟まれるなどの構造的な問題で神経痛を引き起こす可能性があります。坐骨神経痛は腰椎やお尻から足まで広がる可能性のあるズキズキする痛みで、最もよくある例です。ヒ素やその他の毒物同様に、薬の作用も神経痛の原因となる可能性があります。

 栄養との関連性：Nutrition Connection

▶ **ビタミンB_{12}値を維持する**
鶏肉や牛肉などの動物性製品に含まれるビタミンB_{12}の欠乏は、脊髄の変性や悪性貧血と同様に広汎性の神経痛につながる可能性があります。

▶ **ビタミンB_6を保つ**
ヒドララジン（強力な降圧薬）やイソニアジド（結核の治療薬）の長期的使用はビタミンB_6の欠乏につながる可能性があり、感覚消失や神経痛を呈します。これらの薬を服用している人はビタミンB_6を多く含む食事をする必要があります。良い食事源には赤身肉、鶏肉、魚、ホウレン草、サツマイモやジャガイモ、スイカ、バナナおよびプルーンがあります。医師はビタミンB_6のサプリメントを処方する場合があります。しかし、自分で高用量を摂取すると、感覚神経を損傷する可能性もあり

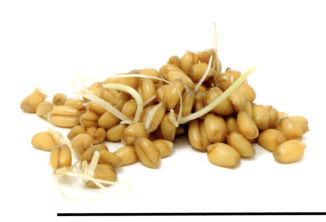

ます。

▶ ビタミンEを多く摂る

ビタミンE値の低下につながる吸収不良の問題は、ある種の神経痛を引き起こす可能性があります。良い食物源には種実類、小麦胚芽、野菜油、栄養が強化されたシリアル、卵、鶏肉、シーフードがあります。また、医師は1日当たり30〜100mgのサプリメントを渡す場合もあります。

▶ アルコールの摂取を減らす

ビタミンB群の欠乏は多発神経痛や多発性神経障害につながる可能性があります。この病気は一般的に貧しい食事をしているアルコール中毒者によく起こります。

食事以外：Beyond the Diet

▶ 薬で痛みを和らげる

神経痛に関係する痛みを制御するために、さまざまな薬が開発されています。

▶ 他の治療法を調べる

神経痛の治療法には、理学療法、神経焼灼、または鎮痛薬の局所注射などがあります。

AILMENTS: #050

腎疾患
Kidney disease

- 悪化させる食物：ピクルスなどの塩分の多い食物
- 効果のある食物：水／クランベリージュース／レモンジュース
- 制限するべき食物：ベリー／大豆／ビーツの葉／キヌア／チョコレート／お茶

  この病気を特に気を付けるべき人：
  ・1,200万人以上のアメリカ人
  ・前立腺肥大の男性
  ・妊婦
  ・処方薬を服用している人

腎疾患は腎結石、あるいは臓器の血管をひどく損傷する可能性がある高血圧、アテローム性動脈硬化、または糖尿病などの病気が原因で発症することがあります。高齢の男性は前立腺肥大から派生する腎臓の感染を受けやすく、糖尿病の妊婦は尿路感染になりやすいとされています。薬の副作用でも深刻な腎疾患になります。

結晶性鉱物と酸性塩が固まって腎臓の中で塊を形成すると、腎結石ができます。この病気は尿の中に希釈できる以上の物質が含まれているときに起こります。症状には体の側面、背中、肋骨の下の激しい痛み、排尿時の痛み、ピンク色、赤色または茶色の尿、あるいは通常よりも排尿の回数が増えるなどがあります。

腎臓の炎症は医学的に腎炎として知られていますが、これは細菌感染や薬の副作用などの原因からきている可能性があります。

結石のような腎臓の炎症には医師の介入が必要となり、抗生物質で治療をします。

腎不全は急性ショックやけがに対する一時的な反応、もしくは徹底的な治療を必要とする深刻な状態かもしれません。急性腎不全は重症感染症、やけど、中毒（薬物の影響や相互作用を含む）、手術または腎損傷によって発症する場合がありま

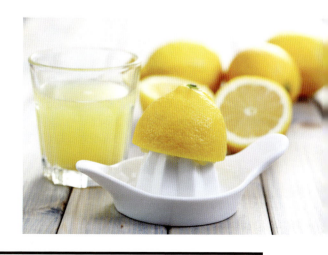

す。問題が解決すると、機能は正常に戻ります。慢性腎不全は未治療の高血圧、管理不足の糖尿病、または持病によって引き起こされることがあります。重傷で、慢性または末期の腎疾患には定期的な透析が必要となり、機械によって血液から不要物を取り除くか、腎移植が必要となります。

栄養との関連性：Nutrition Connection

▶ 腎疾患の治療において食事は重要です
深刻な腎障害がある場合、医師は食事に関するアドバイスのために、栄養士を紹介するでしょう。食べても良い食物の種類や量は腎疾患の種類や重篤性によって異なります。以下にいくつかの基本的なガイドラインを示します。

▶ 腎臓の病気を防ぐためにたくさんの液体を飲む
健康な人はたくさんの液体を飲んで泌尿系を流し、なくなった液体を補充することで、腎疾患を予防します。腎結石の既往歴がある場合、液体のバランスを取り、蓄積して結石を形成するカルシウムを流すためにたくさんの液体を飲むことが重要です。腎炎の既往歴がある人や尿路感染になりやすい人は、再発の防止に1日にグラス1杯のクランベリージュースが有効です。レモンジュースにはクエン酸が含まれており、尿のカルシウム排出を減少させるということが分かっています。

▶ 腎結石がある場合、シュウ酸の多い食物を制限するが、必須ミネラルは減らさない
ほとんどの腎結石には、カルシウム、シュウ酸が含まれています。カルシウムまたはシュウ酸の豊富な食物の摂取を減らすことによって、結石の形成リスクが減るかどうかは完全には明らかになっていませんが、とりあえず制限するほうが良いでしょう。シュウ酸の豊富な食物にはベリー、大豆、ビーツの葉のような濃い緑色の葉野菜、キヌアのような全粒穀物、チョコレートおよびお茶が含まれます。タンパク質も尿の酸性を増やすことによって結石を形成に影響を与えるといわれています。しかし、これらの食物をすべて排除してしまうと、必要なビタミンやミネラルも激減してしまうので極端な方法は取らないでください。

▶ 腎不全の場合は、下記の一般的な推奨に従ってください
リン酸、カリウム、タンパク質および塩分を制限してください。体液が少なすぎると電解質のバランスが悪くなり、多すぎると液体の滞留によって浮腫や電解質の問題が生じ、高血圧、そしてうっ血性心疾患に起因します。タンパク質の必要摂取は腎機能、透析またはストレスレベルの変化に合わせて調節する必要があります。研究によると、タンパク質の1日の摂取を体重1kg当たり約1gに制限する場合、透析患者は必須アミノ酸を吸収しながらも、その後の腎損傷のリスクは減るということが分かっています。魚、卵の白身、豆類や穀物のタンパク質は肉のタンパク質よりも飽和脂肪酸が少ないため、より選択しやすいです。

▶ 専門家の治療を探す
腎不全は専門的な治療を必要とします。医師の指導なしで食事を変更しないでください。

食事以外：Beyond the Diet

食事の変更に加えて、腎疾患の予防および管理には以下の留意事項を実践してください。

▶ 後ではなく、今すぐ助けを求める
腎結石の疑いがある場合、直ちに医師の診断を受けてください。

▶ 薬に注意する
アセトアミノフェンやアスピリンなどの非ステロイド系抗炎症剤（NSAID）は腎臓を損傷する可能性のある非処方薬です。アスピリンとアセトアミノフェンは特に有害です。腎結石の再発は、体が生産しやすい特定の種類の石に対処する薬で予防することができます。医師に相談してください。

都市伝説：Old School
腎結石のある人はカルシウムの多い食物を減らすべきである。

新常識：New Wisdom
適切なカルシウムの摂取は実際にシュウ酸カルシウム結石のリスクを下げる。

AILMENTS: #051

心臓血管疾患
Cardiovascular disease

Chapter 3 病気：心臓血管疾患

- ☠ **悪化させる食物**：ピクルスのような塩分の多い食物
- ♥ **効果のある食物**：柑橘類／緑色の葉野菜／サーモン／マス／豆腐／オーツ麦／リンゴ／洋ナシ／オリーブオイル／全粒穀物のシリアルとパン／アマニ／種実類
- ⚠ **制限するべき食物**：赤身肉、バター、およびその他の飽和脂肪酸を含む食物／トランス脂肪酸を含む加工食品／卵、エビおよびホルモンなどのコレステロールの高い食物

この病気を特に気を付けるべき人：
- ・心臓血管疾患はアメリカの65歳以上の人の死亡の40%を占める
- ・130万人以上のカナダ人に心臓疾患がある

1960年代に劇的に減少したにも関わらず、心臓血管疾患は、未だアメリカにおける死亡原因の第1位を占めています。毎年160万件の心臓発作が起こっており、そのうち50万人が死亡しています。2008年のアメリカにおける死亡率の25%は心臓疾患によるものでした。

心臓血管疾患には遺伝、加齢、性別などのいくつかのリスク要因があります。高血中コレステロールを引き起こす家族性高コレステロール血症と呼ばれる遺伝性疾患が原因で、リスクが高くなっている人もいます。

それ以上に、心臓血管疾患は生活スタイルの選択によって引き起こされます。貧しい食生活や喫煙は、心臓血管疾患のリスクに関係がある生活スタイルです。これらの要因は高血中コレステロールを引き起こし、冠状動脈に脂肪性沈着物の蓄積を促進し、狭心症や心臓発作につながります。心臓疾患のリスクに影響を及ぼす他の状態には、肥満、脳卒中、高血圧、心臓、血管などの重要臓器に影響を与える糖尿病、過度の飲酒が含まれます。

多くの研究では、心臓疾患の原因や予防において、食事は強い影響力を持っていることが確認されました。

Ca 栄養との関連性：Nutrition Connection

間違った食事が心臓疾患を促進するということは逆に言えば、リスク要因を持っている人でも正しい食事でリスクを減らすことが可能ということです。心臓に健康的な食事は、がん、糖尿病、肥満を防ぐのと同じで、よく知られたものです。以下にガイドラインを示します。

▶ 果物や野菜をたくさん食べる

数多くの研究は、新鮮な果物や野菜が豊富な食事が心臓発作や脳卒中を25%以上も軽減するとしています。

▶ オメガ3脂肪酸の食物源を探す

サーモン、イワシ、ニシン、マスなどの脂質の多い冷水魚は、血液凝固傾向を減少させるオメガ3脂肪酸を多く含んでいます。この利点を得るために週に2〜3回は魚を食べてください。オメガ3脂肪酸はキャノーラ大豆、アマニ、そして種実類などの植物源にも含まれています。

▶ 水溶性繊維を含める

ペクチンなどの水溶性食物繊維は、糖尿病にかかりやすい素因を持つ人のコレステロールを下げ、グルコース代謝を改善するのに役立ちます。オーツ麦、オオバコ、アマニ、レンズ豆、豆類、リン

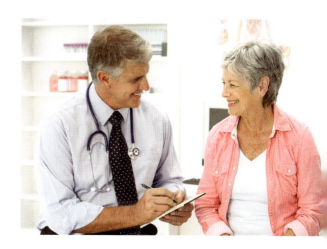

ゴ、洋ナシなどの果物は水溶性食物繊維が豊富に含まれています。豆類と全粒穀物の組み合わせは肉の代替となります。

▶ 全粒穀物の食物を食べる
研究では、全粒粉パンや全粒穀物のシリアルは、冠動脈心疾患のリスクを減らすということが分かっています。これらの食物には抗酸化物質の特性を持つ植物化学物質に加えて、重要なビタミン、ミネラルが含まれています。

▶ 健康的な脂質を選び、摂取を制限する
多価不飽和脂肪酸のオメガ6脂肪酸はベニバナ、ヒマワリ、トウモロコシ、綿の実、大豆油に含まれており、それらを健康的な脂質に置き換えるとコレステロール値が下がります。一価不飽和脂肪酸はオリーブオイル、キャノーラ油に含まれており、食事の飽和脂肪酸をそれに置き換えると全体のLDLコレステロール値が下がります。植物ステロールを含むソフトマーガリンも、心臓に健康的な食事の一部としてコレステロール値を下げるのに役立ちます。

▶ 大豆を食べる
研究では、大豆タンパク質を低脂質の食事に加えることで心臓疾患のリスクが下がることが分かっています。大豆には心臓に良いとされているイソフラボンと呼ばれる植物性化合物が含まれており、コレステロール値を下げるのに役立ちます。大豆タンパク質は、豆腐や大豆飲料に含まれています。

▶ サプリメントについて医師に相談する
サプリメントが心臓疾患の予防に役立つかどうかに関する調査では、まだ結論が出ていません。できれば栄養素は食物から取り入れ、新しいサプリメント（特にビタミンA、フィッシュオイル、そして鉄のサプリメント）を飲む前には必ず専門家に相談してください。

▶ 一握りの種実類を毎日食べる
種実類は心臓の健康に関連する食物繊維、ビタミンE、必須脂肪酸、ミネラルが豊富に含まれています。

▶ 菜食主義者を試みる
調査結果では、果物、野菜、大豆、オーツ麦、大麦などの全粒穀物が豊富な低脂質の菜食主義者の食事は、コレステロールを下げる「スタチン」という薬と同様の効果があることが示されています。

▶ アルコール摂取を制限する
グラス1杯の赤ワインやビールは「心臓に健康的」かもしれませんが、長期にわたる過度のアルコールは血圧、肥満などの健康問題につながる可能性があります。

食事以外：Beyond the Diet
心臓血管疾患にかかりにくい人は、下記のような方法で劇的にそのリスクを減らしています。

▶ 喫煙しない
喫煙する、あるいは副流煙にさらされることは血液細胞、血管の構造や機能、そして心臓の構造に害を与えます。

▶ 定期的に運動する
専門家は毎日最低30分の適度の運動をすることを推奨しています。これは、健康な体重を維持する効果もあります。

▶ 定期健診を受ける
1年に1回の検診で血圧やコレステロール値を調べてください。特に家族歴に糖尿病や太り過ぎがある場合、糖尿病検査も役に立ちます。

都市伝説：Old School
肥満であるということは自動的に心臓疾患のリスクがある

新常識：New Wisdom
最近の調査では、一部の肥満の人は心臓疾患のリスクがそれほど高くないということが分かっている

AILMENTS: #052
蕁麻疹
Hives

> - 🛑 **悪化させる食物**：タートラジン（食用黄色5号）／貝／種実類／ベリー／アプリコット／ブドウ／ドライフルーツ／お茶
> - ❤️ **効果のある食物**：鶏肉／シーフード／種実類／強化されたシリアルとパン
>
> **この病気を特に気を付けるべき人**：
> - 15～24％のアメリカ人は生涯のどの時点かにおいて、急性蕁麻疹や血管性浮腫（皮膚のすぐ下の組織が腫れる、特に唇や眼の周囲）を経験している
> - 花粉症などのアレルギーがある人
> - 風邪や細菌または菌類に感染されている人
> - 狼瘡、甲状腺疾患および血管炎のある人

医学的に「発疹」として知られている蕁麻疹は食物、薬などの誘発物質に対する反応の結果として発症する、みみず腫れです。

もし、蕁麻疹が喉の腫れや呼吸困難、嚥下困難を伴う場合は即座に診断を受けてください。これらの症状は生命に関わる救急疾患であるアナフィラキシーショックの兆候です。

🔵 栄養との関連性：Nutrition Connection

▶ 誘発する食物を避ける

これは蕁麻疹の発症を防ぐ最良の方法です。一般的には貝、種実類、ベリーがあります。アスピリン（アセチルサリチル酸）のアレルギーがある人は、天然のサリチル酸を含む食物にも注意する必要があります。これらの食物には、アプリコット、ベリー、ブドウ、レーズンなどのドライフルーツ、お茶、および酢で加工された食物があります。

▶ 食事日記をつける

蕁麻疹を頻繁に発症する場合は、食事日記を始めてください。疑いのある食物が特定できれば食事からそれらを除外して、再度導入して検討します。

▶ ナイアシンを多く含む食物を食べる

蕁麻疹などのアレルギー症状は、ヒスタミンの放出により誘発されるので、ヒスタミンの放出が阻害されると考えられているナイアシン（ビタミンB_3）を多く含む食物の摂取を増やすことは有用な可能性があります。ナイアシンを多く含む食物には、鶏肉、シーフード、種実類、全粒穀物および強化されたシリアルとパンが含まれます。しかし、ナイアシンを多く含む食物の中にはアレルギーを誘発する傾向のあるものがありますので、注意してください。

▶ タートラジンを避けるために食品ラベルを確認する

食品添加物はしばしばアレルギー作用を引き起こすとされていますが、一般的な着色剤であるタートラジン（食用黄色5号）のみが、1万人に1人以下の割合で蕁麻疹を引き起こすことが分かっています。すべての製品ラベルは食品着色料を記載しなければなりません。タートラジンに敏感な人は食品、薬、ビタミンサプリメントのラベルを読む必要があります。

🏃 食事以外：Beyond the Diet

原因を特定し、下記のガイドラインを参考にして今後の発症を予防してください。

▶ 誘発する状況を避ける

感情的なストレス、日光、熱さや寒さ、飲物に入っている氷からのウイルス性感染など、すべてが蕁麻疹の原因となる可能性があります。

▶ 抗ヒスタミンを摂取する

これらの薬は蕁麻疹の症状を作るヒスタミンを阻止します。医師はクラリチン、アレグラ、ジルテックまたはクラリネックス、または抗ヒスタミンとコルチコステロイドなどの薬を組み合わせたものを推奨することがあります。また、患部には薬用ローションを塗布してください。痒みを減らし炎症を緩和するローションについては、医師または皮膚科医に相談してください。

▶ 医師に相談する

医師によってはアレルギー検査をしてから、深刻な発症に対する特別な薬を処方する場合があります。

AILMENTS: #053

ストレス
Stress

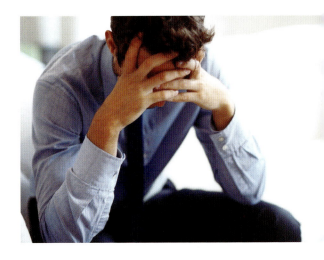

- ❤️ **効果のある食物**：全粒穀物／シーフード／赤身肉／鶏肉／ミルク／卵／種実類／ハーブティー
- ⚠️ **制限するべき食物**：アルコール／コーヒー／お茶／ココア／ソーダなどカフェインの入った飲料／脂質の多い食物／辛い、またはスパイシーな食物
- **この病気を特に気を付けるべき人**：
  - 75％の成人は1カ月以内に中～高レベルのストレスを感じていると報告している
  - アメリカの労働者の80％は仕事でストレスを感じている
  - 約24％のカナダ人は極めて、またはかなりのストレスを日々感じていると報告している

　肉体的ストレスは分かりやすい症状がありますが、精神的ストレスは日常生活の一部です。私たちの体はストレスに対して逃避反応を持って反応し、それによって血圧を上昇し、心拍を上げ、筋肉を緊張させるアドレナリンなどのホルモンが多く分泌されて、その他のシステムに注意を発します。代謝は余分なエネルギーを素早く提供し、腸から筋肉へと血液の流れが変わるため、消化が止まります。

　慢性のストレスによって免疫力が低下すると、一般的な風邪から心臓発作やがんなどの病気に対して弱くなります。

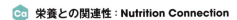 栄養との関連性：Nutrition Connection

▶ 健康的な食事でストレスに対処する
心理的または肉体的のどちらにしても、長引くストレスは消化や栄養必要量を乱します。食物はエネルギーを提供し、ビタミン類やミネラルは、ストレス下での感染への抵抗を体が維持するのに役立ちます。

▶ 亜鉛でストレスをやっつける
シーフード、牛肉、鶏肉、ミルク、卵、全粒穀物、種実類などの亜鉛の豊富な食物もまた、免疫システムを健康に保つ効果があります。

▶ 少量の食事を数回取る
ストレス下にあるときは、常に空腹感があり大食いする人もいれば、無理やり食べないと食べられない人もいます。ストレスは消化を妨げるため、通常の1日3回の量の多い食事の代わりに1日に4～6回の食事をまんべんなく食べる方が良いでしょう。

▶ 炭水化物を食べる
炭水化物の豊富な食事は安心感を誘発するとされている脳内化学物質のセロトニン値を上昇させます。研究によると、炭水化物の多い、かつタンパク質の少ない食事をしている人のほうが、ストレス誘導性のうつ病が少ないことが分かっています。

▶ 朝食を食べる
空腹のままでいるとストレスを対処するのが困難になる可能性があります。

▶ ゆっくり食べる
早食いはしばしば消化不良やストレスと関係しており、食物の消化を困難にする可能性があります。

▶ 無理にダイエットしない
食習慣を変えることは、調子が良いときでもストレスを感じます。

▶ カフェインやアルコールを制限する
これらは気分や睡眠パターンに影響を与える可能性があります。また、アルコールもうつ病の感情を増加します。コーヒーを飲む場合は、カフェインレスのものを選んでください。カモミールやペパーミントなどのハーブティーは鎮静効果があるので、試してみてください。あるいは、カフェイン入りソーダを低脂肪牛乳、フルーツジュース、炭酸水、カフェインなしソーダに置き換えてくだ

さい。

▶ **脂質の多いまたは辛い食物を避ける**
脂質の多い食物は消化されにくいため、ストレスのある時期に食べると消化不良や胸やけを起こすことがあります。また、ストレスのある時期に辛いものやスパイシーな食物を食べると、より不安定になることが多いので、避けましょう。

食事以外 : Beyond the Diet

健康的な食事に加えて、ストレスを減らす他の方法を以下に示します。

▶ **定期的に運動する**
運動は気分を上げる脳内化学物質のエンドルフィンを増やします。

▶ **心の平穏を探す**
ヨガ、瞑想、または深呼吸など、リラックスする方法を学んでください。あるいは、静かに目を閉じたまま数分間座ってください。

▶ **大事なことの優先順位をつける**
その日にやることを記載したリストを作成し、重要性の高い順に並べます。一度に1つのことに集中し、できなかったことは次の日のリストに移動します。

▶ **犬（または猫）を飼う**
研究では、動物と散歩することはストレスや血圧の低下に効果があると示唆しています。

▶ **社会的支援を利用する**
家族、友人またはカウンセラーと悩みを共有し、サポートを求めてください。いくつかの研究では、支援ネットワークは安心感を生み出し、自尊心を増やすことでストレスを軽減する効果があることが分かっています。

▶ **音楽を聴く**
音楽は気分を落ち着かせるのに驚くべき効果を発揮します。血圧や心拍を低下させ、エンドルフィン値を上げ、ストレス性ホルモンを減少させる効果があります。

▶ **マルチビタミンを検討する**
研究によると、慢性的にストレスを感じる人は体内の栄養レベルが減少しており、マルチビタミンやミネラルのサプリメントを摂取することで修正できる場合があります。ストレスを失くし、それを対処しやすくするような薬はありませんが、困難な時期にしっかり食べていない場合は、体を強化するためにマルチビタミンとミネラルのサプリメントの摂取を試してください。

AILMENTS: #054

性的欲求の減少
Sex drive, diminished

> - 💀 **悪化させる食物**：アルコール
> - ❤️ **効果のある食物**：柑橘類／低脂肪牛乳、およびその他の乳製品／緑色の葉野菜／小麦胚芽／牛肉／鶏肉／レバー／栄養の強化されたシリアル／牡蠣／松の実／豆類／ニンニク
> - ⚠️ **制限するべき食物**：飽和脂肪酸
>
> この病気を特に気を付けるべき人：
> ・45歳以上の男性
> ・更年期後の女性
> ・ストレスを抱えている人

媚薬に対する大げさな宣伝文句は、科学的研究によって生まれたものではありません。食事が性的欲求に影響を与える人もいますが、実際はそうとも言いきれません。性的機能がホルモンのカスケードに対する肉体的反応である可能性はありますが、性的欲求は基本的に活発な精神と健康的な体によって維持されます。

🅒 栄養との関連性：Nutrition Connection

健康的な性生活は良い栄養に依存します。良い神経機能、健康なホルモンレベル、および骨盤領域へのスムーズな血液の流れが性的能力には必須です。これらのシステムを使える状態に保つために、以下のガイドラインに従ってください。

▶ 健康的な食事を心がける

食事は豆類、穀物製品などの精製されていない炭水化物を基本とし、たくさんの果物や野菜と適量のタンパク質を一緒に摂る必要があります。とりわけ、血管壁を強くするビタミンCを含む柑橘類、低脂肪の乳製品、栄養が強化されたシリアルや全粒穀物、そして子宮頚管の内側の粘膜を維持するためのリボフラビンを含む緑色の野菜が特に重要です。

▶ 亜鉛をもっと摂る

亜鉛は性的機能と関係があることは知られていますが、性的欲求に対する重要性は未だに説明されていません。亜鉛が十分でないと子供の性的発育が遅れ、男性は精子を作ることができません。亜鉛は卵、ミルク、豆類、種実類、小麦胚芽、全粒穀物、シーフード（特に牡蠣）、牛肉、鶏肉、レバーなどの動物性由来の食物に多く含まれています。

▶ 飽和脂肪酸の低い食事をする

飽和脂肪酸を摂り過ぎると、陰茎にある無数の小さな血管にアテローム性動脈硬化に似たプラークが発生します。自由流動性血行なしでは、陰茎は性的欲求からの伝達に反応することができません。

▶ アルコールの消費を控える

ウィリアム・シェークスピアは性的機能に与えるアルコールの影響について、「ワインは欲求を引き起こすが機能を奪う」と語っています。実際に深酒をする男性はインポテンツを引き起こし、睾丸を縮ませる可能性があります。

▶ 鉄分を多く摂る

場合によっては、鉄欠乏性貧血は疲労や欲求がなくなる原因かもしれません。肉、魚や貝、種実類、豆類、栄養の強化された穀物やシリアル、葉野菜、およびドライフルーツなどの食事は鉄分の貯蔵を補充するのに役立ちます。

▶ ニンニクをいくらか混ぜる

アリシンと呼ばれる成分が多く含まれているニンニクは、男女ともに生殖器への血流循環を刺激する効果があります。

🏃 食事以外：Beyond the Diet

▶ 運動する

疲労とうつ病は性的欲求減少の一般的な原因です。これらの状態はよく関連付けられ、両方ともエンドルフィンの生成を刺激する定期的な運動の

プログラムによって改善されることがあります。

▶ **喫煙をやめる**
ニコチンは動脈の敵です。ニコチンは陰茎血管の動脈硬化性プラークの形成を促進するだけでなく、それらを収縮します。

> ヒント：Quick Tip
>
> **バジルソースのパスタを作る**
>
> バジルソースには、アルギニンが豊富な松の実が含まれています。アルギニンには血管を広げて、血液の流れを良くする効果があります。

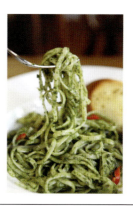

AILMENTS: #055
セリアック病
Celiac disease

> 💀 **悪化させる食物**：小麦／ライ麦／大麦／オーツ麦／牛肉／スペルト小麦／ライ小麦を使った食物／ミートローフ／特定のスープやソースなど／増粘剤やコーティングとして小麦製品を使っている食物／ビールなど、グルテンを含む飲料／純粋なマヨネーズを除く、多くの市販されているサラダドレッシング
>
> ❤️ **効果のある食物**：低脂肪牛乳／卵／魚／鶏肉／豆類／ジャガイモ／米
>
> **この病気を特に気を付けるべき人：**
> ・約250万人のアメリカ人
> ・ダウン症候群やターナー症候群を含む他の遺伝的疾患のある人
> ・1型糖尿病やリウマチ性関節炎など慢性疾患または自己免疫疾患のある人

「セリアックスプルー」、または「非熱帯スプルー」と呼ばれているセリアック病は、アメリカとカナダで約133人に1人がかかる病気です。この病気はグリアジンというグルテンと総称されるタンパク質の1つで、穀物に反応をします。このタンパク質は多くの栄養素の吸収を妨げ、消化管の内壁に損傷を与えます。

この病気を持つ子供たちには、通常、胃のもたれ、下痢、腹部けいれん、膨満、口のびらん、感染に対する脆弱性の増加などの症状が見られます。便は色が薄く、悪臭がして、便器の中で浮き、脂質含有が高いことが分かります。セリアック病の子供は発育不全の可能性があり、中には貧血や皮膚の病気、特に皮膚炎を発症する場合もあります。診断は腸内生検や血液検査によって行われます。

人生の後半でセリアック病を発症する人は、子供の頃に軽度、あるいは症状の少ない形の病気を持っていた可能性があります。まれなケースでは、グルテン感受性の既往歴のない成人は、消化管の手術後にこの病気を発症します。幸い、グルテンなしの食事はここ10年でさらに人気が出てきています。

> **ヒント：Quick Tip**
>
> **食物以外の製品のラベルを確認する**
> 小麦、小麦タンパク質、そして小麦製品でないかどうか、サプリメント、薬などの成分表を詳しく調べてください。

栄養との関連性：Nutrition Connection

下記の推奨はセリアック病の生活を和らげるのに役立ちます。

▶ **グルテンを避ける**
毎日食べる食物の多くには、グルテンが含まれています。いくらかのキャンディ、アイスクリーム、そしてプリンに加えて、パン、ケーキ、ロール、マフィン、ベーキングミックス、パスタ、パン粉が巻かれたソーセージ、揚げ物、ソースやグレイビー、小麦粉でとろみをつけたスープ、ほとんどの朝食などがそうです。最も一般的な第一段階の食物はグルテンなしのものですが、多くのベビーフードはグルテンでとろみが付けられています。

▶ **楽しみを奪わない**
市場はグルテンなしの商品に対する需要に応え、セリアック病の人々のためのライスパスタやトウモロコシ、ジャガイモ、または大豆粉でできた焼いた商品などのパスタやパンを発売しています。

▶ **ほとんどのものは家庭で作る**
一般的に、グルテンにさらされるリスクなく健康的な食事をするには、家庭で調理するのが最も良いです。

▶ **常に包装された食物のラベルを読む**
小麦粉ベースの結合剤や増量剤、そして加工デンプンなどの成分を避けてください。「その他の小麦粉」とラベルしている食品には何かしらの小麦粉から派生したものが含まれている可能性が高いため、注意してください。麦芽飲料やビールは大麦から作られているため、避ける必要があります。

食事以外：Beyond the Diet

グルテンは食物以外の製品にも含まれており、健康に影響を与える可能性があります。例えば、薬やビタミンはグルテンを結合剤として使っていることがあります。教会のミサのときも、必要があればグルテンフリーの聖体（ホスチア）がないか神父・牧師に確認してみてください。

AILMENTS サ

AILMENTS: #056

ぜんそく
Asthma

- **悪化させる食物**：ドライフルーツ／ビール／ワイン／白ブドウのジュース／インスタントのスープミックス／インスタントのマッシュポテト／チーズ／しょうゆ／マッシュルーム
- **効果のある食物**：サーモン／サバ／イワシ／ベリー／緑の葉野菜
- **この病気を特に気を付けるべき人**：
  - アメリカの2,700万人以上の人々
  - 世界中で3億人
  - アメリカのぜんそく患者の9.4%が子供

ぜんそくとは気管が狭くなり、ゼーゼー息を切らして胸部絞扼感を感じ、呼吸困難におちいる肺の慢性的な状態を言います。ぜんそくは、たばこの煙や、大気汚染、ダニ、ゴキブリ、ペット、花粉などの要因の組み合わせが原因で発症します。

　ぜんそくは慢性疾患ですが、発作は一時的で、普段は正常に機能します。子供時代にぜんそくの発作が始まると、大きくなるにつれて回数が減って軽くなっていき、成人になると治る場合もあります。しかし成人しても再発に苦しむ人もいて、多くはウイルス感染の影響で起こります。

栄養との関連性：Nutrition Connection

多くのぜんそく患者は食物アレルギーがぜんそくの発作の原因です。この場合、原因を究明するのはさながら探偵のような仕事です。以下のガイドラインは、発作や合併症の可能性を減少させます。

▶ 亜硫酸塩を避ける

多くの食品には、防腐剤が加えられています。亜硫酸塩は通常ドライフルーツに入っていて、粉末のインスタントスープミックスやポテトチップス、ワイン、ビール、白ブドウジュースにも入っています。亜硫酸塩に敏感な人は、亜硫酸ガスを含んだ原料に気を付けましょう。さらに、ぜんそくの発作の原因になる亜硫酸塩は、極度に敏感な人にはアナフィラキシーショックの原因にもなります。

▶ サルチル塩酸を避ける

サルチル塩酸はアスピリンの有効成分と同族の化合物であり、多くの果物、特にドライフルーツや加工食品に含まれ、発作を引き起こします。

▶ 発作を起こす食物を認識する

白カビやカビにアレルギーを持つ人は、チーズやマッシュルーム、ホットドッグ、しょうゆやワイン、酢などの発酵食品に含まれるカビにも反応するかもしれません。原材料のラベルをよく調べ、外食をする場合はレストランのスタッフに申し出ましょう。

▶ 多脂魚を食べる

オメガ3脂肪酸はサーモン、サバ、イワシ、その他の寒冷魚に含まれています。抗炎症効果があり、気管支の炎症を抑えます。

▶ 7種類から10種類の果物と野菜を目標にする

果物や野菜には肺ぜんそくを予防する効果があるという研究結果が続出しています。さまざまな色の果物や野菜から健康な肺に必要なビタミン、ミネラル、抗酸化物質を摂ることができます。特にビタミンCを多く含むベリー類や緑の葉野菜は、正常な免疫系の促進を助け、子供のぜんそくにみられるゼーゼー息を切らす状態を減少させます。

▶ 医師に相談する

健康的なバランスの取れた食事を摂ることは、アレルギーのため特定の食物(例えばミルクや乳製品)を食べられない場合は難しくなります。医師は良い栄養状態を保ち、ぜんそく薬の副作用を防ぐための代用食品やサプリメントを処方します。例えば、長い間ステロイド剤を使用していると骨組織が損なわれますが、ビタミンDとカルシウムのサプリメントはこの問題を防止します。

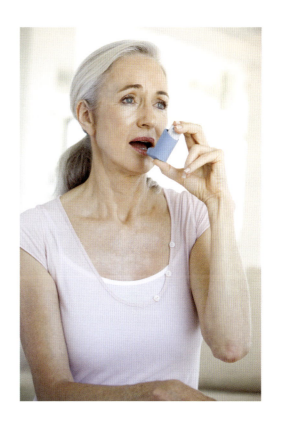

食事以外 : Beyond the Diet

ぜんそくの発作は、気管の収縮を広げる気管支拡張薬で回復します。発作を止めるエプネフリンやコルチコステロイド剤の注射器をもつことをすすめられるかもしれません。発作を防ぐためには次のメモを参考にしてください。

▶ 発作のきっかけを減らす

たばこの煙や冷たい空気にさらされること、運動、アレルゲンを制限しましょう。季節の影響で起こるぜんそくはいろいろな粉塵カビの環境的な要

ヒント : Quick Tip

コーヒーで発作を減らしましょう

1杯か2杯のコーヒーかお茶を飲むと発作を回避することができます。カフェインを含んだコーヒーや紅茶はテオフィリンを含み、気管支の筋肉やサルチル塩酸に過敏ではない人のぜんそくを和らげます(サルチル塩酸に対するアレルギーを診断するために医師はしばしば露出テストを行います)。テオフィリン薬を飲んでいる人は過量服用になるのであまり大量のカフェインを含んだ飲物を摂ってはいけません。

因によって起こります。

▶ **体重管理をする**
いろいろな研究で、体重増加と成人してからのぜんそくは相関関係があることが分かっています。付け加えると、でっぷり太った人が減量するとぜんそくの症状が改善されます。

AILMENTS: #057

前立腺の病気
Prostate problems

💗 **効果のある食物**：トマトおよびトマト製品／赤いグレープフルーツ／スイカ／ブラジルナッツ／サーモン／マス／ホッキョクイワナ／小麦ブランおよび小麦胚芽／オーツ麦／玄米／大豆製品／ブロッコリー／カリフラワー／キャベツ／全粒穀物／水

⚠️ **制限するべき食物**：脂質の多い食物、特に動物性製品／カフェイン

この病気を特に気を付けるべき人：
・1/3の男性が非がん性の前立腺肥大を経験している

前立腺はクルミ大の分泌腺で膀胱のすぐ下に位置しており、がん、良性肥大、感染（前立腺炎）などの多くの男性の泌尿器疾患の原因となっています。

男性は尿路感染、生活習慣、脂質の多い食事が原因でこれらの病気にかかりやすくなります。男性は年齢と共に前立腺肥大症（BPH）という、前立腺が肥大する症状にかかる傾向にあります。50歳以上の男性の約1/3は尿流を妨げる深刻な肥大を経験します。

前立腺がんはアメリカ人男性の2番目に多い種類のがんで、年間2万8,000人以上のアメリカ人の男性が、前立腺がんで亡くなっています。早期に治療を行えば、根治率は非常に高いです。

栄養との関連性：Nutrition Connection

より良い前立腺の健康のために、以下のガイドラインに従ってください。

▶ **リコピンを食事に混ぜる**
4万8,000人の男性を対象とした最近の研究では、トマト、赤いグレープフルーツ、スイカなどに含まれるリコピンが前立腺がんのリスクを下げると示しました。調理することでトマトに含まれるより多くのリコピンが放出され、トマトベースのパスタソースやスープは特に有益かもしれません。リコピンは脂肪溶性であるため、少量の脂質と一緒に食べると吸収がより良くなります。

▶ **種実類を食べる**
種実類に含まれるセレニウムは前立腺がんを防ぐと言われています。この抗酸化物質は種実類、特にブラジルナッツ、シーフード、ある種の肉、小麦ブラン、オーツ麦、および玄米に含まれています。

▶ **大豆を探す**
大豆製品は前立腺肥大の予防に効果があり、前立腺がんを防ぎ、腫瘍の増殖の遅延に役立つ可能性があります。この効果は、前立腺組織の過成長を刺激する男性ホルモンのジヒドロテストステロン（DHT）の減少を助ける植物化学物質である、イソフラボンに起因しています。

▶ **オイルを摂取する**
動物性飽和脂肪酸の高い食事は、前立腺の発症率の高さと関連付けられています。しかし、サーモン、マス、およびホッキョクイワナなどの脂質の多い魚はオメガ3脂肪酸が多く含まれており、前立腺がんのリスクを減らすようです。

▶ **たくさんの野菜を食べる**
ブロッコリー、キャベツ、カリフラワーなどのアブラナ科の野菜にはがんを予防するとされる植物化学物質のイソチオシアネートを含んでいます。

▶ **全粒穀物を食べる**

全粒穀物には食物繊維、セレニウム、ビタミンEおよび植物化学物質が含まれており、それらすべてはがんの予防に役立っています。

▶ **液体をたくさん飲む**

前立腺肥大の人は、たくさんの水やその他のアルコールの入っていない液体を飲み、カフェインの摂取を減らす必要があります。

食事以外：Beyond the Diet

食事以外の生活スタイルの変更は前立腺がんのリスクを減らす、あるいはその進行を遅延させる効果があります。以下にガイドラインを示します。

▶ **亜鉛の摂取を減らす**

国立衛生研究所が行った研究によると、亜鉛を摂取した人は前立腺がんのリスクが2倍であったということです（訳注：亜鉛摂取量が多い程前立腺がんの予後が良い報告もある）。

▶ **運動する**

1週間に6日の割合で、1回30分の適度なエアロビクス運動をしてください。

▶ **ストレスを減らす**

1日に合計約1時間の深呼吸、誘導イメージ療法およびストレッチなどのストレスを減らす方法を実践してください。一度に長くする必要はありませんので、10分間のセットを1日の中に数回取り入れてください。

AILMENTS: #058

帯状疱疹
Shingles

❤ **効果のある食物**：種実類／小麦胚芽／野菜油／シーフード／赤身肉／鶏肉／ミルク／ヨーグルト／豆類／全粒穀物

この病気を特に気を付けるべき人：
- 肝臓の病気をしたことがある人のうち約30％
- 水疱瘡をした人すべて
- 50歳以上の人
- 免疫システムの弱い人

帯状疱疹は子供のときにかかった水疱瘡の再発現です。この神経疾患は、非常に痛く水疱瘡を引き起こすのと同じ水痘帯状ヘルペスウイルスによって引き起こされます。ほとんどの人のウイルスは潜伏したままですが、そのウイルスが神経路で再活性化されるときに帯状疱疹が発症します。

科学者たちにも正確には何が帯状疱疹のウイルスを起こすのかは分かっていませんが、加齢、免疫システムの低下、一部の薬（コルチゾン類の薬や免疫抑制薬など）、精神的ストレス、あるいは手術からの回復がきっかけとなる可能性があると考えています。

栄養との関連性：Nutrition Connection

栄養状態を改善することで、帯状疱疹の長期合併症の帯状疱疹後神経痛を予防できると考える医師もいます。以下を参考にしてください。

▶ ビタミンEとCを多く摂る
種実類、小麦胚芽、野菜油に含まれる抗酸化物質、メロン、コショウに含まれるバイオフラボノイド、そしてビタミンCが豊富なその他の果物や野菜、帯状疱疹後神経痛に関係する炎症を防ぎ、免疫システムをサポートするのに役立つかもしれません。

▶ 亜鉛を多く摂る
シーフード、肉、鶏肉、ミルク、ヨーグルト、豆類、種実類、および全粒穀物も免疫システムを強くします。また、カプサイシンの入った軟膏を塗ると痛みが和らぐ場合があります。

食事以外：Beyond the Diet

ストレス予防のために運動をしましょう。ストレスは帯状疱疹を引き起こす可能性があり、運動はストレスを減らす効果があります。1日に30分足早に歩く、あるいは水泳、自転車、またはヨガを始めましょう。

▶ 皮膚を落ち着かせる
ヒーリング（リラクゼーション）を促進するために、温かいお風呂にローズ、ラベンダー、ベルガモット、またはティーツリーオイルを数滴入れてください。野菜油などのキャリアオイルにそれらを混ぜてください。

▶ 痛みを和らげる
キンセンカのローションや軟膏を患部に1日数回塗ることで痛みが和らぎます。アスピリン2錠を潰したものと大さじ2杯（30mL）の消毒用アルコールで作ったペースト状のものを、1日に3回塗ると、拍動性の神経が落ち着きます。

▶ サプリメントを加える
ビタミン類を定期的に摂取することで免疫システムを強く保つことができ、帯状疱疹になりにくくなります。帯状疱疹後神経痛の鎮痛については、神経を覆う組織を強くするビタミンB_{12}の注射について医師に相談してください。

AILMENTS: #059

多嚢胞性卵巣症候群
Polycystic ovary syndrome

- 🩺 **悪化させる食物**：精白小麦パンおよび精製されたシリアルなどの高血糖の食物
- ❤️ **効果のある食物**：リンゴ／洋ナシ／ベリー／ライ豆／インゲン豆／生豆／全粒穀物
- ⚠️ **制限するべき食物**：アルコール

この病気を特に気を付けるべき人：
- ・4〜18%の女性
- ・肥満女性
- ・体毛が濃い女性
- ・更年期前の女性
- ・月経不順の女性
- ・直系家族にその病気の人がいる女性

多嚢胞性卵巣症候群（PCOS）は合併症のあるホルモン障害で、男性ホルモンの値が高い女性や、女性ホルモンが適切に循環していない場合に起こります。また、専門家はインスリン抵抗、不妊症、乳がん、前立腺がんおよび結腸がんとの関連性を指摘しています。遺伝的要素もあるかもしれません。PCOSのある女性は高血圧、低いHDL値、高いトリグリセリド値、高い空腹時血糖値の傾向があり、2型糖尿病や心臓疾患のリスクがより高くなります。PCOSのある女性の45%は、深刻なうつ病を抱えています。

栄養との関連性：Nutrition Connection

POCSにおける食事療法は、医師が2型糖尿病の患者に勧めるものとよく似ています。PCOSのある女性は食欲を増進する男性ホルモンが高いため、減量するのが難しいと感じたことがあるかもしれません。以下にガイドラインを示します。

▶ **ほんの少しだけ減量する**
体重を5%減らすだけでインスリン抵抗を改善することができ、PCOSを改善する可能性があります。

▶ **食物繊維の摂取を増やす**
食事に多くの食物繊維を加えることで長時間の満腹感が得られ、どか食いを防ぐのに役立ちます。リンゴ、洋ナシ、ベリー、豆類などの食物を選んでください。

▶ **量のコントロールを厳しくする**
1人前の分量が多すぎると、その食事のカロリーが多すぎになることがよくあります。

▶ **血糖インデックスと血糖負荷について学ぶ**
血糖インデックスと血糖負荷は、食物が血糖値やインスリン値の上昇に与える影響を示します。精白パンや生成されたシリアルなどの高血糖の食物を避け、豆類、全粒穀物、果物や野菜などの低血糖の食物を選びましょう。食べたい欲求を減らし、健康的な食事計画を実行することがポイントです。

食事以外：Beyond the Diet

PCOSと闘うために、食事、運動、そして減量することは下記のガイドラインと合わせて重要です。

▶ **ウォーキングを始める**
周辺を10分間ウォーキングすることは、活動を増やす良い方法です。

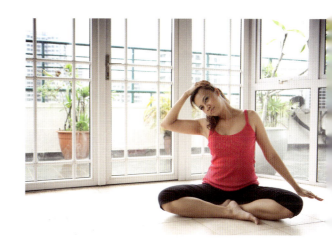

FOODS that HARM, FOODS that HEAL

▶ **ストレスに対処する**
合併症が多いため、ストレスを引き起こしやすく、そのことがさらに症状を悪化させます。悪循環に陥らないためにも、ストレスに対処しましょう。

▶ **認知行動療法を検討する**
認知行動療法で対処技能を学ぶことで、行動をコントロールできるようになります。2009年に実施された研究では、週1回のセッション全8回に加えて、3回の家族セッションを行った結果、10代のPCOS患者は体重が減り、うつ病のスコアも改善しました。

▶ **うつ病に対処する**
PCOSがある場合、うつ病になるリスクも他の女性に比べて高くなります。瞑想、ヨガなどのリラックス方法を試し、精神薬理学者への紹介が適切かどうか医師に相談してください。

AILMENTS: #060

多発性硬化症
Multiple sclerosis

> ♥ **効果のある食物**：プルーンジュース／ベリー／全粒穀物のパンおよびシリアル／スプリットピー／アーティチョーク／種実類／パパイヤ／ミルク／魚／クランベリージュース／水
> ⚠ **制限するべき食物**：アルコール／スパイシーな食物
> **この病気を特に気を付けるべき人**：
> ・約30万～42万5,000人のアメリカ人
> ・女性は男性の2倍の割合で多発性硬化症になりやすい
> ・北ヨーロッパ出身の家系を持つ白人は最もリスクが高い

アメリカでは、毎週200人の新たな患者が多発性硬化症と診断されています。多発性硬化症（MS）は中枢神経の病気で、20～40歳で発症することが多い慢性の病気です。MSは神経線維を分離し、髄鞘を徐々に破壊することが特徴で、神経インパルスを伝播する能力を奪います。症状は髄鞘が破壊される場所によって異なりますが、異常な疲労感、視力障害、不明瞭な発語、バランスや筋肉調整の損失、咀嚼や嚥下困難、震え、膀胱や腸の疾患、そして深刻な場合は麻痺の症状があります。

Ca 栄養との関連性：Nutrition Connection

MS患者に対する食事療法の主な役割は、疲労感、便秘、尿路感染、咀嚼や嚥下の問題などの症状を制御する手助けをすることです。以下に医師や栄養士と話し合う際のガイドラインを示します。

▶ **低脂質、高食物繊維を考える**
果物、野菜、全粒穀物を含む低脂質で高食物繊維の食物は、組織を維持・修復し、感染と闘う、そして便秘のリスクを低く保つのに役立ちます。最良のメニューには、プルーンジュース、ブランシリアル、ラズベリー、ストロベリー、全粒粉パスタ、全粒穀物のパンとシリアル、大麦、ブランフレーク、スプリットピー、レンズ豆、アーティチョーク、エンドウ豆およびブロッコリーがあります。

▶ **抗酸化物質の豊富な食物を食べる**
科学者の中にはフリーラジカルの損傷が、MSの進行を促進すると考える人もいます。抗酸化物質はフリーラジカルの影響に対抗すると考えられています。そのため抗酸化物質の豊富な食物を毎日の食事に加えましょう。これらの食物はオレンジ、

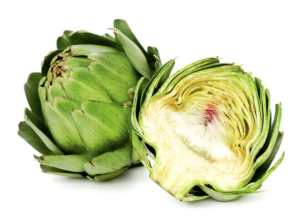

ニンジン、パパイヤなどの果物や野菜、野菜油や種実類、そして全粒穀物、種実類やシーフードがあります。

▶ **ビタミンDを多く摂る**
研究の中にはビタミンDは病気の進行を防止する、保護的役割をすると示唆しているものもあります。さらに、MSの患者は骨粗しょう症のリスクがあるため、ビタミンDはこのリスクを下げる重要な役割を果たします。良い食物源にはミルク、栄養が強化された大豆やライスミルク、脂質の多い魚やマーガリンなどが含まれます。

▶ **液体の摂取を増やす**
便秘は不適切な液体の摂取により悪化します。また、尿路感染はカテーテル挿入を行う必要があるMS患者にとって、特に頻繁に起きる病気です。クランベリージュースを飲むことで尿酸を増やし、細菌にとって良くない環境を作る効果があるかもしれません。

▶ **カフェインを避ける**
尿失禁が問題の場合、MS患者はコーヒー、お茶、そしてコーラなどのカフェイン入り飲料を避け、チョコレート（これもカフェインを含んでいる）もたまのご褒美とする必要があります。カフェインには利尿効果があり、膀胱を刺激します。

▶ **少量の食事を頻繁に食べる**
持続的なエネルギー源を供給するのに役立ちます。

▶ **朝食を抜かない**
栄養のある朝食はその日のスタートさせる重要なエネルギー源です。

▶ **問題のある食物を避ける**
MS患者の中には腸失禁の問題がある人もいます。その場合、食事によって悪化することがあります。コーヒー、アルコール、そしてスパイシーな食物などの疑わしい品目を食事から数日除外してみて、1品目ずつ食事に戻して問題が再発するかどうかを確認してください。

▶ **食品テクスチャに注意する**
咀嚼や嚥下困難に対処するために、食物の食べ方を変えてください。例えば、硬い料理はシェイク、ヨーグルト、果物や野菜ピューレ、濃いスープ、プリンに代えてください。

▶ **根拠のないダイエットに注意する**
医師やMS支持団体は大半の動物性脂質を除外するスワンク食（1950年にそれを提案した教授にちなんで名づけられた）を提唱しています。この食事は、決定的な結果が得られないまま長年評価されていました。しかし、MS治療に対して提案されてきた他の食事は、不均衡で不十分な栄養素につながる可能性があるため、さらに多くのリスクを含んでいます。液体ダイエット、クラッシュダイエット、ローフードダイエット、ペクチンやフラクトースを制限する食事、そしてグルテンフリーの食事療法がありますが、どれも効果は証明されていません。

▶ **ビタミン療法を調べる**
ビタミン療法はMS患者にとって効果があるとして促進されてきました。研究によると、ビタミンDがMS発症のリスクを下げるかもしれないと示唆されています。医師によって適量を判断してもらうことをお勧めします。

食事以外：Beyond the Diet

MSと共に暮らしていくことは困難ですが、生活スタイルの調節によってMSの管理が少しでも楽になるかもしれません。

▶ **禁煙する**
MS患者は下痢や失禁になることがよくあります。ニコチンは腸を刺激し、これらの症状を悪化させるため、喫煙しないことは重要です。

▶ **運動**
軽度から中程度のMS患者には定期的なエアロビクス運動がおすすめです。筋力やバランス調整を改善できます。また、ストレスやうつ病の症状を和らげる効果もあります。

▶ **休息を取る**
夜に十分な睡眠を取ることで疲労に対処してください。

▶ **体重に気を付ける**
身長に適した体重を維持することが重要です。余分な体重は移動の問題が生じ、疲れやすくなり、

呼吸器系、循環器系に負担をかける可能性があります。痩せ過ぎるのも感染への抵抗力が弱まり、褥瘡などの皮膚潰瘍を発症するリスクを増やすため、あまり好ましくありません。

▶ **精神的サポートを求める**
友達や家族とつながりを持ち、地域のMS患者を対象にしている治療専門家、カウンセラーや、支持団体を推薦してくれる医師に相談してください。

> **ヒント：Quick Tip**
> **体温を調節する**
> 熱は多くの人の多発性硬化症を悪化させます。夏には必ず冷房を動作させる、熱い湯船を避ける、そして温水になりすぎていないスイミングプールを選ぶようにしてください。

AILMENTS: #061

胆石
Gallstones

♥ **効果のある食物**：トマト／サーモン／玄米／全粒粉のパン／大麦／アボカド／オリーブオイル／クルミ／アマニ

⚠ **制限するべき食物**：赤身肉、バターおよび飽和脂肪酸を含む食物／トランス脂肪酸を含む加工食品／クッキーやソフトドリンクなどの糖質の多い食物

この病気を特に気を付けるべき人：
- 年間2,000万人以上のアメリカ人を含むアメリカ人の10〜15%の人が胆石を持っている
- 女性の方が男性よりも胆石を発症する割合が2倍多い
- やや太り気味または肥満の人
- よくダイエットに失敗する人

人体は脂質を小腸で消化して、肝臓で生産された胆汁を胆嚢に蓄積し、凝縮します。胆汁はコレステロールと色素ビリルビンを多く含み、どちらも胆石を形成することがあります。

多くの場合胆石は自覚症状がなく、治療を必要としません。しかし、中には食後に胆嚢が胆汁を分泌する際に右上腹部に痛みを感じることがあります。また、発熱、悪寒、吐き気を伴う背中から右の肩甲骨の急激な痛みが発生する、胆嚢の炎症（胆嚢炎）の原因となることがあります。

胆石が胆汁の流れを妨げると、皮膚や白目部分に黄疸が出てきます。治療せずに放っておくと胆石は体内にとどまり、肝臓や膵臓の炎症を引き起こす可能性があります。

Ca 栄養との関連性：Nutrition Connection

以下のガイドラインや戦略は役に立ちます。

▶ **正しい食事をする**
不快感を起こす食物は避けるようにして、食べるものを監視します。食事にはたくさんの全粒穀物と果物や野菜、適度のタンパク質と少量の脂質が必要です。アルコールは避けた方が良いでしょう。また、トマト、サーモン、種実類などのビタミンC、ビタミンE、カルシウムを含む食物を意識して食べてください。

▶ **毎日朝食を摂る**
朝食をたっぷり摂ることで、胆嚢が空になり、小さな胆石や滞留した胆汁を流します。

▶ **少量の食事を多く取る**
少量の食事は胆嚢が胆石と胆汁を空にするのを促進します。さらに、1日に5〜6回の均等な食事を摂ることは決まった胆嚢の機能を促進します。

▶ **極端なダイエットは避ける**
胆汁は、絶食後に胆石を形成する傾向があります。厳しすぎず、長期間ではない、適切な減量プログラムを探してください。

▶ **胆石の予防には高食物繊維食を取る**
多くの種類の果物や野菜と全粒穀物は、胆石の形成を防ぐ効果があります。

▶ **不飽和脂肪酸を多く摂る**
クルミ、アマニ、サーモンなどの多価不飽和脂肪酸を含む食物や、オリーブオイルやアボカドなどの一価不飽和脂肪酸を多く含む食物も、胆石を予防する可能性があります。

▶ **脂質や糖質の多い食物を制限する**
赤身肉、鶏の皮、バター、チーズなどの加工食品の飽和脂肪酸や、トランス脂肪酸の多い食物は、胆石が形成するリスクを増やす可能性があります。

食事以外：Beyond the Diet

既存の胆石の対処や、初めから形成しないようにするためのコツを試してください。

▶ **健康的な体重を維持する**
大規模の臨床試験では、やや太っているということも胆石が発達するリスクを増やすことが分かっています。特に女性にとって肥満は主要なリスク要因です。

▶ **サプリメントを検討する**
食事で十分なビタミンCやE、カルシウムを摂取しない人は、高いリスクがあるかもしれません。サプリメントを摂取する前に、必ず医師に相談してください。ほとんどの場合、ビタミンやミネラルは食物から摂取するのが理想です。

▶ **治療について医師に相談する**
頻繁に痛みが起きる場合は、通常外科手術で胆嚢を取り除きます。これは胆嚢摘出術と呼ばれます。手術は従来の方法や小さな切開と短い入院で済む内視鏡で行われます。もう1つのオプションは、砕石術と呼ばれるもので、衝撃波を使って胆石を破壊するものです。

> **ヒント：Quick Tip**
>
> **ゆっくり減量する**
>
> 数キロの減量は健康に良いですが、週に500gから1kgぐらいのゆっくり安定したペースで行いましょう。急激に減量すると胆石ができるリスクが増えます。

AILMENTS: #062

痔
Hemorrhoids

効果のある食物：水／黒豆／ライ豆／大麦／ブランフレーク／ラズベリー／リンゴ／洋ナシ／オーツ麦／アマニ
制限するべき食物：赤身肉
この病気を特に気を付けるべき人：
・太りすぎの人
・45〜65歳の人
・妊婦

痔は血管が肥大したもので、肛門に発症します。内側、外側どちらにもできます。痔は多くの人々にとって日常的でありふれた、太古の昔からずっとある問題です。

栄養との関連性：Nutrition Connection

▶ **水をたくさん飲む**
これにより便が柔らかくなり、痛みや出血および脱肛（痔が直腸で肛門の外に突き出ること）を緩和します。

▶ **食物繊維をたくさん食べる**
女性は1日に21〜25g、男性は30〜38gの食物繊維の摂取を目標にしてください。毎食に豆、全粒穀物、ベリー、リンゴおよび洋ナシ（皮のまま）などの高食物繊維の食物を最低2人前は食べるようにしてください。アマニのシリアルを、スムー

ジーやヨーグルトに加えることも食事に食物繊維をプラスする1つの方法です。

食事以外：Beyond the Diet

▶ **トイレには行きたくなったときに行く**
排便を遅らせると、排便がしにくくなることがあり、痔を悪化させます。

▶ **緊張しない**
排便を無理にしようとすると、痔を悪化させる圧力を加えることになります。リラックスして呼吸し、自然に排便を行いましょう。

▶ **無駄に時間を費やさない**
トイレに座って本や雑誌を熟読してしまうことは、痔に圧力をかけることにつながります。

▶ **運動する時間を取る**
1日中座って仕事をする人は、運動する休憩時間をまんべんなく取りましょう。

▶ **物を持ち上げるのを避ける**
重い物を持ち上げることは避けましょう。もしその必要があるのであれば、持ち上げる際に息を吐き、息を止めないようにしてください。

▶ **妊娠している場合は側臥位で寝る**
骨盤領域の血管への圧力を和らげ、痔が大きくなるのを防ぐ効果があります。

> **ヒント：Quick Tip**
> **食物繊維のサプリメントを加える**
> オオバコなどの食物繊維のサプリメントを取り入れることは、痔の予防に役立ちます。

AILMENTS: #063

注意欠陥多動性障害（ADHD）
ADHD

> 😈 **悪化させる食物**：ADHDの子供はサリチル酸を含む食品に敏感です。サリチル酸は加工食品や着色料、特に赤やオレンジを含む食品、ドライフルーツに含まれます。
> ❤ **効果のある食物**：サリチル酸を含まない食品／バナナ／ナシ／レンズ豆／全粒粉や穀類のパン／魚／赤身肉や家禽類／牛乳やチーズ／卵
> ⚠ **制限するべき食物**：クッキーやソフトドリンクなどの糖質の多い食品。
> **この病気を特に気を付けるべき人**：
> ・4～17歳の子供
> ・成人も発症する。ADHDの子供の両親も彼ら自身が2回から8回発症しているとみられる

　2007年、アメリカでは4～17歳の540万人の子供がADHDと診断されました。これはほぼ10人に1人の子供の割合になります。また成人の発症者も増えています。

　ADHDはその人が不注意、活動過多、衝動性などで6つ以上の症状がある場合、診断されます。具体的には、少なくとも6カ月以内に家や学校など2カ所以上の異なる環境で、不注意でまちがいを起こす、すぐ気が散って忘れっぽい、他人をさえぎって過度におしゃべりをする、貧乏ゆすりをするなどの行動です。

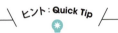

栄養との関連性：Nutrition Connection

　2012年の小児科学の雑誌で、シカゴの小児記念病院の研究者が、ADHDにおける食事の要素を論考しました。彼らはADHDの子供はフレインゴールド・ダイエットのような厳格にサリチル酸を含む食品を摂らない食事方法に反応を示すと結論づけました。しかし、この食事方法は時間がかかり、家族全員に負担がのしかかります。特に子供が大きくなるにつれ実行が難しくなります。多くの子供にとって、全粒粉や十分な野菜や果物、脂質のないタンパク質をたくさん食べる方法に注目するよりも、単にジャンクフードや加工食品を避ける

ことで充分ADHDの症状を和らげることができます。

▶ **単純糖質を取らない**
キャンディやフルーツドリンク、ソフトドリンクなどのコーンシロップやハチミツ、砂糖を使った甘い食品は血糖値を急激に上げ、症状を悪化させます。

▶ **複合糖質を食べる**
1日の終わりに子供に複合糖質を食べさせると気分を落ち着かせ、よく眠れます。全粒粉やシリアルを含んだものを選んでください。

▶ **タンパク質に注目する**
朝食や学校から帰った後のおやつには、豆や卵、低脂肪チーズや魚、赤身肉を選んでください。タンパク質を多く含む食品は神経の疲れを改善します。

▶ **サルチル酸を含む食品をさける**
ADHDの子供はサルチル酸や化学物質に敏感です。果物や野菜、特にドライフルーツや加工食品、着色料を含む食品、薬品、家庭用品に含まれています。もしあなたが子供の行動に影響を与えるかもしれないと思う食品があれば一度除去して、症状が改善するか観察してください。

食事以外：Beyond the Diet

医師は子供の問題を手助けをする行動を提案してくれます。このアドバイスに従い、試してみてください。

▶ **投薬のスケジュールを守る**
もし医師が子供に薬を処方したら、必ず毎日指示

コラム：Column
カフェインはどうか？

カフェインがADHDを改善するか悪化させるかは、まだ結論が出ていません。他のドラッグと同じように、刺激を与えることでADHDの症状を改善すると考えられるからです。研究者はこの理論を支持し、カフェインは衝撃的な行動や活動過多を減少させると言います。しかし、もし子供が夜遅くカフェインを飲んだら寝つきが悪くなり、症状を悪化させます。少なくともある研究では、女性が妊娠期間中にカフェインを含むソフトドリンクを飲んでいると、赤ちゃんに1歳半でADHDの症状が出ると見られます（興味深いことにコーヒーでは同じ影響はありません）。

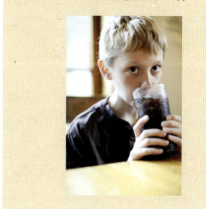

どおりに、同じ時間に飲ませてください。

▶ **なるべく屋外で遊ばせる**
できれば毎日、少なくとも20～30分は屋外で遊ばせてください。

▶ **深呼吸をさせる**
子供が怒ったりストレスを感じたりしていたら、いったん止まって数分ゆっくり深い息をすることを教えてください。

AILMENTS: #064

痛風
Gout

- ☠ 悪化させる食物：内臓肉／狩猟肉／イワシ／ニシン
- ♥ 効果のある食物：水／果物ジュース／ハーブティー／野菜スープ／大豆
- ⚠ 制限するべき食物：カリフラワー／アスパラガス／乾燥した豆類／オーツ麦／全粒穀物のシリアル／小麦胚芽と小麦ブラン／マッシュルーム／鶏肉／アルコール

この病気を特に気を付けるべき人：
- 2％のアメリカ人
- 男性より女性の方が影響を受けているが、どちらも年齢とともに増える傾向にあり、特に閉経後の女性に多い。
- 家族歴がある人
- 太っている、飲酒が多いまたはプリン体の多い食物を食べすぎる人
- 臓器移植をした人

関節の腫れ、炎症、ひどい圧痛を特徴とする痛風は、最も一般的には足の親指、その他の足の関節、膝、くるぶし、手首、指などの関節に影響を与えます。痛風発作があるときはベッドシーツなどが少し触れるだけでも、耐え難い痛みを感じます。長く「王様の病気」や「金持ちの病気」として知られているように、痛風は肥満と同じく好きなものの食べすぎや良い生活と関係があるとされてきました。しかし、現実的には痛風は尿酸を排泄する腎臓の機能における遺伝性の異常によって起こる関節炎の一種です。

🔵 栄養との関連性：Nutrition Connection

薬物治療の有益な効果を強めるために、痛風の患者は食事を変えて尿酸の生産を減らす必要があります。以下が一般的なガイドラインです。

▶ プリン体の多い食物を避ける
プリン体と呼ばれる自然に起こる化学物質を多く含む食物は、痛風の傾向がある人に尿酸の過剰生産を促進します。イワシ、レバー、ホルモン、ニシン、サバ、ホタテ、狩猟肉などのプリン体の多い食物は避けてください。

▶ ある程度のプリン体を含む食物も制限する
全粒穀物のシリアル、小麦胚芽や小麦ブラン、オートミール、乾燥した豆類、種実類、アスパラガス、カリフラワーおよびマッシュルームにもプリン体は含まれます。これらの摂取は控えるようにしてください。

▶ 肉、魚および鶏の摂取を制限する
肉製品はプリン体が多く含まれるため、これらを食べる量をより注意して監視する必要があります。およそ113〜170gが1日の推奨摂取量です。

▶ 植物性タンパク質をより多く摂る
大豆などの植物性タンパク質を食事に加えてください。これらの食物には肉製品に含まれるプリン体はなく、必要な必須タンパク質が含まれています。

▶ 液体をたくさん摂取する
腎結石の形成を防ぐために、毎日最低2Lは飲むようにしてください。

▶ アルコールを制限または避ける
アルコールはすべて尿酸を排除する妨げになります。痛風患者は蒸留酒を少量飲むだけにしてください。

▶ 炭水化物の少ない食事は避ける
高タンパク、低炭水化物の食事は、尿酸を排出する体の能力を阻止する代謝副産物のケトンの形成を促進するため、痛風患者は避けるべきです。

▶ 徐々に減量する
減量、特に腹部周囲の脂肪を減らすことは、将来的な痛風発作を予防しますが、急激な減量は血中の尿酸値を上昇させ、痛風を引き起こす可能性があるため、減量は徐々に行うべきです。断食も血中尿酸値を上げるため、痛風の患者は食事を抜かないようにしてください。

🏃 食事以外：Beyond the Diet

コルヒチンはコルチカムの花が由来の薬で、最も効果的な痛風の薬です。しかし副作用として深刻な吐き気と下痢を引き起こす可能性もあります。できる限り、下記の提案に沿って痛風を抑えましょう。

▶ 薬物治療を見直す
痛風は高血圧に対するアスピリンや利尿薬の服用によって引き起こされる場合があります。これら

の薬は正常な腎機能および尿酸の排出を妨げる可能性があるので注意が必要です。

▶ **他の健康問題を考える**
また、痛風患者は高血圧、心臓疾患、糖尿病、高血中コレステロールも発症していることがあります。独自の状態を管理する最良の方法について医師に相談してください。

> **ヒント：Quick Tip**
>
> **暑いところは極力控える**
>
> 最近の研究では、夏の日のような外部からの熱も痛風発作の原因になるということが分かっています。したがって、痛みが出ないように涼しい状態でいましょう。

AILMENTS: #065

爪の病気
Nail problems

> ❤ **効果のある食物**：赤身肉／鶏肉／魚（特にサーモンとサバ）／柑橘類／乾燥したアプリコット／濃い緑色の葉野菜／栄養が強化されたシリアルとパン／豆類／エンドウ豆／アマニオイル
>
> **この病気を特に気を付けるべき人**：
> ・派手な爪の製品を使いすぎている人
> ・タンパク質や鉄などの栄養が不足している人
> ・肺の疾患や感染などの基礎疾患がある人

ほとんどの爪の問題は噛み癖、マニキュアのリムーバー、接着剤、およびその他の有害な化学物質の使い過ぎなど、爪の虐待からきています。しかし一方で、不健康な爪は栄養失調や基礎疾患を反映していることもあります。

Ca 栄養との関連性：Nutrition Connection

健康的な爪に対するいくつかのガイドラインを以下に示します。

▶ **タンパク質をたくさん取る**
肌、髪の毛、爪の主成分の1つである強いタンパク質のケラチンを作るために、良質のタンパク質を赤身肉、鶏肉、魚、シーフードなどの動物性製品から摂る必要があります。穀物製品や豆類も完全タンパク質の食物源となります。

▶ **鉄分の多い食物を加える**
一般的な栄養に関連した爪の問題には、鉄分欠乏症または貧血があり、血液によって十分な栄養素が爪に運搬されなくなることで起こります。赤身肉、鶏肉、魚、シーフード、ドライアプリコット、栄養が強化されたシリアルとパンなどの鉄分の多い食物の摂取を増やすことは、軽度の鉄欠乏性貧血を治療するのに十分かもしれません。しかし、貧血が他の栄養素の欠乏なのか、あるいは慢性の隠れた出血によるものかどうかを判断するために、医師に相談する必要があります。鉄分のサプリメントは毒性や他の多くの深刻な問題につながる可能性がありますので、自分で選ばないようにしてください。

▶ **ビタミンCのレベルをチェックする**
ビタミンCは、人間の体が植物源から鉄分を吸収するのを助けます。したがって、栄養バランスを取るために食事には柑橘類やたくさんの種類の果物や野菜を含む必要があります。

▶ **葉酸を試す**
爪に影響を与えるいくつかの種類の貧血には、必須ビタミンBの1つである葉酸の欠乏が原因で起こるものもあります。全粒穀物、豆類、濃い緑色の葉野菜、エンドウ豆、種実類、オレンジジュースは葉酸や重要なビタミンB群の良い食物源です。

▶ **必須脂肪酸をより多く摂る**
もし、爪がもろく剥がれやすい場合、その解決策は必須脂肪酸の値を増やすことです。これらは脂質の多い魚やアマニに含まれています。

▶ 爪を馬の蹄と同じぐらい強くする

昔、獣医師はビオチンが馬の蹄を強くするということを発見しました。馬の蹄も人間と同じケラチンでできています。スイスの研究者たちによると、1日当たり2.5mgのビオチンを5.5カ月摂取した人々の爪が、より硬くて強くなったということが分かっています。アメリカの研究では、もろい爪の人々がビオチンを摂取したところ、その中の63%に改善が見られました。

食事以外：Beyond the Diet

▶ 爪を潤った状態に保つ

少量のワセリン、ヒマシ油、またはオリーブオイルを甘皮や爪の周りの皮膚に毎晩寝る前に、あるいは爪が乾いているときにすり込みます。

▶ 家事や食器を洗うときにはいつもゴム手袋をする

ガーデニングからお風呂掃除、食器洗浄まで、ほとんどの家事仕事は爪にはとても耐えがたいものです。指を汚れやきつい洗剤から守るために、家事をするときはいつもゴム手袋で手を覆ってください。

> **都市伝説：Old School**
> ゼラチン、カルシウムまたは亜鉛のサプリメントは爪の健康を助ける
>
> **新常識：New Wisdom**
> ゼラチンには爪を強くするアミノ酸が不足している。そして爪に含まれるカルシウムや亜鉛は非常に少ない。

AILMENTS: #066

低血糖症
Hypoglycemia

- **効果のある食物**：リンゴ／レンズ豆／大麦／オーツ麦
- **制限するべき食物**：アルコール／糖質の多い食物、キャンディなど
- **この病気を特に気を付けるべき人**：
  ・糖尿病のある人
  ・肝臓疾患、膵臓の腫瘍であるインスリノーマを持つ人
  ・多量のアルコールを飲む人

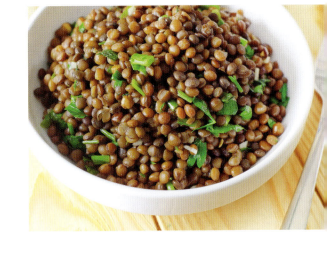

低血糖症は、血糖値が低いだけではなく、体の主なエネルギー源であるグルコース値が低いことが特徴です。この症状は血中インスリンの量が体内にあるグルコースを代謝するために必要な量を超えるときに起こります。その状態は糖尿病の人がインスリンを過剰に摂ると起こる場合がありますが、アルコールの過剰摂取、アスピリンやアセタミノフェン、ベータ遮断薬などのいくらかの抗精神病薬などの多量摂取、あるいはインスリンを分泌する腫瘍ができるなど、その他の状況でも起こることがあります。

症状には、混乱、異常行動、複視、動悸、震え、不安、発汗および空腹などが含まれます。あまり一般的ではありませんが、発作や意識を失うことがあります。

反応性低血糖は、血糖値が食後1～2時間急激に下がるときに起こります。症状にはめまい、頭痛、震え、動悸によるイライラ感が含まれます。この珍しい状態は既知量のグルコースの摂取後血

中グルコース値を測定することによってのみ診断することができます。

Ca 栄養との関連性：Nutrition Connection

以下の食事のアドバイスにより低血糖の発症を予防してください。

▶ **バランスの取れた少量の食事を頻繁に食べる**
炭水化物、脂質およびタンパク質が均等に混ざった食事は、食物をゆっくりと代謝させる効果があります。糖質が消化され、グルコースに変えられるよりも時間がかかるので、エネルギーの安定した放出が可能になります。

▶ **食物繊維の多い食物を食べる**
レンズ豆、オーツ麦、大麦、リンゴ、柑橘類などの水溶性食物繊維が豊富な食物は、ゆっくり吸収されるので食事に含めてください。精製された穀物（精白小麦パンやパスタなど）ではなく、できるだけ全粒穀物（全粒粉パンなど）を選んでください。

▶ **血糖インデックス（GI）や血糖負荷（GL）の低い食物を食べる**
GIおよびGLとは、手軽な食物がどのように血中グルコースに変えられるかの測定です。血糖値を安定させる効果のある食物に焦点を置いてください。それらにはリンゴ、ソラ豆、レンズ豆、オーツ麦、大麦が含まれます。

▶ **甘いものを避ける**
キャンディ、クッキーなどの糖質を多く含んでいるものすべてが問題になる可能性があります。甘いものが単独で摂取されると、血中グルコース値を急激に上昇させ、体により多くのインスリンを出させようとし、結果的に低血糖につながります。

▶ **過剰な飲酒を避ける**
アルコールの過剰摂取は、体のアルコール分解によって肝臓の血中グルコースを上げようとする作用を妨げるため、低血糖を引き起こすことがあります。この種の低血糖は非常に深刻、あるいは生命に関わる可能性があります。

▶ **できるだけ早くインスリン反応に対処する**
深刻な低血糖は、糖尿病の人が有効なグルコースを代謝するために必要とする以上のインスリンを摂取するときに起こります。空腹感、チクチクする感じ、発汗、脱力感、視覚障害、気分の変化、動悸、体が冷たくべとつく感じなど、インスリン反応の症状の兆候は直ちに大さじ1杯の砂糖やハチミツを食べる、硬い飴をなめる、あるいは小さいグラス（1/2カップまたは125mL）のオレンジジュースや甘い飲物を飲むことで元に戻すことができます。

食事以外：Beyond the Diet

低血糖は治療が必要な場合があります。医師は低血糖の原因を判断するために試験を行い、状態または基礎疾患を治療することがあります。敗血症、肥満、アルコールの乱用、ホルモンの変化が低血糖の根本原因の可能性があります。

相互作用の警告
食物と薬物は混ざり合わない

体内で薬は栄養素と同じ経路を通って吸収・代謝されるため、相互作用の可能性が生じます。食物はあらゆる方法で薬に影響を与える可能性があります。

最も一般的な相互作用においては、食物が薬の吸収を妨げ、効果が下がる可能性があります。栄養やその他の食物の要素が薬の代謝や体内での分解を妨げる場合もあります。

食物と薬の相互作用

以下に、食物との干渉を起こすかもしれない一般的な処方薬と、市販薬のいくつかを示します（訳注：日本未承認の薬もあります）。現在摂取している薬に関して、何か心配がある場合は、医師に相談してください。

薬	効果および注意
抗生物質	
セファロスポリン、ペニシリン	薬の吸収を早めるために空腹時に飲んでください。
シプロフロキサシン	乳製品、カフェイン、カルシウム、鉄分、亜鉛を含むサプリメント薬を飲んだ2時間前後は避けてください。
エリスロマイシン	果物ジュースやワインなど薬の効果を下げるものと一緒に摂取しないでください。
サルファ剤	ビタミンB_{12}欠乏症のリスクを増やします。
テトラサイクリン	乳製品は薬の効果を減らし、ビタミンCの吸収を低下させます。
抗凝固剤	
ワーファリン	ビタミンKを多く含む食物は薬の効果を下げる可能性があります。ブロッコリー、ホウレン草、ケール、芽キャベツ、キャベツの通常摂取を増やしたり減らしたりしないでください。
抗けいれん剤	
ディランチン、フェノバービタル	これらは葉酸や他のビタミンB群の欠乏による貧血や神経系疾患のリスクを増やします。
抗うつ剤	
フルオキセチン	食欲を減退させ、過度の体重減少につながる可能性があります。
リチウム	低塩食はリチウム毒性のリスクを増やします。過度の塩分は薬の効果を減らします。
MAO阻害薬	チラミンの豊富な食物（とりわけ熟成チーズ、加工肉、豆類、ワイン、ビール）は高血圧性クリーゼを引き起こす可能性があります。
三環系抗うつ薬	多くの食物、豆類、肉、魚およびビタミンCの豊富な食物は薬の吸収を低下させます。
ぜんそく薬	
偽エフェドリン	カフェインは不安感やイライラ感を増やすので避けてください。
テオフィリン	炭火焼の食物や高タンパク質の食事は吸収を低下させます。カフェインは薬物毒性のリスクを増やします。
コレステロール降下剤	
コレスチラミン	葉酸、ビタミンA、D、EおよびKの排出を増やします。
ゲムフィブロジル	脂質の多い食は薬の効果を減らすので避けてください。

薬	効果および注意
胸やけおよび潰瘍の薬	
制酸薬	これらは多くのミネラルの吸収を妨げます。最大効果を得るために食後1時間経ってから飲むようにしてください。
シメチジン、ファモチジン、スクラルファート	高タンパク食、カフェインおよびその他の胃酸を増やす食物は避けてください。
降圧剤、心臓の薬	
ACE阻害薬	薬の吸収を良くするために空腹時に飲んでください。
アルファ阻害薬	不整脈のリスクを増やすカフェインは避けてください。
ベータ阻害薬	空腹時に飲んでください。特に肉などの食物は薬の効果を上げすぎ、めまいや低血圧を引き起こす可能性があります。ミルクや高繊維食は吸収を低下させるので避けてください。ジギタリスはカリウムの損失を増やします。
ジギタリス	これらはカリウム欠乏症のリスクを増やします。
カリウム保持性利尿薬	医師のアドバイスがない限り、カリウムの過負荷を引き起こす可能性があるカリウムのサプリメントまたは塩の代用品と一緒に利尿薬を摂取しないでください。
チアジド系利尿薬	これらはMSGの反応を増やします。
ホルモン剤	
経口避妊薬	塩分の多い食物は液体貯留を増やします。薬は葉酸、ビタミンB_6および他の栄養素を減らします。欠乏を避けるために、これらの栄養素の多い食物の摂取を増やしてください。
ステロイド	塩分の多い食物は液体貯留を増やします。欠乏を避けるためにカルシウム、ビタミンK、カリウム、タンパク質の多い食物の摂取を増やしてください。
甲状腺の薬	ヨウ素の豊富な食物は薬の効果を低下させます。
便秘薬	
ミネラル油	使いすぎるとビタミンA、D、EおよびKの欠乏を引き起こします。
鎮痛剤	
アスピリンや強い非ステロイド系の抗炎症剤	胃腸刺激のリスクを低下させるため、食物と一緒に服用してください。出血のリスクを増やすためアルコールとの服用は避けてください。これらの薬の頻回使用は葉酸とビタミンCの吸収を低下させます。
コデイン	繊維と水の摂取を増やし便秘を避けてください。
睡眠薬、精神安定剤	
ベンゾジアゼピン	アルコールとの服用はしないでください。カフェインは不安感を増やし、薬の効果を減らします。

結論

・食物と薬の相互作用の中には薬の効果や栄養素の吸収に影響を与えるものもあります。
・これらの相互作用のいくつかは深刻な病気や死の原因となることがあります。
・表を参照し、必ず医師に相談してください。

AILMENTS: #067

鉄過剰症
Iron overload

☠ **悪化させる食物**：鉄分のサプリメントおよび鉄分豊富なマルチビタミン／アルコール（肝臓損傷がある場合）／高用量のビタミンC／生の貝

⚠ **制限するべき食物**：赤身肉や内臓肉などの鉄分豊富な食物／濃い緑色の葉野菜

この病気を特に気を付けるべき人：
- 北ヨーロッパの祖先である約4,300万人のアメリカ人はヘモクロマトーシスの遺伝子を持っており、この病気を発症しやすい
- 北ヨーロッパの祖先である10万人のカナダ人は遺伝的にヘモクロマトーシスである
- 貧血、アルコール依存症などの障害を持つ人は二次的ヘモクロマトーシスの影響を受ける

ヘモクロマトーシスは鉄過剰症の最も一般的な形で、遺伝や貧血、またはアルコール依存症によって起きる可能性があります。治療しないでいると体に回復不能の損傷を起こす可能性があります。

ヘモクロマトーシスは、体に余分な鉄を吸収・蓄積させます。体は筋肉や重要臓器、特に肝臓、心臓、膵臓に余分な鉄を蓄積します。鉄過剰症は体内に有害な量が蓄積されるまで症状が出ない病気です。症状と兆候はしばしば中年で現れ、赤ら顔、疲労感、関節痛、腸の痛み、不整脈を含みます。肝臓が損傷し、黄疸が発症するかもしれません。治療しない限り損傷はがん、心臓疾患、肝臓の病気などの深刻な病気につながる可能性があります。

10年以上の鉄のサプリメントの摂取、あるいは輸血は、鉄過剰症につながる可能性があります。

栄養との関連性：Nutrition Connection

ヘモクロマトーシスの対処における主な焦点は、余分な鉄や鉄の吸収を増やす食物の摂取を避けることが必要ということです。

▶ **ビタミンCと鉄分の豊富な植物性食物の摂取を避ける**

余分な鉄を蓄積する傾向にある人にとって、この組み合わせは有害かもしれません。ビタミンCは食間に摂取してください。

▶ **マルチビタミンとサプリメントに注意する**

医師に処方された場合を除き、鉄と多量のビタミンCを含むサプリメントは摂取しないようにしてください。ビタミンCのサプリメントを摂取しようと検討している人に、まず血液検査をして鉄濃度を測定するようにアドバイスする場合もあります。

▶ **アルコールを避ける**

アルコールは、肝臓の損傷を引き起こす可能性があります。

▶ **生の貝を避ける**

遺伝性ヘモクロマトーシスの患者は、生の貝にいる細菌に感染されやすいです。

食事以外：Beyond the Diet

家族にヘモクロマトーシスの人がいたら臓器に損傷を与える前に、病気の管理を手伝ってくれる医師による検査を受けることが重要です。以下の手順を覚えておいてください。

▶ **詳しい診断を受ける**

医師は血液検査を行い、鉄過剰症の診断を行います。中には遺伝子の突然変異や肝臓の生検が必要となる場合があります。

▶ **脱血を確認する**

脱血は献血と全く同じ方法で、定期的に0.5Lぐらいの血液を取り出して体が新しい赤血球を作り、それを蓄積させることで鉄濃度を下げます。

AILMENTS: #068

てんかん
Epilepsy

> 🚫 **悪化させる食物**：アルコール／発作を引き起こすまたは抗けいれん剤と相互作用する食物
>
> **この病気を特に気を付けるべき人**：
> ・200万人以上のアメリカ人がてんかんによる影響を受けています。
> ・アルツハイマー病患者の10%
> ・精神遅延や脳性麻痺の子供の50%

てんかんは、脳の異常な電気的刺激によって誘発される反復発作と言われています。発作の中には軽度でほとんど気づかないものもありますが、反対に地面に倒れてしまい、けいれん運動が数分間続くものもあります。発作の頻度も人それぞれです。

神経科医たちは、一般的に食事とてんかんの関連性を考慮していませんが、例外もあります。それは特定の食物によって誘発される片頭痛を持つてんかん患者です。このタイプの患者の場合、食物の摂取を止めると発作がなくなることがよくあります。糖尿病の中には、血糖値が突然下がったときに発作が起きるという人もいます。短時間で多量のアルコールを摂取すると発作が起きる場合もあります。過去には、アスパルテームがてんかん患者の発作を誘発するという稀な報告もありました。別の例外として、薬で制御できない発作を持つ20%の子供たちにおいて、ケトン食が発作を止める効果がありました。

また、脳卒中患者の22%はてんかんを発症することがあります。

🧬 栄養との関連性：Nutrition Connection

てんかん患者に対する決まった食事はありませんが、これらの栄養的なアプローチの中には病気の管理に役立つ可能性があります。

▶ 子供にはケトン食療法を検討する

ジョンズ・ホプキンス病院の神経科医たちは、重篤なてんかんに対する食事療法の改善を行いました。ケトン食はエネルギーを作るために体に糖質ではなく脂質を分解させます。子供の場合、初めに2～3日病院で絶食し、その後徐々に食事を導入していきます。一般的に健康な子供に対して推奨されるカロリーの約75%が与えられますが、その大半が脂質です。少量のタンパク質はある程度の成長ができるように加えられますが、炭水化物は最小限に保たれます。液体の摂取は制限されます。食事は慎重に調整され、例え小さな変化でも発作の原因となるため、正確に従います。簡単ではありませんが、やる価値はあります。大半の患者は2～3年後には通常の食事を再開し、発作はありません。

▶ 食事を変える

成人も薬で反応しない場合は、ケトン食を試す場合があります。しかし、この食事は非常に制限が多いため、成人には勧められていません。また、ジョンズ・ホプキンス病院の研究者たちは、低糖質で高脂質の改良された食事であるアトキンス食を開発しました。研究によると、その食事を試した成人の半数近くの発作の割合が下がったことが分かっています。食事を変える前に医師に相談してください。

🏃 食事以外：Beyond the Diet

充実した生活を送るために、以下のガイドラインに従って発作を制御してください。

▶ 薬物療法を熟知する

副作用の対処は困難なことですが、医師が指示する適切な量を服用することは必須です。副作用に悩んでいる場合、医師に相談してください。

▶ 良い睡眠をとる

十分に休めていないと発作が起こる可能性があります。7～8時間の睡眠を目指してください。

▶ タグやブレスレットをつける

これにより医療従事者に効果的に知らせることができ、生命を救うことができます。

▶ 他の治療法について聞く

状況によって異なりますが、手術や他の治療法が勧められることがあります。治療オプションについて医師に相談してください。

AILMENTS: #069

糖尿病
Diabetes

- ☠ **悪化させる食物**：赤身肉／バター／および飽和脂肪酸を含む他の食物
- ♥ **効果のある食物**：全粒粉のパン／シリアルおよびパスタ／オーツ麦／大麦／エンドウ豆／低脂質の乳製品／アボカド／リンゴ／洋ナシ／オレンジ／鶏の胸肉／マッシュルーム／廃糖蜜
- ⚠ **制限するべき食物**：ジャガイモ／ソフトドリンク／精白小麦および精糖などの高血糖の食物

この病気を特に気を付けるべき人：
- 2,500万人のアメリカ人と170万人のカナダ人が1型糖尿病または2型糖尿病を持っている
- 約7,900万人のアメリカ人と730万人のカナダ人は糖尿病予備軍である
- 太りすぎの人
- 家族歴に糖尿病がある人

糖尿病は深刻な代謝性疾患であり、血糖値やグルコースからエネルギーを引き出す体の能力に影響を与えます。

グルコース代謝に必要なホルモンの1つであるインスリンを体が適切に使うことができないとき、結果的に糖尿病になります。人間の体の全組織は、グルコースの安定供給を必要とするため、糖尿病はすべての臓器に影響を及ぼしかねません。特に、心臓疾患、腎不全、失明、神経障害などにつながる可能性があります。

糖尿病と診断された症例のおよそ10％が1型糖尿病で、子供に発症することが多いため、若年型糖尿病とも呼ばれます。この場合は、体が適切なインスリンを生成しません。1型糖尿病の患者は毎日インスリンを投与しなければなりません。また、正常に近い血中グルコース値を維持するために食事や運動も厳しく制御する必要があります。

糖尿病患者の90％以上が、2型糖尿病またはインスリンに依存しない糖尿病です。これは成人発症糖尿病とも呼ばれ、一般的に高齢者で、太っている人に見られますが、子供や若年層にも診断される人が増えてきています。これらの人々のインスリン値は適当であるか高いことが多いのですが、体がホルモンを適切に使うことができません。適切な食事によって2型糖尿病を予防、または発症を遅らせることは可能となります。

妊娠中のホルモン変化や体重増加による影響は、膵臓への負担を増やし、母子共に対して合併用の危険性を伴う妊娠性糖尿病につながる可能性があります。

人は糖尿病を発症する前に、まず前糖尿病と診断されることが多く、これは血糖値が正常よりも高く、体がインスリンを適切に使わないインスリン抵抗、または過度のお腹周りの脂肪、高血圧、高血糖値を含むリスク要因の塊のメタボリックシンドロームに定義づけられ、これらが共に糖尿病、心臓疾患および脳卒中のリスクを増やします。

🅒🅐 栄養との関連性：Nutrition Connection

すべての種類の糖尿病に対してそれぞれ少しずつ異なる懸念はありますが、食事は糖尿病管理の第一歩となります。糖尿病患者はコレステロール、血圧または他の健康問題に不安がある場合は管理栄養士に相談する必要があります。以下に一般的なガイドラインを示します。

▶ **バランスの取れた食事や軽食を取る**

健康的な血中グルコース値を維持するために炭水化物、脂質、タンパク質をすべて含んだバランスの取れた食事や軽食を心掛けてください。

▶ **良質の炭水化物を探す**

グルコースの基準通貨である炭水化物を1日の摂取カロリーの45〜60％にして、バランスよく摂取する必要があります。全粒粉などの低血糖負荷の炭水化物にはビタミン、ミネラル、食物繊維が含まれています。大半がカロリーとなる糖質や甘味料は制限するようにしてください。

▶ **食物繊維の豊富な食物を探す**

炭水化物の食物繊維含有はグルコースの放出を遅くするため、デンプン質のなかでも、大麦、オーツ麦、豆類、エンドウ豆およびレンズ豆などの食物繊維を多く含む食品を選びましょう。これらは、食後の血糖値の急激な上昇を抑えるのに役立ちます。

▶ **低脂質の食事をする**

高脂質の食事は肥満、心臓疾患および腎疾患の原因になります。動物性食品の飽和脂肪酸やパック

入り食品の硬化脂質も制限する必要があります。それとは対照的に、野菜油、種実類、魚、アボカドに含まれる一価不飽和脂肪酸や多価不飽和脂肪酸は心臓に良く、ゆっくり消化し、またインスリン抵抗を減らす効果もあります。

▶ **血糖インデックス（GI）や血糖負荷（GL）の高い食物を制限する**

GIとGLは簡易食品がどのように血中グルコースに変わるかの測定値になります。また、ジャガイモ、餅、コーンフレーク、ソフトドリンク、プレッツェル、クラッカーなどの高血糖の食物の摂取を制限してください。反対に、調査によると、血糖インデックスや血糖負荷の低い食物を食べることで、糖尿病患者の血糖コントロールを改善できることが分かりました。エンドウ豆、豆類、レンズ豆、リンゴ、洋ナシやオレンジ、大麦、ブランシリアル、全粒粉パスタ、ミルク、ヨーグルトなどを含む低血糖の食物をもっと取り入れてください。

▶ **サプリメントを賢く加える**

小麦ブラン、全粒粉、鶏胸肉、マッシュルームおよび廃糖蜜に含まれる微量元素のクロムは、耐糖能の低下と関係があるとされてきました。クロムのサプリメントを使った研究では、糖尿病患者の血糖コントロールに有益な効果を与え得ることが分かっています。もしクロムのサプリメントを摂取する場合は、1日当たり200mg以下にするか、医師に相談してください。

▶ **アルコールを制限する**

アルコールは血糖値が変動する原因となります。インスリンや糖尿病の内服薬を飲んでいる場合、アルコールの摂取について医師に相談してください。もし飲む場合は食物と一緒に摂取してください。

食事以外 : Beyond the Diet

より健康的なライフスタイルは、糖尿病のコントロールや前糖尿病の症状を元に戻すのに役立ちます。以下を検討してください。

▶ **毎日運動する**

運動によって血糖値を安定させることができます。多くの場合、食事と運動だけで効果的な治療となる可能性があります。運動は前糖尿病と2型糖尿病のリスクを下げます。

▶ **減量にコミットする**

研究者たちによると、適度の減量をした人は糖尿病のリスクを58%減らし、60歳以上の人の場合はさらにリスクが減ったということが分かっています。

▶ **歯のケアをする**

糖尿病患者は歯茎の病気になりやすいかもしれません。薬物治療法について医師に相談してください。

▶ **予防接種について医師に相談してください**

糖尿病は免疫システムに影響を与える場合がありますので、特にインフルエンザの予防接種や肺炎の予防接種が推奨されるかもしれません。

▶ **一般的な血液検査を受ける**

早期治療は臓器への致命的な損傷を防ぐことができます。50歳以上の成人は2年ごとに、太りすぎている、あるいは家族歴に糖尿病がある場合は、高頻度で血糖値の検査を受ける必要があります。

▶ **妊娠している場合は血液検査を受ける**

妊婦は妊娠24～28週目の間に血液検査を受ける必要があります。妊娠性糖尿病と診断された場合、母親は食事を正し、体重の増加を観察する必要があります。この種の糖尿病は通常、出産後になくなりますが、一度糖尿病になった女性は一生2型糖尿病になるリスクが高くなります。

> **都市伝説 : Old School**
> 糖尿病患者はスイーツ全般をあきらめる必要がある。
>
>
>
> **新常識 : New Wisdom**
> 適度に時々食べるスイーツは問題ない。

血糖インデックスと血糖負荷
ひと口が持つパワー

　車がガソリンを燃料とするように、私たちは食物を燃料とします。ガソリンにハイオクがあるように、食物の中にもより良い燃料を提供するものもあります。食物がいかに効率的に消化システムに作用し、血糖値に影響するかを測定するために、トロント大学の研究者たちは血糖インデックス（GI）を開発しました。食物の消化や、血中に吸収されるのが早いほどGIは高くなります。GIが高い食物は血糖値の急激な上昇の原因となり、特に糖尿病の患者にとっては危険です。

　GIはすべての食物に対する基準測定（糖質50g）に基づいたものですが、実際には、パスタとニンジンのように糖質がもともと異なる食物から、同量の糖質を摂取することは、ほとんどありません。

　したがって、科学者たちは数学の力を少し使って血糖インデックスをより実用的な言葉に変えました。それが血糖負荷（GL）です。GLは、食物に含まれる糖質の種類と標準1食分に含まれる糖質の量を検討しています。

　GLという新しい基準では、糖質やデンプン質食物などのいくつかの果物はGL値が高く、それに反して大半の野菜や果物はGL値が低いことが分かりました。つまり血糖値を急激に上昇させることはほとんどないということを示したのです。今日、750以上のさまざまな食物のGL値が公表されていますが、GL表は一般的ガイドラインとしてのみとらえるべきです。結局のところ、血糖反応は人によって異なります。また、同じ人でも日によっては異なることがあり、食物の状態によってもGLが変わることがあります。例えば、バナナの熟れ具合における変化によってGLが倍になることもあります。さらに、いくつかの食物を一緒に食べる（例えば、ベークドポテトにバターやサワークリームをつけて食べる、もしくは肉と一緒に食べる）と、組み合わせた食物のGLはジャガイモだけのGLとは全く異なります。脂質とタンパク質が消化を遅くすることによって、すべての料理のGLが1つの食物だけのGLとは異なってくるのです。

> **結論**
> - GIとGLは血糖値への影響に基づいて食物を評価するだけのもので、これらだけで健康への食事の影響を測定するべきではありません。多様性、バランス、適量といった健康的な食事の他の要因は変わってはいません。
> - 低GI食には、果物や野菜、全粒粉および豆類などの健康的な食事で推奨されている多くの食物が含まれることになりますが、高GI食の中でもジャガイモなどには多くの必須栄養素が含まれており、良いエネルギー源でもあります。

GIとGLを使って食物を選ぶ

　研究によると、高GL食を摂取する人は肥満、糖尿病、心臓疾患、がんになる確率が高いということが分かっています。ある研究では、高GL食を常に食べていた男性は、糖尿病を発症する確率が40％高かったということが分かっています。看護師健康調査では、6年以上にわたる研究で、高GL食を食べた女性は2型糖尿病になる確率が37％高かったということが報告されています。しかし、別の研究では、1週間に一度だけベークドポテトを玄米に置き換えただけで、ある人の2型糖尿病の発症率が最大30％下がったということが分かっています。

　カナダ糖尿病協会、および米国糖尿病協会のどちらにも所属している大規模保健機関は、糖尿病管理に対する糖質集計の補完としてGLおよびGIを使うことを支持しています。GIはより良い糖質を選ぶ際に、GLは摂取量を決める際にどちらも有効です。

血糖インデックスと血糖負荷

　以下にいくつかの一般的な食物とそれらのGI値およびGL値を示します。その違いや食物が血糖値へ与える影響を見る際にGLがいかに良い方法となるかを確認してください。

食物	GI	量	GL
穀物およびシリアル			
ベーグル（精白小麦）	72	70g	25
大麦（精白）	25	150g	11
パン（精白小麦）	71	30g	10
パン（全粒粉、ライ麦）	46	30g	5
パン（全粒粉）	67	30g	8
シリアル（オールブラン）	50	30g	9
シリアル（コーンフレーク）	80	30g	21
シリアル（ミューズリー）	66	30g	16
果物			
リンゴ	39	120g	6
リンゴジュース（無糖）	41	250mL	12
バナナ	46	120g	12
グレープフルーツ	25	120g	3
ブドウ	43	120g	7
オレンジ	40	120g	4
モモ	42	120g	5
スイカ	72	120g	4
野菜			
ベークドポテト	60	150g	18
ベークドポテト（潰したもの）	74	150g	15
ニンジン	92	80g	5
インゲン豆	29	150g	7
レンズ豆	29	150g	5
エンドウ豆	51	80g	4
大豆	15	150g	1
サツマイモ	48	150g	16

AILMENTS: #070

ニキビ
Acne

- ☠ **悪化させる食物**：疑いがある食事／高血糖食品（ジャガイモ、ソフトドリンク、精白粉、精製糖）
- ♥ **効果のある食物**：ブロッコリー／キャベツ／オレンジ／ベリー類／キウイ／メロン／コショウ／ホウレン草や他の色の濃い葉野菜／魚／鶏・ガチョウ・七面鳥・アヒルなどの家禽類／全粒粉／レンズ豆／アボカド／ジャガイモ／バナナ／牡蠣／アマの種
- ⚠ **制限するべき食物**：昆布類のサプリメント／ヨウ素添加塩／ビタミンB_6、B_{12}サプリメントの過剰摂取

  この病気を特に気を付けるべき人：
  ・ティーンエイジャー
  ・成人、特に20代の女性
  ・閉経後の女性

ほとんどの人にニキビの経験があると思います。ニキビは思春期によく発生し、85％ものティーンエイジャーの悩みの種です。成人では20代の女性や閉経後の女性が経験します。ニキビの原因はテストステロンやインシュリンを含むホルモンだと考えられます。食物とニキビの関連性は昔から知られていたことではなく、最近の研究で分かってきました。

特に日々の食事はテストステロンの上昇の原因となり、精製糖はインシュリンの上昇を引き起こします。

また、食品に対して敏感な場合もニキビを悪化させます。例えば昆布のような海藻類は嚢胞性ニキビの原因になり、ヨウ素添加塩はニキビが広がる原因となります。もしこのような食品に敏感であれば、数週間食べずに過ごして症状が改善されるか試してください。

ひどいニキビは遺伝すると思われます。多くの薬、ステロイドやホルモン剤、ヨウ素剤、リチウム、抗けいれん剤もニキビの原因となります。ストレスやホルモンバランスの変化、過食もニキビのきっかけになります。

🇨🇦 栄養との関連性：Nutrition Connection

透明感があり、つやつやした肌は全身の健康状態がよいことを示します。これから記載する健康的でバランスの取れた食事はニキビの改善を助け、肌をよい状態に保ちます。

▶ 疑いがある食事と高血糖食品の制限

もし、ミルクがニキビの原因である疑いがあるなら、ミルクを飲む量を減らしましょう。甘いソフトドリンクや精白粉で作られた食品も、同様に避けましょう。

▶ ビタミンAやCをたくさん含んだ食品の摂取

ビタミン類は健康な肌を保つ手助けをします。皮脂や上皮細胞の皮脂腺からの油性の分泌物はニキビを増やします。ビタミンAから作られるベータカロテンはこのような皮脂を抑えます。またビタミンCは強力な抗酸化物質であり、新しい肌の生成を活性化させます。ベータカロテンが摂れる食品は鮮やかな色の果物や濃い色の葉野菜です。柑橘系の果物やベリー類、キウイ、メロン、コショウ、ブロッコリー、キャベツは特にビタミンCをたくさん含んでいます。

▶ ビタミンB_6をたくさん含んだ食品の摂取

肉や魚、鶏・ガチョウ・七面鳥・アヒルなどの家禽類、全粒粉、豆類、レンズ豆、アボカド、種実類、ジャガイモ、バナナ、葉野菜に多く含まれています。ビタミンB_6は、ホルモンバランスを保ち、ニキビの症状を抑えます。

▶ 亜鉛をたくさん含んだ食品の摂取

このミネラルは肌の健康に関係があり、ニキビの改善に関係があることが研究されています。亜鉛はホルモンの水準を健康的に保ちます。シーフード、特に牡蠣、赤身肉、家禽類、全粒粉も亜鉛を豊富に含みます。

▶ オメガ3をたくさん含んだ食品の摂取

オメガ3脂肪酸はニキビの発生を防ぎます。魚の油とアマニオイルにたくさん含まれています。

▶ ニキビ治療はサプリメントを使用して自分で行わない

食品から必要な栄養素を摂るのがベストです。ビタミン剤やミネラル剤の摂りすぎは健康状態を悪くすることがあります。サプリメントによるビタミンB_6やB_{12}の摂りすぎはニキビを悪化させ、ビタミンAの摂りすぎは肌を乾燥させ、抜け毛を増やすことが分かっています。ビタミンAの過度の摂取は骨粗しょう症のリスクと関係があります。

食事以外：Beyond the Diet

良い栄養を摂ることはニキビを防ぐ第一の方法ですが、他の方法もあります。

▶ **運動**

規則正しい運動は肌をベストの状態に保ち、血のめぐりを良くします。

▶ **禁煙**

ニコチンは血管を細くし、肌への血流を妨げます。

▶ **市販の薬を試す**

軽度〜中度のニキビは、適切なスキンケア、良い栄養素2.5〜10%強度の過酸化ベンゾイルのゲル、ローションまたは軟膏などの非処方薬で制御することができます。

▶ **皮膚科に行く**

皮膚科医はビタミンAを供給するトレチノインを処方するかもしれません。イソトレチノイン（ニキビ治療薬）は効能がある経口薬で、ひどい嚢胞性ニキビに処方されます。ホルモンが原因のひどいニキビには、皮膚科医はスピノロラクトン、抗男性ホルモン剤を処方します。

AILMENTS: #071

乳糖不耐症（ラクトース不耐症）
Lactose intolerance

- 悪化させる食物：ミルク／ソフトチーズ
- 効果のある食物：乳糖の入っていない乳製品／ブロッコリー／強化されたパン／強化されたジュース／缶詰めのサーモン／インゲン豆／ダイオウ／ホウレン草
- 制限するべき食物：ヨーグルト／ハードチーズ
- この病気を特に気を付けるべき人：
  ・3,700万人以上のアメリカ人

乳糖不耐症は乳糖を消化できないことで非常に一般的です。乳糖（ラクトース）は、ミルクや乳製品に含まれる天然糖です。食物に含まれるラクトースを分解する酵素を十分に持っていないと、ガス、膨満、下痢、けいれんなど、さまざまな不快症状を経験するでしょう。乳糖不耐症はミルクアレルギーと混同されるべきではなく、乳製品に含まれるタンパク質に対する過敏性のことです。ミルクのアレルギーがある場合、低乳糖ミルクを摂取することで反応を予防することはできません。

アフリカ人やアジア人のルーツをさかのぼると、70％は4歳以上で、部分的または全体的に乳糖不耐症だったとされています。

栄養との関連性：Nutrition Connection

乳糖不耐症、乳製品を制限する食事を選択することで症状を制御することができます。一般的なガイドラインを以下に示します。

▶ **ラベルをよく読む**

ラクトースはミルク、ヨーグルト、チーズを含む乳製品に含まれています。そのような乳製品はクッキー、パン、加工肉、ホットドッグ、一部の人工甘味料などのさまざまな食品、そして一部の薬などの成分である場合があります。ラベルを読む際にはミルク、乳固形分、クリーム、乳清、チーズ風味、および無脂肪牛乳の粉末という表示を探してください。

▶ **低乳糖製品を食べる**

どうしても乳製品が食べたい人もいます。そんな深刻な不耐性の人は、食料品店で低乳糖製品を選ぶようにしましょう。

▶ **低乳糖食物のみを摂取する**

ヨーグルトなどの培養された乳製品は、発酵に使われる細菌が大半のラクトースを燃料として使い

切ります。そのため、ほとんどの乳糖不耐症の人はそれらを食べられます。ヨーグルトの他にはチェダー、エダムおよびゴーダなどのハードチーズがあります。

▶ **食事に少しずつミルクを加えてみる**
ほとんどの乳糖不耐症の人は、それほど気にすることなく一部のミルクを飲むことができます。1/4カップのミルクから試し、徐々に量を増やしてください。時間と共に耐性が増加するでしょう。ただし、ミルクは空腹時に飲まないようにしましょう。食事と一緒に飲んでください。

▶ **他の食物からカルシウムを摂る**
カルシウム不足が気になるときは、ブロッコリー、強化されたパンやジュース、缶詰めのサーモン、インゲン豆、ダイオウおよびホウレン草などの他のカルシウム豊富な食物からカルシウムを摂取してください。

▶ **ビタミンDの豊富な食物を食べる**
骨を強くするためにはビタミンDも必要です。カルシウムが豊富な食物が食べられない場合、卵、サーモン、ヨーグルトを食べてください。どちらの栄養素も骨を強くするのに必要です。サプリメントを加えることについては医師に相談してください。

🏃 **食事以外：Beyond the Diet**

乳糖不耐症に対する治療はありませんが、症状に悩まされることなく乳製品を楽しむ方法はまだあります。以下にいくつかの推奨を示します。

▶ **酵素を試す**
薬局ではミルクに加えられる酵素の点滴剤や、乳製品を含む食事の前に服用することができる錠剤の酵素があり、体がラクトースを分解するのを助けます。

▶ **プロバイオティクスを検討する**
プロバイオティクスは生きた微生物で、ヨーグルトやケフィアなどに含まれています。サプリメントの形でもプロバイオティクスを探すことができます。

▶ **ラクトースの薬を避ける**
深刻な乳糖不耐症の場合、ラクトースの充填剤を含む薬は避けてください。代わりの薬があるかどうか医師に相談してください。

AILMENTS: #072

尿路感染
Urinary tract infection

> ☠ **悪化させる食物**：コーヒー、お茶、コーラ、カフェイン入り飲料／アルコール／スパイシーな食物
> ♥ **効果のある食物**：クランベリー、クランベリージュース／水またはカフェインの含まれていない飲料／オレンジ／トマト／ブロッコリー／ヨーグルト
> **この病気を特に気を付けるべき人**：
> ・約880万人のアメリカ人と97万5,000人のカナダ人
> ・女性は生涯でUTIになる確率が50％以上
> ・11歳以下の女子の5％と男子の1％

　細菌性膀胱炎としても知られている尿路感染（UTI）のほとんどは膀胱に影響しますが、中には腎臓、尿管（尿を膀胱へ運搬する管）、尿道（尿を体から排出する管）に影響する場合があります。最も一般的な症状は膀胱がいっぱいでない時でも緊迫した尿意を感じます。排尿時に痛みや焼けるような感覚があり、深刻な場合は少量の血液が混じっている場合があります。微熱や腰のあたりに

痛みを感じる場合もあります。

　ほとんどの尿路感染は腸管に住んでいますが、膀胱へ移動することができる細菌の病原性大腸菌によって引き起こされます。性感染症の細菌の1つである性器クラミジアは、UTIのもう1つの原因です。女性は男性よりも尿道が短く、その位置が細菌にとって侵入しやすいため、より尿路感染にかかりやすくなるのです。

栄養との関連性：Nutrition Connection

抗生物質は細菌性の尿路感染の治療に必要ですが、食事方法で治癒を早くし、再発を防ぐことが可能です。

▶ **水をたくさん飲む**
医師は1日に最低グラス8〜10杯の液体を飲み、尿の流れを増やして、感染物質を流すことを勧めています。

▶ **カフェインとアルコールをやめる**
コーヒー、お茶、コーラ、アルコール飲料は膀胱を刺激するため、避けてください。

▶ **スパイスをしばらくやめる**
中にはスパイシーな食物も尿管を悪化させていると感じる人もいます。

▶ **クランベリージュースを飲む**
クランベリージュースは好まれる家庭療法の1つで、研究によっても支持されています。クランベリーとブルーベリーには細菌が膀胱壁に付着するのを防ぐことで、それらを早く体から排除する物質が含まれています。

▶ **ビタミンCを多く摂る**
オレンジ、トマトおよびブロッコリーなどのビタミンCを含む新鮮な果物や野菜を食べることは免疫システムを強くし、感染と闘い、尿を酸性化するのに役立ちます。

▶ **ヨーグルトを食べる**
UTIを引き起こす微生物の成長を阻害すると考えられているので、プロバイオティクスを摂取することは効果があるかもしれません。これらの有益な細菌はいくらかのヨーグルトに含まれており、また、体内の優しい微生物叢の成長を助けると考えられています。それらは抗生物質の治療によって減少するかもしれません。

食事以外：Beyond the Diet

多くの医師は以下の方法を勧めています。

▶ **自由に動けるようにする**
動きやすい白色の綿の下着や、綿のクロッチがあるパンティストッキングを着けてください。

▶ **膣洗浄はしない**
膣洗浄や膣にデオドランドを使用すると膀胱を刺激します。使用はやめてください。

▶ **横隔膜を確認する**
横隔膜を使う場合、医師にそのサイズを確認してください。少しでも大きすぎるものは尿道や膀胱を刺激する可能性があります。

▶ **セックスの前に水を飲む**
性的交渉をする前に水を飲んで排尿し、その後1時間以内に尿管を洗い流すために排尿してください。

▶ **前から後ろに拭く**
排便後、前から後ろに向かって拭き、腸細菌を尿道に運ぶリスクを減らしてください。

AILMENTS: #073

脳卒中
Stroke

> 💀 **悪化させる食物**：赤身肉／バター／その他の飽和脂肪酸を含む食物／ヤシおよびココナッツオイル／塩分の多い食物
> ❤ **効果のある食物**：オーツ麦／レンズ豆／アマニ／全粒穀物／ブドウ／種実類／赤ワイン／リンゴ／ベリー／マス／サバ／クルミ／キャノーラ油／大豆／緑色の葉野菜／低脂肪乳製品／ニンニク／タマネギ
> **この病気を特に気を付けるべき人**：
> ・約79万5,000人のアメリカ人と5万人のカナダ人が毎年脳卒中を起こしている。
> ・高血圧または糖尿病の人
> ・喫煙者
> ・アフリカ系アメリカ人
> ・心房細動のある人
> ・経口避妊薬を飲んでいる女性
> ・脳卒中の家族歴がある人

　脳卒中は血栓が脳の一部への血流を遮断すると起こります。これらの血栓のほとんどは脳内、あるいはもっと一般的には頸動脈内でアテローム性動脈硬化によってすでに狭くなっている動脈で形成されます。脳卒中の前兆には、体の片側の顔、腕、脚に力が入らなくなる、または麻痺する、話すことまたは他人の言葉を理解するのが困難になる、片方の眼が暗く、または見えなくなる、原因不明のめまい、不安定、突然転ぶなどがあります。症状が消えたとしても、本格的な脳卒中の一般的な前兆の1つである軽度の脳卒中（一過性脳虚血発作）の場合には緊急の治療が重要です。即座の治療が命を救うことがあり、また動作、発語、視力、および精神機能の障害を含む永久的な損傷を最小限にするかもしれません。

栄養との関連性：Nutrition Connection

脳卒中のリスクがある、または脳卒中があった人には、心臓疾患、高血圧、および血中コレステロール値が高い人に対するものと同じ栄養的推奨が適用されます。

▶ 低脂質の食事をする
良い開始点は脂質、特に飽和脂肪酸、トランス脂肪酸、熱帯（ヤシやココナッツ）のオイルの摂取を減らすことです。

▶ 食物繊維を多く取る
水溶性食物繊維の豊富な食物、特にオーツ麦、レンズ豆、アマニはコレステロール値の制御に役立ち、動脈を狭くし、血栓を発達させ、脳への血流を閉塞するアテローム性動脈硬化のリスクを減らします。

▶ 全粒粉にする
データによると全粒穀物ベースの食事は、この病気のリスクを減らすかもしれません。全粒穀物を食べることは重要です。

▶ 血流をスムーズにする食物を探す
ブドウ、種実類、および赤ワインに含まれる植物化学物質の1つであるレスベラトロルが血栓の形成を阻止し、また血管を緩める効果があると示唆しています。集団ベースの研究では、食事に含まれるフラボノイド、特にリンゴやベリーに含まれるケルセチンが脳への血流を遮断する可能性のある動脈内の脂肪沈着を軽減する可能性もあります。

▶ オメガ3脂肪酸を多く取る
脳卒中のリスクを減らす食物はほかにもあります。例えば、魚の中にはオメガ3脂肪酸が豊富なものがあり、血小板の粘性を減らすことで血栓を防ぐ効果があります。医師はサーモン、マス、サバ、イワシ、またはその他の脂質の多い冷水魚を週に2～3回食べることを勧めています。その他のオメガ3脂肪酸が豊富な食物にはクルミ、クルミ油、キャノーラ油、アマニ、大豆、そして緑色の葉野菜が含まれます。

▶ ミルクとその他の乳製品を取る
低脂肪乳製品には、カルシウム、カリウム、マグネシウム、およびビタミンDが含まれており、それらすべての栄養は脳卒中の主なリスク要因である血圧を下げる効果があります。

▶ ニンニクとタマネギをたくさん食べる
ニンニクとタマネギは血栓形成傾向を減らし、体の自然な血栓溶解メカニズムを促進すると言われています。

▶ 塩分を減らす
高血圧の人、あるいは脳卒中の家族歴がある人はすべて塩分の摂取を制限する必要があります。

Chapter 3 病気：脳卒中，嚢胞性線維症

▶ **アルコールを制限する**
数多くの研究では、過度のアルコール摂取（男性は1日に2杯以上、女性は1杯以上）と脳卒中の発症の上昇が関連付けられており、また、その人が喫煙する場合はリスクが悪化します。最良の方法は、完全に喫煙を止めて、アルコール摂取を適度にすることです。

▶ **元気づける**
ミシガン大学の研究者たちによる新しい研究では、楽観的な人は脳卒中のリスクが低いことが分かっています。研究者によると、楽観的な人は運動や食事について健康的な選択をする傾向にあるという事実で説明することができます。

 食事以外 : Beyond the Diet

▶ **血圧をチェックする**
血圧のチェックを怠ることで、本来回避できる脳卒中のリスクを高めてしまいます。

▶ **運動**
定期的な運動は体重と血中コレステロール値を制御するのを助けます。また、脳卒中と心臓発作のリスクを減らすのに役立ちます。さらに、健康で安心な生活の向上を促進します。1日最低30分行いましょう。

コラム：Column
家庭での検査をする

心房細動、または不規則な拍動のある人は、病気のない人に比べて脳卒中のリスクが5〜7倍高くなる傾向にあります。しかし、その病気はしばしば診断されません。簡単な検査ですが、心房細動があるかどうかを判断するのに役立つかもしれません。指を1本頸部または手首に置き、脈拍のリズムに合わせて1分間足をタップしてください。そのビートが不規則であれば、それに合わせてタップすることはできません。1時間リラックスした後、再度確認してください。もし、まだ不規則であれば、医師に相談してください。いくつかの研究ではこの検査は医師に心房細動のある人の90％以上を知らせ、心臓モニタリングによって確認されました。

AILMENTS: #074
嚢胞性線維症
Cystic fibrosis

💗 **効果のある食物**：鶏肉／卵／ミルクおよびヨーグルト／パスタ／クッキー／ケーキ／塩分の多い食物／ジュース
この病気を特に気を付けるべき人：
・アメリカでは3万3,000人以上の子供がこの病気にかかっており、平均寿命が約37歳となっています

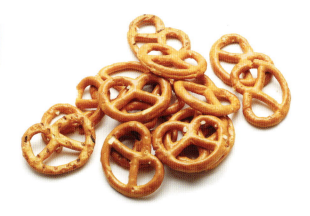

嚢胞性線維症は、粘膜、汗、酵素などの分泌液を生成する分泌腺に影響を与えます。この病気は肺、膵臓、および腸管に深刻な影響を与え、それらすべてが多量の粘液で詰まってしまいます。肺がうっ血すると、特に肺炎や他の感染にかかりやすくなります。通常、膵酵素を小腸に運搬する管が詰まってしまうと、結果的に脂質とタンパク質を分解することが困難になるなどの消化の問題が起こります。さらに、異常な量の塩分が汗や唾液で損失され、生体の化学反応における深刻な不均等につながります。

嚢胞性線維症に対する治療法はありませんが、科学者たちは内在する遺伝子異常を補正する方法として遺伝子療法の試験を行っています。今のと

ころ、栄養が強化された食事、ビタミンのサプリメント、酵素補充、抗生物質および他の薬物との組み合わせ、そして肺からの粘液を取り除く定期的な体位ドレナージが最も効果的な治療であり、嚢胞性線維症の患者にとって見通しが大きく改善されました。

また、9歳以上の嚢胞性線維症の患者は骨粗しょう症を避けるために1,300～1,500mgのカルシウムの摂取が推奨されています。

栄養との関連性：Nutrition Connection

嚢胞性線維症の患者にとって重要なのは、食事管理です。なかには推奨量よりも多くのカロリーを摂取しなければならない子供もいて、治療チームは管理栄養士をメンバーに加えることもあります。特別な食事はありませんが、以下が一般的なガイドラインです。子供たちは高カロリーの食物をたくさん食べることをすすめられます。軽食を食べる頻度を増やすのも効果があります。この病気を持つ乳児には、前消化された脂質を含むフォーミュラが与えられる場合があります。

▶ **より多くのタンパク質を摂る**
年長児には肉、鶏、魚、卵などの高タンパク質の食物がすすめられます。全乳1/4または1リットルに1カップの粉ミルクを加えて強化することもできます。

▶ **より多くの脂質を摂る**
子供が食べられるだけ多くの脂質を含む食事が推奨されます。脂質は他の栄養素に比べて単位あたりのカロリーが多いため、重要なエネルギー源となります。また、体がビタミンA、D、EおよびKを吸収するためには脂質が必要となります。

▶ **砂糖質の多い食物のバランス**
嚢胞性線維症を持つ20～29歳の成人約35％、30歳以上の43％は、線維症に関連した糖尿病を患っています。糖尿病でない場合は、砂糖質の多い食物を楽しめるかもしれません。これらの炭水化物はデンプン質よりも簡単に吸収されますが、スイーツはバランスを保ち、成長、免疫機能および体の組織の補修に必要とされるアミノ酸を供給するために、タンパク質と一緒に摂取する必要があります。

▶ **ナトリムをより多く摂取する**
嚢胞性線維症は、汗腺や唾液腺によって汗や唾液に異常な量のナトリウムや塩素を排出させるため、塩分は食事の最も重要な部分の1つになります。暑い時期や運動をしているときは、ナトリウム値に注意する必要があります。

▶ **水分を補給する**
便秘と腸閉塞は嚢胞性線維症ではよくあるので、水や他の液体を適切に摂取することが重要となります。ジュースやネクターには水よりも多くのカロリーが含まれています。医師は便秘予防に下剤を処方する場合があります。

▶ **治療方法を調整する**
吸入療法と抗生物質の組み合わせは、呼吸を楽にし、感染症の治療に使われることがあります。

▶ **医師にサプリメントの相談をする**
酵素の処方は脂質やタンパク質の吸収を改善し、嚢胞性線維症の患者に大きな変化をもたらしました。酵素を摂取しても消化の問題が悪化する場合、気道の厚い粘液を緩めて取り除くために、前消化された脂質のサプリメントを処方する場合があります。

▶ **糖尿病を監視する**
嚢胞性線維症の患者の中には膵臓が非常に詰まっ

ヒント：Quick Tip

食事に気をつける

ハーブとチーズの入ったオムレツは栄養素、タンパク質およびカロリーが嚢胞性線維症患者にとってほぼ完璧に混ざった食事です。

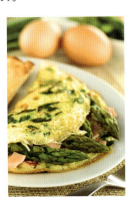

て適切なインスリンを生成することができなくなると、糖尿病を発症する人もいます。

食事以外 : Beyond the Diet

一見すると、嚢胞性線維症と闘っている患者にとって非常に難しい挑戦かもしれませんが、以下の推奨によって緩和されるかもしれません。

▶ **咳をすることを覚える**
嚢胞性線維症に対する一般的な治療では、気道の厚い粘液を緩めて取り除くために患者に強い咳の仕方を教えます。

▶ **サポートを求める**
カウンセリングやセラピーは病気に対する感情のストレスの処理に役立つ可能性があります。それには家族や医療従事者とのより良いコミュニケーションや、成人ケアに対する患者の準備が含まれます。

AILMENTS: #075

乗り物酔い
Motion sickness

- **効果のある食物** : 生姜／塩がかかったクラッカーまたはその他の乾燥クラッカー／ジンジャーエール／水
- **制限するべき食物** : アルコール／揚げ物およびその他脂質の多い食物／塩分の高い食物／乳製品／カフェイン入り飲料
- **この病気を特に気を付けるべき人** :
  ・内耳の病気がある人
  ・動きに敏感な人

特定の動きに体が敏感に反応する人がいます。乗り物酔いは、動いている車、船、電車、飛行機に乗っているときに胃が気持ち悪くなる、極めて一般的な状態です。

栄養との関連性 : Nutrition Connection

乗り物酔いを楽にするために食べるものは、限られてきます。移動の前に重い食事をしたいとは思わないでしょう。以下に他のいくつかのガイドラインを示します。

▶ **タンパク質に生姜を加える**
多くのアジア料理に必須のスパイスである根生姜は、吐き気と嘔吐を落ち着かせる効果があると科学的に立証されています。大さじ1杯程度の刻んだ生姜を移動前の食事として、魚、卵、鶏または七面鳥の簡単な料理に加えてください。冷たいジンジャーエールや冷たいジンジャーティーを移動の際に飲めるように持っていってください。

▶ **チップスやミルクは避けてください**
塩分の多い食物や乳製品は、重い脂質の多い食事と同様、乗り物酔いを悪化させます。

▶ **乾燥クラッカーを食べる**
クラッカーは胃に優しい食物です。

▶ **十分な水分補給状態を保つ**
適切な液体レベルを維持するために、少なくともグラス8杯の水、ジンジャーエール、または冷たいお茶を移動の24時間前に飲んでください。アルコールやカフェインは脱水状態にするため避けてください。

食事以外 : Beyond the Diet

乗り物酔いを避けるためのいくつかの立証された方法には以下のものがあります。

▶ **前方に座る**
車の移動で乗り物酔いがある場合、助手席に乗るか運転してみてください。

▶ **読書をしない**
車や他の乗り物に乗っている際に本や電子雑誌を読むと、多くの人は乗り物酔いをします。

▶ **たくさんの空気を吸う**
難しければ、空気換気を顔の前に向けられる位置に座りましょう。もしくは、窓を開けておいてください。

▶ **正面を向く**
電車では正面を向いている席を選んでください。そして、船や飛行機の場合はできるだけ前に近い席を選んでください。飛行機の場合は窓側の席を依頼してください。

▶ **真ん中に座る**
船に乗る場合は、船の中央にいて水平線に焦点を合わせてください。気分が悪いときはデッキよりも下に行くのは避けてください。

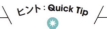

生姜のカプセルを飲む

250mgの粉末の生姜を1日に3回、吐き気の症状に対して必要に応じて飲んでください。

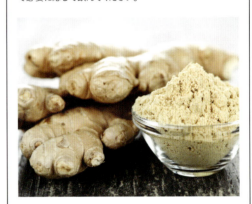

AILMENTS: #076

パーキンソン病
Parkinson's disease

> ❤ **効果のある食物**：ブロッコリー／ホウレン草／全粒穀物のシリアルとパン／柔らかいまたはピューレ状の食物
> ⚠ **制限するべき食物**：レボドパなどの薬を服用している場合／タンパク質の多い食物
> **この病気を特に気を付けるべき人**：
> ・120万人のアメリカ人
> ・頭部にケガのある人

パーキンソン病は制御できない震え（振戦）、固定された表情、筋肉の硬直、前屈姿勢、異常歩行を引き起こす慢性の進行性神経障害です。病気は人によって異なり、発語障害や嚥下困難を発症する人もいれば、進行性認知症を発症する人もいます。パーキンソン病は性別に関わらず、一般的に50歳を超えてから発症します。

栄養との関連性：Nutrition Connection

パーキンソン病に対する栄養的な治療はありませんが、食事はレボドパを用いた治療の効果を上げる手助けとなります。レボドパは震えや筋肉けいれんを制御するためによく服用される薬で、便秘と咀嚼や嚥下困難などの問題も管理します。以下にその方法を示します。

▶ 治療をより効果的にする

効果を最大限にするため、レボドパを食事の20〜30分前に服用することを勧める医師もいますが、もし吐き気を引き起こす場合はクラッカーやパンなどの炭水化物の軽食と一緒に服用しても構いません。炭水化物はレボドパの吸収を遅延させますので、薬の服用中は高タンパク質の食事は控えてください。医師の中にはその日のタンパク質を問題が起こりにくい夜に摂るように勧める人もいます。

▶ 他の症状を制御する

便秘は水を1日にグラス6〜8杯飲むことに加えて、新鮮な果物や野菜、全粒穀物のシリアルとパン、そして他の食物繊維をたくさん摂取することで最小限に抑えることができます。

▶ 噛みやすい食物をメニューに入れる

進行したパーキンソン病患者は、舌や顔面の筋肉が影響されるため、食物の咀嚼や嚥下が困難になることがよくあります。食事には咀嚼や嚥下がしやすい食事重視のものにする必要があります。これらには、調理されたシリアルまたは水分をしっかり含んだ乾燥シリアル、ポシェした卵やスクランブルエッグ、スープ、マッシュポテト、米、柔らかく茹でたパスタ、柔らかい鶏肉または七面鳥、しっかり調理された骨のない魚、ピューレ状または潰した果物や野菜、カスタード、ヨーグルト、およびジュースが含まれます。食べることが疲れる場合、少量の食事を頻繁に取るようにしてください。

▶ ビタミンKを検討する

初期研究の中にはビタミンKが細胞の生成を改善することができ、おそらくパーキンソン病の症状である脳細胞のエネルギー分布の減少を予防できることを示すものもあります。ビタミンKの食物

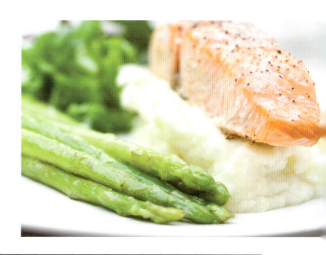

源には、ブロッコリーやホウレン草などの緑の野菜が含まれます。

食事以外：Beyond the Diet

パーキンソン病に対する治療法はありませんが、特にレボドパなどのさまざまな薬は症状を減らし、進行を遅延する可能性があります。以下に症状を和らげるその他のガイドラインをいくつか示します。

▶ **フィットネスの時間を作る**

運動は健康な腸機能を促進し、筋肉の緊張や強さを維持するため、すべてのパーキンソン病患者に勧められています。

▶ **消化を楽にする**

食物を飲み込むときはまっすぐ背中を伸ばして座り、頭を少し前方に傾けてください。一口は小さく、しっかり咀嚼し、全部を飲み込んでから次の一口を食べてください。食物が下に流れやすくするために一口ごとに液体を飲んでください。

AILMENTS: #077

発熱
Fever

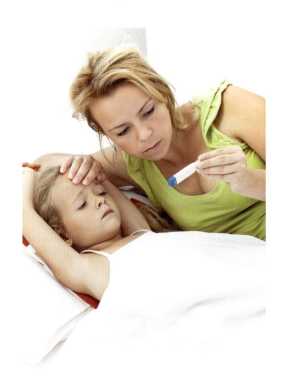

> **効果のある食物**：水／果物ジュース／チキンスープ／ハーブティー／バナナ／米／アップルソース／トースト／卵／米／シリアル
>
> **この病気を特に気を付けるべき人**：
> ・風邪やインフルエンザなどの病気にかかっている人
> ・細菌感染にかかっている人
> ・熱中症や極度の日焼けで苦しんでいる人
> ・抗生物質や血圧の薬など、特定の薬を服用している人

正常な体温は一般的に37℃前後と考えられていますが、1日のうち2℃程度変化することもあります。ほとんどの人たちは、体温が大体38.5℃に達したら熱があると感じるかもしれません。発熱はそれ自体では病気ではなく、根本的な問題、大抵の場合は感染症に伴う症状です。発熱はしばしば発汗、悪寒、喉の渇き、肌のほてり、吐き気、嘔吐および下痢などの他の症状を伴います。発熱自体の治療は必要ありません。発熱は体が病気と戦おうとする自然の方法で、極めて高い熱または他の症状を伴わない限り抑えるべきではありません。

栄養との関連性：Nutrition Connection

以下の食事のコツは発熱を和らげるのに役立ちます。

▶ **液体をたくさん飲む**

発汗、下痢および嘔吐はすべて発熱に伴う症状で、脱水症状の原因となるかもしれません。少なくとも1日にグラス8杯の液体を飲んでください。液体には、水、果物ジュース、ハーブティー、冷凍の果物ジュースのバーも含まれます。

▶ **乳幼児には即座に液体を与える**

幼児は体の表面積が体液の量に比べて大きいため、非常に早く脱水状態になる可能性がありま

す。乳児に高熱がある場合、保護者はただの水や市販の乳幼児の水分補給製品を頻繁に与える必要があります。水分補給用の溶液は自分でも簡単に作ることができます。カップ2杯（473mL）の水に1/2カップ（118mL）のベビーライスシリアルを溶かし、大さじ1/4（4mL）の塩を入れます。この溶液は濃くあるべきですが、注げる、または飲むことができる程度にしてください。

▶ **お腹を空かせない**
食欲がある場合は食べてください。「風邪には大食、熱には絶食」ということわざがありますが、これには医学的根拠はありません。逆に、体温が高い場合、代謝率は熱が上がるごとに高くなるため、通常よりも多くのカロリーが必要となります。

▶ **消化の良いものを食べる**
発熱に関連した下痢に対してはバナナ、米、リンゴおよびトーストを食べてください。下痢が問題の場合、固形食は腸が安定するまで避けるべきです。完熟バナナ、アップルソース、チキンスープまたはビーフスープにディップした精白パン、チキンライススープ、ライスシリアルまたは茹で卵、ポシェした卵など、刺激のない食物を少量食べても構いません。

食事以外 : Beyond the Diet

発熱の対処に効果的ないくつかの方法があります。ここにいくつかの提案を示します。

▶ **軽度の発熱は自然に治す**
専門家の中には、積極的な発熱の治療は体の免疫反応を妨げる可能性があると指摘しています。多くのウイルスや細菌は正常な体温で繁殖するため、発熱はウイルスを処理する体の方法である可能性があります。

▶ **市販の薬を試す**
アセトアミノフェンやアスピリンなどの市販の薬は高熱を下げるのに推奨されています。しかし、アスピリンは医師の承認なしで18歳以下の人に飲ませてはいけません。

▶ **十分に休息する**
睡眠と休息は体の回復とウイルスの撃退に効果があります。

▶ **寒くない涼しい状態を保つ**
部屋の温度を快適に保ち、涼し過ぎる状態は寒気の原因となり、体温を上げてしまう可能性があるので避けてください。

▶ **発熱が続く場合は医師の診断を受けてください**
一般的に、子供または60歳以下の成人で、39.5℃以上の発熱がある場合は直ちに治療が必要です。38.5℃以上の発熱が3日以上続く場合、深刻な頭痛、吐き気、嘔吐、肩こり、覚醒の変化、または光に対する過敏性を伴う場合は治療が必要です。

▶ **乳幼児や高齢者に対する治療を遅らせない**
月齢3カ月以下の乳児に38℃以上の発熱、そして60歳以上の成人に39℃以上の発熱がある場合は医師の治療が必要です。

都市伝説 : Old School
子供の熱を下げるためにできるだけのことをしなければならない。

新常識 : New Wisdom
熱のある子供が快適に過ごせるようにすることは、熱を下げることよりも重要である。

AILMENTS: #078

肥満
Obesity

- ❤️ **効果のある食物**：ひよこ豆／ニンジン／ズッキーニ／ブロッコリー／魚／鶏肉／豆類／低脂肪牛乳およびその他の乳製品／全粒粉パスタ
- ⚠️ **制限するべき食物**：アルコール／糖質の多いデザート／塩分の多い加工されたスナック食物
- **この病気を特に気を付けるべき人**：
  ・35.7%のアメリカ人と24%のカナダ人
  ・20%のアメリカ人の子供、9%のカナダ人の子供

アメリカにおいて太りすぎは、栄養に関連する深刻な健康問題であり、成人の60%以上に影響を与えています。これらのうち、24%以上のカナダ人と35%以上のアメリカ人が肥満で早期死亡のリスクが高いとされています。

肥満は息が短い、皮膚の擦傷および動くのが困難などの身体的な問題を引き起こす可能性があり、普通の生活を楽しむことが難しくなります。肥満の人々は冠動脈性心疾患、高血圧、脳卒中、糖尿病および特定の種類のがんに対して高いリスクがあります。年間8万5,000件の新しいがん症例は肥満に関連しています。

その他の健康上の影響には、体重を支える関節があります。これは骨関節炎などの障害につながり、動きが制限されることによって、さらに体重が増えるという悪循環を繰り返します。

🔵 栄養との関連性：Nutrition Connection

食べ過ぎが肥満と体重増加の主な要因です。以下に食物に関連した、体重を減らすためのいくつかのガイドラインを示します。

▶ カロリーを制限する

女性は1日約1,500キロカロリー、男性は約2,000キロカロリーの食事が妥当なアプローチです。適度な運動プログラムと組み合わせると1週間で0.45～0.9kg減らすことができます。栄養のないカロリーに注意してください。完全に禁止しなければいけない食物はありませんが、アルコール、糖質の多いデザート、高脂質で塩分の高いスナック食品など栄養のないものは制限する必要があります。

▶ 毎日朝食を食べる

朝食を抜くことはその場で縄跳びをすることと同じで、どちらもどこにもたどり着きません。多くの人々は朝食を抜くことでカロリーを減らしていると考えますが、実はその逆です。国民健康栄養調査によると、朝食を食べる男性は食べない男性よりも体重が約2.7kg少なく、女性は4kg少ないということが分かっています。

▶ 高食物繊維の食物を食べる

昼食にお椀1杯の玄米にひよこ豆とソテーした野菜をのせて食べると、夕食まで他の物を食べたいとは思わないでしょう。これらのような高食物繊維の食物はカロリーや脂質が少なく量が多いので満腹感が持続します。また消化もゆっくりです。十分な量の食物繊維を取る良い方法は、高食物繊維のシリアルで1日をスタートすることです。

▶ サラダバーに行く

葉野菜やニンジン、ズッキーニ、ブロッコリーのような生の野菜はカロリーが顕著に低く、さらに水分が多く、消化が遅い食物繊維ですので、満腹感が得やすいです。しかし、クリーミーなドレッシング、クルトン、チーズやその他のトッピングは余分なカロリーがありますので避けてください。研究者たちによると、菜食主義者の食事をしている人々の体重は、肉を食べる人々よりも平均3～20%少ないことが分かっています。

▶ タンパク質を食べる

必ず毎回の食事（毎回のスナックでも）で魚、鶏肉または豆類からいくらかのタンパク質を摂るようにしてください。研究では、高タンパク質で低炭水化物が豊富な食事（果物や野菜、豆類、および全粒粉パスタ）をする人は低タンパク質で高炭水化物の食事をする人より空腹感が少なく、体重がより減ることが示されています。

▶ 低脂肪乳製品を試す

カルシウムが欠乏している人は、空腹になりやすいため、ミルク、チーズ、ヨーグルトのような低脂肪の乳製品を楽しみ、満腹感を得ながら脂肪を素早く落としましょう。

▶ 健康的な種実類を食べる

大規模な研究では、適度の量の種実類を定期的に食べる人の肥満度指数は、食べない人よりも低い

ことが分かっています。種実類に含まれる健康的な脂質は満腹感も与えます。

▶ 気まぐれなダイエットは避ける

非常に低いカロリーの食事や一時的なダイエットはヨーヨー現象（リバウンド）につながります。リバウンドは、減った体重が素早く元の体重以上に戻ります。リバウンドで増えた体重は減らすのがより大変です。

食事以外：Beyond the Diet

健康的な食事を維持することが肥満を防ぐ第一の方法ですが、以下に示すいくつかの他のアドバイスも役立つ可能性があります。

▶ 仲間を作る

包括的な減量プログラムの一部として支持団体に参加する人は、1人で行うよりも体重が多く減ります。それほど正式ではない形のサポートでも効果はあります。ペンシルバニア大学の研究では、友人とプログラムを始めた人のうち、95％が成功し、1人で行った人はその76％しか成功しませんでした。

▶ もっと動く

体重を減らそうとしているのであれば、もっと活動する方が良いです。1時間または90分の適度な運動、あるいはジョギング、激しいエアロビクス、またはペースの速い自転車など30分の激しい運動が理想的です。もちろん、何でも、何もしないよりはましで、続けることが重要です。

▶ 日記をつける

最大のチャレンジは減量だけでなく、それを維持することです。ほとんどのダイエット経験者は5年以内に減らした体重をすべて取り戻しています。定期的に体重を量り、進捗を記録することは結果の維持に役立つということが分かっています。食べた物や運動したときを記録することは責任を持つだけでなく、減量を妨げる生活習慣を見出すのに役立つかもしれません。

▶ オビーソゲンを回避する

代謝を妨げる可能性のある化合物のオビーソゲンは肥満につながる可能性があります。プラスチックボトルに入ったビスフェノールA（BPA）、加工食品に含まれる果糖ブドウ糖液糖、そしてセロトニンの取り込み阻害薬を含むいくらかの農薬や薬はすべてオビーソゲンの可能性があります。

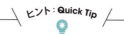

体重を測る

肥満度指数（BMI）は身長と体重を考慮し、その体重が健康的かどうかを判断します。BMI計算機をオンラインで探してください。もしBMIが25〜29.9の場合、太りすぎです。30以上の場合は肥満です。別の知っておくと良い測定は胴囲です。心臓疾患、糖尿病およびその他の健康問題を発症するリスクについては、女性は胴囲88cm以上、男性は102cmで増加が見られます。

AILMENTS: #079

貧血症
Anemia

- ☠ **悪化させる食物**：内科医に処方されていない鉄のサプリメント
- ❤ **効果のある食物**：内臓肉／牛肉／鶏・ガチョウ・七面鳥・アヒルなどの家禽類／魚／卵の黄身／大豆／緑の葉野菜／鉄分が補給されたパンやシリアル／柑橘類／ブロッコリー／赤ピーマン
- ⚠ **制限するべき食物**：ホウレン草／ルバーブ／スイスチャード／チョコレート／ブラン／種実類／お茶

この病気を特に気を付けるべき人：
- 年配者
- 栄養の吸収に影響する腸に症状のある人
- 糖尿病患者
- 授乳期の女性
- 生理が重いある女性
- 持久力アスリート
- アルコール中毒患者
- 厳格なベジタリアンの人

　貧血症は、赤血球が酸素を供給できなくなる疾患の包括的名称です。鉄とタンパク質形成されている血液中のヘモグロビンが、肺から体中の細胞に酸素を運びますが、この症状はヘモグロビンの低水準という異常のために起こります。貧血の症状は酸素不足を現します。軽い貧血では全体的な衰弱、顔色の青白さ、爪がもろくなるなどの症状が出ます。ひどい貧血の場合は息切れ、失神、不整脈がおこります。

　アメリカでは最も一般的な貧血の症状は鉄欠乏症で、血液の減少によって起こります。他にも原因はあり、溶血性の貧血は赤血球が通常より早く破壊されることにより起こります。有害で致命的な巨赤芽球は、赤血球を作り出すビタミンB_{12}の不足によって発生します。遺伝性のあるサラセミア貧血や再生不良性貧血は感染によって有害な化学物質や放射にさらされることや、遺伝によって起こります。

🅒🅐 栄養との関連性：Nutrition Connection

人間の体は新しい血液を作る際に鉄を再利用しています。なぜなら体はわずかな量の鉄しか吸収できないからです。1日に摂取する栄養素量内で消費する鉄分より多くの鉄分を摂ることが必要です。男性や閉経後の女性は1日8mg、50歳未満の女性は18mg、妊婦は27mg必要です。以下は一般的な食事で鉄分の水準を上げるのにおすすめする方法です。

▶ **できるだけ食物から鉄分を摂る**

鉄分のより良い供給源は肉、魚、家禽類、卵の黄身です。体はこれらの食物からヘム鉄を吸収します。緑黄色の葉野菜、ドライフルーツ、大豆や豆類、鉄分を補強したパンやシリアルからは非ヘム鉄を吸収します。

菜食主義者の方は、ビタミンCを多く含んだ野菜が鉄分の吸収力を上げます。体は野菜からはわずかしか鉄を吸収しません。柑橘類やブロッコリー、赤ピーマンなどの野菜は非ヘム鉄の吸収を高めます。

▶ **50歳以上であればビアミンB_{12}を摂る**

成人の約3分の1が胃酸の量が足りず、食物から十分ビタミンB_{12}を摂取できません。50歳以上の人は肉や卵の黄身、ビタミンB_{12}のサプリメントでB_{12}を摂りましょう。

▶ **食事の時のお茶を避ける**

お茶はタンニンという鉄と結びつき、鉄分の吸収を妨げる天然化合物を含んでいます。お茶は食事と食事の間に楽しみましょう。

▶ **鉄分の吸収を妨げる食物に気を付ける**

ホウレン草、ルバーブ、スイスチャード、チョコレート、ブラン、種実類、お茶はシュウ酸塩を含み鉄の吸収を制限します。

Chapter 3 病気：貧血症、不妊症

▶ **内科医の処方のない鉄のサプリメントの摂取を避ける**

あなたが血液検査で鉄分不足を確認していないのであれば、過剰な鉄分は害があります。

🏃 **食事以外：Beyond the Diet**

食物から鉄分を摂る以外に鉄のポットで調理することで、食事に鉄分を加えることができます。鉄製品を使用すると食品が変色することがありますが、味には影響しません。

AILMENTS: #080

不妊症
Infertility

- ❤ **効果のある食物**：強化された朝食シリアル／芽キャベツ／ブロッコリー／アブラナ／ヨーグルト／豆類／赤身肉／魚／オレンジジュース
- ⚠ **制限するべき食物**：コーヒーおよび他のカフェイン入り飲料（女性に対して）／アルコール
  この病気を特に気を付けるべき人：
  ・8.5〜15％のアメリカ人のカップル

不妊は1年程度、定期的な性交渉があるにも関わらず妊娠できないことと定義されています。多くのカップルは不妊の問題は女性にあると考えますが、女性と同様に男性にも不妊の傾向があり、33％のケースは男性に起因し、33％は女性に起因すると言われています（残りの33％のケースは原因が両方にあるか、特定できていません）。女性の不妊の主な原因は排卵不全で、食事やホルモンの不均衡やその他の要因に影響を受けることがあります。体の脂肪量はエストロゲンの値と密接に関係しているため、非常に痩せている女性や際立って太っている女性は排卵しないことがよくあります。

男性不妊の主な原因は精子の数が少ないことで、理由は不明ですが、世界中の男性の精子の数は数十年前よりも少なくなっています。科学者の中には、エストロゲンのような効果のある特定の農薬が精子の数の減少と関係するのではないかと考える人もいます。アルコールや煙草の使用は精子生成を低下させるため、妊娠が困難な場合は、これらを避けるべきです。

Ca 栄養との関連性：Nutrition Connection

栄養は不妊の主な原因ではありませんが、妊娠の機会を増やし、健康な赤ちゃんを出産するためには、男女とも健康的な食事をすることが重要となります。

▶ **必須栄養素を多く含むバランスの取れた食事をする**

経口避妊薬を5年以上使用することでビタミンB_6、B_{12}、CおよびEやカルシウム、亜鉛などのミネラルの蓄積が減る原因となることがあります。また、不適切な亜鉛の摂取は男性の生殖能力を低下させる可能性があります。そして、ビタミンB_{12}の不足していない男性に対しても、ビタミンB_{12}（すべての動物性製品に含まれる）は精子の数や運動性を改善する可能性があるということが証拠によって示唆されています。これらの栄養素を多く含む食物、ビタミンCには果物と野菜、カルシウムはミルクと低脂肪ヨーグルト、ビタミンB群や鉄分、亜鉛およびその他のミネラルには強化されたパンとシリアル、赤身肉、鶏肉やシーフードなどを食

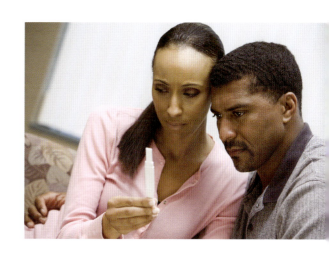

べてください。

▶ **葉酸の多く含まれた食物を食べ、サプリメントを摂取する**
妊娠中、または妊娠の可能性がある女性が脊椎破裂などの神経管欠損症のある子供を持つリスクを減らすために、医師は葉酸の豊富な食物、あるいは葉酸のサプリメントの摂取をすすめます。葉酸を多く含む食物とは、強化された朝食シリアル、緑葉野菜、豆類、およびオレンジジュースです。

▶ **アルコールを制限する**
アルコールは、男女どちらにおいても生殖能力を減らすことで知られています。

▶ **コーヒーを制限する**
ジョンズ・ホプキンス大学の研究者によると、1日に3杯以上のコーヒーを飲んだ女性はどの月でも妊娠率が25％減ったことが分かっています。

▶ **ビタミン B_{12} を取る**
その他の証拠によって、ビタミン B_{12} が欠乏していない男性においても、ビタミン B_{12}（すべての動物性製品に含まれる）は精子の数や運動性を改善する可能性があることが示唆されています。

食事以外：Beyond the Diet

不妊治療は男女の年齢、不妊期間、および個人の嗜好を含む多くの要因に依存します。少しのアドバイスと技術で妊娠が可能になることがあります。以下が一般的な提案とアプローチ方法です。

▶ **喫煙を避ける**
男女共において、喫煙は生殖能力を低下させます。

▶ **健康的な体重を維持する**
妊娠すると考えている女性は、すべて妊娠する前に理想的な体重になるように努力する必要があります。妊娠時に痩せすぎている女性は、妊娠中に貧血になる可能性があり、赤ちゃんにより多くの健康問題のリスクがあるかもしれません。太りすぎの女性は妊娠を試みる前にダイエットをする必要があります。これによって妊娠中に高血圧や糖尿病を発症するリスクが減ります。

▶ **医師または不妊治療専門医に相談してください**
医師の診断を受けて不妊の原因を特定してください。原因によって排卵誘発剤、生殖介助術、または手術を勧められるかもしれません。

AILMENTS: #081

不眠症
Insomnia

- **悪化させる食物**：アルコール／コーヒーとその他のカフェイン入り飲料
- **効果のある食物**：ミルクとハチミツ／ターキーサンドイッチ／バナナ
- **この病気を特に気を付けるべき人**：
  ・女性
  ・ストレスの多い人すべて
  ・うつ病の人
  ・太っている肥満の人、特に睡眠時無呼吸の場合
  ・関節炎、胸やけ、背中の痛み、頭痛または線維筋痛などの痛みがある人

不眠症は、ただ眠りにつけないというだけの問題ではありません。入眠時は問題なくても、夜中に起きて再度眠れない人も中にはいます。他には朝早く起き過ぎてしまうという人や、問題なく良く眠れる人で起きたときにスッキリしてない人もいます。

不眠症は不安神経症、うつ病またはストレスの症状の1つで、病気によって起きることもあります。これらの障害の根本的な原因を解決するには睡眠の質を改善することが重要となりますが、栄養素やその他の睡眠衛生の側面に目を向けることも効果的かもしれません。

栄養との関連性：Nutrition Connection

▶ 温かいミルクとハチミツを飲む
ミルクには、睡眠を誘発するトリプトファンが含まれており、脳内の天然鎮静剤であるセロトニンの量を増やすことで作用します。しかし、脳内にトリプトファンを取り込むには、ハチミツのような炭水化物が必要となります。ターキーサンドイッチには、睡眠を誘発するトリプトファンと炭水化物の組み合わせが含まれています。バナナとミルクにはビタミンB_6が含まれており、トリプトファンをセロトニンに変える効果があります。

▶ 夜の飲食に気を付ける
寝る前の軽食は睡眠を促進しますが、食べすぎは消化障害の原因となり、覚醒状態へとつながります。胸やけや酸の逆流がある人は、特に胃の消化を遅らせる遅い時間に重い食事をするのは避けてください。夜に起きる機会を減らすために就寝の2、3時間前に液体を飲まないようにしてください。

▶ カフェインとアルコールを避ける
カフェインは睡眠の質に影響を与えるということで知られています。就寝前の約8時間から飲まないようにするのが最良です。アルコールは眠気をそそるかもしれませんが、REM睡眠を邪魔し脱水症状にさせるため、翌日にもっと疲れていることがあります。

食事以外：Beyond the Diet

▶ ストレスを管理する
不安神経症によって夜眠れない場合は、ヨガ、瞑想、日記をつけることを試してください。

▶ 薬を確認する
ベータ遮断薬、甲状腺の薬、鼻炎の薬、コルチコステロイド、カフェイン入りの薬、選択的セロトニン再取り込み阻害薬（SSRI）のような特定の抗うつ剤を含む多くの薬は睡眠の妨げになります。薬や投与量の変更については医師に相談してください。

▶ 睡眠の儀式を作る
毎日同じ時間に寝て起き、ベッドで本を読む、またはリラックスする音楽を聴くなど、毎晩同じ就寝準備をしてください。
ホラー系の映画や小説は避けてください。

▶ 熱いお風呂に入る
『Journal Sleep』に発表された研究によると、不眠症の女性が熱いお風呂に90～120分入ることで、夜にかなり良く眠れたということが分かっています。

▶ 寝室を眠りやすいようにする
部屋を暗く、静かで涼しい状態に保ちます。寝室は睡眠とセックスだけに使用し、仕事やテレビを見ないようにしてください。夜遅くのニュース、怖い映画、スティーブン・キングの小説は避けてください。

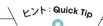

ハーブのカノコソウを試す

お茶に入っている、あるいはカプセルやチンキ剤として摂取されるカノコソウは眠りに落ちるまでの時間を短縮し、深い満足のいく睡眠を生み出す効果があります。メラトニンも睡眠を誘発するのに役立ちます。

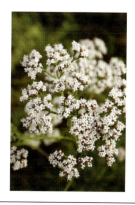

AILMENTS: #082

ヘルペス
Herpes

- ❤️ **効果のある食物**：赤身肉／魚／ヨーグルト／ミルク／全粒穀物／新鮮な果物や野菜
- ⚠️ **制限するべき食物**：アルコール／カフェイン入り飲料
- **この病気を特に気を付けるべき人**：
  - 大抵の人は単純ヘルペスウイルス1型を持っている
  - 16.2%のアメリカ人は単純ヘルペスウイルス2型（HSV-2）を持っている
  - HSV-2は多くの性的パートナーがいた人に影響を与える

伝染性の高い感染病の1つであるヘルペスは、単純ヘルペスウイルスによって引き起こされ、痛くて痒い水泡が特徴です。ヘルペス1型、または口腔ヘルペスは、口の周囲に冷たい腫れや熱を持った水泡ができます。いくつかのケースでは、この種のヘルペスは眼に感染して失明や、さらに深刻になると脳に広がり、生命に関わるヘルペス脳炎になる可能性があります。ヘルペス2型または陰部ヘルペスは性感染し、陰部や肛門部分に腫れを引き起こします。感染している人とオーラルセックスをすると口や喉に水泡ができる可能性があり、ヘルペス1型との区別が難しくなります。

種類や部位に関わらず、ヘルペスの水泡は通常かさぶたで覆われたジクジクした皮膚潰瘍の中で破裂し、最終的に数日または数週間で治ります。中には軽い発熱、リンパ節の腫れ、および疲労感を伴う人もいます。ウイルスは治ってからも体内に潜伏していますので、中には再発しない人もいますが、軽度の破裂が散発的に一生発症している人もいます。

再発はホルモンの変化、肉体的ストレス、精神的ストレス、発熱、日光にさらされる、あるいは他の環境的要因によって誘発されることがあります。

20.9%のアメリカ人の女性はヘルペス2型を持っており、11.5%の男性のほぼ2倍となっています。

🔶 栄養との関連性：Nutrition Connection

特定の食事や薬は、影響を受けやすい人に再発を引き起こします。それらの品目を覚えておき、食事を通して免疫システムを強化する際に避けるようにしてください。以下のアドバイスに従ってください。

▶ 栄養のある食事をする

再発を防止するためには、全粒穀物、新鮮な果物や野菜およびタンパク質の豊富なバランスの取れた食事をすることで、病気を阻止するために免疫システムを強化してください。

▶ リジンの豊富な食物を食べる

肉、魚、ミルク、乳製品に含まれるアミノ酸リジンの豊富な食物は、ヘルペスの発症頻度を減らすのに役立ちます。サプリメントのものでも効果があります。自然医学は1日に500～1,000mgのL-リジンを空腹時に服用することをすすめています。これらは自然食品のお店においてあります。服用する前に医師に相談してください。

▶ ヨーグルトを食べる

事例証拠では、生きた「活発な」培養菌を含む特定のヨーグルトに見られる、あるいはカプセル状でも売られている健康的な細菌のアシドフィルス菌はヘルペスの再発の防止に効果があります。治療量を得るためにサプリメントを摂取する必要があるかもしれません。

▶ アルコールとカフェインの過剰摂取を避ける

多量のアルコールやカフェイン入り飲料は、免疫システムを抑える可能性があります。

🏃 食事以外：Beyond the Diet

頻繁に発症する場合、生活スタイルを分析し、発

症を引き起こす特定の要因を探してください。以下はいくつかの提案です。

▶ **喫煙しない**
喫煙は免疫システムを弱めます。

▶ **日光を避ける**
日光にさらすことはヘルペスの発症を引き起こします。常に日焼け止めを塗ってください。

▶ **生活スタイルのバランスをとる**
定期的な運動は発症の原因となるストレスを緩和し、適度の休息により健康的な免疫システムが得られます。

▶ **発症を未然に食い止める**
口腔ヘルペスが発症する前にその兆候に気づいた場合、即座にアスピリンやアイスパックを使うと再発が防止できる場合があります。いったんその病変が現れたら冷水で押さえるか、ミルクが不快感を和らげることがあります。

▶ **炎症を和らげる**
陰部の発症に対して、暖かいお風呂や塩水で押さえると患部がすっとする効果があります。感染部を清潔にして通気性を良くしてください。体の他の部分に感染が広がるのを防ぐために、ヘルペスを触った後は必ず手を洗ってください。

▶ **薬を探す**
より深刻なヘルペスの場合、医師は経口的に服用、またはクリームとして使える抗ウイルス薬のアシクロビルを処方します。アシクロビルには発症期間を短縮し再発を防止する効果があります。

▶ **他人にうつさない**
発症中は誰かにキスをしたり、食事や食器をシェアしたり、性交渉を持ったりするのは避けてください。ヘルペスのある妊婦は、直ちに産科医に報告する必要があります。活動性感染症は出産時に乳児に伝染し、失明、精神遅滞あるいは死につながる可能性があります。帝王切開による出産は伝染を防ぐことができます。

AILMENTS: #083

片頭痛・その他の頭痛
Migraines and other headaches

> ☠ **悪化させる食物**：熟成チーズ／加工肉／発酵食品その他などの個人によって誘発する食物は異なる
> ⚠ **制限するべき食物**：コーヒー、カフェイン入り飲料
> **この病気を特に気を付けるべき人**：
> ・2,950万人のアメリカ人は片頭痛
> ・女性は男性の3倍の頻度で片頭痛の影響を受けている
> ・男性は特にヘビースモーカー、あるいは頻繁にアルコールを摂取する人が群発頭痛の影響を受ける

頭痛は少なくとも約70％の成人を悩ませており、毎年数百万人のアメリカ人がその治療を求めています。また、子供も5〜10％は、片頭痛に悩まされています。

頭痛の大半は一過性のもので、緊張、または風邪やインフルエンザなどの一時的な状態によって引き起こされますが、中には深刻な基礎疾患が原因のものもあります。頭痛の再発は頭痛の種類を診断し、最も適した治療を判断するために診察を受ける必要があります。

片頭痛は片側の、深刻なズキズキとした、または拍動性の頭痛で、吐き気や嘔吐、光や音への過敏性を伴うことがよくあります。

群発性頭痛は、動けないほど痛い頭痛で、15分〜3時間続き、その名の通り群発します。寝ている間に始まることが多く、極度の刺すような痛み

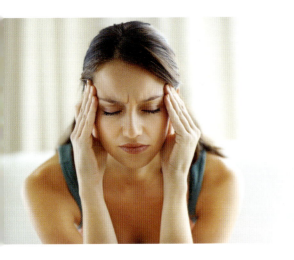

が頭部の片側、通常は目の後ろや周囲に起こります。

緊張性頭痛は最も一般的な種類で、筋肉の収縮や、脳内の天然化学物質の不均衡によって起こります。

頭痛は副鼻腔内膜の炎症である副鼻腔炎が原因の場合もあります。もう1つの種類は反跳性頭痛と呼ばれ、市販の鎮痛剤、処方箋のいる鎮痛剤や鎮静剤、カフェイン（それらの薬の一般的な成分）の過剰使用が原因の可能性があります。歯科の問題も非常に深刻で、頭痛を引き起こすことがあります。

その他の頭痛を引き起こす要因には、明るい太陽の下で何時間も目を細める、眼精疲労、空腹、過度のアルコール摂取、そして寝不足または寝過ぎなどがあります。

栄養との関連性：Nutrition Connection

頭痛を最小限に抑える、あるいは避けるために重要なのは、それを引き起こす要素を避けることであり、その一部は食事にあります。以下にいくつかの検討要因を示します。

▶ **一般的に食事が誘発するものを避ける**

食物、添加物、食事成分は片頭痛を引き起こしますが、人によって誘発するものは大きく異なります。食物日記をつけ、どの食物が症状を引き起こす可能性があるかを記して疑わしいものを食事から除外してください。一般的に誘発する食物には、熟成チーズなどの乳製品、サワードウと他の酵母パン、ピクルスを含む発酵食品、豆類、特に乾燥豆、レンズ豆や大豆製品、種実類とピーナッツバター、チョコレートとココア、内臓肉、塩漬け、乾燥、処理、スモークあるいは亜硝酸塩を含む肉、イワシ、アボカド、バナナ、柑橘類、イチジク、ブドウ、パイナップル、ラズベリー、赤プラムやレーズンを含む多くの果物、アルコール（特に赤ワイン）、香辛料や調味料（特に人工甘味料）、生姜や糖蜜、ワインやドライフルーツの保存料として使われる亜鉛硝酸、およびグルタミン酸ナトリウム（MSG）などがあります。

▶ **血糖値を安定させる**

空腹や低血糖は頭痛を引き起こします。定期的に食事をしてください。

▶ **コーヒーを有利に使う**

コーヒーや他の飲料に含まれるカフェインは、市販されている鎮痛剤と同様に、片頭痛に対して2つの役割をすることができます。定期的に飲みすぎると頭痛の頻発に起因する恐れがあります。逆に、完全にカフェインのない状態になったら、拡張した血管を収縮させるので、切迫頭痛を回避するためにカフェインを使うことができるかもしれません。前兆や痛みの最初の兆候があるときに、1杯の濃いコーヒーまたはコーラとアスピリンを2錠飲んで、暗い静かな部屋で横になってください。1時間程度で症状がなくなることがあります。

食事以外：Beyond the Diet

頭痛を抑えるにはその原因を見つけ、それらを避けることが最良です。以下を検討してください。

▶ **筋肉をリラックスする方法を試す**

瞑想、ヨガ、バイオフィードバック、または誘導イメージ療法が役立つかもしれません。

▶ **片頭痛にはナツシロギクを服用する**

頭痛の発作を減らすためにフリーズドライのナツシロギクのカプセルを毎日1～2個服用します。研究によると、定期的なナツシロギクの摂取は片頭痛の頻度や激しさ、およびそれに伴う吐き気を軽減するということが分かっています。しかし、いったん始まってしまったら止めることはできません。中にはナツシロギクによってアレルギー反応が起きる人もいます。副作用がなければ、この治療法をずっと続けていくことができます。

▶ **薬物治療を検討する**

片頭痛の治療に対する多くの薬があります。他の頭痛の治療に使われる薬には、アセトアミノフェン、アスピリン、イブプロフェン、ナプロキセンが含まれます。反跳性頭痛に対してはカフェイン入りの薬を使うのはやめてください。

AILMENTS: #084

便秘
Constipation

💗 **効果のある食物**：便秘／効果的な食物／ブランのシリアル／豆類／ベリー／水

この病気を特に気を付けるべき人：
・食物繊維をあまり食べない人
・糖尿病、甲状腺疾患またはパーキンソン病の患者
・鎮痛剤、抗うつ剤、または利尿剤などの薬物治療を受けている人
・結腸がんや自己免疫疾患などの重篤な病状の人

暖かい飲物を飲む

温かい飲物は腸を刺激します。朝にカップ1杯のハーブティーまたはグラス1杯のレモン入りのお湯、あるいはコーヒーを飲んでください。

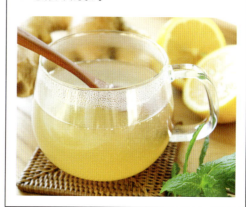

多くの人は毎日排便がないと便秘だと誤解しがちですが、実際には1日に3回の排便でも、3～4日に1回の排便でもどちらも正常です。便通は人によって異なります。

便秘には、弛緩性とけいれん性の2種類があります。弛緩性便秘はより一般的で、結腸の筋肉が弱い時に起こります。食事に水分と食物繊維が不足している時に発症します。けいれん性便秘は不規則な腸の動きによって特徴づけられ、ストレス、神経障害、過度の喫煙、刺激性のある食物、結腸閉鎖によって生じる可能性があります。また、慢性便秘は痔の原因となる可能性があります。

栄養との関連性：Nutrition Connection

食物は便秘を引き起こしたり、和らげたりします。これらの一般的な戦略は必要時に役立つでしょう。

▶ **食物繊維の摂取を増やす**

水に溶けない不溶性の食物繊維は、便秘の予防に役立ちます。医師は1日当たり25～38gの食物繊維を摂取することを推奨しています。食物繊維を多く含む食物の摂取を増やす際には徐々に、そしてより多くの水分を一緒に摂るようにしてください。食物繊維を多く含む食物には小麦ブラン、ブランシリアル、全粒製品、豆類、果物、野菜が含まれます。

▶ **水分を多く取る**

成人は毎日アルコールの入っていない液体を最低グラス8杯飲む必要があります。食物繊維の少ない食事と液体の摂取が少ないことが重なった場合、便は乾いて硬くなり、腸管を移動するのがますます難しくなります。

▶ **アルコールを避ける**

アルコールは脱水症状の原因となり、体が栄養素を吸収できなくなります。

食事以外：Beyond the Diet

以下に、より良い腸の健康へのいくつかの手順を示します。

▶ **トイレに行くのを遅らせない**
トイレに行きたい衝動があるにも関わらず、行くのを先延ばしにするなど、悪い排便の習慣は便秘の原因となります。

▶ **エクササイズ**
定期的な運動は腸の動きを刺激しますが、運動不足は便秘の原因になります。

▶ **下剤を使わないようにする**
下剤の飲みすぎは正常な結腸機能を低下させます。下剤が必要な場合はオオバコで作られたものや、別の繊維の多い便を柔らかくするものが最良です。

▶ **薬物治療について医師に相談する**
コデインなどの鎮痛薬の副作用の1つは、消化された食物を腸管内で押し出すリズミカルな蠕動運動を減らすことです。

AILMENTS: #085

慢性疲労症候群
Chronic fatigue syndrome

- 🤢 **悪化させる食物**：アルコール
- ❤️ **効果のある食物**：全粒穀物のシリアルのような複合糖質／緑色の葉野菜／魚／種実類／牡蠣／卵／メロン／キウイ／ヒマワリの種／塩分の多い食物（低血圧の人に対してのみ）
- ⚠️ **制限するべき食物**：カフェイン入り飲料

  この病気を特に気を付けるべき人：
  ・150万人のアメリカ人
  ・女性と少数民族のラテンアメリカ人に最もよく見られる
  ・ほとんどの場合、40～50代の人
  ・すべての人種や種族に影響を与える

慢性疲労症候群（CFS）は、インフルエンザのような症状があり、確立された治療法はありません。頭痛、筋肉痛や筋力低下、圧痛のあるリンパ節、咽頭炎、関節痛、スッキリしない睡眠、集中力低下、運動後24時間続く疲労、短期記憶障害などを含む原因不明の症状に加えて、持続的な消耗性の疲労が特徴です。慢性、あるいは繰り返す微熱もあるかもしれません。CFSに対する検査はありませんので、医師は体系的に類似の症状を引き起こす他の原因を除外しなければなりません。多くの場合、CFSは単核症またはインフルエンザなどのウイルス性の病気の直後に発症します。その他の可能性のある要因には長期ストレス、ホルモンの不均衡、低血圧、アレルギー、免疫障害、および心理的な問題が含まれます。大半のCFS患者は最終的には回復しますが、1年またはそれ以上かかる場合もあります。また、症状を訴える人のなかで、慢性疲労症候群と診断されるのは、20％以下だけです。

🔵 栄養との関連性：Nutrition Connection

CFSに対する既知の治療法はありませんが、食物に含まれる特定の栄養素は役に立つかもしれません。医師はバランスの取れた食事の重要性を強調します。以下にそれらを示します。

▶ 食物アレルギーを除外する
可能性のある食物アレルギーを除外する一方で、必要な栄養素を満たすために手助けとなる公認栄養士のガイダンスを求めてください。

▶ たくさんのデンプンを摂る
果物や野菜はエネルギーとして体が必要とする炭水化物を提供するのに役立ちます。また、感染を予防するのに必要なビタミンも供給します。

▶ 免疫システムを強化するために食べる
柑橘類、ベリー、メロン、キウイ、ブロッコリー、カリフラワーなどのビタミンCの豊富な食物に加えて、シーフード（特に牡蠣）、牛肉、鶏肉、卵、ミルク、豆類、種実類および全粒穀物などの亜鉛の豊富な食物は、免疫システムが適切に作用するのを保つのに効果があるかもしれません。強い免疫システムは、おそらくCFSの発症の前にくるインフルエンザや風邪などの特定のウイルスを予防するのに役立つ可能性があります。

▶ 必須脂肪酸を摂取する
CFSの症状の中には、必須脂肪酸を多く含む食物を摂取することで、分泌腺の腫れや関節の炎症が一時的に症状が和らぐことがあります。必須脂肪酸は魚、種実類、アマニやアマニオイル、キャノーラ油、小麦胚芽、および緑色の葉野菜に含まれています。

▶ マグネシウムをもっと摂る
マグネシウムは筋肉の収縮や弛緩に関係しています。ミネラルを含む食物を摂取することは、CFS患者の筋圧痛の緩和に役立つかもしれません。良い食物源はヒマワリの種、豆類、全粒穀物および緑色の葉野菜が含まれます。

▶ アルコールを避ける
アルコールは免疫を低下させます。

▶ **カフェインを制限する**
カフェイン入り飲料は、睡眠の問題を最小限に抑えるために適度に摂取するようにしてください。

▶ **十分な塩分を摂る**
低血圧が診断の一部である場合、塩分の摂取の増加は有益であるかもしれません。

食事以外：Beyond the Diet

回復の速さは人によって大きく異なりますが、いくつかの生活スタイルを変えることなど、これらの一般的なガイドラインは、CFS患者が病気と付き合う際の手助けになるかもしれません。

▶ **細かく日記をつける**
進行を追い、体に影響のあった症状、食物および活動を記録します。

▶ **昼寝を避ける**
昼寝は睡眠問題を悪化させます。その代りに7〜9時間の睡眠を取ってください。

▶ **カウンセリングを求める**
認知行動療法は、CFS患者のより良いコントロール感を得るのに役立つということが分かっています。

▶ **ストレスを減らす**
過度の努力や精神的ストレスは、症状を悪化させる可能性があるため、避けてください。

▶ **運動について医師に相談する**
研究では、運動をすることができたCFS患者の75％は、1年後に疲労感の軽減や日常機能や体の健康の改善が見られたと報告されています。

▶ **薬について医師に相談する**
CFSの治療薬はありませんが、症状の治療に役立つものはいくつかあります。アスピリンやその他の鎮痛剤は頭痛、関節痛および筋肉痛を和らげ、抗うつ剤も効果がある患者もいます。

AILMENTS: #086

火傷
Burns

> ☠ **悪化させる食物**：カフェインを含んだ飲物／アルコール
> ♥ **効果のある食物**：赤身肉／鶏・ガチョウ・七面鳥・アヒルなどの家禽類／魚／貝類／豆類／全粒粉／柑橘類／メロン／水

　火傷は、深刻な水泡形成や皮膚組織の損傷を引き起こし、ダメージを受けた皮膚を通じて体内に細菌が感染する危険性が高くなります。

　火傷の被害者は火傷を受けた皮膚から染み出した水分や塩分、カリウムを補給する必要があります。もし補給しなければ、脱水症状に陥る危険があります。

栄養との関連性：Nutrition Connection

皮膚組織を回復し、広範囲の火傷の治療のためにはカロリーやタンパク質、ビタミン、ミネラルを摂取できるバランスの取れた食事が欠かせません。

▶ **皮膚組織を回復させる食物を探す**
カロリーやタンパク質、亜鉛は皮膚組織を回復に欠かせません。亜鉛は魚介類や肉、家禽類、卵や牛乳、豆類、種実類、全粒粉に含まれます。亜鉛は損傷した皮膚に欠かせないもので感染と闘う免疫力を強くします。

▶ **皮膚の健康状態を促進する**
ビタミンCを含む柑橘類やメロンなどの果物や野菜は皮膚を健康に保ち、感染を撃退します。液体のサプリメントは、高カロリーを摂取するために大切なものです。

▶ **常に水分を取る**
カフェインやアルコールを含まない飲料は水分不足を補います。1日4〜6杯の水を飲んでください。カフェインやアルコールを含んだ飲物は避けましょう。カフェインを含んだ飲物は利尿作用があり水分を失います。アルコールは水分をうばい免疫力を低下させます。

食事以外：Beyond the Diet

火傷の度合いによって必要なものが変わってきます。火傷の範囲が広いと負傷者は入院し、静脈に抗生物質や水分の静脈注射を受けます。もし食事ができなければ点滴を受けます。

AILMENTS: #087

狼瘡
Lupus

- ☢ 悪化させる食物：アルファルファ／セロリ／パースニップ／パセリ／レモン／ライム／マッシュルーム／スモークした食物／グレープフルーツ
- ♥ 効果のある食物：ブロッコリー／キャベツ／カリフラワー／ホウレン草／ミルク／強化された大豆および米の飲料／サーモン／サバ／ニシン／種実類／アマニ／小麦胚芽
- ⚠ 制限するべき食物：脂質の多い高タンパク質の食物、特に動物性製品

この病気を特に気を付けるべき人：
- 150万人の狼瘡の1種を持つ人
- 全身性エリテマトーデスは狼瘡全症例の約70％を占める
- 90％の狼瘡患者は女性である

狼瘡（ろうそう）は慢性自己免疫疾患です。最も一般的なのは全身性エリテマトーデス（またはSLE）と呼ばれるものです。症状には関節炎の関節痛、消耗性の疲労、ドライマウスが含まれます（兆候は蝶の羽に似た顔面の発疹です）。また、狼瘡は体中の臓器、特に腎臓を損傷する可能性があります。軽度の症例が多いですが、中には重篤で生命に関わる場合があります。狼瘡は遺伝的素因によって引き起こされ、細菌などの環境的要因によって誘発されると考えられていますが、日光暴露、感染、ストレスおよび特定の食物や薬などの他の要因によって悪化することがあります。

🅲🅰 栄養との関連性：Nutrition Connection

狼瘡は炎症性疾患であるため、炎症を減らし、全身の健康をサポートする食物の摂取を増やすことが効果的です。ただし特定の薬と相互作用するかもしれない食物を知ることが重要です。以下にいくつかのガイドラインを示しますが、何か問題があれば医師または栄養士に相談してください。

▶ **抗酸化物質と栄養素の豊富なさまざまな食物を食べてください**
ブロッコリー、キャベツ、カリフラワーなどの食物には、エストロゲンの代謝を狼瘡に良い影響があるように変えるインドールが含まれています。たくさんの色の果物、野菜、全粒穀物もまた狼瘡患者に必須栄養素を与えることに加えて、心臓疾患から守る可能性があります。

▶ **オメガ3脂肪酸を加える**
オメガ3脂肪酸の豊富な食物、特に抗炎症効果のある、そして狼瘡に関係する関節痛、腫れおよび凝りを和らげる効果のある脂質の多い魚を食べてください。オメガ3脂肪酸を多く含む食物にはサーモン、サバ、ニシン、クルミ、アマニ、アマニオイルがあります。

▶ **ビタミンDを含む食物を探す**
大半の狼瘡患者は太陽への暴露を避ける必要があるため、食事に十分な量のビタミンDが含まれるようにしなければなりません。ビタミンDが豊富な食物にはミルクや強化された大豆や米の飲料が含まれます。ビタミンDのサプリメントも必要となりそうです。

▶ **カルシウムを求める**
ステロイドは骨粗しょう症のリスクを増やすため、カルシウムが豊富な乳製品、骨付きの魚およびケールやホウレン草のような濃い緑色の葉野菜をたくさん摂取するようにしてください。サプリメントが必要になるかもしれません。

▶ **ビタミンEの豊富な食物を食べる**
予備の動物実験ではビタミンEが狼瘡の進行を遅くするということが分かっています。ビタミンEを多く含む食物には種実類、油および小麦胚芽が含まれます。ビタミンEのサプリメントを摂取する前に医師に相談してください。

▶ **すべての形状のアルファルファを避ける**
アルファルファを含んでいるハーブ系サプリメントでさえ狼瘡の症状を悪化させます。その他の治療法も同様の効果があるかもしれません。

▶ **マッシュルームと一部のスモークされた食物を避ける、または制限する**
マッシュルームと一部のスモークされた食物も狼瘡患者に問題を引き起こすかもしれません。

▶ **ソラレンを含む食物を避ける**
狼瘡患者の大部分は、太陽や覆いのない蛍光灯へさらされた際に層状が悪化した経験があります。セロリ、パースニップ、パセリ、レモン、ライムなどのソラレンを含む食物は光過敏性を高めるため、避けてください。

▶ **高タンパク、高脂質の食物を制限する**

多くの狼瘡患者は特に動物性製品の脂質の多い高タンパクの食物の摂取を減らした後、改善に気づきます。専門家の中には、卵、無脂肪乳、およびその他の低脂肪乳製品を食べられる菜食主義者の食事をすすめる人もいます。

 食事以外：Beyond the Diet

以下のアドバイスは狼瘡の発作を予防あるいは管理するのに役立つかもしれません。

▶ **休息する**

狼瘡からくる持続性の疲労は、体に負担をかけます。必要に応じて十分な休息と睡眠を取って、体を回復させてください。

▶ **太陽から自分を守る**

帽子や保護着を着て紫外線を避け、常に日焼け止めを塗ってください。

▶ **定期的に運動をする**

健康全般を促進することに加えて、運動は発作からの回復を助け、心臓疾患になる機会を減らし、うつ病と闘うのに役立つ可能性があります。

▶ **禁煙する**

喫煙は冠状動脈疾患につながる可能性があります。狼瘡患者にとって、喫煙は心臓を損傷するリスクを大幅に増やす可能性があります。

▶ **薬物治療に頼る**

医師はNSAIDまたはアスピリン、抗マラリア薬、コルチコステロイド、免疫抑制剤を処方する場合があります。

注意：Warning

食物と薬物の相互作用

狼瘡患者が服用する薬の中にはさまざまな食物と相互作用するものがあります。以下の食物に注意してください。

・グレープフルーツ：ほとんどの狼瘡患者に対して一般的に推奨されますが、強力な免疫システム抑制剤であるシクロスポリンを服用している場合、グレープフルーツやグレープフルーツジュースを飲まないようにしてください。グレープフルーツは体のシクロスポリンを吸収する能力を劇的に上げ、強い毒性になります。

・ナトリウム：コルチコステロイドを服用している場合、塩分を減らしてください。水分滞留を増加させ、ステロイド誘発の高血圧に起因します。

年齢と段階
妊娠と授乳

妊娠中と授乳期は、女性の生涯のうちで最も良い栄養状態が必要な時期です。したがって、できれば妊娠しようとする前に食習慣を見直す必要があります。痩せすぎの女性は低出生体重児が生まれるリスクがあり、その反対に太りすぎの女性は妊娠性糖尿病や特大の乳児が生まれるリスクが高くなります。小さすぎ、あるいは大きすぎの乳児のお産は呼吸器疾患など、深刻な病気になるリスクがあります。

また、妊娠初期の3カ月間のアルコールは胎児に最も害を与えます。この時期はアルコール摂取を止める必要があります。胎児性アルコール症候群は知的障害、顔や心臓の先天性異常、小頭症、および発育遅延を引き起こすことがあります。

> **都市伝説：Old School**
> 1日にグラス1杯のビールは母親の母乳の供給を増やします。
>
>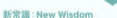
>
> **新常識：New Wisdom**
> ビールやアルコールは母乳の生成を促進しません。授乳中はソフトドリンクだけにしてください。

妊娠中：自分の分だけ食べる ─ 2人分はいりません

平均体重の女性の妊娠中の推奨体重増加は、約11〜16kgです。もともと痩せすぎの女性は18kg程度の体重を増やす必要があるかもしれませんし、太りすぎの女性は6.8〜11kg以上増えないようにアドバイスされるかもしれません。ただし、肥満の女性でも、妊娠中は体重を減らそうとするべきではありません。ダイエットをした場合、胎児を数多くの危険にさらすことになります。ほとんどの女性は、妊娠後期の6カ月間は正常な胎児の成長をサポートするために毎日の食事に約300キロカロリー加える必要があります。この量は「2人分食べる」という言い習わしにも関わらず比較的少量です。妊娠中に食べるときはこれらのガイドラインに従ってください。

タンパク質を減らさない

妊娠していない平均的な女性には1日に約50〜60gのタンパク質が必要ですが、ほとんどの女性はそれ以上食べています（訳注：アメリカの場合）。したがって、妊娠中や授乳期間中により多くのタンパク質が必要というのは事実ですが、無理にタンパク質の摂取量を増やす必要はありません。ただ、減らさないように注意してください。そして、肉を食べる場合はできれば赤身肉にしてください。良質なタンパク源には、赤身肉、鶏肉、卵、チーズ、そして穀物と豆類の組み合わせが含まれ、またそれらはその他のビタミン類やミネラルも含んでいます。

カルシウムの摂取を増やす

出産適齢期の女性は1日に1,000mgのカルシウムが必要です（妊娠している十代の女性はさらに高い1,300mgの摂取が必要です）。多くの女性は十分なカルシウムを摂取していないため、妊娠する前からカルシウムの豊富な食物の摂取を増やすとよいでしょう。カルシウムは、まだ骨密度が増えている30歳以下の女性にとって特に重要です。1カップ（237mL）のスキムミルクには約300mgのカルシウムが含まれており、推奨量1,000mgのほぼ1/3に相当します。28gのチーズには約200mg、そして1/2カップ（118mL）のヨーグルトには約230mgのカルシウムが含まれています。乳製品を食べない場合は、同量のカルシウムを2カップ（473mL）のベークドビーンズ、113gの缶詰めの骨付きサーモン、3カップ（710mL）の加熱したブロッコリー、2/3カップ（156mL）の豆腐、あるいは177mLのアーモンドから摂取できます。医師にカルシウムサプリメントを勧められた場合は、吸収を増加し、腸の不調を減らすために食事と一緒に摂取してください。

鉄分の摂取を（ほぼ）2倍にする

女性の鉄分必要量は18mgですが、妊娠中には27mgとほぼ2倍の量となります。鉄分を多く含む食物には牛肉、魚、鶏肉、栄養が強化されたパンやシリアル、豆類、卵、ドライフルーツ、そして緑色の葉野菜が含まれます。動物性製品に含ま

れるヘム鉄は植物や卵に含まれる非ヘム鉄よりもさらに効果的に吸収されます。オレンジジュースなどのビタミンCが多く含まれているものと一緒に鉄分の豊富な食物を食べることで、非ヘム鉄の吸収を増やすことができます。バランスの良い食事をしていても、1日約12〜15mgの鉄分しか摂取できません。そして妊娠が始まるときに女性の鉄分の貯蔵が低い場合は、貧血になるリスクがあります。ほとんどの女性は妊娠期間中に鉄分のサプリメントを取る必要があります。これらのサプリメントは食間に、コーヒー、お茶、スキムミルク以外の液体で摂取すると最も良く吸収されます。

確実に葉酸を十分摂取する

十分な葉酸は、脳や脊髄に関与する出生異常の防止に効果があります。1日当たりの葉酸推奨摂取量（RDA）は、妊娠していない女性に対して400mcg（マイクログラム）が提唱されていますが、妊娠中には600mcgに増え、さらに授乳期には500mcgに変わります。葉酸の摂取に対して最も重要な時期は妊娠初期の4〜6週間で、胎児の中枢神経系が形成される時期です。妊娠を計画している女性には、主治医は一般的に妊娠前にサプリメントを摂取することをすすめます。望ましい栄養源には緑色の葉野菜、オレンジジュース、レンズ豆、エンドウ豆、その他の豆、アスパラガス、レバー、栄養が強化された小麦やパスタが含まれます。

食物繊維を増やす

妊娠中は便秘になりがちですので、少しの食物繊維を加える良い時期です。たくさんの果物、野菜、そして全粒穀物を食べ、たくさんの液体を飲んでください。

カフェインを減らす

ある研究によると、1日に200mg以上のカフェインを摂取した妊娠している女性は、流産のリスクが2倍になることが分かっています。いくつかの研究では高レベルのカフェインは受胎を遅らせることがあると示唆しています。一方、他の研究ではカフェイン摂取と出生障害または未熟児の関係性を見つけることはできていません。念のため、カフェインの摂取を1日300mg以下に制限してください。1カップ（237mL）のフィルタードリップコーヒーには約200mgのカフェインが含まれており、1カップ（237mL）の黒茶には約100mgが含まれています。カフェインの許容量については医師に相談してください。

毒素を避ける

水銀は毒性が確認されている環境汚染物質です。妊娠している女性や妊娠予定の女性はキングマッケレル、アマダイ、サメ、メカジキ、新鮮なマグロは避ける必要があります。また、私たちの環境に蔓延しているリステリア菌は、特に妊娠中の女性にとっては危険で、流産を引き起こすことがあるので、汚染の可能性がある食物は避けてください。リステリア症を引き起こす疑いがある食物を以下に示します。

- ホットドッグやランチョンミート、加工肉・成型肉など、蒸気が出るくらい熱く再加熱したもの、または、加熱が71℃以下のもの
- フェタ、ブリー、カマンベールなどのソフトチーズ（特に低温滅菌さていないもの）、ブルーチーズ、クエソ・ブランコ・フレスコなどのメキシカンスタイルのチーズ
- 燻製したシーフードに加えてパテまたはミートスプレッド、調理された料理に含まれる成分
- 生、あるいは低温滅菌されていない粉ミルク、または低温滅菌されていない粉ミルクを含む食物

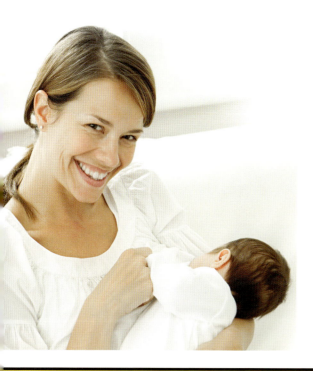

・生の肉、魚、鶏肉、卵、低温滅菌されていないサイダー

授乳中：健康的な習慣を維持する

　授乳は乳児が健康的に育つために正しい量の栄養素を提供し、母親が妊娠前の体重に戻るのを助け、そして母親と乳児の両方を病気から守ります。それに加えて母親と乳児の素晴らしい思い出を作れる体験です。授乳中は鉄分の摂取を1日9mgに元に戻しますが、カロリーは減らさないでください（※訳注：日本人女性は鉄不足が多いため、授乳中の鉄摂取を減らす必要はありません）。

　実際、ほとんどの女性は十分な母乳供給を確実にするために1日当たり500キロカロリー余分に必要です。たくさんの水を飲み、アルコールやカフェインを減らし、水銀や農薬のような汚染物質に注意して健康的な種類の新鮮な食物を食べてください。出産前のビタミン類は、特に、カルシウム、ビタミンDおよびDHAの栄養的な溝を埋めるのに役立つかもしれません。

　授乳を止める時期は個人の判断によるところが大きく、数週間や数カ月で乳児を離乳させる母親もいれば、1年またはそれ以上続ける母親もいます。母乳の適切な代替となるのは市販の乳児用粉ミルクです。これは母乳と同等の栄養素を含んでいますが、母乳の独特な恩恵の一部が欠けています。

結論

・妊娠中、体重は徐々に増やし、「2人分食べる」という言葉を信じないでください。
・妊娠中、タンパク質、鉄分、カルシウムの摂取量を増やしてください。
・葉酸は必須栄養素で胎児の健康的な発育を助けます。
・妊娠中、カフェインの摂取を減らしてください。

年齢と段階
乳幼児

　新米のお母さん、お父さんは、おそらく初期の育児において他のどの側面よりも「乳児の食」について心配しています。乳幼児が十分食べたかどうやって分かるの？　食べすぎ？　乳幼児にビタミン類を与えるべき？　固形食はいつ始めるの？

　親たちは祖父母、近所の人、スーパーで会った知らない人にさえ、あらゆる人に質問をして、世間の人が子育てにおける食の答えをたくさん持ち合わせています。しかし、人に聞けば聞くほど、アドバイスは矛盾し、混乱と不安感情を与えます。まずは、深呼吸をして落ち着いてください。乳幼児が正常の早さで発育しているのであれば、十分食べているということと理解して安心してください。

　次に、これらの3つの段階のガイドに従ってください。

0～3カ月：母乳と粉ミルク
(訳注：「粉ミルク」は原書ではフォーミュラというアメリカで売られている液体ミルクを指す)

　ほとんどの乳児は4～5カ月で出生体重の2倍になり、1歳の誕生日までには3倍になります。個人差はありますが、母乳で育つ乳児は最初の1カ月、2～4時間おきに授乳します。専門家は「需要に応じた」授乳を推進しています。言い換えると、最初の4～5カ月間は、乳幼児がお腹が空いたときはいつでも授乳するべきだということです。中には眠い、あるいは食べることに興味がない乳児もいます。少なくとも1日に6～8回授乳していない乳児には、さらに多く母乳を飲むように刺激する必要があるかもしれません。規則的な便と1日に6回以上のおむつ交換をする乳児は、十分食べられていると考えても良いでしょう。以下に、出生後の数カ月に適切な栄養素を確保する方法を示しています。

より良い健康のために母乳で育てる

　母乳は満期出産乳児に対する最適な健康、発育をもたらすための最良で最も完全な食物を提供します。実際、世界保健機関（WHO）は健康な満期出産乳児は月齢6カ月まで母乳単独で育てられるべきだと推奨しています（未熟児や出生体重が少ない乳児は母乳に加えて特別な粉ミルクが必要になるかもしれません）。数日間しか母乳で育てられなかったとしても、与える価値はあります。初乳は出産後最初の数日の分泌される乳汁で、抗体が豊富に含まれており、乳児の感染に対する抵抗を増やします。

ビタミンDと鉄分の補給

　アメリカとカナダでは、母乳で育てられる乳児に対して食事から十分な量のビタミンDが摂取できるまで、ビタミンD（400IU）の毎日の補給を続けるべきであると推奨されています。

代替としての哺乳瓶

　アメリカ人女性の半分は少なくとも最初の数週間は母乳で育てますが、多くの母親は哺乳瓶を選択します。市販されている乳児の粉ミルクは必須栄養素を提供します。そして、製造者の指示に従って使った場合、乳児はすくすくと育ちます。鉄分が強化された粉ミルクを選んでください。消化

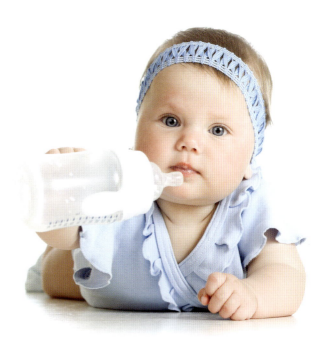

するのが困難でアレルギー反応を引き起こす場合があるので、1歳以下の乳児には普通の牛乳は与えないでください。ほとんどの粉ミルクに含まれる牛乳は消化しやすいように改良されています。この予防措置にも関わらず、中には大豆または米の粉ミルクを必要とするかもしれない乳児もいます。

哺乳瓶は滅菌し、古い粉ミルクは捨てる

哺乳瓶で育てるのは母乳で育てるより多くの作業を要します。哺乳瓶、乳首、そしてその他の部品は滅菌しなければなりません。中には事前に混ぜてある粉ミルクもありますが、その他は濃縮されているものや、粉状のものがあり、滅菌水と混ぜ合わせなければなりません。事前に混ぜた粉ミルクは冷蔵庫に入れる必要がありますが、24時間以上はもちません。24時間を超えたものは捨ててください。乳児が飲んだ後、哺乳瓶に残った粉ミルクは捨ててください。そうしないと、哺乳瓶の穴から微生物が入り込んで汚染される可能性があります。

ヒント：Quick Tip

歯科健康を早期に実践する

母乳を与えているときや哺乳瓶をくわえているときに乳児が眠らないようにしてください。寝てしまうと、粉ミルクが口の中に溜まり、その中に含まれる糖質（ラクトース）が広範囲の虫歯を引き起こす可能性があります。授乳の最後に少しの水を与えることで、残っている粉ミルクを口の中から洗い流してくれます。歯茎と生えてきている歯はガーゼでくるんだ指で優しく拭きましょう。

4〜6カ月：固形食

固形食を始める特定の年齢はありませんが、ほとんどの乳児は4〜6カ月が妥当なところです。始めるのが早すぎると消化系がまだ固形食を処理できないため、有害となる可能性があります。また、早期に固形食を導入すると、食物アレルギーが発症するリスクが増えるかもしれません。母乳単独で育てられている乳児は、一般的に月齢5〜6カ月まで待ちます。その後、母乳だけでは乳児が正常な発育に必要とする十分なカロリーや栄養素が提供されない可能性があります。以下に固形食の開始方法を示します。

粉ミルクで始める

乳児はある程度お腹が空いている必要がありますが、空きすぎてはいけません。中には母乳または哺乳瓶で粉ミルクを数分間飲ませてから小さじ1杯、または2杯の少量の水気を含んだシリアルを与え、最後はまた粉ミルクで終わるというのを提案する専門家もいます。これを数回行った後、シリアルを始めることができ、それから徐々に粉ミルクの量を減らすにつれて固形の食物を増やします。

1年目の食物

出生後の初めの3カ月間は、母乳や粉ミルクに新生児が必要な栄養がすべて含まれています。本書には1歳以下の乳児に新しい食物を導入するにあたって一般に認められているガイドラインをまとめています。参考にしていただきたいですが、すべての乳児が同じではありませんので、結果的に時期が乳児によってかなり異なる場合があります。その時期がきたら小児科医に確認してください。

ゆっくり始める

1つの新しい食物を導入したら、次の新しい食物を始めるまで最低3日待ってください。もしあなたが、家庭で作った離乳食を使うならば、材料がしっかりとピューレにされることを確かめてください。ブランシリアルに加えて、オートミールと大麦、新鮮な野菜や果実のようないくつかの単一成分シリアルを試してみてください。乳幼児が1歳になるまでは、潜在的にアレルギーを起こす食物（卵、柑橘類、ピーナッツ製品など）を摂取するとアレルギーが遅延して発生する可能性があるため、家族にアレルギーがある場合は避けましょう。鼻水、異常な泣き方、下痢、またはその他のアレルギー反応など、乳幼児のあらゆる合図を見逃さずに、食物に起因していないか確認しましょう。

7〜12カ月：自分で食べる

ほとんどの乳幼児が、この時期に目や手、指が発達し、あらゆるものをつまんで自分で口に入れ

ることを始めます。同時に、歯が生え始めます。歯が生え始めたら、乳幼児用のビスケットまたはクラッカーを与えることで、自分で食べることを助け、物を噛むことにも慣れることができるかもしれません。乳幼児が自身に供給し始めることを手助けするためには、下記のガイドラインを参考にしてください。

一口大で与える

　固形物を与える際、乾燥しているシリアル、熟したバナナまたはモモ、加熱したニンジンとエンドウ豆、チーズ、パスタ、茹でた鶏肉などがあるかもしれません。すべての食物は、ある程度の大きさには切り分けられるべきですが、喉にひっかからないように十分に注意してください。乳幼児が食事をしているときは、絶対に目を離さないようにしてください。

椅子を引き上げる

　乳幼児が座ることができるようになったら、できるだけ高い椅子に座らせて、一緒にダイニングを囲ませます。食物はすりつぶしていたり、小さく切り分けられた別のものが必要でも、家族の一員として食事の時間を共有はできます。

　子供が与えられたスプーンを使わず、手で食べたがっても、失望してはいけません。この段階では、適切なテーブルマナーを学ぶよりも、家族と一緒に楽しく、そして自分自身で食べるという行動自体が重要です。両親や年上の兄弟が、良い例を見せれば、テーブルマナーは身に付くようになります。

> **都市伝説：Old School**
> 野菜は、野菜好きにさせるために、果物よりも先に乳幼児の食事に導入されるべきである。
>
>
>
> **新常識：New Wisdom**
> どんな順番で野菜や果物を赤ちゃんの食事に取り入れるかは、それほど重要ではない。

結論

- 母乳・粉ミルクは、6カ月未満の子供に必要なすべての必須栄養分を提供する。
- 母乳で育つ子供にはビタミンD補足が必要であるかもしれない。
- 規則的な便通があれば、子供は十分に食べている。
- 粉ミルクで育てられた子供は、鉄分の補給が必須である。
- 哺乳瓶と飲み口はしっかりと滅菌する必要があり、お湯で溶かしてから24時間が経過した物は、破棄する必要がある。
- 4〜6カ月までは、1週当たり1〜2種類の新しい食物を取り入れる。
- 乳幼児が座れるようになって、ある程度の固形物が食べられるようになったら、家族の食卓に座らせる。

1年目の食物

　生まれてから3カ月間は、母乳や粉ミルクに新生児が必要な栄養がすべて含まれています。以下の表は1歳以下の乳児に新しい食物を導入するにあたって、一般に認められているガイドラインをまとめたものです。参考にする必要はありますが、すべての乳児が同じではありませんので、結果的に時期が乳児によってかなり異なる場合があります。その時期がきたら、小児科医に確認してください。

1カ月目
母乳：体重を増やし、規則的な柔らかい便を作るのに十分な量。1日に6回以上のおむつ交換が目安。
粉ミルク：2〜4時間ごとに1回60〜118mLの量が目安。

2カ月目・3カ月目
母乳と粉ミルク：1回118〜148mLの量、1日に6回が目安。

ミルク、乳製品	シリアル、その他のデンプン質の物	野菜と果物	肉、肉の代替品	たまに食べる食物、避ける食物

4〜6カ月目
全摂取量：1日約887〜1,183mLの母乳または粉ミルク、それに加えて少量の新しい食物（小さじ1〜2杯（5〜10mL）から始めて徐々に増やす）を1日に2〜3回が目安。

ミルク、乳製品	シリアル、その他のデンプン質の物	野菜と果物	肉、肉の代替品	たまに食べる食物、避ける食物
1回148〜177mLの母乳または粉ミルクを1日に5〜6回。	鉄分を強化した単一成分の乳児用シリアル。			最初の1年は乳児のボツリヌス菌に関係するハチミツと卵アレルギーのリスクを減らすために卵の白身は避ける。

6〜9カ月目
全摂取量：1日約828〜1,064mLの母乳または粉ミルク、3回の食事ごとに60〜118mLのシリアルおよび／またはピューレ状のベビーフード。

ミルク、乳製品	シリアル、その他のデンプン質の物	野菜と果物	肉、肉の代替品	たまに食べる食物、避ける食物
1回177〜237mLの母乳または粉ミルクを1日に5回。	鉄分を強化した乳児用シリアル（穀物が混ざったものでよい）。 1日の摂取量：59〜118mLのデンプン質の物を3回の食事ごとに。	プレーンの調理した野菜を潰したもの。プレーンの柔らかい果物を潰したもの。 1日の摂取量：59〜118mLの果物や野菜を4回。	プレーンまたはピューレ状の牛肉、鶏肉、加熱した卵黄、潰した豆類やレンズ豆および豆腐。 1日の摂取量：14〜21gの分量を2回。	

9〜12カ月目
全摂取量：1日約591〜887mLの母乳または粉ミルク、1日に必要な750〜900キロカロリーを3回の食事と2回の軽食に分ける。

ミルク、乳製品	シリアル、その他のデンプン質の物	野菜と果物	肉、肉の代替品	たまに食べる食物、避ける食物
1回177〜237mLの母乳または粉ミルクを1日に3〜4回、ヨーグルト、チーズ、カッテージチーズ。	柔らかいパン、乾いた糖質なしのシリアル、クラッカー、調理したパスタと米。 1日の摂取量：1日当たり118〜177mL。	柔らかい一口サイズの調理した野菜、マッシュポテト、皮を剥いた柔らかい、熟した果物または缶詰めの果物。 1日の摂取量：1日当たり59mL。	ミンチまたはさいの目切りにした赤身の柔らかい肉、鶏肉、魚、柔らかい豆類またはレンズ豆、さいの目切りにした豆腐。 1日の摂取量：1日当たり57gの肉。	適量のバター（無塩）と少量のジャムをパン、トーストおよびクラッカーにのせても良い。ピーナッツバターは喉が詰まるため与えない。スパイスと香料も加えても良い。

年齢と段階
幼少期

　2〜20歳で、人間の体は継続的にそして劇的に変化します。筋肉はより強くなり、骨はより長くなり、身長は2倍以上になり、さらに体重は5倍程度に増加します。最も大きな変化は思春期に見られ、通常女子の場合は10〜15歳、男子の場合は12〜19歳の間に起こります。性的発育および成熟度はこの時期に起こり、その結果として驚くべき身体的変化が見られます。

　子供はすべての成長年齢に対してエネルギーが必要です。一般的に、2歳の子供は1日当たり1,300キロカロリー、5歳の子供は1,700キロカロリー、16歳の女子は2,200キロカロリー、そして16歳の男子は2,800キロカロリーが必要です。

　子供に必要な食事の量は身長、体格、性別そして活動レベルによって異なります。ほとんどの子供は、放っておいても自分に合った量を食べますが、子供たちが体に良い食物を選べる環境を準備しておくことは親の責任です。子供が食べたい、または必要とする量以上に多くの食物を無理矢理食べさせるという、昔からある罠に引っかからないようにしてください。今日的ではない「残さず食べる」という概念によって、食べすぎや体重の問題、あるいは特定の食物を大人になっても嫌いになるという状況につながる場合があります。初めに少量をお皿に入れるか、あるいは子供に自分で入れさせるとよいでしょう。

　り、食欲は低下します。その後、その子供がどの段階で、急激な成長を迎えるかどうかは、幼少期を通じてそれぞれ異なります。幼い子供がある日はガツガツ食べて、次の日に食物にあまり興味を示さないということは普通のことです。また、幼いときは、喉を詰まらせる危険がまだあります。喉に詰まるかもしれないクルミやその他の食物は与えないでください。健康的な食事に幼児を導くためにこれらの提案に従ってください。

少量の食事を数回与える

　生後1年で、子供は他の家族とほとんど同じ料理を食べることができるようになります。しかし、幼児はエネルギー必要量が高い割に胃が小さいので、1日に5〜6回の少量の食事または軽食が必要となります。幼児の軽食は食事の摂取を妨げないよう、計画してください。通常、約1時間半の間隔をあければ十分です。

食べものの好き嫌いを乗り切る

　幼児はしばしば食物の好みが偏ることがあります。例えば、白色または緑色のものすべてを除外するといったようなことがあります。そのような

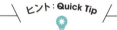

副料理長として子供を調理参加させる

野菜の皮をむく、サラダの準備をする、あるいはテーブルをセットするなど簡単な食事の時間の仕事を手伝わせることで、家族の食事に子供を巻き込むことができます。食事の時間が楽しいイベントになれば、子供たちは将来的に健康的な食事の習慣を実践するかもしれません。

幼児（1〜4歳）：食欲を調整する

　ほとんどの子供は、生後1年で成長率が遅くな

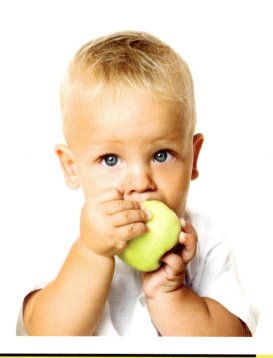

食物の好き嫌いの儀式は大抵が長続きしませんが、手に負えなくなると悩ましく、心配になることがあります。子供の気まぐれな好き嫌いに屈することなく、尊重しつつも妥当な代わりの食物を提供してください。

小学生の子供（5〜9歳まで）：バランスと多様性

　この時期の子供には多種多様食物が必要です。炭水化物（パン粉をまぶす、シリアル、果実、野菜）は、健康的な食生活の大部分にあたります。タンパク質を含む食物は、肉、豆類、魚、牛乳、大豆製品（豆腐など）が必要になります。牛乳は、カロリーを摂取する以外にも、ミネラル、およびビタミンの重要な供給源です。5〜9歳までは1日に2〜3杯の牛乳を飲みます（牛乳以外にも、チーズまたはヨーグルトなどの乳製品で摂取しても良い）。グリルしたりオーブンで焼いた食物は、フライパンで炒めたものより、脂質が少ないのでおすすめです。

良質な脂質を含む食事

　子供の成長のためには、一定の量の脂質が必要です。いくつかのビタミン（A、D、E、K）は、脂質のおかげで吸収することができ、二次性徴に欠かせないホルモンの生産に必要となります。ただし、脂質が必要とはいえ、幼児期に過度な脂質を吸収することは、肥満および多くの成人病をもたらす可能性があります。子供の脂質における推奨摂取量は、アメリカとカナダで同量の数値で定められています。子供は、総摂取エネルギーの30％の脂質を摂取し、その中で、飽和脂肪酸は10％に留める必要がある可能性があります。

鉄分を摂取する

　鉄分は正常な成長のための必須の栄養素です。しかし多くの子供は、鉄分が多い食物を摂取していても十分に吸収しきれていないところがあります。体に吸収しやすいヘム鉄を含んでいる食物は、卵、魚、鶏肉、およびシーフードなどです。豆類、種実類、ドライフルーツ、および黄色野菜は、鉄分は多いですが非ヘム鉄のため、十分吸収されません。子供は鉄分を十分含む各種の食物を食べるべきです。ビタミンCが豊富に含まれている食物は鉄分の吸収を良くしてくれます。

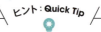

手軽な野菜

子供に野菜を食べさせるために、多くの親は奮闘をしています。しかし、野菜の色鮮やかで面白い見た目や音、食感をアピールすることで、子供に興味を持たせることができます。パリっと食べられる生のニンジンスティックや、ポリポリ音を立てる他の野菜を選んでみてください。代替品として、豆や他の野菜をすりつぶして作ったスパゲッティソースや肉の代わりにひよこ豆や切り刻んだ野菜（ズッキーニ、ナス）やきのこを入れたベジタリアンバーガーを作ってもよいでしょう。

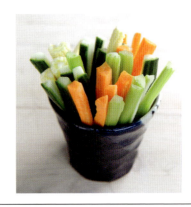

子供からティーンエイジへ（10〜16歳）：急成長のために燃料を補給する

　思春期に入ると、子供の食事パターンは変わります。ティーンエイジャーは、さらにエネルギーを必要とするため、多くの場合、食欲旺盛になります。思春期の子供には、二次性徴を開始するためより多くエネルギーが必要となります。それは、筋肉を築くための脂質とタンパク質、骨を構成するために、タンパク質、カルシウム、リン、およびビタミンDが不可欠です。また、家以外の、学校や別の場所において食事をする機会が増えます。そのような場合においても、子供たちは自らの健康に良いとされる食事を選択する必要があります。あるときは、良い選択をすることができないかもしれません。また、適切な栄養を維持する知識が不足していると、菜食主義者になることによってアイデンティティを確立することもあるかもしれません。

成長するための食物

子供が成長すると、必要な栄養上のニーズが変化します。また、いくつかの栄養素は男女間でもニーズが変わります。

下のチャートは、1〜18歳までの子供のための、一定の栄養分の規定食手当（RDAs）の概要です。

年齢		1〜3歳	4〜8歳	9〜13歳	14〜18歳
ビタミンA（mcg）	男子	300	400	600	900
	女子	300	400	600	700
ビタミンD（mcg）		5*	5*	5*	5*
ビタミンE（mcg）		6	7	11	15
ビタミンC（mcg）		15	25	45	65-75
ナイアシン（mcg）	男子	6	8	12	16
	女子	6	8	12	14
チアミン（mcg）	男子	0.5	0.6	0.9	1.2
	女子	0.5	0.6	0.9	1
リボフラビン（mcg）	男子	0.5	0.6	0.9	1.3
	女子	0.5	0.6	0.9	1
葉酸（mcg）		150	200	300	400
ビタミンB_6（mcg）	男子	0.5	0.6	1	1.3
	女子	0.5	0.6	1	1.2
ビタミンB_{12}（mcg）		0.9	1.2	1.8	2.4
カルシウム（mcg）		500*	800*	1,300*	1,300*
鉄（mcg）	男子	7	10	8	11
	女子	7	10	8	15
亜鉛（mcg）	男子	3	5	8	11
	女子	3	5	8	9

アスタリスク（*）は1日当たりの適量摂取（AI）を示しています。十分な証拠が必要平均量を推測するのに不十分な場合、RDAよりも「適量摂取」という言葉を使います。

肥満や摂食障害が思春期の子供を悩ますこともあるかもしれません。この時期は非常に敏感なので、思春期の子供がポジティブな自己像を維持するために、専門家の助けが必要になる場合もあります。以下に、ティーンエイジの健康を支えるガイドラインを示します。

健康な骨を作る

カルシウムは、思春期の健康な骨格を形成と、後に骨粗しょう症を防止するために重要な栄養素です。10〜16歳まで1日当たり3〜4杯の乳製品として、牛乳2杯（473mL）、チーズ（28〜57g、または2枚）、ヨーグルト3〜4杯（710〜946mL

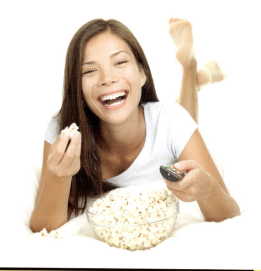

まで）が若者には必要です。もし思春期の子供が牛乳を飲んでいないならば、スムージー、強化された大豆の飲み物、サンドイッチのチーズ、またはチョコレート味の牛乳を試してみてください。

代替品を重視する

思春期の子供は、しばしば脂質、砂糖、塩分がたくさん入った軽食を好みます。例えば、ポテトチップ、フライドポテト、ハンバーガー、ホットドッグ、ピザ、キャンディなどです。これらはナトリウム値が高く、カロリーと栄養のバランスが悪いです。これらはたまには別のものに簡単に置き換えることを教えてあげましょう。例えば、それらの代わりに、子供に、グリルチキンにパン粉をまぶしたもの、脂質が少ない肉のサンドイッチ、またはベジタリアンピザのスライスなどを食べるように伝えましょう。

健全な軽食を並べて置く

自宅では、ビタミンミネラルおよびタンパク質が豊富で、砂糖、脂質、塩分が低い軽食を提供することで思春期の子供を栄養上の危険から守ることができます。フレッシュフルーツ、ドライフルーツ、生のジュース、生野菜、種実類、チーズ、全粒粉のクラッカー、ポップコーン、ヨーグルトなど、健康に良い軽食食物を準備しておくとよいでしょう。これらの食材をキッチンやテーブル常備しておくことで、あなたの手で彼らの健康を上手く守ることができます。

コラム：Column

肥満

アメリカでは、かなり多くの子供が肥満（平均体重の20％以上あるとされる子供）または、体重過多になっていると言われています。体重過多の子供は将来的に体重過多の大人に成長する可能性があります。

体重過多の子供が成長した結果、高血圧、高いコレステロール、2型糖尿病、さらにいくつかのがん、不定愁訴、および整形外科の問題にさらされる可能性があります。子供を健全な体重に引き留めるために、彼らにはより多くの果実、野菜を与え、毎日最低60分の運動をすることを推奨します。さらに、ポジティブなボディイメージを養育することが大切です。

結論

- 子供が真似をするための良い食事の例を見せてあげましょう。食事時間を共有し、同じ健康的な食品を食べましょう。
- 甘い物や脂質が多い食物で、軽食を摂ることをやめさせましょう。間食として子供が食べるように、多くの健康的な食品（果実、生の野菜、低脂肪のクラッカー、ヨーグルトなど）を準備しておいてあげましょう。
- どれくらい食べさせるかを決めるときに、できるだけ子供の自然な食欲を尊重するようにしましょう。

年齢と段階
高齢期

　現在、医学と健康に関する情報の普及で、65歳以上の高齢者の人口が世界中で増加しています。高齢者は自分の体の健康維持に対してとても熱心ですが、70代や80代になると、常に体に良いものを食べることはそう簡単ではありません。一人住まいの場合は、特にそうです。料理を作ってくれる家族がいなかったり、家族がいても食事の時間が合わなかったりすると、チップスや冷凍ディナーに手を伸ばして空腹を紛らわすことは、バランスの取れた食事をするよりも、さらに便利な方法と思えるかもしれません。しかし、言い訳はやめましょう。歳を取ると、骨粗しょう症、糖尿病、および心臓疾患などの消耗性疾患と闘うのに役立つ健康的な食習慣はさらに重要になってきます。ある研究では高齢者の半分程度の健康問題は、貧しい食事と関連しています。その点を考慮して、正しく食事し、体に良いものを摂取し、必要とする健康を促進する栄養素をそれほど努力しなくても摂れるようにいくつかの簡単なアドバイスをまとめました。

お皿を彩る

　明るく美しく見えて、新鮮で健康的な食物をのせたお皿を作ることで夕食の時間を活気づけてください。良い食習慣は心臓疾患のリスクを減らし、血圧やがんのリスクを下げ、視力を守るなど、多くの効果があります。体は1日に少なくとも5杯分は果物と野菜を必要としています。

メニューにスパイスを加える

　食物が昔よりも味が薄く感じられるのは、おかしいことではありません。なぜなら、嗅覚や味覚は高齢になると徐々に薄れていくため、今までおいしいと感じていたものが味気ないものに感じることもあります。それによって食べる意欲が低下

量を減らし、それらのカロリーを数える

　歳を取るにつれて、代謝が悪くなるため（お腹周りの余分なしつこい数センチの脂肪が最初のきっかけだったかもしれません）、1日にそれほど多くのカロリーを摂取する必要はありません。

　しかし、食べる量は少ない反面、健康に良い食事にする必要があります。食事には必須栄養素がたっぷり含まれていなければなりません。特に高齢者にとって重要なのはカルシウム、ビタミンD、B_{12}、タンパク質および食物繊維です。研究によると、食事の量が少ない人はより健康的な体重を維持するだけでなく、フリーラジカルの損傷も少ないので実際に長生きするということが分かっています。

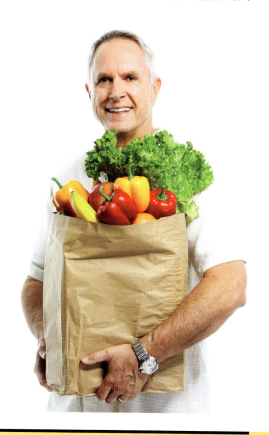

してしまっても、何も良いことはありません。

残念ながら、塩分を加えると血圧が上昇するだけで、望ましくないです。その代わりに、スパイスと香料をクリエイティブに使ってみましょう。朝のオートミールにシナモンを、野菜スープにニンニクパウダーや乾燥バジル、ベークした鶏の胸肉からローストしたジャガイモまですべてにオレガノ、タイム、ローズマリー、セージなどのハーブを加えることができます。

赤身肉と鶏肉を減らす

日本人、特に沖縄県に住んでいる人は世界で最も寿命が長いということで知られています。その秘訣は、健康的な穀物、野菜、魚および大豆をたくさん含んでいながら、牛肉、鶏肉および乳製品はあまり含まない食事です。同様に、菜食主義の食事に従っている特定の宗教の人々もまた寿命が長いようです。

その理由については、次のように考えると納得できるかもしれません。赤身肉と鶏肉を少量だけ食べる人は通常体重が少なく、悪い脂質をほとんど摂取しておらず、抗酸化物質を多く含む野菜や果物を食べています。

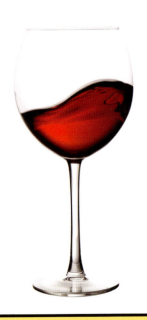

1日にグラス6〜8杯分の液体を飲む

水は身体に良いため、もっと頻繁に飲まなければいけないということは分かっていますが、さまざまな理由から高齢者が水分を補充するのを忘れてしまうことが多くあります。高齢になると膀胱の問題で、10分おきにトイレに行かなくてもよいように、たくさんの水分を摂取したくない人もいます。さらに、喉の渇きに対する敏感性も減退するので、身体が水分を必要としているときに気づかないかもしれません。

これらの問題は脱水状態になりやすくし、めまい、疲労、混乱を引き起こす可能性があります。また、便秘や腎臓病の起因となることもあります。したがって、1日に最低グラス6〜8杯の液体を必ず飲むようにしてください。家の中で持ち運びができ、車の中にも持ち込めるため、水分の補充がより簡便にできる再補充可能なBPAフリーのペットボトル水ボトルを2〜3本用意しておいてもよいかもしれません。

カクテルを飲む

健康的な食事の際に、良質のワインや冷たいビールがあれば、さらにもっと楽しくなるでしょう。

食事の際に少量のお酒を飲むことは実際に消化を助けます。また、研究によると、赤ワインはレスベラトロールという成分のおかげで強力なアンチエイジング効果があるということが分かっています。もちろん、飲みすぎは体に良くありませんので、グラス1杯で十分です。さらに、医師に相談してアルコールが現在服用している薬とマイナス作用を起こさないかを確認してください。

高齢者にとって最も体に良い食物

次の食物を毎日の食事に取り入れるよう心がけてください。

ホウレン草

カルシウムは骨を健康に保ち、骨粗しょう症を防ぐのに不可欠です。多いと感じるかもしれませんが70歳以上の方は1日に少なくとも1,200mgは取りましょう。幸いにもカルシウムは、ホウレン草のような緑の葉野菜など、多くの健康的な食物に含まれています。加熱したホウレン草1カップ分（237mL）には250mgのカルシウムが含有しています。

牛乳

体がカルシウムを吸収するために日常的にビタミンDを供給する必要があります。しばしばビタミンDは日光を浴びることで得ることができますが、あまり外に出ない人は他の方法でビタミンDを得る必要があります。牛乳にはビタミンDが加えられていますので、1日にグラス1杯か2杯の牛乳を飲むと、必要な量のビタミンDを摂取することができます。

サーモン

魚の油に含まれるオメガ3脂肪酸は高齢者の方にとってはまさに若さの泉のようなものです。オメガ3脂肪酸は心臓発作を防ぐだけでなく、黄斑変性症と失明のリスクも下げ、さらにアルツハイマー病からも身を守ってくれます。研究者たちはサーモンやマス、サバ、イワシ、ニシンのようなオメガ3脂肪酸が豊富ですが水銀を少量しか含んでいない魚を週に2、3回摂ることを推奨しています。

ベリー

近年の研究で、ブルーベリーやストロベリーは実際に高齢者における精神的退化を遅らせるということが分かりました。ベリーに豊富に含まれているフラボノイドは、認識機能障害となる器質化炎症を減らす強力な抗酸化作用を持っています。

豆類

豆類には悪玉コレステロールや血糖値を下げ、さらに便秘を和らげる働きをすることで知られている水溶性繊維が含まれています。歳をとるにつれて消化器官の働きは遅くなるので高齢者の方は消化器官の働きを促すためにより多くの繊維が必要となります。豆は繊維に加えてタンパク質やビタミンBが豊富に含まれており飽和脂肪酸がすくないことから、ベジタリアンの方の食事に多く含まれています。

全粒穀物

他の繊維が多く含まれている食物である全粒穀物には心臓疾患や糖尿病、メタボリックシンドローム、がんを防ぐという健康効果もあります。主治医に体重を減らすように言われている方は全粒粉パンや全粒粉クラッカーを試してください。これらは美味しく健康的に痩せるのに最適な食物です。

カンタロープ

カリウムを豊富に含むカンタロープは高齢者にとって理想的な食物です。これらは血圧を下げるだけでなく、筋力をつける手助けともなります。

結論

- 高齢者は糖尿病やがんのような衰弱性疾患を防ぐために、より食事に気をかける必要があります。
- 高齢者は食べる量を減らしつつも、必ず十分な量の重要栄養素を摂るようにしてください。
- 特に高齢者にとって重要な栄養素としてはカルシウムやビタミンD、B_{12}、タンパク質、繊維などがあります。
- 体が円滑に機能するように1日にグラス6〜8杯の水を飲み、体を十分に潤わせた状態を保ってください。

GLOSSARY

用語集

脂肪細胞
Adipocyte – 含脂肪細胞。

アフラトキシン
Aflatoxin – カビから生成される毒の一種で主にピーナッツ、綿の実、トウモロコシに産生する。

アホエン
Ajoenes – ニンニクに含まれるフィトケミカルで、LDL（悪玉）コレステロールを下げる。ある研究によると、抗凝固剤、抗ガン剤や抗真菌剤としての作用を有する。

アルブミン
Albumin – 多くの動物や植物組織に存在し、熱により凝固する。ヒトの血液中に占める重要なタンパク質。

アリシン
Allicin – ニンニクを潰したり、切ったりした時のにおいの元となる化合物で、LDL（悪玉）コレステロール値の軽減に役立つ。アリシンはニンニクの刺激臭の原因であり、多数の硫黄性化合物を生成し、抗菌力を併せ持つ。

二硫化アリル
Allyl sulfides – ニンニク、タマネギ、ネギと同じ特徴を持つ食物に含有する硫黄化合物。心臓病へのリスクを低下させ、免疫力を高め、抗がん作用の可能性を調査中である。

アルファカロテン
Alpha-carotene – ベータカロテンと同様で、アルファカロテンは抗酸化カロテノイドであり、ビタミンAの前駆体と言われている。アプリコット、ニンジン、カボチャ、サツマイモに含まれる。

アルファリノレン酸
Alpha-linolenic acid – 健康に良い結果をもたらす重要な脂肪酸であり、体内では生成されないため、食品から摂取しなければならない。アルファリノレン酸は細胞膜のメンテナンスに重要で、炎症抑制系の生理活性物質が生成される。EPA（エイコサペンタエン酸）とDHA（ドコサヘキサエン酸）の2つのオメガ3脂肪酸に変換され、キャノーラ油、大豆油、アマニやクルミに含まれる。緑色の葉もの野菜にも少量含まれている。

アミノ酸
Amino acids – タンパク質の構成単位。人間が成長し機能するには20種類のアミノ酸が必要であり、食事によって摂取しなければならない9種類のアミノ酸を必須アミノ酸と呼び、残りの11種類は体内で合成できる。

アントシアニン
Anthocyanins – 特定の果物や野菜に含まれる赤や青の色素の原因となり、抗腫瘍、悪玉コレステロール値の低減、血栓症予防に対して可能性のあるフラボノイドである。リンゴ、ブルーベリー、さくらんぼ、クランベリー、カシス、赤ブドウ、ブドウ、プラム、ザクロに含まれる。

抗原
Antigen – 免疫反応で、人体を刺激し防御する異物質。

抗酸化物質
Antioxidant – 正常な細胞から電子を奪い取り、その過程でダメージを与えるフリーラジカルからの損傷を減らすことのできる物質。抗酸化物質は失った電子を元に戻すことができる。一般的な抗酸化物質は、ビタミンC、ビタミンE、ベータカロテン、ルテイン、リコピン、アントシアニンやイソフラボンがあり、多くの果物、野菜、種実類に含まれている。抗酸化物質は心疾患、がん、認知症、黄斑変性症などの多くの病気に効果的である。

動脈硬化症
Arteriosclerosis – 動脈壁が硬くなった状態。

バクテリア
Bacteria – 空気中、食品、土や人間など、生き物から発見される微生物。善玉菌は感染症を防ぎ、特定のビタミンを合成する一方、悪玉菌は病気を引き起こす。

基礎代謝量
Basal metabolic rate – 生命維持に必要な、1日の必要量エネルギーのこと。

ベータカロテン
Beta-carotene – ベータカロテンはカロテノイド群の一員で、強力な抗酸化力をもつ栄養素で、赤、オレンジ、黄色の植物性植物に含まれている（オレンジ色がクロロフィルによって隠された緑色野菜も同様）。体内ではビタミンAに変換される。アプリコット、ニンジン、芽キャベツ、葉もの野菜、ホウレン草、サツマイモ、カボチャに含まれる。

ベータグルカン
Beta-glucan – 水溶性の食物繊維で血中コレステロール濃度を下げる効果がある。オーツ麦、オーツ麦のふすま、大麦、玄米のふすまや椎茸に含まれる。

ベータシトステロール
Beta-sitosterol – 構造がコレステロールに類似した植物ステロールで、高コレステロールやがん治療に効果があるだけでなく良性の前立腺肥大（BPH）を防ぐことができる。アボカド、コーンオイル、米ぬか、種、大豆食品や小麦の胚芽に含まれる。

ビタミンB
B vitamins – 化学的にそれぞれの物質が連なっているわけではないが、多くのビタミンBは同じ食物の中で共存しており、多くは体内で密接に結合し機能しており、その他は酵素を助けることで機能している。ビタミンB群は、数字か名前、もしくはその両方で呼ぶことは知られているが、B_1はチアミン、B_2はリボフラビン、B_3はナイアシン、B_5はパントテン酸、B_6はピリドキシン、B_{12}はコバラミン、ビオチン、葉酸などと呼ばれている。

ホウ素
Boron – 骨を丈夫にするミネラルは、カルシウム、マグネシウムやビタミンDを使うための身体の能力を高めると考えられている。豆類や種実類に含まれる。

ブロメライン
Bromelain – パイナップルから生成される酵素で、ブロメラインは抗炎症や痛みを軽減する性質があると言われている。

カロリー
Calorie – 食物や体に必要な熱量の基本的な計量法で、1グラムの水の温度を1度上げるのに必要な熱量である。ただ1カロリーは非常に小さい値なので、大抵はキロカロリー (kcal=1,000cal) で表す。

カロテン
Carotenoids – 農産物にオレンジ、黄色、赤色などの特色を持たせる色素。これらには、強力な抗酸化物質があるので、心臓疾患のリスクの軽減や、ある特定のがんへの抗がん作用、白内障や黄斑変性のような変性眼疾患に効くといわれている。データによると、アルファカロテン、ベータカロテン、ベータクリプトキサンチン、ルテイン、リコピン、ゼアキサンチンなど600種類以上存在するといわれている。

カテキン
Catechins – 緑茶やその他の食物に含まれている強力な抗酸化物質。肝臓における脂質代謝を活性化する。

大腸菌
E.coli – Escherichia coliの省略。E.coliはバクテリアの数種類の名前であり、無害なものもあれば、いくつかの型は下痢や他の症状を引き起こす場合がある。E.coliの有害な型は、食物や水を介して動物や人に感染する。手洗いや十分な加熱、農産物をよく洗うことで二次感染の予防ができ、E.coliに関する疾患の予防に繋がる。

セルロース
Cellulose – 植物細胞壁の主成分の一つであり、この不消化炭水化物は不溶性繊維の重要な源である。

クロロフィル
Chlorophyll – 葉っぱや植物の緑色顔料であり、息をさわやかにするだけでなく、細胞へのDNA損傷を防止するのに役立つ。緑色の葉もの野菜、キウイフルーツ、パセリ、エンドウ豆、ピーマンに含まれる。

コエンザイム
Coenzymes – エンザイムとともに生物学的過程を促進する為に構成される。コエンザイムは、ビタミンを含み、体内で合成できる。

コラーゲン
Collagen – 線維状タンパク質。細胞と組織形成を同時に助ける。

相補的タンパク質
Complementary proteins – 主要なアミノ酸を一つかそれ以上不足しているタンパク質であるが、ペアになっているときは完全タンパク質を供給する。例えば、穀物は主要なアミノ酸、メチオニンは多いがリジンは不足している。リジンは、乾燥豆、ピーナッツやその他の豆に多く含まれているが、メチオニンは不足している。穀物と豆類を一緒に摂取すれば、十分なアミノ酸を吸収することができるだろう。

完全タンパク質
Complete protein – 必須アミノ酸すべてを含む食物。単一の食物の中に存在し、2つ、もしくはそれ以上の補足的な植物性植物から構築される。

複合糖質
Complex carbohydrates – 豆類、野菜や穀物に含まれる食物繊維やデンプンは複合糖質であり、それらを摂取することで心疾患の予防、血糖値の改善、下痢の軽減、不眠症の緩和に役立つ。果物、穀物、豆類、ジャガイモ、米に含まれる。

アブラナ科の野菜
Cruciferous vegetables – 花が十字架のように見えることから名づけられた植物科学物質を多く含む野菜で、抗がん作用があることが臨床実験で公表された。チンゲン菜、ブロッコリー、芽キャベツ、キャベツ、カリフラワー、ケール、カラシナ、大根、ルタバガ、カブ、クレソンに多く含まれる。

ディーエヌエー
Deoxyribonucleic acid (DNA) – すべての組織の基本的な遺伝物質。DNAは遺伝子の青写真であり、これらの特質は次の世代へと伝わっていく。

ドコサヘキサエン酸
DHA – オメガ3脂肪酸。DHAはすべての人間のライフサイクルに重要である。人間の脳組織の主要な基礎的要素と脳や網膜の灰白質の主要な構造上の脂肪酸であることから、DNAは脳と目の健康に必要不可欠である。研究によると、DHAは神経だけでなく心臓血管機能にも効果があると考えられている。体内にアルファリノレン酸からドコサヘキサエン酸に変換する酵素があったとしても、ニシン、サバ、イワシ、サーモンなどの油分と脂質が多い魚を口にすることでより直接効果的に摂取できる。

電解質
Electrolytes – 液体の中で結合、もしくは溶解させた際に電気を通すイオンに分離した物質。人間の体には、ナトリウム、カリウム、塩化物やその他のミネラルがあり、神経や筋機能、体の水分量、細胞や組織の酸・アルカリ平衡の調整に必要不可欠な電解質である。

エラグ酸
Ellagic acid – フェノール系の強力な抗酸化物質機能があり、がん細胞を死滅させる成分を含み、たばこの煙や大気汚染のような発がん性物質を中和することから、抗がん性を有しているのではないかと考えられている。エラグ酸は、リンゴ、アプリコット、ブルーベリー、ブドウ、ザクロ、クルミに含まれる。

エンドルフィン
Endorphins – 脳内で分泌される天然の鎮痛剤で、アヘンを主成分としたモルヒネと似た効果がある。

酵素
Enzymes – 体内で生じ、多くの化学反応を促進するタンパク分子。

エイコサペンタエン酸
EPA – オメガ3脂肪酸。エイコサペンタエン酸 (EPA) は、心臓血管や抗がん効果に関連しており、リウマチ性関節炎のような炎症状態の改善に役立つ。体内にアルファリノレン酸からエイコサペンタエン酸に変換する酵素があったとしても、

油分と脂肪分が多い魚を口にすることでより直接効果的に摂取できる。

アドレナリン
Epinephrine – 体がストレス状態に反応できるように準備をする、副腎髄質より分泌されるホルモン。

必須脂肪酸
Essential fatty acids (EFAs) – EFAsは食物からの摂取が必要な脂肪酸であり、細胞膜の形成、免疫機能の補助、ホルモンの生成を促進する。キャノーラ油、ニシン、サバ、サーモン、イワシ、マスなどの脂肪性の魚、アマニ油、ヒマワリの種、クルミ、小麦の胚芽に含まれる。

不溶性食物繊維
Fiber, insoluble – 植物の難消化性成分で構成され、排泄物に食物繊維を追加し排泄を容易にさせ、不溶性繊維は満腹感を促進させる。果物、野菜、ふすまや全粒粉の穀物に含まれている。

水溶性食物繊維
Fiber, soluble – 水溶性食物繊維は食物粒子の周囲にゲル状の塊を形成し、消化や吸収の速度を遅らせるだけではなく、コレステロールの吸収を抑える働きがある。コレステロール値を効果的に下げる2つの水溶性食物繊維があり、それはペクチン、ベータグルカンである。また、下痢症状の緩和や血糖値の調節を行う。リンゴ、大麦、豆類、レンズ豆、柑橘類、乾燥豆、アマニ、オーツ麦、オオバコに含まれる。

フラボノイド
Flavonoids – 強力な抗酸化物質であるフラボノイドは植物科学物質であり、心臓血管疾患のリスクの軽減やがんの進行を遅らせる。フラボノイドのフリーラジカル清掃能は血栓形成の抑制や天然の抗生物質として機能し、老化による記憶機能の低下を遅らせたり、血管を保護したり、免疫細胞の活性化に貢献する。一部の重要なフラボノイドの構成物は、アントシアニン、ヘスペリジン、イソフラボン、ケルセチン、レスベラトロールである。果物、穀類、茶、野菜、ワインに含まれる。

フリーラジカル
Free radicals – 代謝産物で、たばこの煙などの環境汚染の結果によっても形成される。不安定で、反応性がきわめて大きい分子。遊離基は酸化ストレス状態の原因となり、早期老化や多くの疾患の発症に関係があるとされる。

フラクトオリゴ糖
Fructooligosaccharides (FOS) – 難消化性の炭水化物。フラクトオリゴ糖は、体内の善玉菌を増やし、腸内細菌が作り出す有害菌の増殖を抑制する効果がある。アスパラガス、バナナ、ニンニク、キクイモ、タマネギに含まれる。

ゲニステイン
Genistein – エストロゲン様活性をもった強力なイソフラボン。ゲニステインはホルモンのバランスを整え、前立腺がんのようなホルモンに関係するがんへのリスクを軽減し、乳腺線維嚢胞症や月経前症候群を予防する。主に大豆製品に含まれる。

グルコース
Glucose – 体の重要なエネルギー源となる単体の糖（単糖）。グルコースの血中濃度は、インスリンを含むいくつかのホルモンによって調整されている。

グルテン
Gluten – 大麦、そば粉、オーツ麦、ライ麦、小麦に含まれるタンパク質。セリアック病を患う特定の人々は、グルテンに対する不耐症である。胃腸の副作用の経験からグルテンを含む食品を避ける必要がある。

グリコーゲン
Glycogen – グルコースとして肝臓と骨格筋で一時的に貯蔵され、必要な時にはまたグルコースに戻る。

ゴイトロゲン
Goitrogens – 多量の未加熱のゴイトロゲンの摂取は、ヨウ素の取込みを阻害し、甲状腺機能を低下させる。少量ではあるが、キャベツ、カブ、カラシナ、大根に含まれる。

ヘム鉄
Heme iron – 赤肉や豚、卵のような動物性食品に含まれているミネラルであり、ヘム鉄は植物性食品に含まれる非ヘム鉄より吸収率が約4倍高い。

ヘモグロビン
Hemoglobin – 鉄を含み酸素を運搬する赤血球。

ヘスペリジン
Hesperidin – 柑橘類の果実やジュースに含まれるフラボノイドであり、ヘスペリジンには毛細血管強化作用があるといわれている。

善玉コレステロール
High-density lipoproteins (HDLs) – 最も小さく比重が高いリポタンパク質のことで、細胞からコレステロールを取り戻し、体から排除するために肝臓に運ばれる。これらは善玉コレステロールと呼ばれている。HDLsの高血中濃度が高いことから、心疾患のリスクを下げるとされている。

果糖ブドウ糖液糖
High-fructose corn syrup – 果糖ブドウ糖液糖（HFCS）は炭酸水、パン、冷凍食品や多くの加工食品に含まれるブドウ糖からなる甘味料。研究によると大量の果糖を摂取すると心臓病、肥満などの多くの健康障害、心臓病、肥満に繋がる。HFCSは最も一般的な果糖の一つであり、病気との関連性に関しては証明されていない。しかし、ある研究では代謝障害や過食を促進させるため、多くの人々は副作用を懸念している。

ヒスタミン
Histamine – 体内の免疫防御機能であり、痒み、発疹やくしゃみといったアレルギー反応が起こると放出される化学物質。

ホモシステイン
Homocysteine – アミノ酸の一つであるメチオニンの代謝過程で生じる中間生成物。ホモシステインの増加と脳梗塞や心筋梗塞の関係が報告されている。

ホルモン
Hormones – 内分泌腺によって分泌される化学物質であり、成長、発達や生殖などの身体活動をもたらすシグナル分子のメッセンジャーとしての機能を果たす。

水素化
Hydrogenation – 多くの工場で行われている、液体油をより固形化する製造過程。この過程は保存可能期間を長くし、多くの焼き菓子や加工食品の安定性をもたらすが、LDLコレステロール（悪玉コレステロール）を上げるトランス脂

肪酸を生成し、HDLコレステロール（善玉コレステロール）をさげ、心臓病へのリスクを高める。

不完全タンパク質
Incomplete proteins – 1つか、それ以上の必須アミノ酸が不足している植物性食材のタンパク質。

インドール
Indoles – 部分的にブロッコリーや芽キャベツの強烈な味の原因となる。インドールはアブラナ科の野菜に含まれるグルコシノレート植物化学物質に分類され、抗がん効果のある酵素を誘導する作用があるといわれる。

インドール3カルビノール
Indole-3 carbinol – グルコシノレート植物化学物質群であり、インドール3カルビノールはブロッコリーやその他のアブラナ科の野菜に特に多く含まれている。乳がんなどのホルモン依存性のがんに対する効果があるといわれる。

インスリン
Insulin – 膵臓で作られるホルモンであり、糖質代謝の制御をする。インスリンは肝臓や筋肉、脂肪組織で作用し、血液中のブドウ糖を取り込む。2型糖尿病に繋がるインスリン抵抗性は、インスリンが血糖値を下げるという点で効果的でなくなる時に起こる。

イソフラボン
Isoflavones – 主に大豆食品に含まれ、植物性エストロゲンの主要な種類であり、軽度のエストロゲン様活性を持った植物由来の化合物である。ゲニステインとダイゼインは最もよく知られているイソフラボンである。大豆イソフラボンは、研究中ではあるが、更年期症状を和らげ、骨粗しょう症による骨折の予防やアルツハイマー病、高コレステロール、乳がんや前立腺がんなどのホルモン依存性のがんに効果があるといわれる。

ケトン
Ketones – 潜在的に毒性があり不要な物質でエネルギーを供給するために脂肪酸を燃焼し生成される。

レシチン
Lecithin – レシチンは、生体膜とリポタンパクのリン脂質成分であり、天然の乳化剤として胆汁中のコレステロールを一定に保つ。肝臓で合成されるため、必要不可欠な栄養素ではない。

レンチナン
Lentinan – シイタケから抽出した多糖（多糖体を精製した複合物）。免疫力の増強、がん抑制、高血圧、高コレステロールの改善に有効である。

リグナン
Lignans – 軽度のエストロゲン様活性として働く植物性エストロゲン。抗ガン効果、月経前症候群の症状緩和、骨粗しょう症の予防に効果がある。アマニ、大豆食品、穀物に含まれる。

リモネン
Limonene – レモン、ライム、オレンジに含まれる植物化学物質。効能については現在調査中であるが、肺がんに対する予防効果があるとされている。

リノール酸
Linoleic acid – オメガ6脂肪酸のひとつ。

リノレン酸
Linolenic acid – オメガ3脂肪酸のひとつ。

脂質
Lipid – 水素、炭素、酸素からなる脂肪化合物で、脂質は不溶性物質である。脂肪、脂肪酸、コレステロール、油、ワックスに含まれる。

リポタンパク
Lipoprotein – 脂質とタンパク質が結合したもので、血液の流れにのってコレステロールを運ぶ。主要な種類は、高比重リポタンパク（HDL）、低比重リポタンパク（LDL）、超低比重リポタンパク（VLDL）である。

悪玉コレステロール
Low-density lipoproteins (LDLs) – コレステロール含有量が多く、悪玉と呼ばれることもあり、リポタンパクはコレステロールを運ぶ。量が多すぎると血管の壁に蓄積し、アテローム性動脈硬化や心臓病が起こりやすくなる。

ルテイン
Lutein – ルテインはカルテノイドの一種である天然色素であり、黄斑変性や白内障を予防する効果がある。トウモロコシや卵黄だけでなくコラードの若葉、ケール、ホウレン草、クレソンなどの緑色葉野菜に含まれる。

リコピン
Lycopene – 強力な抗酸化物質で多くの食材を赤色に着色する。トマトやトマト製品に豊富に含まれている。研究では前立腺がん、肺がん、心臓疾患予防に効果があるとされる。

主要栄養素
Macronutrients – 3大栄養素である炭水化物、タンパク質、脂質のことでエネルギー産生栄養素と呼ぶ。食事の大半を占め、健康な体を作り、うまく機能するために主要栄養素と調和して機能する。

代謝
Metabolism – 体の身体的、化学的な過程を表す総称であり、食物からエネルギーを得るなどの生活の質を維持するために必要とされる。

必須微量栄養素
Micronutrients – 食品から摂取する微量ながらも必要とされるビタミン、ミネラルは微量栄養素として知られるノンカロリーの必須栄養素であり、標準的な成長、発達、健康を維持する為に重要である。微量栄養素は生命に必要な化学反応を促進、調整し、微量栄養素からのエネルギーの抽出、神経興奮の伝達、感染症予防などのすべての生体過程に関与する。

モノテルペン
Monoterpenes – リモネンを含む植物化学物質の一群であり、モノテルペンは研究中ではあるが、発がん物質の解毒、がん細胞増殖の阻止、コレステロール値の改善に効果がある。さくらんぼ、柑橘系の果物、キャラウェイ、ディル、オランダハッカに含まれる。

一価不飽和脂肪酸
Monounsaturated fat – オリーブ油、キャノーラ油、ピーナッツ油、一部のマーガリン、アボカド、種実類に含まれる心臓に良い一価不飽和脂肪酸は、酸化のダメージを受けにくく、飽和脂肪酸やトランス脂肪酸のように血管が詰まることもあまりない。飽和脂肪酸やトランス脂肪酸の代わりに

摂取すると、一価不飽和脂肪酸は悪玉コレステロール値を下げるのに役立つ。これらの脂質は、地中海料理の一部であり、心臓疾患やがん発症率の低下と関係している。

神経伝達物質
Neurotransmitters – 神経末端から放出される化学物質であり、細胞から細胞に情報伝達をする。

硝酸塩
Nitrates – 特定の食物から得られる窒素を含む化学物質。硝酸塩は防腐剤として肉製品や、化学肥料、血管拡張薬に使用される。

亜硫酸塩
Nitrites – 亜硫酸塩のバクテリアの活動によって体内で生成される化合物で、肉の保存料として使用されている。

ニトロソアミン
Nitrosamines – 食物やアミンと亜硝酸による化学反応を通して体に生成される化合物。ニトロソアミンと人体内のがんの間に確定的な関連性はないが、発がん性があるとされている。

オレイン酸
Oleic acid – 飽和脂肪酸の代わりに摂取すると、この一価不飽和脂肪酸はコレステロール値をより健康にする効果がある。アボカド、キャノーラ油、オリーブ油に含まれる。

シュウ酸塩
Oxalates – 青野菜に大量に含まれており、シュウ酸塩はカルシウム、鉄、亜鉛と結びつき、それらを体内に吸収されにくくする性質がある。また、腎臓結石ができやすい人々は、ある特定の腎臓結石の栄養となるため、シュウ酸塩の豊富な食物を避けるべきである。テーブルビート、チョコレート、チャード、クランベリー、種実類、パセリ、ダイオウ、ホウレン草、ストロベリー、ふすまに含まれる。

酸化
Oxidation – 食物が酸素と反応し、エネルギーが奪われる化学過程のこと。

パスチャライゼーション
Pasteurization – 牛乳やその他の液体を加熱する過程で病気の元となる微生物を殺菌すること。

ペクチン
Pectin – 動脈へのダメージがあるLDLコレステロール値を下げる効果がある水溶性繊維。また、下痢や糖尿病にも効果がある。リンゴ、バナナ、ニンジン、イチジク、キウイフルーツ、サツマイモに含まれる。

蠕動運動
Peristalsis – 食物や液体を、消化管を移動するために波のような筋肉の収縮波を生み出す運動。

フェニルケトン尿症
Phenylketonuria（PKU） – 遺伝子異常によって、アミノ酸フェニルアラニンの代謝を阻害され起こる状態。フェニルケトン尿症の人々は、フェニルアラニンが含まれていない食事を摂取し、人工甘味料であるアスパルテームを避ける必要がある。

フィトケミカル
Phytochemicals – 植物中に存在する天然の化学物質で、多種多様な病気の予防に効果がある。

フィトエストロゲン
Phytoestrogens – 植物に含まれる化合物で、エストロゲン様活性を行い、乳腺線維嚢胞症、変形性関節症、閉経周辺期や更年期障害の症状を和らげるだけでなく、ホルモン依存性のがんのリスクを下げるなどの効果がある。フィトエストロゲンの2つの主要な種類は、イソフラボンとリグナンであり、豆や大豆に含まれる。

プラズマ
Plasma – 透明で黄色みを帯びた液体。血液の55パーセントを占め、細胞、血小板、必要不可欠な栄養素を体中に運ぶ。

血小板
Platelets – 円盤系の細胞で、骨髄で生成される。血液凝固に必要とされる。

ポリフェノール
Polyphenols – 抗酸化作用をもった成分であり、研究中であるが、ポリフェノール植物化学物質は、腫瘍成長の抑制、発がん物質の解毒、高エストロゲン濃度の損傷効果の阻止、脳卒中の予防、動脈内のプラークの蓄積予防などの効果がある。果物、野菜、茶、赤ワインに含まれる。

多価不飽和脂肪酸
Polyunsaturated fats – 炭素鎖に2つ以上の2重結合がある脂肪酸を含む脂質。水素添加されない限り常温では液体状になる（例えば、コーン油やヒマワリ油）が、水素添加されると、むしろ飽和脂肪酸になり、血中コレステロールに悪影響を及ぼす。

プレバイオティクス
Prebiotics – プレバイオティクスの性質を持つ食品は、プロバイオティクスの働きを促進する食品として機能する。プレバイオティクスの成分は、タマネギ、ニンニク、ネギ、チコリ、キクイモ、マメ科植物、全粒穀物に含まれている。また栄養補助食品して錠剤としても市販されており、食品メーカーは加工食品にプレバイオティクスを追加し始めている。

プロバイオティクス
Probiotics – 人の腸内に存在する善玉菌は悪玉菌に対抗し、消化管粘膜細胞の健康維持に役立つ。アシドフィルス菌、LGG（ラクトバチルス・ラムノーサス・GG）乳酸菌、ビフィズス菌など、さまざまな善玉菌が存在し、それらの間で研究がされている。善玉菌は主にヨーグルトに入っており、下痢、炎症性大腸炎、尿管感染症、膣感染症、ぜんそく、肥満や特定のがんなどの改善に効果がある。

プロスタグランジン
Prostaglandins – 過敏性（アレルギー）反応、血小板凝集（血液凝固）、炎症、痛覚感受性、平滑筋収縮などの多くのプロセスに関わるホルモン様の化学物質。

オオバコ
Psyllium – バナナの木に似たプランテンの茎の部分の種子であり、水分吸収しゼラチン状になる。オオバコは排便運動を促進し、水分吸収し下痢を引き起こす。消化器官内でのオオバコの動き方は腸内を洗浄する効果もある。オオバコはサプリメントとしてカプセル、パウダー状、刻んだ状態など色々な形に変化する。また液体や食物に振りかけて摂取する。

プリン体
Purines – 代謝された時に尿酸に変化する化合物でプリン体は多くの食品に含まれているが、内臓肉などの特に高タンパク質の食品に含まれている。プリン体にはカフェイン（コーヒー、紅茶）、テオブロミン（チョコレート）、テオフィリン（茶葉）がある。痛風や腎臓結石の患者はプリン体の摂取を控える必要がある。

ピリドキシン
Pyridoxine – 通常はB₆と呼ばれるビタミンBのひとつであり、タンパク質代謝や赤血球を促進することに必要不可欠である。健康な神経系や免疫機能に重要な働きをする。食肉、魚、全粒粉、アボカド、ジャガイモ、ポテトに含まれる。

クエルセチン
Quercetin – 強いフラボノイドで、がん、心臓疾患、白内障を予防するといわれている。赤タマネギ、リンゴ、ブドウ、赤ワイン、ブルーベリーはケルセチンが多く含まれる。

レスベラトロール
Resveratrol – ブドウの果皮に豊富に含まれている植物化学物質であり、レスベラトロールは研究中であるが、コレステロール値の改善、アテローム性動脈硬化の予防、脳卒中、がんのリスクを低減する可能性が報告されている。赤ブドウや紫グレープジュース、赤ワインに含まれる。

リボ核酸
Ribonucleic acid (RNA) – すべての細胞に存在している物質であり、DNAに含まれる遺伝情報を細胞に指示し、タンパク質に合成する働きがある。

サリチル酸
Salicylates – アスピリンやその他の鎮痛剤、保存料に使用されるサリチル酸化合物である。果物や野菜に含まれる天然のサリチル酸塩は、アスピリンに敏感な人々に対してアレルギー反応を起こす場合がある。

サルモネラ
Salmonella – 食中毒を頻繁に起こす原因となる細菌。

飽和脂肪酸
Saturated fat – ヤシ、ココナッツなどのトロピカルオイルだけでなく、食肉、鶏肉、脂肪分の高い酪農製品などの動物性食品に含まれる脂質であり、心臓疾患のリスクの上昇、特定のがんやその他の疾患に関連している（訳注：異なった見解もある）。

セロトニン
Serotonin – 睡眠を促進し、疼痛知覚や下垂体ホルモン分泌などの身体内部作用を調整する神経伝達物質。

スタノール
Stanols – 野菜、種実類、種に含まれ、植物からの吸収量を減らすことによりコレステロールを減少する化合物である。健康効果を促進するためにマーガリンやその他の食物に配合されている。

スクロース
Sucrose – 砂糖としてよく知られており、スクロースはグルコースとフルクトースより構成されている。さとうきびやサトウダイコンから抽出され、ハチミツ、果物、野菜にも含まれる。

スルフォラファン
Sulforaphane – 重要な硫黄化合物であるスルフォラファンは体内の抗がん作用のある酵素の活性化、腫瘍成長の抑制、発がん物質の無毒化やホルモン依存性のがんに効果が高いといわれている。ブロッコリーやキャベツに含まれる。

タンニン
Tannins – プロアントシアニジンとも呼ばれ、発がん性物質を解毒し、有害な遊離基を除去する。クランベリーに含まれるタンニンは、尿路感染症の予防効果があるといわれている。また、タンニンは鉄の生体内利用効率を下げる。ブラックベリー、ブルーベリー、クランベリー、ブドウ、レンズ豆、茶葉、ワインに含まれる。

タルトラジン
Tartrazine – E102として認可されており、タルトラジンはソフトドリンク、甘い食物、ソースなど、幅広く使われている黄色い食色素である。アレルゲンとして作用し、発疹（蕁麻疹）、皮膚炎、ぜんそく、鼻炎を起こすことがある。

トキシン
Toxin – 体内に取り込んだ際に副作用や悪影響が起こりうる可能性のある物質。

トランス脂肪酸
Trans-fatty acids – 植物油を製造する際（水素添加）、安定性を向上し固体化する上で生成される脂質。成分表示に、"硬化植物油"と記載がある食品にはトランス脂肪酸が含まれている。これらの脂肪酸に関する関心は高まっており、研究によると、トランス脂肪酸の過剰摂取は、LDL（悪玉）コレステロールの増加、HDL（善玉）コレステロールの減少により心臓疾患の一因となる。一部のマーガリン（特にスティックマーガリン）、固形ショートニング、スナック食品、市販のフライドポテト、市販の焼き菓子にトランス脂肪酸が多く含まれる。

トリグリセリド
Triglycerides – 食物や体脂肪の最も一般的な型であり、高血中トリグリセリドの値は心臓疾患と関連する。

トリプトファン
Tryptophan – 必須アミノ酸の一つで、ビタミンB群のナイアシンを体内に取り入れることによって変換される。トリプトファンはセロトニンや神経伝達物質の生成を活性化し、精神的健康をサポートする。複合糖質は吸収と脳内でのトリプトファンの使用を高める。

尿酸
Uric acid – 窒素が含まれた核酸代謝の老廃物であり、尿酸は蓄積することにより痛風を引き起こす。

キシリトール
Xylitol – 天然の代用甘味料で、細菌が代謝できないキシリトールはノンシュガーガムの甘味料である。キシリトールは細菌が酸を取り込んだ際、虫歯の原因となる一連の活動を弱められる。

ゼアキサンチン
Zeaxanthin – ゼアキサンチンはカロテノイドの一種であり、黄斑変性症や白内障のリスクを軽減する。葉野菜、赤唐辛子、トウモロコシに含まれる。

INDEX

食材一覧・病気一覧

□ 食材一覧

アーティチョーク……………………… 38	牛肉…………………………………… 75
アーモンド：「種実類（ナッツ）」を参照してください。… 116	キュウリ……………………………… 78
アイスクリーム………………………… 39	グアバ………………………………… 79
アガベシロップ：「砂糖とその他甘味料」を参照してください。………………………… 106	グラノーラ…………………………… 80
	クランベリー………………………… 81
アスパラガス…………………………… 40	グレープフルーツ…………………… 82
アヒル：「鶏肉」を参照してください。…… 152	燻製肉・塩漬けされた肉…………… 83
アプリコット…………………………… 41	ケーキ・クッキー・ペストリー…… 85
アボカド………………………………… 43	ケール・その他の料理用葉野菜…… 87
アマニ…………………………………… 44	ケチャップ：「調味料」を参照してください。… 145
アルコール（酒）……………………… 45	コーヒー……………………………… 89
イチジク………………………………… 48	コールラビ…………………………… 93
インスタント食品・加工食品………… 49	穀物…………………………………… 94
ウイキョウ（フェンネル）…………… 51	ココナッツ…………………………… 95
枝豆：「大豆・枝豆」を参照してください。…… 137	コショウ：「スパイス・ハーブ」を参照してください。… 126
エビ：「貝類・甲殻類・タコ・イカ」を参照してください。………………………………… 64	小麦・小麦胚芽……………………… 97
	米……………………………………… 98
オーツ麦………………………………… 52	コラードの若葉：「ケール・その他の料理用葉野菜」を参照してください。………………… 87
大麦……………………………………… 54	
オクラ…………………………………… 55	魚……………………………………… 100
オリーブ・オリーブオイル…………… 57	さくらんぼ…………………………… 102
オレンジ（タンジェリン・ミカン）… 58	ザクロ………………………………… 103
お茶……………………………………… 61	サツマイモ・ヤムイモ……………… 105
海藻……………………………………… 63	砂糖・その他甘味料………………… 106
貝類・甲殻類・タコ・イカ…………… 64	サヤエンドウ・エンドウ豆・グリーンピース…… 110
柿………………………………………… 65	サルサ：「ソース・サラダドレッシング」を参照してください。……………………………… 130
牡蠣：「貝類・甲殻類・タコ・イカ」を参照してください。………………………………… 64	
	塩・ナトリウム……………………… 111
カブ……………………………………… 67	ジャガイモ…………………………… 113
カボチャ（パンプキン）……………… 68	ジャム・ゼリー・スプレッド……… 115
カラシナ：Mustard「ケール・その他の料理用葉野菜」を参照してください。……………… 87	種実類（ナッツ）…………………… 116
	ジュース……………………………… 119
カリフラワー…………………………… 69	生姜…………………………………… 120
カンタロープメロン：「メロン」を参照してください。… 204	シリアル……………………………… 121
キウイ…………………………………… 70	酢……………………………………… 123
キヌア…………………………………… 71	スイカ：「メロン」を参照してください。… 204
キャベツ………………………………… 73	スクワッシュ（西洋カボチャ）…… 124
キャンディ……………………………… 74	ズッキーニ…………………………… 125

378　　INDEX

ストロベリー:「ベリー」を参照してください。	187	ピーマン・パプリカ	176
スパイス・ハーブ	126	ビール:「アルコール(酒)」を参照してください。	45
セロリ	128	ヒカマ(葛芋)	177
セロリアック	129	ピクルス	179
ソース・サラダドレッシング	130	ひよこ豆:「豆・豆類」を参照してください。	194
ソーセージ:「燻製肉・塩漬けされた肉」を参照してください。	83	ふすま	180
そば粉:「穀物」を参照してください。	94	豚肉	181
ソフトドリンク(炭酸飲料)	134	ブドウ・レーズン	182
大根	136	ブラックベリー:「ベリー」を参照してください。	187
大豆・枝豆	137	プラム・プルーン	184
卵	139	ブルーベリー:「ベリー」を参照してください。	187
タマネギ	141	プルーン:「プラム・プルーン」を参照してください。	184
チアシード:「種実類(ナッツ)」を参照してください。	116	ブルグア:「穀物」を参照してください。	94
チーズ	143	ブロッコリー	185
チップス・クラッカー:「インスタント食品・加工食品」を参照してください。	49	ベーコン:「燻製肉・塩漬けされた肉」を参照してください。	83
調味料	145	ベリー	187
チョコレート	146	ホウレン草	189
チリ(唐辛子)	147	マスタード	191
豆腐:「大豆・枝豆」を参照してください。	137	マッシュルーム・きのこ類・トリュフ	192
トウモロコシ	149	豆・豆類	194
トマト	150	マヨネーズ	197
鶏肉	152	マンゴー	198
ナシ(洋ナシ)	154	水	199
ナス	155	ミルク(牛乳)・乳製品	201
ナツメヤシ	156	芽キャベツ	203
生ハム、ローストビーフ、スパムなど:「燻製肉・塩漬けされた肉」を参照してください。	83	メロン	204
二枚貝(クラム):「貝類・甲殻類・タコ・イカ」を参照してください。	64	モツ・ホルモン・内臓	206
ニラ・セイヨウアサツキ	157	モモ・ネクタリン	207
ニンジン	158	もやし(スプラウト)	209
ニンニク	160	ユッカ	210
パースニップ(白ニンジン)	162	ヨーグルト	211
パイナップル	163	ライム・レモン	213
パスタ	164	ライ麦:「穀物」を参照してください。	94
バター・マーガリン	165	ラズベリー:「ベリー」を参照してください	187
ハチミツ	167	ラム(子羊)	215
パッションフルーツ	168	リンゴ	216
バナナ	169	ルバーブ(ダイオウ)	218
ハネデュー:「メロン」を参照してください。	204	レタス・その他の野菜	219
パパイヤ	170	レバー:「モツ・ホルモン・内臓」を参照してください。	206
ハマス:「調味料」を参照してください。	145	レンズ豆	221
パン	171	ロブスター:「貝類・甲殻類・タコ・イカ」を参照してください。	64
ビーツ	173	ワイン:「アルコール(酒)」を参照してください。	45
ピーナッツ・ピーナッツバター	175		

病気一覧

病名	ページ
アテローム性動脈硬化	226
アルコール中毒	227
アルツハイマー病	229
アレルギー（季節性）：「花粉症」を参照してください。	246
アレルギー（食物）	230
イースト菌感染症	232
胃炎：「消化不良と胸やけ」を参照してください。	291
胃食道逆流症（GERD）：「消化不良と胸やけ」を参照してください。	291
胃腸炎：「食中毒」を参照してください。	294
咽喉炎	234
インポテンツ：「性的欲求の減少」を参照してください。	304
うつ病	235
エイズとHIV感染症	237
炎症性腸疾患	239
黄疸	241
潰瘍性結腸炎：「炎症性腸疾患」を参照してください。	239
過食症	242
風邪・インフルエンザ	243
過敏性腸症候群	244
花粉症	246
がん	247
肝炎	250
肝硬変	251
眼疾患	252
間質性膀胱炎	253
関節炎	254
乾癬	256
記憶障害	257
気管支炎：「呼吸器疾患」を参照してください。	274
気分障害	258
気腫：「呼吸器疾患」を参照してください。	274
拒食症	260
筋けいれん	261
憩室炎	262
月経不順	263
下痢	265
高血圧	266
高コレステロール	268
口臭	270
甲状腺機能亢進症	271
甲状腺機能低下症	272
口唇ヘルペス：「ヘルペス」を参照してください。	348
口内炎：「歯科問題」を参照してください。	281
更年期障害	273
呼吸器疾患	274
鼓腸	276
骨粗しょう症	277
歯科問題	281
子宮筋腫	283
時差ぼけ	284
湿疹	285
手根管症候群：「関節炎」を参照してください。	254
酒さ	286
出血性疾患	287
循環障害	288
消化性潰瘍	289
消化不良と胸やけ	291
静脈瘤	293
食中毒	294
神経痛	296
腎疾患	297
心臓血管疾患	299
蕁麻疹	301
睡眠障害：「不眠症」を参照してください。	346
ストレス	302
性的欲求の減少	304
セリアック病	305
ぜんそく	306
前立腺の病気	308
帯状疱疹	310
多嚢胞性卵巣症候群	311
多発性硬化症	312
胆石	314
痔	315
注意欠陥多動性障害（ADHD）	316
痛風	318
爪の病気	319
低血糖症	320
鉄過剰症	324
てんかん	325
糖尿病	326
ニキビ	330
乳糖不耐症（ラクトース不耐症）	331
尿路感染	332
脳卒中	334
嚢胞性線維症	335
乗り物酔い	337
パーキンソン病	339
肺炎：「呼吸器疾患」を参照してください。	274

白内障:「眼疾患」を参照してください。⋯⋯⋯⋯⋯⋯ 252
発熱⋯⋯⋯⋯⋯⋯⋯⋯⋯⋯⋯⋯⋯⋯⋯⋯⋯⋯⋯⋯⋯⋯⋯ 340
PMS(月経前症候群):「月経不順」を参照してください。⋯ 263
肥満⋯⋯⋯⋯⋯⋯⋯⋯⋯⋯⋯⋯⋯⋯⋯⋯⋯⋯⋯⋯⋯⋯⋯ 342
貧血症⋯⋯⋯⋯⋯⋯⋯⋯⋯⋯⋯⋯⋯⋯⋯⋯⋯⋯⋯⋯⋯⋯ 344
副鼻腔炎:「呼吸器疾患」を参照してください。⋯⋯⋯⋯ 274
不妊症⋯⋯⋯⋯⋯⋯⋯⋯⋯⋯⋯⋯⋯⋯⋯⋯⋯⋯⋯⋯⋯⋯ 345
不眠症⋯⋯⋯⋯⋯⋯⋯⋯⋯⋯⋯⋯⋯⋯⋯⋯⋯⋯⋯⋯⋯⋯ 346
ヘルペス⋯⋯⋯⋯⋯⋯⋯⋯⋯⋯⋯⋯⋯⋯⋯⋯⋯⋯⋯⋯⋯ 348
片頭痛・その他の頭痛⋯⋯⋯⋯⋯⋯⋯⋯⋯⋯⋯⋯⋯⋯⋯ 349
便秘⋯⋯⋯⋯⋯⋯⋯⋯⋯⋯⋯⋯⋯⋯⋯⋯⋯⋯⋯⋯⋯⋯⋯ 351
慢性疲労症候群⋯⋯⋯⋯⋯⋯⋯⋯⋯⋯⋯⋯⋯⋯⋯⋯⋯⋯ 353
胸やけ:「消化不良と胸やけ」を参照してください。⋯⋯⋯ 291
メタボリックシンドローム:「糖尿病」を参照してください。
⋯⋯⋯⋯⋯⋯⋯⋯⋯⋯⋯⋯⋯⋯⋯⋯⋯⋯⋯⋯⋯⋯⋯⋯⋯ 326
火傷⋯⋯⋯⋯⋯⋯⋯⋯⋯⋯⋯⋯⋯⋯⋯⋯⋯⋯⋯⋯⋯⋯⋯ 355
狼瘡⋯⋯⋯⋯⋯⋯⋯⋯⋯⋯⋯⋯⋯⋯⋯⋯⋯⋯⋯⋯⋯⋯⋯ 356
裂孔ヘルニア:「消化不良と胸やけ」を参照してください。
⋯⋯⋯⋯⋯⋯⋯⋯⋯⋯⋯⋯⋯⋯⋯⋯⋯⋯⋯⋯⋯⋯⋯⋯⋯ 291

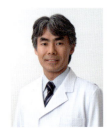

溝口 徹（みぞぐち とおる）

新宿溝口クリニック院長。1990年、福島県立医科大学卒業。横浜市立大学医学部付属病院、国立循環器病センター勤務を経て、神奈川県藤沢市に溝口クリニック（現 辻堂クリニック）を開設。痛みを専門に扱うペインクリニックを中心に、広く内科系疾患の診療にも従事。2000年から一般診療に分子栄養学的アプローチを応用し始め、治療が困難な疾患に対する栄養療法を実践し、多くの改善症例を持つ。2003年、日本初の栄養療法専門クリニック・新宿溝口クリニックを開設。毎日の診療とともに、患者や医師向けの講演活動を行っている。

著者	**Reader's Digest 編集部** アメリカの総合ファミリー雑誌、『Reader's Digest』を発刊する大手出版社。健康についての書籍以外にも、料理本、ガーデニング、インテリア、絵本等、さまざまな分野の書籍を刊行している。
監修	**Fran Berkoff（RD）** マウントサイナイ病院登録栄養士。『Toronto Sun』『Canadian Living Mag』において、栄養関連のコラムを執筆。トロント在住。 **Joe Schwarcz（PhD）** マギル大学科学社会学研究室長。科学の面白さや栄養と代替医療に関する有益な講演を行っているほか、ベストセラーも多数執筆している。ディスカバリーチャンネルへのゲスト出演や、栄養関連番組『Science To Go』のホストも行っている。モントリオール在住。
カバー・本文デザイン	掛川竜
校正協力	渡辺典子
カバー写真	ARTFULLY PHOTOGRAPHER/Shutterstock.com Alexander Raths/Shutterstock.com

---

食材別・症状別の大事典
治す食事　患う食事
2017年4月30日　初版第1刷発行

著者	Reader's Digest 編集部
監修	Fran Berkoff, Joe Schwarcz
監訳	溝口徹
発行者	戸部慎一郎
発行所	株式会社医道の日本社 〒237-0068　神奈川県横須賀市追浜本町1-105 TEL　046-865-2161 FAX　046-865-2707

©IDO-NO-NIPPON-SHA,Inc.,2017
印刷・製本　図書印刷株式会社
ISBN 978-4-7529-7021-7 C2077
本書の内容の無断使用、複製（コピー、スキャン、デジタル化）、転載を禁じます。